H. Stefan

F. Allmer

J. Eberl

Praxis der Pflegediagnosen

Dritte, vollständig überarbeitete
und erweiterte Auflage

Mitautoren:
R. Hansmann, E. Jedelsky,
A. Michalek, E. Münker-Kramer,
R. Pandzic, G. Pichler,
W. Riel, D. Tomacek

Mitautoren (erste und zweite Auflage):
U. Geissler, R. Keihsler,
A. Matzka-Dojder, C. Moik,
E. Ruggenthaler-Achtsnit

SpringerWienNewYork

Harald Stefan
Dipl. psych. Gesundheits- und Krankenpfleger, akad. Leiter des Pflegedienstes
(Pflegemanager), Sozialmedizinisches Zentrum Baumgartner Höhe,
Otto Wagner Spital, Wien

Franz Allmer
Dipl. Gesundheits- und Krankenpfleger, akad. Leiter des Pflegedienstes
(Pflegemanager), Neurologisches Krankenhaus Rosenhügel, Wien

Josef Eberl
Schule für Gesundheits- und Krankenpflege, Sozialmedizinisches Zentrum
Baumgartner Höhe, Otto Wagner Spital, Wien

© 1999, 2000, 2003 Springer-Verlag/Wien
Printed in Austria

Satz: H. Meszarics • Satz & Layout • A-1200 Wien
Druck: Druckerei Theiss GmbH, A-9431 St. Stefan
Umschlagbild: Abgebildete Personen: DGKS Dagmar Tomacek und Susanne Steindl
(Foto: Günter Pichler)

Gedruckt auf säurefreiem, chlorfrei gebleichtem Papier – TCF

SPIN: 11937159

Bibliografische Informationen Der Deutschen Bibliothek. Die Deutsche Bibliothek
verzeichnet diese Publikation in der Deutschen Nationalbibliografie; detaillierte
bibliografische Daten sind im Internet über http://dnb.ddb.de abrufbar

ISBN 3-211-00807-1 Springer-Verlag Wien New York
ISBN 3-211-83400-1 2. Aufl. Springer-Verlag Wien New York

Geleitwort

Mit der Entwicklung der Pflege zur Profession, mit Beginn der 70er Jahre in Österreich, setzte auch ein Trend zu strukturierten, organisierten Konzepten in der Pflege ein. Die Anwendung des Pflegeprozesses und damit die Anwendung von Pflegediagnosen ermöglichen die Beschreibung von aktuellen oder potenziellen Problemen, die professionell Pflegende eigenständig erkennen, benennen und darauf aufbauend die Pflege planen und durchführen können.

Grundlage für die Einführung von Pflegediagnosen war das Gesundheits- und Krankenpflegegesetz, welches mit 1. 9. 1997 in Kraft getreten ist. Als hilfreiches Instrument für die Einführung der Pflegediagnosen in die Praxis diente das vom 1. Universitätslehrgang für leitendes Krankenpflegepersonal der Grund- und Integrativwissenschaftlichen Fakultät der Universität Wien/Unternehmung Wiener Krankenanstaltenverbund, im Rahmen einer Projektarbeit erarbeitete Handbuch für Pflegediagnostik. Dieses Handbuch „Praxis der Pflegediagnosen" zählt derzeit national als auch international zu den meist verwendeten praxisorientierten Fachbüchern sowohl im Bereich der Grundausbildung, als auch im Bereich der Fort- und Weiterbildung, sowie der innerbetrieblichen Fortbildung. Die bisher durchgeführten Evaluierungen der Modellstationen haben ergeben, dass durch das Arbeiten mit Pflegediagnosen die Qualität der Dokumentation der Pflegeplanung erhöht wird und die Effizienz der Dienstübergabe anhand der von den Pflegediagnosen abgeleiteten erforderlichen Pflegeziele und Pflegemaßnahmen gesteigert wird. Dies bedeutet, dass Pflegediagnosen wertvolle Instrumente zur Objektivierung und Nachweisbarkeit von pflegerischen Leistungen sind. Sie ermöglichen Transparenz und Nachvollziehbarkeit von pflegerischen Interventionen. Dies entspricht dem generellen Trend und den generellen Forderungen in der Pflege, pflegerisches Handeln wissenschaftlich begründen zu können, die Qualität in der Pflege zu achten und die Effizienz sowie Effektivität pflegerischen Handelns transparent darstellen zu können. Für die kommenden Diskussionen über „Nursing outcomes", die in einem ergebnisorientiert ausgerichteten Pflege- und Qualitätsmanagement zunehmend an Bedeutung gewinnen, sowie für die künftigen Anforderungen über Leistungsnachweise in der Pflege im Rahmen der Finanzierung, ist die Anwendung des Pflegeprozesses und in diesem Rahmen die Anwendung von Pflegediagnosen von großer Bedeutung. Generell ist festzuhalten, dass die Einführung strukturierter Pflegekonzepte, unterstützt durch die Einführung von Pflegediagnosen eine hervorragende Grundlage für die Weiterentwicklung der Pflege ist. In diesem Zusammenhang wäre es wünschenswert, dass nach längerer Zeit der kontroverseren Diskussionen vor allem zwischen Medizin und Pflege um die ideologische Funktion der Pflegediagnosen eine stärker an den Inhalten orientierte Diskussion beginnt. Dies würde die laufende Evaluierung und Adaptierung der Pflegediagnosen erleichtern und die praktische Handhabung kontinuierlich verbessern. Mit der nun vorliegenden dritten erweiterten Auflage des Buches „Praxis der Pflegediagnosen" ist es den Autoren gelungen, dem raschen Fortschritt in der Pflege und damit auch der Entwicklung bei den Pflegediagnosen gerecht zu werden und neuerlich ein sehr praxisorientiertes und aktuelles Buch vorzulegen. Nur ihrem Engagement ist es zu verdanken, dass Pflegediagnosen in Form dieser Handbücher erfolgreich in der Praxis umgesetzt werden können und konsequent weiterentwickelt werden. Es wäre wünschenswert, wenn dieses Handbuch eine ebenso weite Verbreitung findet, wie die erste und zweite Auflage.

Generaloberin Ch. Staudinger

akad. gepr. Krankenhausmanagerin,
Leiterin des Geschäftsbereiches
Strategische Planung und Qualitätsmanagement der
**Unternehmung Wiener Krankenanstaltenverbund
Wien, Österreich**

Vorwort

Pflegediagnosen in der Gesundheits- und Krankenpflege dienen der systematischen Erfassung und Beurteilung von Patientenreaktionen auf Gesundheitsprobleme. Sie sind ein hilfreiches Instrument, die pflegerischen Aufgabenbereiche und Interventionsmöglichkeiten zu ordnen und klärend darzustellen. Durch eine Vereinheitlichung der Fachsprache erleichtern sie die Kommunikation der Pflegenden sowohl auf nationaler als auch auf internationaler Ebene und ermöglichen ein nachvollziehbares vergleichbares Handeln. Pflegediagnosen sichern nicht automatisch einen positiven Beziehungsprozess zwischen pflegebedürftigen Menschen und Pflegepersonen, können diesen aber bei verantwortungsvoller Anwendung unterstützen.

Der korrekte Umgang mit den Pflegediagnosen wird in Zukunft eine wesentliche Grundlage für die moderne Pflegequalitätssicherung und Pflegedokumentation darstellen. Die Systematisierung der Pflege soll damit erleichtert und eine Objektivierung der konkreten Leistungserbringung ermöglicht werden. Bei professioneller Anwendung sind Pflegediagnosen zwar nicht alleiniger Indikator für gute Pflegequalität, tragen aber wesentlich zur Qualitätssicherung bei.

Richtige diagnostische Entscheidungen und eine qualitativ hochwertige Pflege beeinflussen natürlich auch die Motivation der Pflegenden und tragen erheblich zur Arbeitszufriedenheit bei. Professionelles Handeln fördert den Respekt und die Anerkennung sowohl seitens der Pflegeempfänger als auch seitens der anderen, im Gesundheitswesen tätigen Berufsgruppen. Durch professionelle Pflegequalitätssicherung wird es zukünftig auch möglich sein, sich berufspolitisch besser darzustellen und das breite Feld der Pflegeinterventionen klarer abzugrenzen als bisher. Wichtig dabei ist, Abgrenzung nicht im Sinne von Ausgrenzung zu verstehen. Es soll durch mehr Klarheit über das, was wir als Pflegepersonen tun und was Pflege bedeutet ein konfliktärmeres Zusammenarbeiten innerhalb der eigenen Profession und mit anderen Berufsgruppen im Gesundheitsbereich ermöglicht werden.

Pflegediagnosen sind des Weiteren ein interessantes Feld für die Pflegeforschung. Wissenschaftlich fundiertes Pflegewissen erleichtert die „professionelle Kommunikation" und fördert den vom Öster-

reichischen Gesundheits- und Krankenpflegegesetz im § 14 ange-
sprochenen eigenständigen pflegerischen Verantwortungsbereich.
Mit der Einführung der Pflegediagnosen und der dafür notwendigen
strukturellen und organisatorischen Anpassungen, wie z. B. im Bereich der Ablauforganisation, werden an die Pflegefachkräfte in Zukunft neue Anforderungen gestellt. Die Pflegediagnostik bekommt
allerdings erst dann den gewünschten Stellenwert als Qualitätssi-
cherungsinstrument, wenn seitens der Pflegedienstleitungen und
Krankenhausträgerorganisationen die geeigneten Bedingungen (z. B.
Personalentwicklungsmaßnahmen) geschaffen werden. Am Beispiel
„Entwicklung der Pflegediagnosen im Bereich des Wiener Krankenanstaltenverbundes" lässt sich ableiten, wie wichtig der „Dienstge-
berimpuls" sein kann. Die Teilnehmer des I. Universitätslehrganges
für leitendes Krankenpflegepersonal der Grund- und Integrativwissenschaftlichen Fakultät der Universität Wien wurden seitens der
Direktion für Kranken- und Altenpflege des Wiener Krankenanstaltenverbundes von Frau Direktor Charlotte Staudinger beauftragt,
sich im Rahmen eines umfassenden Projekts mit der Erstellung von
Pflegequalitäts-Standards zu beschäftigen. Im Zusammenhang mit
dieser Projektarbeit entstand das vorliegende Handbuch für Pflegediagnostik.

Ausgehend von den Pflegediagnosen der NANDA (North American
Nursing Diagnosis Association), die als Standard auf diesem Gebiet
gelten, liegt damit nun eine Arbeitsgrundlage vor, in der alle wesentlichen pflegediagnostischen Problemstellungen erfasst und pfle-
geprozessorientiert aufbereitet sind. Das Buch soll die Grundlage zur
Diskussion, Erprobung und Einführung von Pflegediagnosen in die
Praxis bieten. Dazu wurde ein, im europäischen Raum einzigartiger
pflegediagnosenorientierter Anamnesebogen entwickelt, über fünf
Jahre in der Praxis erprobt und evaluiert. Dieser leitet von den Ergebnissen der Pflegeanamnese direkt zu den Pflegediagnosen über –
entsprechend den ersten beiden Schritten im Pflegeprozess. Die auf
den Pflegediagnosen aufbauende Beschreibung der notwendigen
Pflegemaßnahmen und Pflegeziele erleichtert das korrekte Vorgehen
und sichert eine einheitliche Durchführung der Pflegeinterventionen.

Dieses Buch zeigt einen Weg zur pflegetherapeutischen Praxis und
soll Gesundheits- und Krankenpflegepersonen auf ihrem Weg zur
Selbstkompetenz mit Selbstsicherheit erfüllen. Wir verstehen Pfle-

ge als dynamischen professionellen Prozess der Begleitung, in jeglichen Lebenssituationen von Patienten und Klienten.

Bei allen personenbezogenen Bezeichnungen gilt die gewählte Form für beide Geschlechter. Zur klaren, verständlichen und für den Leser gut lesbaren sprachlichen Gestaltung wird im gesamten Text die männliche Form für alle personenbezogenen Bezeichnungen verwendet. In den Ausführungen werden Patienten, Mitarbeiter, Pflegepersonen und andere, immer auch als Patientinnen, Mitarbeiterinnen usw. betrachtet.

Der Anamnesebogen kann unentgeltlich aus dem Internet bezogen werden. Die Adressen lauten: http://www.springer.at (als Sample page unter dem Titel des Buches) und http://www.vereinsepp.at

Wien, September 2003   *H. Stefan, F. Allmer, J. Eberl*

Zum Zeichen der Anerkennung bedanken wir uns für die Unterstützung unserer Arbeit bei folgenden Personen und Gruppen

Kurt Schalek, für die Textbearbeitung und redaktionelle Unterstützung und seine unendliche Geduld mit uns. Des Weiteren für die fachlichen Inputs und seinem Wissen das er im Sinne der Gesundheitsförderung eingebracht hat. „Er war uns eine Hauptsäule!"

Harald Mathe, Dr. Psychologie (Organisationspsychologe), für die Projektberatung und für die Impulse die er uns in der Pflege in den letzten Jahren gab und gibt

Fr. Generaloberin Ch. Staudinger, Leiterin des Geschäftsbereiches Strategische Planung und Qualitätsmanagement der Unternehmung Wiener Krankenanstaltenverbund

Herbert A. Rosenberger, Krankenpflegemanager, für seine Anregungen und die weiterführende Unterstützung

Unser besonderer Dank gilt unseren Familien und Freunden, die wir brauchen und ohne deren Unterstützung diese Arbeit nie möglich wäre.

DANKE

Inhaltsverzeichnis

Aktivität und Ruhe

Alleinsein und soziale Interaktion

Abwendung von Gefahren

Integrität der Person

Autorenverzeichnis
dritte überarbeitete Auflage

Stefan Harald, Projektleiter, Dipl. psych. Gesundheits- und Krankenpfleger, akademischer Leiter des Pflegedienstes (Pflegemanager), Oberpfleger im Sozialmedizinischen Zentrum Baumgartner Höhe, Otto Wagner Spital, Wien.

Allmer Franz, stellvertretender Projektleiter, Dipl. Gesundheits- und Krankenpfleger, akademischer Leiter des Pflegedienstes (Pflegemanager), stellvertretender Direktor des Pflegedienstes und Oberpfleger im Neurologischen Zentrum Rosenhügel, Wien.

Eberl Josef, Dipl. psych. Gesundheits- und Krankenpfleger, akademischer Leiter des Pflegedienstes (Pflegemanager), Lehrer für Gesundheits- und Krankenpflege, Allgemein beeideter gerichtlich zertifizierter Sachverständiger für Gesundheits- und Krankenpflege, Schule für psychiatrische Gesundheits- und Krankenpflege im Sozialmedizinischen Zentrum Baumgartner Höhe, Otto Wagner Spital, Wien.

Hansmann Renate, Dipl. Gesundheits- und Krankenschwester, akademische Leiterin des Pflegedienstes (Pflegemanagerin), Oberschwester im Krankenhaus Lainz, Wien.

Jedelsky Elisabeth, Dipl. Gesundheits- und Krankenschwester, akademische Leiterin des Pflegedienstes (Pflegemanagerin), Oberschwester im Sozialmedizinischen Zentrum Floridsdorf, Wien.

Machalek Anneliese, Dipl. Gesundheits- und Krankenschwester, akademische Leiterin des Pflegedienstes (Pflegemanagerin), Stationsschwester im Krankenhaus Rudolfstiftung, Wien.

Münker-Kramer Eva, Mag. Psychologie (Organisationspsychologin), Beitrag „Organisationsentwicklung".

Pandzic Ruza, Dipl. Gesundheits- und Krankenschwester, akademische Leiterin des Pflegedienstes (Pflegemanagerin), Stationsschwester im Sozialmedizinischen Zentrum Ost – Donauspital, Wien.

Pichler Günter, Dipl. psych. Gesundheits- und Krankenpfleger, akademischer Leiter des Pflegedienstes (Pflegemanager), Oberpfleger für Innerbetriebliche Fortbildung im Sozialmedizinischen Zentrum Baumgartner Höhe, Otto Wagner Spital, Wien.

Riel Waltraud, Dipl. Gesundheits- und Krankenschwester, akademische Leiterin des Pflegedienstes (Pflegemanagerin), Oberschwester im Sozialmedizinischen Zentrum Ost – Donauspital, Wien.

Tomacek Dagmar, Dipl. Gesundheits- und Krankenschwester, akademische Leiterin des Pflegedienstes (Pflegemanagerin), Oberschwester im Kaiser Franz Joseph Spital, Wien.

Mitautoren der 1. und 2. Auflage

Geissler Ursula, Dipl. Gesundheits- und Krankenschwester, akademische Leiterin des Pflegedienstes (Pflegemanagerin), Oberschwester im Sozialmedizinischen Zentrum Baumgartner Höhe, Otto Wagner Spital, Wien.

Keihsler Renate, Dipl. Gesundheits- und Krankenschwester, akademische Leiterin des Pflegedienstes (Pflegemanagerin), Direktorin des Pflegedienstes im Geriatriezentrum am Wienerwald, Wien.

Matzka-Dojder Anica, Dipl. Gesundheits- und Krankenschwester, akademische Leiterin des Pflegedienstes (Pflegemanagerin), Oberschwester im Geriatriezentrum Baumgarten, Wien.

Moik Christine, Dipl. Gesundheits- und Krankenschwester, akademische Leiterin des Pflegedienstes (Pflegemanagerin), Pflegedienstleitung in der Privatklinik Wehrle, Salzburg.

Ruggenthaler-Achtsnit Emma, Dipl. Gesundheits- und Krankenschwester, akademische Leiterin des Pflegedienstes (Pflegemanagerin), Stationsschwester im Geriatriezentrum Baumgarten, Wien.

Kontaktadressen

Stefan Harald

Sozialmedizinisches Zentrum Baumgartner Höhe, Otto Wagner Spital, Pflegedirektion
A-1145 Wien, Baumgartner Höhe 1
Österreich

Allmer Franz

Neurologisches Zentrum Rosenhügel, Pav. B
A-1130 Wien, Riedelgasse 5
Österreich

Homepage Verein S.E.P.P.
www.vereinsepp.at

Hinweis:

Pflegediagnosen sind ein neues Instrument in der Pflege und unterliegen einer ständigen Weiterentwicklung. Wir bitten Sie, uns Anregungen und Ergänzungsvorschläge zuzusenden.

Die Umsetzung der Pflegequalitätsstandards und Pflegediagnosen in die Praxis

Die vom GuKG (Österreichisches Bundesgesetz für Gesundheits- und Krankenpflege) für jeden Patienten geforderte, möglichst lückenlose Durchführung von Pflegeanamnese, Pflegediagnose, Pflegeplanung, die sich darauf gründenden Pflegemaßnahmen und schlussendlich die Pflegeevaluation ist natürlich nicht sofort, sondern nur innerhalb eines angemessenen Zeitraumes ab Inkrafttreten des Gesetzes umsetzbar. Zu groß sind die dazu notwendigen fachlichen, personellen und ablauforganisatorischen Veränderungsprozesse.

Aus organisationspsychologischer Sicht muss bei Umstellungen mit derart weitreichenden Auswirkungen selbst bei präzisen Planungen und großen Anstrengungen mit einem Zeitrahmen von bis zu zehn Jahren gerechnet werden.

Die Ansatzpunkte liegen einerseits in einer starken Veränderung der Ausbildung, wie dies im GuKG (Österreichisches Bundesgesetz für Gesundheits- und Krankenpflege) bereits vorgegeben wird. Pflegepersonen, die nach den neuen, beträchtlich geänderten Ausbildungsrichtlinien unterrichtet wurden, stehen erst seit 2001 in der Praxis zur Verfügung.

Andererseits entsteht für derzeit tätige Krankenpflegepersonen ein enormer Fortbildungsbedarf. Viele Tausende Mitarbeiter aus unterschiedlichsten Institutionen müssen nicht nur mit den Grundlagen der Pflegeanamnese und der Pflegediagnose, sondern auch den nicht unerheblichen Detailproblemen der konkreten Anwendung vertraut gemacht werden.

Dieses Buch kann einen wichtigen Beitrag dazu leisten, sich mit den Grundlagen der Pflegeanamnese und der Pflegediagnose vertraut zu machen, eine geschärfte Wahrnehmung für Pflegequalitätsstandards zu entwickeln und es ist als Nachschlagewerk beinahe unverzichtbar.

Dennoch besteht die Notwendigkeit an konkreten Fallbeispielen in Gruppenarbeit die exakte Durchführung zu üben, abweichende Ergebnisse zu diskutieren und damit die notwendigen Fertigkeiten zur Anwendung zu erwerben, um dann in Teams zu vergleichbaren Ergebnissen zu kommen. Denn eine der Voraussetzungen von Teamarbeit ist das Vertrauen in die hohe Qualifikation aller Kollegen, die es erst ermöglicht, Einschätzungen von anderen prinzipiell akzeptieren zu können.

Von der zeitlichen Abfolge der Umsetzung erscheint einerseits eine Top-Down Strategie, andererseits ein Multiplikatorenkonzept auf Stationsebene am sinnvollsten.

Top-Down Strategie würde bedeuten, dass auf den höchsten hierarchischen Ebenen begonnen wird und danach Stufe für Stufe hierarchisch abwärts trainiert wird. Top-Down vor allem deswegen, da Führungskräfte die genaue Vorgehensweise kennen, sie unterstützen, die Einhaltung kontrollieren und in Streitfragen auf der Grundlage eines hohen, fachlich fundierten Wissens vermittelnd eingreifen können müssen.

Multiplikatorenkonzept würde bedeuten, dass parallel dazu in Teams in einem ersten Schritt ausgewählte Einzelpersonen trainiert werden, die ihr Wissen weitergeben und in den Anfangsphasen eine Art Expertenrolle einnehmen. Ist eine genügend große Zahl von Personen in der Organisationseinheit dann mit der genauen Durchführung vertraut, entsteht eine nicht mehr aufzuhaltende Eigendynamik, die schließlich dazu führt, dass in einem absehbaren Zeitraum alle Pflegepersonen fachlich kompetent mit diesem Instrument umgehen können.

Um das Ziel zu erreichen, allen Mitarbeitern im Pflegebereich die erforderlichen Kenntnisse und Fertigkeiten zu vermitteln und Reibungsverluste möglichst zu verhindern, ist eine präzise Planung, die sowohl kurz-, mittel- als auch langfristige Aspekte umfasst, unabdingbar. Diese Planung muss unter Gesichtspunkten sowohl der Personal-, als auch der Organisationsentwicklung erfolgen.

Dieser Plan sollte eine operationalisierbare Zielplanung, eine präzise Zeitplanung, die Finanzplanung, die Personalplanung, die Planung der Organisation der Durchführung und die Maßnahmenplanung zur begleitenden Kontrolle umfassen.

Jeder Mitarbeiter sollte wissen, wann und in welchem Umfang er mit der entsprechenden einschlägigen Fortbildung, die von seinem

Dienst- oder Arbeitgeber organisiert und finanziert wird, rechnen kann. Erst dieses Wissen ermöglicht dem Mitarbeiter eine bessere persönliche Planung, wofür und in welchem Umfang er selbst Vorsorge treffen muss, sich das vom Gesetz geforderte Wissen anzueignen.

Denn der Begriff der „Eigenverantwortlichkeit" für die Tätigkeit von Angehörigen des gehobenen Dienstes für Gesundheits- und Krankenpflege verpflichtet jedes Mitglied der Berufsgruppe sich den vom Gesetz geforderten Wissensstand anzueignen, unabhängig davon, inwieweit ihm dies von Dienst- oder Arbeitgebern ermöglicht wird.

1. Einführung

Im Rahmen der Auseinandersetzung mit den Pflegediagnosen als Teil des Pflegeprozesses wurde beschlossen, das Handbuch anhand der NANDA-Pflegediagnosen (North-American-Nursing-Diagnosis-Association) zu erstellen. Die Begründung hierfür waren, dass NANDA-Pflegediagnosen international bekannt sind, dass sie in der Praxis Verwendung finden und seit 1973 ständig weiterentwickelt werden. Pflegeleistungen können damit national und international argumentiert werden. Eine gemeinsame Fachsprache erleichtert die Kommunikation innerhalb der Pflege auf nationaler und internationaler Ebene.

Nach der Definition der NANDA ist eine Pflegediagnose die klinische Beurteilung der Reaktionen von Einzelpersonen, Familien oder sozialen Gemeinschaften auf aktuelle oder potenzielle Probleme der Gesundheit oder im Lebensprozess. Pflegediagnosen liefern die Grundlage zur Wahl von Pflegehandlungen und zum Erreichen erwarteter Pflegeziele, für welche die Pflegeperson die Verantwortung übernimmt.

Die NANDA-Taxanomie II ordnet die 167 Pflegediagnosen nach 13 Bereichen (Domänen), 46 Klassen (siehe Kapitel 1.6) und 167 Diagnosen. Wir teilen sie den acht physiologischen Grundbedürfnissen des Menschen nach dem Modell der Orem'schen Selbstpflegebedürfnisse (Luft, Wasser, Nahrung, Ausscheidung, Aktivität und Ruhe, Alleinsein und soziale Interaktion, Abwendung von Gefahren und Integrität der Person) zu.

Als ersten Schritt hat das Projektteam den pflegediagnosenorientierten Anamnesebogen entwickelt. Dieser wurde ebenfalls nach den allgemeinen Selbstfürsorgebedürfnissen des Orem'schen Pflegemodells strukturiert, jedoch ohne weitere Bindung an dieses.

Er kommt in allen Fachbereichen (Kinder-, Erwachsenen- und Hauskrankenpflege), unabhängig von der Verweildauer (Kurz- und Langzeitpflege) zur Anwendung und ist dabei an kein bestimmtes Pflegemodell gebunden.

In einem zweiten Schritt wurden die Ziel- und Maßnahmenpläne für die Pflegediagnosen nach NANDA (derzeit 167, aus der vorliegenden Literatur bearbeitet. Dies deshalb, weil die vorliegenden Übersetzungen unsere gesetzlichen Gegebenheiten nicht berücksichtigen und häufig schwer verständlich formuliert waren.

Ziel des Projektteams ist es, damit einheitliche Richtlinien und Voraussetzungen zu schaffen für:

❏ ein transparentes Pflegeangebot;
❏ eine standardisierte Auswahl von Pflegemaßnahmen;
❏ die Evaluation der Pflege;
❏ die Pflegequalitätssicherung;
❏ die Integration des Ressourcenansatzes von Seiten des Patienten und seiner Angehörigen;
❏ eine professionellere Kommunikation in der Pflege bei der Problem-, Ziel- und Maßnahmenformulierung;
❏ die Sicherung der Pflegekontinuität;
❏ die möglichst ganzheitliche Pflege des Patienten, um wegzukommen von der Behandlung der Anzeichen und Symptome medizinischer Störungen;
❏ die weitere Professionalisierung des Pflegeberufes, den Pflegediagnosen machen klar, was Pflegekräfte tun und sie verdeutlichen, was die Pflege von anderen Berufsgruppen im Gesundheitswesen unterscheidet;
❏ eine bessere rechtliche Absicherung von Patienten und Pflegekräften;
❏ die Pflegeleistungserfassung per EDV;
❏ die Sicherung der Einnahmen (Pflege-Budget) des Pflegebereiches;
❏ die Pflegeforschung und -wissenschaft durch eine einheitliche Sprache;
❏ einen Überblick über die eigenständigen Aufgaben des Pflegeberufes.

Mit dem pflegediagnosenorientierten Anamnesebogen und dem Handbuch für Pflegediagnosen ist es möglich, die Anforderungen des österreichischen Bundesgesetzes für Gesundheits- und Krankenpflege, gültig seit 1. 9. 1997, § 5 Abs. 1–3 (Berufspflichten): Pflegedokumentation und § 14: Eigenverantwortlicher Tätigkeitsbereich, zu erfüllen.

Pflegedokumentation

§ 5 (1) Angehörige der Gesundheits- und Krankenpflegeberufe haben bei Ausübung ihres Berufes die von ihnen gesetzten gesundheits- und krankenpflegerischen Maßnahmen zu dokumentieren.
(2) Die Dokumentation hat insbesondere die Pflegeanamnese,

die Pflegediagnose, die Pflegeplanung und die Pflegemaßnahmen zu enthalten.

(3) Den betroffenen Patienten, Klienten oder pflegebedürftigen Menschen oder deren gesetzlichen Vertretern ist auf Verlangen Einsicht in die Pflegedokumentation zu gewähren.

Eigenverantwortlicher Tätigkeitsbereich

§ 14 (1) Die Ausübung des gehobenen Dienstes für Gesundheits- und Krankenpflege umfasst die eigenverantwortliche Diagnostik, Planung, Organisation, Durchführung und Kontrolle aller pflegerischen Maßnahmen im intra- und extramuralen Bereich (Pflegeprozess), die Gesundheitsförderung und -beratung im Rahmen der Pflege, die Pflegeforschung sowie die Durchführung administrativer Aufgaben im Rahmen der Pflege.

(2) Der eigenverantwortliche Tätigkeitsbereich umfasst insbesondere:

1. Erhebung der Pflegebedürfnisse und des Grades der Pflegeabhängigkeit des Patienten oder Klienten sowie Feststellung und Beurteilung der zur Deckung dieser Bedürfnisse zur Verfügung stehenden Ressourcen (Pflegeanamnese).
2. Feststellung der Pflegebedürfnisse (Pflegediagnose),
3. Planung der Pflege, Festlegung von pflegerischen Zielen und Entscheidung über zu treffende pflegerische Maßnahmen (Pflegeplanung),
4. Durchführung der Pflegemaßnahmen,
5. Auswertung der Resultate der Pflegemaßnahmen (Pflegeevaluation),
6. Information über Krankheitsvorbeugung und Anwendung von gesundheitsfördernden Maßnahmen,
7. Psychosoziale Betreuung,
8. Dokumentation des Pflegeprozesses,
9. Organisation der Pflege,
10. Anleitung und Überwachung des Hilfspersonals,
11. Anleitung und Begleitung der Schüler im Rahmen der Ausbildung und
12. Mitwirkung an der Pflegeforschung.

1.1 Historische Entwicklung der Pflege-
diagnosen und des Pflegeprozesses

Im Folgenden werden die Entwicklung des Pflegeprozesses und die Entwicklung der Pflegediagnosen gemeinsam betrachtet, da sie unserer Meinung nach gemeinsam behandelt werden müssen.

R. Louise McManus beschreibt 1950 in der Veröffentlichung „Assumptions of the Functions of Nursing" (Annahmen über die Aufgaben der Krankenpflege) erstmals Diagnosen als Aufgaben der Krankenpflege.

Virginia Frey nennt und beschreibt 1953 in einer Amerikanischen Pflegefachzeitschrift den Begriff Pflegediagnose.
Die Formulierung einer Pflegediagnose und die Entwicklung eines individuellen Pflegeplanes beschreibt FREY als die Hauptaufgabe bei der Entwicklung eines kreativen Ansatzes in der Pflege.

Lydia Hall beschreibt 1955 in einem Artikel in der Zeitschrift Public Health News: „Quality of nursing Care: An Address to the New Jersey Leage for Nursing" (Pflegequalität: Vortrag für den Krankenpflegeverband von New Jersey) erstmals den Pflegeprozess.

In den darauffolgenden 20 Jahren taucht der Begriff der Pflegediagnose nur sporadisch auf. Dieser Umstand begründet sich teilweise darin, dass der Begriff Diagnose mit der medizinischen Diagnose assoziiert wurde.

Helen Yura und *Mary Walsh* veröffentlichen 1967 das erste Buch über den Pflegeprozess in vier Stufen: „The Nursing Process: Assessing, Planning, Implementing, Evaluating (Der Pflegeprozess: Einschätzen, Planen, Umsetzen, Auswerten)".

Faye Abdellah beschreibt 1960 in einer Veröffentlichung „Patient Centered Approach to Nursing" (Patientenorientierter Pflegeansatz) als erste Pflegeprobleme wie folgt:

> Ein Zustand mit dem ein Patient, eine Familie konfrontiert ist und dem zu begegnen eine Krankenpflegeperson den Patienten, die Familie durch die Ausführung ihrer professionellen Funktionen unterstützen kann.

1973 erfolgt die erste Konferenz der American Nursing Association

– ANA (Amerikanische Krankenpflegegesellschaft) zu Klassifikationen von Pflegediagnosen. Es werden von der ANA die „Standards of Nursing Practice" (Standards der Pflegepraxis) herausgegeben. Pflegediagnosen werden als autonomer Teil der Krankenpflege anerkannt.

Gebbie und *Lavin* definieren auf der Konferenz den Begriff der Pflegediagnosen wie folgt:

Die Pflegediagnose ist die Beurteilung oder das Ergebnis einer pflegerischen Einschätzung.

Ab diesem Zeitpunkt findet der Begriff der Pflegediagnosen vielfach Erwähnung in der amerikanischen Pflegefachliteratur.

Mary Mundinger und *Grace Jauron* sind 1975 die ersten, die Pflegediagnosen von der Einschätzung trennen und von fünf Stufen des Pflegeprozesses ausgehen:

Assessement → Diagnose → Planning → Implementing → Evaluating (Einschätzung → Pflegediagnose → Planung → Umsetzung → Auswertung).

Sie veröffentlichen ihre Arbeit in dem Artikel „Developing a Nursing Diagnosis" (Eine Pflegediagnose entwickeln) in der Zeitschrift „Nursing Outlook" (Zweite Konferenz der ANA).

Auf der 1977 stattfindenden dritten Konferenz zur Klassifizierung von Pflegediagnosen, werden von Pflegetheoretikern Rahmenbedingungen zur Klassifizierung von Pflegediagnosen erarbeitet.

1982 findet die fünfte Konferenz über die Klassifikation der Pflegediagnosen statt. Pflegetheoretiker empfehlen eine Taxonomie. Es wird offiziell die NANDA *(North American Nursing Diagnosis Association)* – Nordamerikanische Gesellschaft für Pflegediagnosen gegründet.

Heute arbeitet die NANDA mit der ANA und anderen internationalen Fachorganisationen zusammen, um Diagnosen zu entwickeln, zu überprüfen und neue Diagnosen zu klassifizieren.

Definitionen des Begriffes „Pflegediagnose"
Shoemaker 1984:
> „Eine Pflegediagnose stellt eine klinische Beurteilung über ein Individuum, eine Familie oder eine Gemeinde dar, die

aus einem bewussten, systematischen Prozess der Informa-
tionssammlung und Datenanalyse abgeleitet wurde. Sie bie-
tet die Basis für die Verordnung einer Behandlung, für die eine
Pflegeperson verantwortlich ist. Sie wird genau und präzise
zum Ausdruck gebracht und schließt die Ätiologie eines Zu-
standes mit ein, falls diese bekannt ist (Shoemaker, 1984)".

Erste internationale Pflegediagnosenkonferenz in Calgary, Kanada
1987.

Die ANA unterstützt die NANDA als die für die Klassifizierung von
Pflegediagnosen zuständige Organisation.

Marjory Gordon 1987:
    „Eine Pflegediagnose ist eine Aussage, die ein aktuelles oder
    potenzielles gesundheitliches Problem beschreibt, das zu
    behandeln Krankenpflegepersonen berechtigt und befähigt
    sind".

Carpenito 1988:
    „Eine Pflegediagnose ist eine Aussage, die die menschliche
    Reaktion (Gesundheitszustand, oder aktuelle/potenzielle ver-
    änderte Interaktionsmuster) eines Individuums oder einer
    Gruppe beschreibt, die zu identifizieren die Krankenpflege-
    person legitimiert ist und für die die Krankenpflegeperson die
    eindeutige, pflegerische Intervention zur Aufrechterhaltung
    des Gesundheitszustandes oder zur Verminderung, Aus-
    schaltung oder Vorbeugung von Veränderungen verordnen
    kann".

Alfaro 1990:
    „Eine Pflegediagnose stellt eine klinische Beurteilung der Re-
    aktionen eines Individuums, einer Familie oder einer Ge-
    meinde auf aktuelle oder potenzielle Gesundheitsprobleme/
    Lebensprozesse dar. Pflegediagnosen bilden die Grundlage
    für die Auswahl von pflegerischen Interventionen, um die
    aufgestellten Ziele und erwünschten Pflegeergebnisse zu
    erreichen, für welche die Pflegeperson verantwortlich ist".

Diese Vielzahl von konkurrierenden unterschiedlichen Definitionen machte es notwendig, eine allgemein gültige Definition auf der
neunten NANDA Konferenz 1990 zu verabschieden.

NANDA 1990:

Eine Pflegediagnose ist die klinische Beurteilung der Reaktionen von Einzelpersonen, Familien oder sozialen Gemeinschaften auf aktuelle oder potenzielle Probleme der Gesundheit oder im Lebensprozess. Pflegediagnosen liefern die Grundlagen zur Wahl von Pflegehandlungen und zum Erreichen erwarteter Pflegeziele, für welche die Pflegeperson die Verantwortung übernimmt.

Diese Definition steht auch im Einklang mit der Definition von Krankenpflege, welche die *ANA 1980* verabschiedete:

„Pflege ist die Diagnose und Behandlung menschlicher Reaktionen auf aktuelle und potenzielle Gesundheitsprobleme".

Auf der neunten NANDA Konferenz wird die Taxonomie I veröffentlicht.
Von 1994 bis 2000 wurde die Taxonomie II entwickelt.

Die *Joint Commission on Accreditation of Healthcare Organizations* (JCAHO – Gemeinsame Kommission der Gesundheitsorganisationen) nimmt das Konzept der Pflegediagnosen in ihre überarbeiteten Richtlinien der Pflegestandards auf.

Die Standards der JCAHO schreiben vor, dass sich die Pflege eines jeden Patienten auf Pflegediagnosen (oder Patientenprobleme), die von einer diplomierten/examinierten Pflegekraft festgelegt wurden, stützen muss.

Die ANA veröffentlicht ihre überarbeiteten „Standards of Clinical Nursing Practice" (Standards der klinischen Pflegepraxis). In diesen Standards werden die Pflegediagnosen als eigener Schritt im Pflegeprozess beschrieben.

Dorothea Orem beschreibt 1991 die Pflegediagnostik als das Suchen nach und das Sammeln von Informationen über die Selbstpflegefähigkeit eines Patienten, seines Selbstpflegebedarfs und des Verhältnisses zwischen diesen beiden. Im Weiteren hält Orem fest, dass durch Pflegediagnostik festgestellt werden kann, ob und inwieweit der Patient Unterstützung braucht. Konkret meint Orem, dass sich die Pflegediagnostik auf zwei Fragestellungen bezieht:

1. Worin besteht der gegenwärtige und zukünftige Selbstpflegebedarf des Patienten?
2. Welche Fähigkeiten besitzt der Patient um diesen Selbstpflegebedarf zu decken?

Um den Pflegepersonen Anamnese und Diagnosestellung zu erleichtern, haben die Autoren verschiedenster Fachbücher Zuordnungen nach der Maslow'schen Hierarchie der Bedürfnisse (physisch, psychisch, geistig), nach den von Orem benannten allgemeinen Selbstfürsorgebedürfnissen (Luft, Wasser, Nahrung, Ausscheidung, Aktivität und Ruhe, Allein sein und soziale Interaktion, Abwendung von Gefahren, Integrität der Person) und andere vorgenommen.

Dies ist auch ein Versuch, Klarheit und Ordnung zu schaffen, um in Zukunft mit dem Computer arbeiten zu können und nationale und internationale Vergleiche zu ermöglichen.

Zu jeder von der NANDA anerkannten Pflegediagnose gehören die Definition, entsprechende Ätiologien (mögliche Ursachen)/Risikofaktoren und Symptome (Merkmale und Kennzeichen).

Entwicklung in Europa

ENDA – European Nursing Diagnosis Association
Im Herbst 1993 haben sich 15 europäische Nationen zu einer europäischen Pflegediagnosenvereinigung zusammengeschlossen.

ACENDIO – Association for Common European Nursing Diagnosis, Interventions and Outcomes. Präsidentin dieser Vereinigung ist die aus Schweden stammende Prof. Dr. Margarethe Ehnfors (www.acendio.net).
Die europäische Vereinigung für Pflegediagnosen wurde im Mai 1995 in Brüssel gegründet, mit dem Ziel, eine Klassifikation der europäischen Pflegediagnosen zu erarbeiten.

DIHNR – Das dänische Forschungsinstitut leistet seit Anfang 1990 unter Leitung von R. Mortensen eine intensive Innovationsarbeit im nationalen, europäischen und internationalen Kontext. Mit der Entwicklung von pflegespezifischen Verdatungsmöglichkeiten, insbesondere im Rahmen des TELENURSE-Projektes, wird diese Innovation seit Jahren konsequent vorangetrieben. In TELENURSE sollen sich das Wissen und die Potenziale von Pflegepraxis, Pflegeforschung, Informatik und Management auf einem europäischen Level vereinigen.

ICNP (ICNP®-International Classification for Nursing Practice)

Die Entwicklung einer Internationalen Klassifikation für die Pflegepraxis. (ICNP) wird seit 1989 im Rahmen eines Projekts des Weltbundes der Krankenschwestern und Krankenpfleger (ICN) in Angriff genommen.
Die ICNP ist unter Berücksichtigung der allgemeinen Theorie der Klassifikation und Definition entwickelt und um die Multiaxialität erweitert worden.
Außer den allgemeinen Regeln der Klassifikation und Definition ist die ICNP besonders unter den Gesichtspunkten der Sprache und der Begriffe, sowie der künstlichen Intelligenz und Forschungsmethodologie entwickelt worden.
In der vorliegenden Beta-Version der ICNP sind sowohl die Klassifikation der Pflegephänomene als auch die Klassifikation der Pflegehandlungen als Beispiele kombinatorischer Klassifikationssysteme entwickelt worden. Beide Systeme umfassen je acht untereinander kombinierbare Achsen (ICNP, Teil I, Hinz, Dörre, König, Tackenberg)

1.2 Der Begriff Pflegeanamnese

Die Pflegeanamnese als Ausgangspunkt des Pflegeprozesses dient zur Informationssammlung, um Probleme, Ressourcen und Bedürfnisse des Patienten einzuschätzen. Sie ist Voraussetzung für die Realisierung des Pflegeprozesses und ermöglicht so, das Fundament für eine optimale klinische Pflegepraxis zu legen. Alle folgenden Schritte im Pflegeprozess sowie die Qualität der Pflege insgesamt hängen von der Nachvollziehbarkeit und Verlässlichkeit der Situationseinschätzung ab.

Die Qualität der Situationseinschätzung wiederum hängt neben der Fähigkeit, mit dem nötigen fachlichen Hintergrundwissen den Patienten zu beobachten, die Daten zu analysieren und zu interpretieren auch weitgehend von der Fähigkeit ab, mit dem Patienten zu kommunizieren. Die Pflegeanamnese soll nicht nur als Frage- und Antwortspiel gesehen werden, sondern als sinnvoller Dialog. Um den Patienten zu ermutigen, sich zu öffnen, müssen u.a. Einfühlungsvermögen, Objektivität und kulturelle Unterschiede berücksichtigt werden.

Die Hauptinformationsquelle über den Gesundheitszustand des Patienten, die Pflegeanamnese, kann physiologische, psychologische, kulturelle, psychosoziale und spirituelle Daten enthalten. Die Durchführung der Pflegeanamnese sollte sich durch ihre ganzheitliche Betrachtungsweise der Reaktionen des Menschen auf Gesundheitsprobleme (und/oder Probleme im Lebensprozess) auszeichnen. Während die medizinische Anamnese dazu dient, die Diagnose und Behandlung der Krankheit festzulegen, zielt die Datenerhebung der Pflegeanamnese auf die Planung der Gesundheitsfürsorge und Pflege, auf die Einschätzung der Auswirkung der Krankheit auf den Patienten und seine Familie, auf die Beurteilung der notwendigen Gesundheitserziehung und Aufklärung und auf die Vorbereitung der Entlassung ab.

Es gibt verschiedene Vordrucke für die Erhebung der Pflegeanamnese. Sie enthalten logisch strukturierte Fragebögen und besondere Spalten für die Antworten des Patienten. Sie unterscheiden sich hauptsächlich darin, dass die einen mehr medizinisch orientiert, die anderen mehr in der Pflegepraxis verwurzelt sind. Die Anwendung eines Pflegerahmenmodells ist zur Entwicklung einer Pflegediagnose hilfreich.

Aus verschiedenen Definitionen kann folgende Arbeitsdefinition für den Begriff „Pflegeanamnese" abgeleitet werden:

> Die Pflegeanamnese ist *das Hauptinstrument*, Patientenprobleme, Patientenbedürfnisse und Ressourcen des Patienten innerhalb eines bestimmten Zeitraumes zu erfassen und einzuschätzen. Sie soll physiologische, psychologische, kulturelle und psychosoziale Daten enthalten. Sie ist Teil des Pflegeprozesses und dient als Grundlage für die Erstellung von Pflegediagnosen. Die Erhebung der Pflegeanamnese zielt ab auf die Planung der Gesundheitsfürsorge und Pflege, auf die Einschätzung der Auswirkung der Krankheit auf den Patienten und seine Familie, auf die Beurteilung der notwendigen Gesundheitserziehung und Aufklärung und auf die Vorbereitung der Entlassung. Das Pflegeanamnesegespräch ist ein pflegetherapeutisches Gespräch.

(Arbeitsdefinition des 1. Universitätslehrganges für leitendes Pflegepersonal, Wien 1996/98)

1.2.1 Pflegeanamnese und Eigenverantwortlichkeit

Die Pflegeanamnese gehört zum eigenverantwortlichen Tätigkeitsbereich des gehobenen Dienstes für Gesundheits- u. Krankenpflege.
Die rechtliche Definition der Eigenverantwortlichkeit wird im
österreichischen Gesundheits- und Krankenpflegegesetz (zu § 14)
dargestellt:

> *„Der rechtliche Begriff der Eigenverantwortlichkeit bedeutet
> die fachliche Weisungsfreiheit jedes zur Berufsausübung be-
> rechtigten Angehörigen des gehobenen Dienstes für Gesund-
> heits- u. Krankenpflege im Rahmen seines Berufsbildes, frei-
> lich unbeschadet allfälliger grundlegender Anordnungen im
> Rahmen der Organisation des Pflegedienstes.*
> *Mit dem Wort ‚eigenverantwortlich‘ wird aber auch zum
> Ausdruck gebracht, dass Angehörige des gehobenen Dienstes
> für Gesundheits- u. Krankenpflege für den Schaden, den sie
> infolge nicht fachgemäßer Behandlung verursacht haben,
> selbst haften.“* (Vgl. Fassbinder/Lust, GuKG [1997] Seite 42)

Durch den rechtlichen Begriff der Eigenverantwortlichkeit ist zu erwarten, dass zukünftig auch Krankenpflegepersonen mit Schadensersatzklagen von Patienten konfrontiert werden, zum Beispiel wegen nicht fachgemäßer Pflegehandlungen, wegen falscher Pflegemaßnahmen oder aber auch wegen nicht erkannter Pflegebedürfnisse.

In diesem Zusammenhang gewinnt die Bedeutung der Qualität, Aus-
sagekraft und Nachvollziehbarkeit der Pflegeanamnese eine zusätzliche, rechtliche Dimension, denn bei Schadensersatzklagen wird
nur ein in sich schlüssiger, nachvollziehbar dokumentierter Pflegeprozess gute Beweiskraft haben.

1.3 Der pflegediagnosenorientierte Anamnesebogen (pdo AB)

(Formular siehe Kapitel 5. Anhang)

1.3.1 Anwendung des pflegediagnosenorientierten Anamnesebogens

Eine umfassende Pflegeanamnese wird bei allen Patienten innerhalb einer bestimmten Zeit nach der Aufnahme durchgeführt. Sie dokumentiert den pflegerelevanten Aufnahmezustand des Patienten und dient dazu,

❏ den Patienten kennen zu lernen,
❏ pflegerelevante Bedürfnisse, Anforderungen, Ressourcen und Ressourcendefizite zu erkennen und zu dokumentieren,
❏ Pflegeziele zu vereinbaren und eine vollständige Pflegeplanung zu gewährleisten.

Vorliegende Daten aus dem Transferierungsbericht, der medizinischen Anamnese, der Krankengeschichte, dem Pflegebericht etc. sind zu nutzen, um zeitliche und personelle Ressourcen effizient einzusetzen und Mehrfachbefragungen des Patienten zu vermeiden.

Die Anwendung des pdo AB bei Patienten mit einer voraussichtlichen Aufenthaltsdauer unter 14 Std. wird nicht empfohlen, kann aber als Unterstützung in den Bereichen Ernährung, Selbstpflegedefizit, Aktivität und Ruhe, Ausscheidung sowie Abwendung von Gefahren dienen. Es werden pflegerelevante Kerninformationen frei erhoben und im Pflegebericht dokumentiert. Bei einem voraussichtlichen Aufenthalt von unter 72 Std. sind innerhalb von 12 Stunden zusätzlich zu den vorweg angeführten Bereichen (Aufenthalt unter 14 Stunden) noch die Bereiche Luft und Wasser im pdo AB zu ergänzen. Bei einer Aufenthaltsdauer über 72 Std. oder wenn sich herausstellt, dass ein Patient länger bleibt als ursprünglich angenommen, ist der pdo AB innerhalb von 48 Stunden vollständig zu erheben! Im Langzeitpflegebereich, wo Patienten 3 Monate und länger betreut werden, kann sich die Erhebung auf bis zu 14 Tage erstrecken (Erstellung von hausinternen Vereinbarungen).

Das Anamnesegespräch führt die diplomierte Gesundheits- und Krankenpflegeperson mit

❏ dem Patienten,

❏ der Bezugs- und/oder Vertrauensperson

❏ oder die Pflegeanamnese wird aufgrund von Beobachtungen erstellt (wenn der Patient nicht ansprechbar ist, keine Bezugs-/Ver-
trauensperson zur Verfügung steht oder die Angaben des Patienten objektiv nicht der Realität entsprechen etc.).

Die Besonderheit dieses einzigartigen Instrumentes zur Erhebung
der Pflegeanamnese liegt darin, dass durch die Gliederung in eine lin-
ke Spalte (= Pflegeanamnese) und in eine rechte Spalte (= Pflegediagnosen) der Brückenschlag zu den Pflegediagnosen erleichtert wird.
Durch diese Gegenüberstellung und durch die thematische Gliederung sind beim korrekten Erstellen der Pflegediagnosen weniger Anstrengungen notwendig, als bei einer unorganisierten Informationssammlung und einem anschließenden Vergleich mit der Liste von
(derzeit) 167 NANDA-Pflegediagnosen.

1.3.2 Inhaltlicher Aufbau des pflegediagnosen-
orientierten Anamnesebogens

Am Anfang des pflegediagnosenorientierten Anamnesebogens befindet sich rechts oben das „Quick- Infofeld" für pflegerelevante Informationen, die rasch ersichtlich sein sollen, wie z. B. Körpergewicht,
Sehhilfen, Zahnprothesen, Hörgerät, sonstige mitgebrachte Hilfsmittel, mobile Krankenpflege, soziale Dienste, Bezugspersonen usw.
Links oben befindet sich Raum für die Patientenklebeetikette.
Unter der Patientenklebeetikette bestätigt die Pflegeperson mit
ihrem Namen und ihrer Unterschrift die Erhebung der Pflegeanamnese und trägt auch das Datum der Erhebung ein. Des Weiteren
wird hier dokumentiert, mit wem die Pflegeanamnese durchgeführt
wurde – entweder mit dem Patienten selbst, seiner Bezugsperson
oder, ob die Pflegeanamnese hauptsächlich aufgrund von Beobachtungen der Pflegenden (z. B. bei bewusstlosen Patienten) erstellt
wurde.

PATIENTEN- KLEBEETIKETTE	Gewicht.............. Größe............... Religion:......................... Zahnersatz: O OK O UK
	Sehhilfe: O Brille O Kontaktlinsen Hörgerät: O rechts O links Depositen: O ja O nein
	Sonst. Hilfen..
	Allergie..
	Mobile Krankenpflege..
	Soziale Dienste..

Pflegeanamnese erhoben am: .... (Datum)	Verständigung an: Name.. Tel. ....
von: ....(NAME IN BLOCKSCHRIFT)	Adresse...
....(Unterschrift)	Sonstiges:...
durchgeführt mit:	....
....(Patient, Bezugsperson, ...)	

Linke Spalte – Pflegeanamnese

Hier werden die Angaben des Patienten eingetragen. Gibt der Patient an, keine Probleme zu diesem Themenbereich zu haben, erübrigt sich eine weitere Fragestellung.

Gibt der Patient aber Probleme an, wird detailliert weitergefragt und die Angaben des Patienten werden (in konzentrierter Form, auf das Wesentliche beschränkt) eingetragen.

Es wird auch erhoben, ob der Patient zu dieser Problemsituation eventuell bereits Maßnahmen trifft, die seinen Zustand lindern bzw. die ihm nach seiner Erfahrung bisher geholfen haben (Selbsthilfemaßnahmen u. Hilfsmittel).

Unter „Beobachtungen der Pflegenden/Ressourcen des Patienten" besteht die Möglichkeit, Angaben des Patienten (subjektiv) und Beobachtungen der Pflegenden (objektiv) zu erfassen und zu dokumentieren.

Hier eine Darstellung am Beispiel des Themenbereiches „Luft":

L U F T		
Probleme mit der Atmung O Nichtraucher O Raucher		**Veränderung der Oxygenierung**
O Nein O Ja Welche:..	00030	Gasaustausch, beeinträchtigt - Ä+S:.............................O
....	00031	Freihalten der Atemwege, beeinträchtigt - Ä+S:.................O
Seit wann aufgetreten:...		
Wie aufgetreten: O in Ruhe O bei Belastung	00032	Atemvorgang, beeinträchtigt - Ä+S:...............................O
Selbsthilfemaßnahmen u. Hilfsmittel:........................	00033	Spontanatmung, beeinträchtigt - Ä+S:............................O
	00034	Entwöhnung v. Respirator, gestörte Reaktion - Ä+S:..........O
Tracheostoma: O ohne Kanüle O mit Kanüle O ohne Cuff O mit Cuff		
Beobachtungen der Pflegenden / Ressourcen des Pat.:....................		
....		
....		

Rechte Spalte – Pflegediagnosen:

In der rechten Spalte stehen – zum jeweiligen Themenbereich ge-hörend, die entsprechenden Pflegediagnosen, die es aufgrund der An-gaben des Patienten und/oder aufgrund der Beobachtung der Pfle-genden herauszufinden gilt.

Aktuelle Pflegediagnosen werden mittels ätiologischer Faktoren (oder pflegerelevanten Ursachen) und den entsprechenden Sympto-men begründet, die mit der Pflegediagnose in Beziehung stehen (Ä+S).

Die Begründung der Hoch–Risikodiagnosen erfolgt mittels Risiko-faktoren (RF).

Die sogenannte PÄS-Struktur (P = Pflegediagnose, Ä = Ätiologie, S = Symptom) könnte man auch umschreiben mit den „WAS? – WARUM? – WIE?" Fragen:

P = **P**flegediagnose   Benennung für   **WAS** ist das Problem?
Ä = **Ä**tiologie/Ursache   Benennung für   **WARUM** besteht dieses Problem?
S = **S**ymptom/Kennzeichen   Benennung für   **WIE** zeigt sich dieses Problem?

Die Beschreibung der Ätiologien und der Symptome bzw. der Risi-kofaktoren ist sehr wichtig für die Pflegeplanung, da sie in der Zu-sammenschau mit und unter Berücksichtigung der Ressourcen des Patienten die Grundlage zur Auswahl der Pflegemaßnahmen und in weiterer Folge auch die Grundlage zur Pflegeevaluation darstellt! Man kann durchaus behaupten, dass die Ätiologie (also die Frage nach dem WARUM, der Ursache) den zentralen Punkt für die Pla-nung von entsprechenden Pflegeinterventionen darstellt, die darauf abzielen, die problemverursachenden Faktoren zu minimieren oder auszuschalten.

(Vgl. 1.4.2.3 Zusammensetzung der NANDA–Pflegediagnose und 1.5.3 Formulierungshinweise zu den Pflegediagnosen.)

1.3.3 Umgang mit dem pflegediagnosenorientierten Anamnesebogen

Vorbereitung für das Anamnesegespräch

Mit dem Patienten/der Bezugsperson wird die Zeit und der Ort für das Gespräch vereinbart (jede Station hat individuell ruhigere Zei-

ten, die für die Erhebung der Pflegeanamnese zur Verfügung stehen!).
Pflegende achten darauf, dass möglichst die Intimsphäre gewahrt
wird!

Der Patient/die Bezugsperson wird informiert, wozu die Pflegeanamnese dient:

❏ Zur Erhebung des Pflegebedarfes und der Ressourcen
❏ Zur Optimierung der Pflege
❏ Zur Information für andere Gesundheitsberufe, den Patienten,
    seinen Vertrauenspersonen und gegebenenfalls der Krankenver-
    sicherung.
❏ Zur Rechtssicherheit

Mit dem Patienten/der Bezugsperson wird vereinbart, dass er/sie
entscheidet, ob er/sie persönliche Fragen beantworten möchte, bzw.
wird ihnen mitgeteilt, dass diese auch später beantwortet werden
können. Das Pflegeanamnesegespräch dient der Kontakt- und Bezie-
hungsaufnahme.

Hilfen für Fragestellungen

❏ Die PQRST – Regel (aus Brobst, R.: Der Pflegeprozess in der Pra-
    xis, Verlag Hans Huber, Bern, 1996, Seite 25)
❏ W – Fragen: Wie, was, warum, wann, wo?
❏ Entscheidungsfragen
❏ Rückfragen und Zusammenfassungen, um das Verständnis zu
    überprüfen.

Einige Tipps für die Pflegeanamnese

Eine Auseinandersetzung mit der Form und den Inhalten des Anam-
nesegesprächs hat vor dem ersten Gespräch stattzufinden. Es geht
dabei um Aufbau, Struktur und Inhalt des Anamnesebogens. Weiters
sind Fragestellungen zu heiklen Themen wie dem Thema „Sexualität" vorher genau zu überdenken.

Es ist wichtig, sich persönlich mit dem Namen und der Funktion
vorzustellen und über die mögliche Dauer und die Begründung für
das Gespräch zu informieren.

Zum Beispiel:
„Herr Huber, ich möchte gerne mit Ihnen reden und Ihnen einige

Fragen stellen, damit wir für Sie die Pflege planen und Sie optimal betreuen können".

Ein weiteres Beispiel:

„Um Ihnen eine möglichst gute Pflege zu ermöglichen, brauchen wir von Ihnen einige Informationen. Daher möchte ich Ihnen einige Fragen stellen und mir dazu Notizen machen. Die Gesprächsinhalte werden vertraulich behandelt. Das Gespräch wird ca. .... dauern".

Beginnen Sie nach der Einleitung das Gespräch mit dem Hauptproblem und/oder dem Grund der Einweisung. Aufgrund der sekundären Datenquellen ist es Ihnen jetzt möglich vom Erstsymptom auf andere Problemstellungen und auch möglicher Patientenressourcen überzugreifen.

Zum Beispiel: „Was ist Ihr größtes Bedürfnis zur Zeit?" „Was sehen Sie zur Zeit als Ihr Hauptproblem?"

Die vorgegebene Reihenfolge im pdo AB muss im Gespräch nicht eingehalten werden!

Zum Beispiel kann die Seite 5 des pdo AB (Abwendung von Gefahren) vor der Seite 4 (Allein sein und soziale Interaktion) besprochen werden! Speziell psychosoziale Aspekte und Probleme erfordern eine entsprechende Beziehungsgestaltung und einen Beziehungsaufbau, bevor über persönliche Dinge gesprochen wird.

Der pflegediagnosenorientierte Anamnesebogen hilft der Selbstkontrolle und wird auch als Checkliste der Pflege verwendet.

Übereinstimmung

Die Fragen aus dem pdo AB werden von den Pflegenden so formuliert, dass sie dem Verständnis und dem Sprachgebrauch des Patienten und des Interviewers angepasst sind. Für die Fragestellungen im sozialen und psychischen Bereich muss jede Pflegeperson ihren eigenen Weg finden, die Fragen/die Problembereiche richtig zu stellen/anzusprechen.

Tabuthema Sexualität/Kind-Frau-Mann sein

Die Wertvorstellungen der Pflegenden dürfen nicht ausschlaggebend sein dafür, ob dieser Themenbereich angesprochen wird oder nicht

(„.... das ist in diesem Alter noch nicht oder nicht mehr relevant"
oder „ich kann mir nicht vorstellen, dass bei dieser Krankheit die Sexualität ein Problem darstellt"....). Die Entscheidung, ob der Patient
sich zum Thema äußert, sollte er treffen. Dem Patienten wird im
Rahmen der Pflegeanamnese die Gelegenheit geboten, Sorgen, Befürchtungen und Probleme zu diesem Bereich anzusprechen. Der Bereich Sexualität umfasst dabei Veränderungen, Einschränkungen,
Schwierigkeiten bei Identität, Funktion und Reproduktion.

Die Entscheidung darüber, ob das Thema Sexualität jedoch angesprochen wird, ist situationsabhängig und wird von der diplomierten
Gesundheits- und Krankenpflegeperson beurteilt (z. B. Aufenthalt
bei Tonsillektomie). Das unreflektierte Vorlesen der Fragen aus dem
pdo AB kann/würde kontraproduktiv sein. Wichtig erscheint uns,
dass sich Gesundheits- und Krankenpflegepersonen in Zukunft
mehr als bisher mit diesem Gesundheits-/Krankheitsbereich beschäftigen und Pflegewissen sammeln, evaluieren und unterrichten,
damit auch dieser Bereich des Menschseins bis ins hohe Alter in der
Pflege Berücksichtigung findet.

Handhabung des pdo AB

Bereiche, in denen vom Patienten kein Ressourcendefizit angegeben
wird, bzw. keine Probleme zu beobachten sind, werden mit n. r.
(nicht relevant), mit einer Buchhalternase (⟍) oder mit einem
Schrägstrich (/) gekennzeichnet. Damit ist dokumentiert, dass dieser
Bereich in die Anamnese einbezogen wurde!

Bereiche, in denen durch Beobachtung Probleme nicht erhebbar sind,
werden mit n. e. (nicht erhebbar) gekennzeichnet.

Bestehende Ressourcen und -defizite werden kurz und prägnant, aus
der Sicht des Patienten (subjektiv) und aufgrund der eigenen Beobachtung (objektiv) beschrieben, um daraus die richtigen
Pflegediagnosen ableiten zu können.

Sind die Beobachtungen der Pflegenden abweichend von den Angaben des Patienten/der Vertrauensperson, dann werden die Angaben
des Patienten mit dem Vermerk „Lt. Patient/Vertrauensperson" ver-
sehen, um zu dokumentieren, warum z. B. im Bereich Luft „Nein"
(kein Defizit) angekreuzt wurde, aber die Pflege trotzdem Probleme
wahrnimmt.

Reicht der vorgesehene Platz für schriftliche Aufzeichnungen nicht aus, ist auch die Rückseite des pdo AB zu verwenden.

Nach Beendigung der Pflegeanamnese wird dem Patienten für die Zusammenarbeit gedankt und noch einmal erklärt, wofür die Daten verwendet werden.

Der pdo AB wird nach Beendigung der Pflegeanamnese nicht mehr verändert. Neue Informationen und Beobachtungen werden im Pflegebericht und in der Pflegeplanung dokumentiert.

Die Pflegeanamnese gibt der Gesundheits- und Krankenpflegeperson die Gelegenheit sich dem Patienten und den Bezugspersonen als professioneller Partner zu zeigen. Dabei spielt der erste Eindruck eine entscheidende Rolle für die weitere Arbeit mit dem Patienten und den Bezugspersonen (Wie wurde ich empfangen? Wie ernst wurde ich in meiner Krisensituation wahrgenommen? Wie kompetent wurde mir begegnet?)

1.4 Bedeutung und Begriffsbildung der Pflegediagnosen

1.4.1 Wozu Pflegediagnosen

Pflegediagnosen dienen als Grundlagen für die weitere Professionalisierung im Pflegebereich. Pflegeforschung, einheitlicher Wissensstand, einheitliche Ausbildung und Steigerung der Handlungsautonomie sind ohne gemeinsamer Fachsprache kaum erfüllbar.

Pflegediagnosen dienen der Strukturierung pflegerischen Wissens mittels Klassifikationssystemen (Siehe Taxonomie 1 und Taxonomie 2 der NANDA-Pflegediagnosen). Diese helfen, *wissenschaftlich fundiertes Pflegewissen* zu entwickeln und zu beschreiben.

Pflegediagnosen ermöglichen eine *gemeinsame, übereinstimmende Fachsprache* der Pflege. Pflegeprobleme können einheitlich benannt und beschrieben werden. Es muss sichergestellt werden, dass alle Pflegenden vom „Gleichen" reden: in der Ausbildung, in der Praxis, im Management, beim Kostenträger, beim Patienten, bei der *Qualitätskontrolle* und natürlich in der *Pflegeforschung!*

Pflegediagnosen werden zur Gestaltung von Curricula verwendet, tragen zu einer *einheitlicheren Ausbildung* bei und stellen eine Möglichkeit dar, den Gegenstand *pflegewissenschaftlicher Betrachtung* genauer zu benennen.

Mit Pflegediagnosen lässt sich das eigenständige Berufsbild der Pflege untermauern, denn sie beschreiben Patientensituationen, die ein *eigenverantwortliches Handeln* einer Pflegeperson erforderlich machen. Damit wird die Abgrenzung zu anderen Berufsgruppen im Gesundheitswesen darstellbar.

Pflegediagnosen tragen dazu bei, Pflegeleistungen im Gesundheitswesen transparent und vergleichbar zu machen.

Pflegediagnosen sind Voraussetzung für ein *einheitliches Berufsbild*, durch

❑ ein transparentes Pflegeangebot:
Pflegediagnosen schaffen eine klare Identifikation und Abgrenzung des Wissensgebietes der Pflege. Mit Pflegediagnosen wird es den Pflegepersonen möglich, das eigene Tätigkeitsfeld systematisch zu organisieren, die Leistungen der Pflegenden exakt zu beschreiben und dies durch eine klare und in sich schlüssige Pflegedokumentation zu belegen. Eine allgemein gültige Kommunikations- und Informationsbasis wird geschaffen. Pflegediagnosen sind ein wertvolles Instrument zur Objektivierung und Nachweisbarkeit von Pflegeleistungen, denn Pflegende werden künftig Patienten, deren Angehörige, Kollegen, Ärzte, Krankenhausträger und politische Entscheidungsträger von der Notwendigkeit und/oder dem Erfolg pflegerischer Maßnahmen überzeugen müssen.

❑ eine standardisierte Auswahl von Pflegemaßnahmen
Pflegediagnosen verhelfen durch eine einheitliche Fachsprache oder Terminologie zu einer gezielteren Informationssammlung. Eine übereinstimmende Fachsprache erleichtert die Pflegeplanung und die mündliche Informationsweitergabe. Das bedeutet, einem definierten Zustand wird ein in der Berufsgruppe festgelegter Begriff zugeordnet, der eine *bestimmte, einheitliche, pflegetherapeutische Behandlungsmethode* zur Folge hat. Die Auswahl von Pflegemaßnahmen erfolgt nicht mehr aufgrund von Tradition, Erfahrung, Ritualen und Intuition, sondern Pflegepersonen können auf standardisierte, anerkannte und überprüfte

Ziel- und Maßnahmepläne zurückgreifen. Damit wird Pflege begründbar, transparent, nachvollziehbar und vergleichbar. Die Anerkennung und Sicherheit der Pflegepersonen wächst durch ein gesteigertes Selbstwertgefühl und die weiterentwickelte Selbstständigkeit. Pflegende verstehen sich künftig als Angehörige eines personenbezogenen, *wissenschaftlich untermauerten Dienstleistungsberufes.*

❏ die Sicherung der Pflegekontinuität:
Der Patient erhält die Gewissheit, effektive und konstante Pflege zu erfahren, da Pflegediagnosen eine exakte und *vereinheitlichte Pflegedokumentation* möglich machen. Die Patientensituation wird intensiver und strukturierter analysiert und die Pflege genauer an seine individuelle Situation angepasst. Pflegemitarbeiter orientieren sich in der Durchführung der Pflegemaßnahmen an einer einheitlichen Vorgehensweise. Kontinuität wird u. a. durch eine gute Dokumentation und Patientenübergabe erreicht.

❏ die ganzheitlichere Pflege des Patienten, um wegzukommen von der ausschließlichen Behandlung/Pflege der Anzeichen und Symptome medizinischer Störungen:
Pflegediagnosen ermöglichen die Betreuung des Patienten aufgrund seiner Reaktionen auf aktuelle oder potenzielle Gesundheitsprobleme oder Lebensprozesse. Darüber hinaus bieten Pflegediagnosen (mit einem entsprechend strukturierten Anamnesebogen) die Möglichkeit, den Patienten in seiner Ganzheit – physiologisch, psychologisch, soziokulturell und spirituell zu erfassen und pflegetherapeutisch zu behandeln. Eine möglichst ganzheitliche Pflege unterstützt einerseits den Patienten auf seinem Weg zur Selbstständigkeit und andererseits die Pflegenden auf ihrem Weg zu einem *professionelleren Berufsbild.*

❏ die Integration des Ressourcenansatzes von Seiten des Patienten und seiner Angehörigen (Förderung der Selbstpflegefähigkeit):
Pflegediagnosen dienen der Strukturierung von pflegerischem Wissen, sowie der Festlegung von Zuständigkeiten. Umfang und Notwendigkeit von Pflegeleistungen werden von Pflegenden durch Pflegediagnosen beschrieben und nicht von Pflegelaien (Patienten, deren Angehörige oder andere Berufsgruppen) bestimmt.

Ressourcen von Patienten, aber auch von deren Angehörigen
werden leichter einforderbar! Tradierte Rituale können abgebaut
werden und die Pflegenden haben mehr Zeit für tatsächlich nötige Pflegehandlungen!

❏ eine professionellere Kommunikation in der Pflege bei der Prob-
lem-, Ziel- und Maßnahmenformulierung:
Eine *eindeutige Fachsprache* der Pflege ist Voraussetzung für die
dringend erforderliche Professionalisierung des Pflegeberufes.
Wenn es gelingt, die Pflegediagnosen in den Pflegealltag zu integrieren, dann steht dem Pflegeberuf ein Instrument zur Verfügung,
mit dem Wissen, Kompetenz, Angebot, Leistungen, Qualität und
Kosten vergleichbar und für Pflegepersonen, Patienten und Kostenträger transparent werden.

Pflegediagnosen sind Voraussetzung für weitere Entwicklungen,
durch

❏ die Pflegeleistungserfassung per EDV: Pflegediagnosen beschreiben Patientenzustände, die Pflegemaßnahmen von Pflegepersonen erfordern. Beide sind taxonomisch geordnet und können per
EDV gut erfasst werden.

❏ Es stehen mittlerweile viele Softwareprogramme zur Verfügung,
die, nach Erfahrung aus der Praxis den Zeitaufwand für die Dokumentation um mindestens eine halbe Stunde pro Pflegeperson
und Schicht verkürzen. Weitreichende Konsequenzen für die
Pflegepraxis sind bei landesweit (oder weltweit) vereinheitlichter
Dokumentation vorstellbar. Denkbar ist ein genaueres Verständnis dessen, *was Pflegepersonen tun,* was sie *zur Gesundheitspflege beitragen* und *mit welchen Kosten dies verbunden* ist.

❏ die Sicherung der Einnahmen (Pflege-Budget) des Pflegebereiches:
Die eindeutige Fachsprache durch Pflegediagnosen, die eindeutige Zuordnung von Pflegemaßnahmen zu Pflegediagnosen und deren Erfassung per EDV ermöglichen, Fallpauschalen zu kalkulie-
ren und Pflege leistungsbezogen abzurechnen. Pflegediagnosen
können zukünftig in die Leistungsorientierte Krankenhausfinan-
zierung (LKF) oder andere Finanzierungssysteme eingebunden
werden.

❏ *Pflegeforschung und Evaluation*
Ohne eine akzeptierte Vereinheitlichung der verwendeten Termini kann eine *empirische Überprüfung* der Erfolge der Pflege im Rahmen der *Pflegeforschung* nicht durchgeführt werden. Mit Hilfe von Pflegediagnosen und standardisierten Ziel- und Maßnahmenplänen können sowohl die Pflegenden wie auch deren Vorgesetzte bei Pflegebesprechungen oder Pflegevisiten den Pflegeerfolg überprüfen. Frühzeitig erkannter Erfolg, aber auch rechtzeitig erkannte Fehler tragen wesentlich zur Genesung der Patienten und Motivation der Pflegepersonen bei. Die *Qualität der Pflege* kann optimiert werden, indem Effektivität (Wirksamkeit) und Effizienz (Wirtschaftlichkeit) gesteigert und ein einheitlicher Wissensbestand der Pflege entwickelt wird.

Pflegediagnosen beschreiben also Reaktionen auf Gesundheitsprobleme, auf welche Pflegende eigenverantwortlich einwirken: vorbeugend, beeinflussend oder fördernd. Pflegediagnosen sind somit Grundlage für

❏ die Entwicklung der Profession Pflege
❏ die Begriffsentwicklung in der Pflege
❏ die klinischen Entscheidungen in der Pflege
❏ die klinische Ergebnisqualität in der Pflege
❏ die Dokumentation in der Pflege
❏ eine einheitliche Fachsprache in der Pflege.

1.4.2 Definition der NANDA-Pflegediagnosen

1.4.2.1 Diagnose

Der Begriff *Diagnose* kommt aus dem Griechischen und bedeutet *unterscheiden!*

Laut dem Großen Brockhaus: „Unterscheidung", „Erkenntnis", „Erkennung".

Damit ist der Begriff als neutral anzusehen und nicht einer bestimmten Berufsgruppe vorbehalten. Er wird auch von vielen technischen Berufen verwendet.

Diagnostizieren bedeutet, die erlernbare Kunst des Erkennens von Zeichen, Symptomen, Faktoren und Ursachen, bzw. die erlernbare

Kunst des Beurteilens einer Ursache, einer Situation oder eines Problems auszuüben.

1.4.2.2 Definition der Pflegediagnose nach NANDA 1990

> Eine Pflegediagnose ist die klinische Beurteilung der Reaktionen von Einzelpersonen, Familien oder sozialen Gemeinschaften auf aktuelle oder potenzielle Probleme der Gesundheit oder im Lebensprozess.
> Pflegediagnosen liefern die Grundlage zur Auswahl von Pflegehandlungen und zum Erreichen erwarteter Pflegeziele, für welche die Pflegeperson die Verantwortung übernimmt.

In dieser Definition sind 3 Kernpunkte enthalten:

❑ Pflegepersonen beurteilen die Reaktionen des Patienten auf Gesundheitsprobleme oder Lebensprozesse
❑ Pflegepersonen wählen Maßnahmen aus, die sich auf menschliche Reaktionen richten, die in der Pflegediagnose beschrieben werden.
❑ Pflegepersonen sind für die Ergebnisse beim Patienten verantwortlich, welche aus den Pflegediagnosen abgeleitet werden.

1.4.2.3 Zusammensetzung der NANDA–Pflegediagnosen

Pflegediagnosentitel: sorgt für den Namen einer Diagnose. Ist ein präziser Terminus, der auf ein Muster verwandter Stichwörter hinweist.

Definition: sorgt für eine klare, genaue Beschreibung, stellt ihre Bedeutung dar und hilft sie von ähnlichen Diagnosen zu unterscheiden.

Ätiologie (mögliche Ursachen): Pflegerelevante Umstände die zur Entwicklung/Aufrechterhaltung einer Pflegediagnose beitragen (Stellen Sie die Frage: „Warum/Weshalb ist das Problem vorhanden?").

Risikofaktoren: Umweltfaktoren sowie physiologische, psychologische, genetische oder chemische Faktoren, welche die Gesundheit von Menschen, Familien oder sozialen Gemeinschaften gefährden. Symptome (Merkmale, Kennzeichen): erkennbare Stichworte/Schlüsse, die sich als Ausdruck der Pflegediagnose zeigen (Stellen Sie die Frage: „Wie zeigt sich das Problem?"). Diese sind für die Auswahl der akkuraten Pflegediagnose mitentscheidend. Symptome müssen durch Forschung untermauert werden.

1.4.2.4 Unterscheidungsformen der NANDA-Pflegediagnosen

Aktuelle Diagnosen beschreiben die gegenwärtigen Reaktionen des Patienten auf Gesundheitsprobleme oder Lebensprozesse. Sie werden von definierten Symptomen (Merkmalen, Kennzeichen) begleitet, welche die Diagnose bestätigen.

Hoch-Risiko-Diagnosen beschreiben ungesunde Reaktionen, die sich bei einem anfälligen Patienten entwickeln können. Risikodiagnosen werden durch das Vorhandensein von Risikofaktoren gestellt – Umweltfaktoren, physiologische, psychologische, genetische oder chemische Faktoren, welche die Anfälligkeit des Patienten auf ein gesundheitsschädigendes Ereignis erhöhen. Symptome sind noch nicht vorhanden!

Gesundheitsdiagnosen beschreiben die Fähigkeiten und Ressourcen des Patienten, die er einsetzen kann, um sein Wohlbefinden zu verbessern.

Syndromdiagnosen bestehen aus einem Bündel von aktuellen und Hoch-Risiko-Diagnosen, die sie aufgrund einer bestimmten Situation oder eines bestimmten Ereignisses in sich vereinigen.

1.4.2.5 Zusammensetzung der NANDA-Pflegediagnosen anhand von vier Beispielen

Aktuelle Pflegediagnosen sind dreiteilig nach dem PÄS-Format gegliedert und bestehen aus dem Problem, der Ätiologie (mögliche Ursache) und den Symptomen (Merkmalen, Kennzeichen)

Problem oder Titel Bestimmungswort	Körperliche Mobilität beeinträchtigt
Ätiologie (mögliche Ursache, Umstände) Lokalisation	in Verbindung mit (i/V/m) neuromuskulären Schaden – Schwäche linke obere und untere Extremität
Symptom (Merkmal, Kennzeichen)	gekennzeichnet durch (g/d) kann nicht alleine aufstehen kann mit der linken Hand nicht greifen

Hoch-Risiko-Pflegediagnosen sind zweiteilig und bestehen aus dem Problem und den Risikofaktoren

Problem oder Titel	Flüssigkeitsdefizit, hohes Risiko
Risikofaktor	In Verbindung mit (i/V/m) **Übermäßiger Verlust, z. B. bei Verbrennung**

Syndrompflegediagnosen bestehen aus einem Bündel von aktuellen und Hoch-Risiko-Diagnosen

Inaktivitätssyndrom, hohes Risiko	
PD: Hautdefekt, hohes Risiko	PD: Atemvorgang, beeinträchtigt
PD: Verstopfung, hohes Risiko	PD: Infektion, hohes Risiko
PD: Durchblutungsstörung	PD: Körperliche Mobilität, beeinträchtigt
PD: Aktivitätsintoleranz, hohes Risiko	PD: Verletzung, hohes Risiko
PD: Machtlosigkeit	PD: Körperbild, Störung
PD: Sinneswahrnehmung, beeinträchtigt	

Wellness- oder Gesundheitspflegediagnosen sind zwei- oder dreiteilig und bestehen aus dem Diagnosentitel incl. einer detaillierten Angabe und den Voraussetzungen (siehe Kapitel 1.7).

Problem oder Titel	Ernährung, Bereitschaft zur Verbesserung
Voraussetzungen	Spricht aus, die Ernährungs- gewohnheiten verbessern zu wollen

1.4.2.6 Bestimmungswörter der NANDA für Pflegediagnosen

Diese Tabelle enthält die häufigsten von der NANDA empfohlenen Bestimmungswörter für *Pflegediagnosen*. Das Studium dieser Liste hilft, sich mit der Terminologie der Pflegediagnosen vertraut zu machen!

Bestimmungswort	*Definition*
Akut	Ernst, anhaltend, weniger als 6 Monate
Beeinträchtigt	Verschlechtert, geschwächt, beschädigt, herabgesetzt, verschlimmert, instabil, vermindert
Bereitschaft zur Verbesserung	Gebrauch bei Gesundheitspflegediagnosen zu verbessern, die Qualität zu steigern, gewünschten Zustand erreichen
Chronisch	Lang anhaltend, gewohnheitsmäßig, immer wieder auftretend, konstant, von langer Dauer (mehr als 6 Monate)
Defizitär (Defizit)	Ungenügend in Quantität, Qualität oder Grad, unvollständig, fehlerhaft, inadäquat
Dezimiert	Ganz oder teilweise leer, erschöpft
Dysfunktional	Abnormal, unvollkommenes Funktionieren
Effektiv, erfolgreich	Beabsichtigte, erwartete Wirkung erzielen
Gesteigert	Form, Anzahl oder Menge vergrößert
Gestört	Erregt, unterbrochen, Schwankungen nach oben oder unten
Intermittierend	Endet oder beginnt in bestimmten Abständen, periodisch oder zyklisch
Kontinuierlich	nicht unterbrochen, anhaltend ohne Ende
Mangelhaft	Größe, Menge oder Maß ungenügend, fehlerhaft, unvollständig
Überschüssig	Mehr als notwendig, erwünscht, sinnvoll, angemessen, erforderlich, übertrieben, mehr als nützlich
Unterbrochen	z. B. Stillen, unterbrochen
Unwirksam	Bringt nicht den gewünschten Effekt hervor
Verändert	Abweichend von der Grundlinie
Verbessert	Vergrößert bezüglich Qualität, vertieft, etwas größer oder besser machen z. B. bei Gesundheitsverhalten
Vermindert oder herabgesetzt	Geringer an Größe, Menge, Ausmaß, Grad, abgeschwächt
Vorzeitig	Im Vorhinein realisieren, vorhersehen, vorwegnehmen

1.4.2.7 Warum Pflegediagnosen nach NANDA

❏ Sie werden in vielen Ländern der Welt in der klinischen Praxis verwendet
❏ Sie werden seit 1973 ständig weiterentwickelt
❏ Sie sind großteils international anerkannt
❏ Sie ermöglichen einen nationalen und internationalen Vergleich
❏ Leistungsbezogene Fallpauschalen sind darauf aufgebaut
❏ Es gibt deutschsprachige Literatur zum Thema

❏ Es kann auf Bestehendes aufgebaut werden und es besteht die Möglichkeit, sich aktiv an der Arbeit der NANDA zu beteiligen, um die Pflegediagnosen weiterzuentwickeln

❏ Sie sind praktisch verständlich und anwendbar.

1.4.3 Unterscheidung zwischen Pflegediagnosen und medizinischen Diagnosen

In der Entwurfphase des Österreichischen Bundesgesetzes für Gesundheits- und Krankenpflege im Jahr 1996 hatte es seitens der Österreichischen Ärztekammer kontroversielle Diskussionen betreffend der Pflegediagnosen gegeben. Es wurde die Meinung vertreten, dass das Diagnostizieren dem ärztlichen Verantwortungsbereich vorbehalten ist.

Ziel aller Berufsgruppen im Gesundheitswesen ist es, das gesundheitliche Wohl von Patienten/Klienten und Angehörige in den Mittelpunkt ihrer Arbeit zu stellen.
Um diese Ziele zu erreichen, ist eine fundierte Anamnese aus der Perspektive der jeweiligen Berufsgruppen, die daraus resultierenden Diagnosen und die Planung von Zielen und Maßnahmen notwendig.

Wichtig erscheint, die Pflegediagnosen den medizinischen Diagnosen gegenüberzustellen. Im Vergleich wird deutlich, dass sowohl die Pflegediagnosen wie auch die medizinischen Diagnosen eine Klärung des Gesundheitszustandes von Menschen erreichen. Beides erfolgt jedoch nach divergenten Kriterien und Richtlinien.

Die Gesundheits- und Krankenpflege und die Medizin haben je ein eigenes Tätigkeitsgebiet. Sowohl die Pflege als auch die Medizin ermitteln einen Bedarf in Form der Diagnosen und leiten davon Maßnahmen ab. Ein Unterschied liegt darin, dass sich die Medizin mit den Krankheiten von Patienten auseinandersetzt und den notwendigen medizinischen Prozeduren. Die Pflege setzt sich mit dem Krankheitserleben und den daraus resultierenden pflegerelevanten Reaktionsmustern von Menschen, den daraus erwachsenden Problemstellungen und notwendigen Pflegemaßnahmen auseinander.

Der sich überschneidende Teil behandelt Interventionen, die der Diagnostik (z. B. Venenpunktionen zwecks serologischer Tests), der Behandlung (z. B. mit Medikamenten) und der Vorsorge (z. B. von Thrombosen durch Lagerung, blutrückflussfördernde Antithrombosestrümpfe und Verabreichung von niedermolekularen Heparinen) dienen.

Medizinisch gesehen wird der Mensch zum Patienten, wenn er erkrankt. Für die Pflege wird der Mensch erst dann zum Patienten, wenn sein Selbstpflegevermögen nicht mehr ausreicht mit seiner Erkrankung und den dadurch auftretenden Problemen fertig zu werden.

Eine wichtige Aufgabe der Pflege ist daher, gemäß der NANDA Definition von 1990, die systematische klinische Beurteilung der Reaktionen von Menschen (Einzelpersonen, Familien, sozialen Gemeinschaften) auf aktuelle oder potenzielle Gesundheitsprobleme. Die medizinische Diagnose enthält meist einen Hinweis auf den anatomischen Ort der Krankheit (z. B. Myokard). Sie weist aber auch auf die Ätiologie der Erkrankung (z. B. -itis) hin.

Pflegediagnosen sind, abhängig von ihrer Form, ein-, zwei- oder dreiteilige diagnostische Aussagen.

Grundsätzlich unterscheidet die NANDA zwischen vier Formen von Pflegediagnosen (aktuelle Pflegediagnosen, Hoch-Risiko oder Gefährdungs-Pflegediagnosen, Syndrom-Pflegediagnosen und Wellness- oder Gesundheitspflegediagnosen). Genaueres dazu ist im Kapitel 1.4.2.4 „Unterscheidungsformen der NANDA-Pflegediagnosen" nachzulesen.

Durch die intensive Auseinandersetzung mit Pflegediagnosen und einem weltweiten Erfahrungsaustausch wird die Entwicklung eines international anerkannten Klassifikationssystems, ähnlich dem ICD-9 bzw. ICD-10 in der Medizin, auch in der Pflege möglich. Diese Bestrebungen sind zu unterstützen.

Die medizinischen Diagnosen sind seit 1997 auch in Österreich Grundlage des Abrechnungsverfahrens in den Krankenhäusern in Form der leistungsorientierten Krankenanstaltenfinanzierung (LKF). *„Das ab 1. Jänner 1997 Österreichweit eingeführte leistungsorientierte Krankenanstaltenfinanzierungssystem erlaubt aufgrund der leistungsorientierten Diagnosenfallpauschalen eine das tatsächliche Leistungsgeschehen berücksichtigende Abrechnung der Krankenanstalten"* (LKF Systembeschreibung, 1997, S. 2). Die genannten Leistungen beziehen sich primär auf den medizinischen Bereich. Die Pflegeleistungen, die von den individuellen Problemstellungen und

Patientenzielen abhängig sind, werden in dieser pauschalen Abrechnungsform nicht aufwandsgemäß berücksichtigt. In der LKF findet die Pflege als Leistungserbringer großteils nur in Form der Hotelleistungen Berücksichtigung.

Ein weiteres Problem dabei ist, dass die Pflege derzeit noch kein international anerkanntes Klassifikationssystem hat, mit deren Hilfe Pflegeleistungen auch in Österreich verrechnet werden können.

In der Gegenüberstellung von Pflegediagnose und medizinischer Diagnose wird deutlich, dass von beiden eine Klärung des Gesundheitszustandes von Menschen angestrebt wird.

Eher krankheitsobjektivierend stellt sich die Medizin dar, mehr auf das Krankheitserleben der Menschen ausgerichtet die Pflege. Die medizinischen Diagnosen erscheinen eher statisch, die Pflegediagnosen flexibler auf das jeweilige Verhalten und die Reaktionen der Menschen auf Gesundheitsprobleme angepasst.

Die Medizin verlässt sich diagnostisch zunehmend auf technische Apparaturen. Die Pflege besinnt sich ihrer genauen Wahrnehmung von Patientenproblemen, -bedürfnissen und -ressourcen unter Einbeziehung der von der Medizin und anderen medizinischen Berufsgruppen gewonnenen Erkenntnisse.

Indem Medizin sich überwiegend an Organsystemen und an der konventionellen Krankheitslehre orientiert, schließt sie andere Bereiche oft aus. Dieses Manko an Komplexität kann die Pflege durch einen eher phänomenologischen, patientenzentrierten Ansatz ausgleichen. Gerade in dieser Patienten/Klientenzentrierung liegt die große Chance für die Professionalisierung der Pflege.

Wichtig ist, die Pflegediagnose als Parallele und Ergänzung zur medizinischen Diagnose zu akzeptieren und nicht als ihren Gegensatz.

Kurzdarstellung wichtiger Unterscheidungsmerkmale

Die Pflegediagnosen

❏ bezeichnen menschliche Reaktionen auf aktuelle oder potenzielle Gesundheitsprobleme oder Lebensprozesse
❏ beschreiben und berücksichtigen auch die Familie oder Gemeinschaften als Funktionseinheit, z. B. *Familienprozess, verändert;*

Elterliche Pflege, unzureichend; Soziale Interaktion, beeinträchtigt

❏ können sich stündlich, täglich, monatlich ändern – wann immer sich das Reaktionsmuster des Patienten ändert

❏ beziehen sich auf das Verhalten des Patienten und die physiologischen Reaktionen auf Gesundheitsprobleme oder Lebensprozesse. Manche Pflegediagnosen beschreiben physiologische Probleme, die Pflegekräfte selbstständig oder in Zusammenarbeit mit Ärzten behandeln, z. B. *Flüssigkeitsdefizit, hohes Risiko; Atemvorgang, beeinträchtigt*

❏ fallen in die rechtliche Zuständigkeit der Pflege, der pflegerischen Arbeit.

Die medizinischen Diagnosen

❏ sind Bezeichnungen für Krankheiten und Organstörungen
❏ bleiben gleich, bis die Krankheit oder Störung geheilt ist
❏ beziehen sich auf pathophysiologische Veränderungen im Körper
❏ fallen in die rechtliche Zuständigkeit der Ärzte, der medizinischen Arbeit.

Unterscheidungsmerkmale anhand eines konkreten Beispieles

Mögliche Pflegediagnosen:	Medizinische Diagnose:
Körperliche Mobilität, beeinträchtigt Ätiologie: starker Tremor der Hände Symptom: Verschütten beim Trinken, kann nicht schreiben, …	**Morbus Parkinson**
Körperbild, Störung Ätiologie: ausdrucksloses (masken-artiges) Gesicht Symptom: Bemerkungen wie „Sehen Sie nur wie ich aussehe", kann seine wahren Gefühle nonverbal kaum ausdrücken, …	
Selbstpflegedefizit beim Essen, Waschen, Kleiden, …	

Teamorientiertheit – ein multiprofessioneller Lösungsansatz

Es ist bekannt, dass es sich beim Begriff „Diagnose" um eine neutrale Aussage handelt, die keinerlei Bindung an eine bestimmte Berufsgruppe impliziert.

Mit Hilfe der Diagnosen wird der aktuelle Gesundheitszustand dargestellt. Bei Diagnosen handelt es sich um aktuelle oder potenzielle Gesundheitszustände.

Gibt man sich mit den Diagnosen einer Berufsgruppe zufrieden, kann ein Behandlungserfolg unterbleiben.

Die Behandlungsziele der jeweiligen Berufsgruppen bezeichnen anzustrebende Gesundheitszustände.

Die Maßnahmen zur Verbesserung des Gesundheitszustandes von Menschen wiederum sind abhängig von den Diagnosen und den vereinbarten Behandlungszielen.

In der Pflegediagnose wird der Gesundheitszustand des Menschen aus der Sicht der Pflege beschrieben. Daraus werden pflegerische Handlungsabläufe abgeleitet.

Gesundheitszustände und die daraus sich entwickelten Pflegemaßnahmen ergeben zusammen die anfallenden Behandlungskosten aus pflegerischer Sicht.

Aussagen, die ausdrücken, dass sich die Pflegekosten von medizinischen Diagnosen ableiten lassen, sind aus gesundheitsökonomischer Sicht bedenklich und müssen diskutiert werden. (Vgl.: Die Bedeutung von Pflegediagnosen in Gesundheitsökonomie und Gesundheitsstatistik; Pflegemanagement 1/99, S. 5–17, Wolfram Fischer).

Mit den Pflegediagnosen gelingt es der Pflege derzeit besser, darzustellen, warum sie bestimmte Leistungen durchführt.

Die Mediziner müssen in Österreich über die leistungsorientierte Krankenanstaltenfinanzierung (LKF) mittels klassifizierter Diagnosen ihr Leistungsvolumen darstellen, um die Kosten zu begründen. Andere medizinische Berufsgruppen wie die Ergotherapie, Physiotherapie, Sozialarbeiter etc. haben derzeit noch keine einheitlichen Diagnosen-Klassifikationssysteme.

Das verführt leicht zur Meinung, alles müsse von der medizinischen Diagnostik abhängig gemacht werden.

Teamorientierung und Kostensenkung

Die Behandlungskosten sind oft deshalb hoch, weil sich die unterschiedlichen Gesundheitsberufe über gemeinsame Behandlungszie-

Der Pflegeprozess im multiprofessionellen Kontext

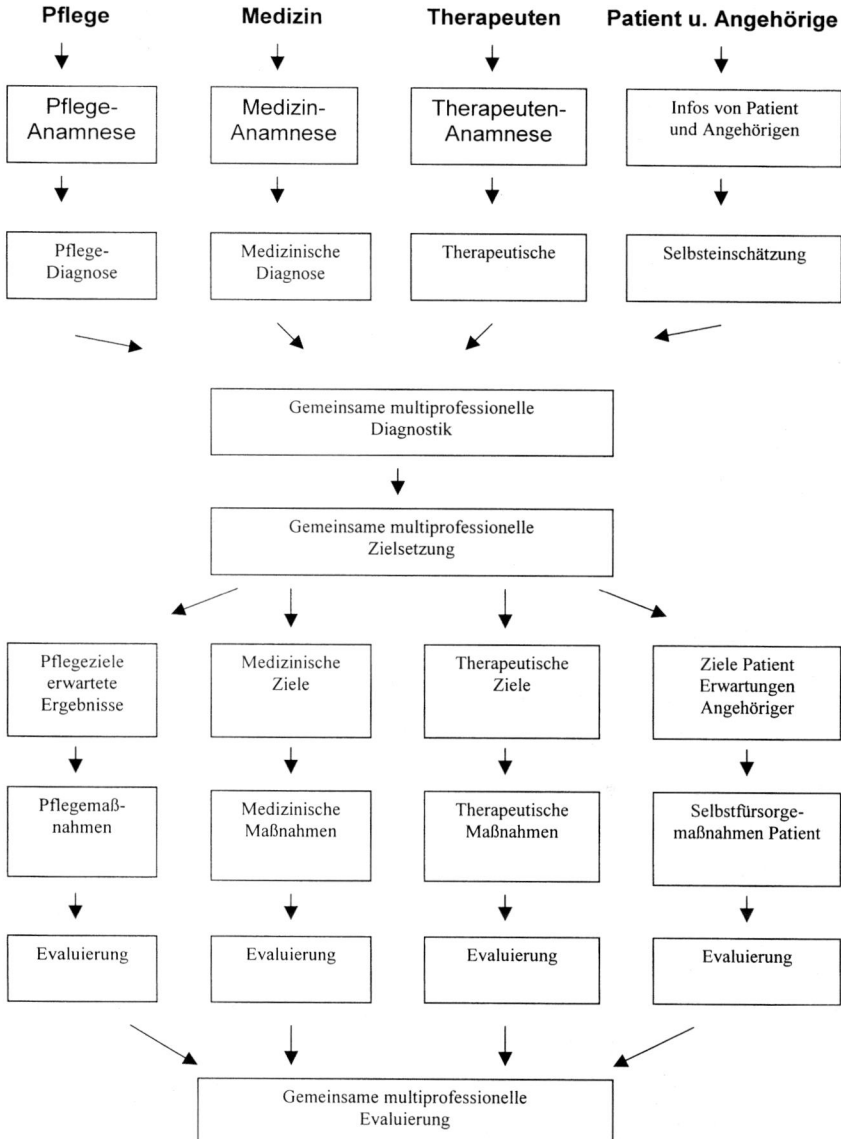

(Vgl.: Schema von Christoph Abderhalden, WE'G Weiterbildungszentrum für Gesundheitsberufe SRK, Aarau/Schweiz)

le zu wenig austauschen. In vielen Krankenanstalten gibt es das multiprofessionelle Team. Multiprofessionelle Teamsitzungen werden jedoch selten durchgeführt. Die Handlungsabläufe orientieren sich primär nach den Vorgaben des ärztlichen Abteilungsvorstandes. Diese Vorgangsweise basiert auf überholten Traditionen.

Eine Behandlung wird im Idealfall vom gesamten Behandlungsteam in enger Zusammenarbeit mit dem Patienten geplant und durchgeführt (vgl. Wolfram Fischer S. 19).

Hilfreich wären einheitlichere Begriffssysteme bzw. ein Verständnis für die Begriffssysteme der jeweils anderen Berufsgruppen im Gesundheitswesen.

Der Pflegeprozess ist dabei ein Arbeitsablaufmodell, das die gemeinsamen Wege und Möglichkeiten plakativ darstellt.

1.5 Der diagnostische Prozess

Pflegepersonen müssen sich bewusst werden, dass sie mit dem „Eigenverantwortlichen Tätigkeitsbereich", § 14 GuKG (österreichisches Bundesgesetz für Gesundheits- und Krankenpflege), die fachliche Weisungsfreiheit (Autonomie) erhalten haben, aber dadurch auch mehr Verantwortung als bisher tragen. D. h., sie haften für den Schaden, den sie infolge nicht fachgemäßer Behandlung verursachen. Dieser Bereich beinhaltet also die alleinige Verantwortung für alle erhobenen, geplanten, durchgeführten, aber auch für alle unterlassenen Pflegehandlungen.

Der diagnostische Prozess beschreibt die Analyse, Interpretation und Synthese, also die klinische Beurteilung von Daten der Pflegeanamnese und hat das Produkt Pflegediagnose zur Folge. Er befasst sich mit den ersten beiden Schritten im Pflegeprozess.

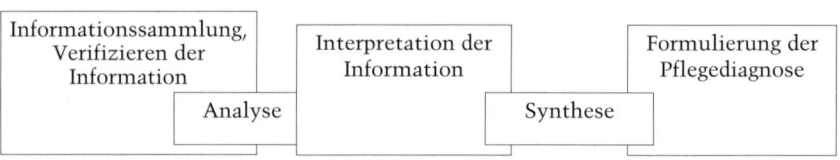

Der diagnostische Prozess

Je genauer, spezifischer und kompetenter die Pflegeanamnese durchgeführt wird, um so besser kann in den nachfolgenden Schritten des Pflegeprozesses damit gearbeitet werden. Stärken und Ressourcen des Patienten und seiner Bezugspersonen sollen ebenso Berücksichtigung finden wie seine Probleme. Eine möglichst ganzheitliche, sichere, effiziente und patientenorientierte Pflege kann nur auf eine umfassende Pflegeanamnese und korrekt erstellte Pflegediagnosen, d.h. auf einem qualitativ hochwertigen diagnostischen Prozess, aufgebaut werden.

Kurzdarstellung des diagnostischen Prozesses unter Verwendung eines Klassifikationssystems

❑ Kennen lernen des Patienten durch Beobachten und Befragen
   – **Informationen sammeln**

❑ Zuordnen der Problemstellungen an Hand von Checklisten (Pflegeanamnesebögen mit Pflegediagnosenlisten. Vermutete Pflegediagnosentitel, Ätiologie (mögliche Ursachen) und Symptome (Merkmale, Kennzeichen) werden entweder angekreuzt oder auf einer provisorischen Liste eingetragen)
   – **Diagnostische Hypothesen bilden**

❑ Vergleichen Sie die diagnostischen Hypothesen betreffend Definitionen und Merkmalen mit spezifischer Pflegeliteratur und untermauern Sie diese gegebenenfalls durch weitere Informationseinholung (Beobachtung-, Befragen von Patienten, Angehörigen, multiprofessionelles Team, Mitarbeiter)
   – **Überprüfen der Hypothesen**

❑ Streichen von Pflegediagnosen, die nicht zutreffen
   – **Ballast abwerfen**

❑ Einholen weiterer Informationen
   – **Verdichten der Informationen**

❑ Erstellen einer sorgfältigen Pflegediagnosenliste
   1. Diagnosentitel (Problembeschreibung) ev. Präzisierung, Grad/Stufe
   2. Ätiologie (mögliche Ursache/beeinflussende Faktoren) bzw. Risikofaktoren
   3. Symptome (Merkmale, Kennzeichen)
   – **sorgfältige Pflegediagnosen**

1.5.1 Datenauswertung und Formulieren von Pflegediagnosen

Machen Sie sich mit der von der NANDA veröffentlichten Pflege-diagnoseneinteilung (Liste der Pflegediagnosen – Taxonomie) vertraut.

Berücksichtigen Sie dabei die von verschiedenen Autoren vorge-schlagenen Einteilungsmöglichkeiten und thematischen Gliede-rungsformen der Pflegediagnosen:

z. B. nach den 13 Bereichen der NANDA oder den acht allgemeinen Selbstfürsorgebedürfnissen nach OREM, die in diesem Buch und im pflegediagnosenorientierten Anamnesebogens verwendet werden.

Als Ordnungs- und Strukturierungshilfe kann der pflegediagnosen-orientierte Anamnesebogen des 1. Universitätslehrganges für leiten-des Krankenpflegepersonal, Wien 1996/1998 empfohlen werden. Gewarnt werden muss vor einer unreflektierten Anwendung, ohne vorangegangener intensiven Auseinandersetzung und Einschulung.

Suchen Sie die Pflegediagnosentitel, welche dem festgestellten Problem bzw. Verhalten am ehesten entsprechen.
Erstellen Sie anschließend eine Liste möglicher Pflegediagnosen.

❏ Suchen Sie in weiterer Folge anhand von Listen zunächst einmal die Themen, die zum festgestellten Problem passen (Luft, Nah-rung, Ausscheidung, Integrität der Person etc.)

❏ Suchen Sie die zutreffenden Diagnosetitel

❏ Fassen Sie diese zu einer Liste zusammen.

Suchen Sie den definitiven Pflegediagnosentitel durch Aus-schließen oder Bestätigen der „Verdachtsdiagnosen", der diag-nostischen Hypothesen.
Überprüfen Sie die erstellten Pflegediagnosen anhand der Defi-nitionen, Ätiologien (mögliche Ursachen) und Symptome (Merk-male, Kennzeichen) in der Fachliteratur.

❏ Passt die Definition, entspricht sie dem Zustand des Patienten?
❏ Kann die erhobene Ätiologie (mögliche Ursachen) aus der in der Literatur beschriebenen Ätiologie abgeleitet werden?
❏ Sind die Symptome (Merkmale, Kennzeichen) vorhanden?
❏ Holen Sie, wenn nötig, weitere Informationen ein.

Formulieren Sie die bestätigten Pflegediagnosen im PÄS-Format. Präzisieren Sie dabei (Worum geht es genau? Wie stark ist das Problem ausgeprägt? Mäßig, ... akut, chronisch, ...?). Formulieren und beschreiben Sie die Ätiologie (mögliche Ursachen) und die Symptome (Merkmale, Kennzeichen) individuell aus der Sicht der Patientensituation. Schreiben Sie die in der Literatur vorgegebene Ätiologie (mögliche Ursachen) und Symptome (Merkmale, Kennzeichen) nur bei 100% Übereinstimmung 1:1 ab. Die bei jeder Pflegediagnose beschriebenen Ätiologien, Risikofaktoren und Symptome geben Ihnen einen Rahmen, in dem Sie sich mit ihrer individuellen Beschreibung wiederfinden sollen. Durch die individuelle Beschreibung stellen Sie sicher, dass sich die nachfolgenden Pflegepersonen schneller und besser orientieren können. (P: Inkontinenz, funktionell, Ä: eingeschränkte Mobilität; die bessere Formulierung wäre: P: Inkontinenz, funktionell, Ä: kann nur langsam mit dem Rollator gehen).

Folgende Fragen können helfen, schnell die nötigen Daten herauszufiltern:

❏ Warum ist der Patient zu uns gekommen?
❏ Welche Anzeichen und Symptome hat der Patient?
❏ Wie erlebt er seine derzeitige Situation?
❏ Was bedeutet es für ihn?
❏ Was beschäftigt ihn am meisten?
❏ Wie geht er damit um?
❏ Welche Auswirkungen hat das auf seinen Alltag (ATL)?
❏ Welche Ressourcen stehen ihm zur Verfügung?
❏ Wo braucht er Hilfe?
❏ Welches Verständnis hat er bezüglich seiner Situation? Versteht er seine Krankheit und die Behandlung?
❏ Wie sehen das seine Angehörigen? Was bedeutet es für sie?
❏ Wie ist das Verhältnis des Patienten zu seiner Familie? Wie ist seine Beziehung zu seiner anderen Umgebung?

❏ Wie beeinflusst die Umgebung die Gesundheit des Patienten?

❏ Wie reagiert der Patient auf sein Gesundheitsproblem? Will er seinen Gesundheitszustand ändern?

❏ Können die von mir festgestellten Probleme des Patienten mit Pflegemaßnahmen beeinflusst werden?

❏ Muss ich für die Pflegediagnosen noch weitere Informationen einholen?

Hauptsächlich drei Arten von Problemen können zu Fehlern bei der Erstellung von Pflegediagnosen führen

❏ Ungenaue Datenerhebung

❏ Ungenaue Dateninterpretation

❏ Fehlendes Wissen über oder mangelnde Erfahrung mit Pflegediagnosen.

1.5.2 Weitere Hinweise zur Auswertung der Patientendaten

❏ Seien Sie unvoreingenommen und machen Sie sich Ihre Vorurteile bewusst.

❏ Probieren Sie verschiedene Möglichkeiten der Dateninterpretation aus (diagnostische Hypothesen).

❏ Entwickeln Sie verschiedene Pflegediagnosen und prüfen Sie, welche am besten zu den erhobenen Daten passt. Vergleichen Sie ähnliche Pflegediagnosen und deren Definitionen, Ätiologien (möglichc Ursachen), Symptome (Merkmale, Kennzeichen) und Risikofaktoren mit den Problemen und Symptomen (Merkmalen, Kennzeichen) des Patienten. Damit begründen Sie die Pflegediagnose. Erstellen Sie Pflegediagnosen nicht nur aufgrund Ihrer Intuition, sondern anhand von Beweisen. Sind diese (noch) nicht erkennbar, dann beschreiben Sie die Pflegediagnose als Verdachtsdiagnose und erhöhen Sie gegebenenfalls die Häufigkeit und Intensität Ihrer Überwachung, um rechtzeitig Ätiologie (mögliche Ursachen) und Symptome (Merkmale, Kennzeichen) zu erfassen.

❏ Führen Sie verschiedene Pflegediagnosen zu einer komprimierten Pflegediagnose zusammen, falls Zusammenhänge bestehen. Z. B. P: Schlafgewohnheiten, gestört; Ä: Schmerz (präzisieren), S: wacht bei Lageveränderung auf, hat nur kurze Schlafphasen, klagt über Müdigkeit.

❑ Informieren Sie sich über Gesundheitsprobleme, die bei der Gruppe von Patienten, mit der Sie arbeiten, häufig auftreten. Lesen Sie Krankenpflegefachzeitschriften, besonders solche, die sich mit klinischen Problemen im Zusammenhang mit Pflegediagnosen beschäftigen.

❑ Fragen Sie den Patienten, worin seiner Meinung nach sein Problem besteht.

❑ Besprechen Sie sich mit anderen Pflegepersonen und fragen Sie nach deren Analyse der Patientendaten.

Bedenken Sie, dass bei manchen Pflegediagnosen für die Planung der Maßnahmen und/oder deren Durchführung andere Berufsgruppen im Gesundheitswesen eingebunden werden müssen. Entscheidend dafür ist der Zuständigkeitsbereich/Kompetenzbereich der jeweiligen Berufsgruppe (Gesundheits- und Krankenpflege, Medizin, Therapeuten).

1.5.3 Formulierungshinweise zu den Pflegediagnosen

Zeitpunkt des Formulierens von Pflegediagnosen

Sobald Informationen über Patienten verfügbar sind (Aussagen, Mitteilungen von Patienten, Angehörigen, Beobachtungen) können erste Pflegediagnosen gestellt werden.

Einige Pflegediagnosen können auch dann gestellt werden, wenn keine Aussagen von Patienten möglich sind (z. B. Verletzung, hohes Risiko, Verwirrtheit, akut ...).

Andere Pflegediagnosen wiederum sind ohne Aussagen von Patienten und ohne sorgfältige Abklärung der individuellen Situationen unsicher (z.B. Soziale Isolation, Einsamkeit, Hoffnungslosigkeit, ...). Diagnosen können auch als „Verdachtsdiagnosen" formuliert sein oder bei unklarer Ätiologie (möglicher Ursache) auch als „in vermutlichem Zusammenhang mit" oder mit „unklare Ursache" dokumentiert werden.

Pflegediagnosen können sich ständig ändern.

Eine vorerst vollständige Pflegediagnosenliste kann erstellt werden, wenn eine erste umfassende Pflegeanamnese erfolgt ist.

Weitere Pflegediagnosen müssen in der laufenden Pflegeplanung ergänzt werden, während andere gestoppt werden, weil das Problem beseitigt wurde.

Pflegediagnoseformen

❏ *Aktuelle Pflegediagnosen (dreiteilig)*
Verwenden Sie zur Beschreibung der Pflegediagnose das PÄS-Format
(**P**flegediagnosentitel [Problem] – **Ä**tiologie [mögliche Ursachen] –
Symptom [Merkmale, Kennzeichen]).

Um den Pflegediagnosentitel mit der Ätiologie oder den „verwand-
ten" Faktoren zu verknüpfen oder die Ätiologie herauszuheben, verwenden Sie die Formulierung „in Verbindung mit" (i/V/m) oder „im
Zusammenhang mit" (i/Z/m) oder *Ä:* ... Um die Pflegediagnose mit
Symptomen (Merkmalen, Kennzeichen) zu begründen oder herauszuheben, verwenden Sie „gekennzeichnet durch" (g./d.), angezeigt
durch (a./d.) oder *S:* ...

> *Beispiel:* Kommunizieren, verbal beeinträchtigt in Verbindung
> mit Sprachbarrieren, gekennzeichnet durch die Unfähigkeit,
> Deutsch zu sprechen oder zu verstehen und durch die Verwen-
> dung der Muttersprache oder
> P: Kommunizieren, verbal beeinträchtigt
> Ä: Sprachbarrieren
> S: Unfähigkeit Deutsch zu sprechen oder zu verstehen und durch
> die Verwendung der Muttersprache

❏ *Hoch-Risiko-Diagnose (zweiteilig)*
Verwenden Sie zur Beschreibung der Pflegediagnose das PR-For-
mat (Problem – Risikofaktor).
Um das potenzielle Problem mit den Risikofaktoren zu verknüpfen, verwenden Sie die Formulierung „in Verbindung mit"
(i/V/m) oder „in Zusammenhang mit" (i/Z/m) oder RF (Risikofaktor).
> *Beispiel:* Hautdefekt, hohes Risiko, in Verbindung mit Bettläge-
> rigkeit oder
> P: Hautdefekt, hohes Risiko, RF: Bettlägerigkeit.

❏ *Gesundheitspflegediagnosen (zwei- oder dreiteilig)*
Um das zu verbessernde Verhalten/Gebiet zu beschreiben, verwenden Sie folgende Formulierung nach dem Diagnosentitel und
vor der Detailangabe: „Möglichkeit zum/für ...".
> *Beispiel:* Gesundheitsförderung, persönliche: Möglichkeit zum
> Erlernen von Entspannungstechniken, zur Verbesserung der kör-
> perlichen Fitness, zur bewussten Ernährung, zum erfolgreichen
> Stressmanagement, zur Übernahme von mehr Selbstverantwor-

tung etc.), „gekennzeichnet durch" (g./d.) (oder S:) den geäußerten und erkannten Wunsch, das Gesundheitsverhalten im Sinne
einer Gesundheitsförderung zu verändern.

❑ *Syndrompflegediagnosen (zwei- oder dreiteilig)*
Benennen Sie eine der Syndrompflegediagnosen und beschreiben
Sie den Risikofaktor, die Risikofaktoren, bzw. mögliche Ätiolo-
gien (mögliche Ursachen) und Symptome (Merkmale).
Beispiel: Inaktivitätssyndrom, hohes Risiko, RF: Bewusstlosig-
keit nach einem Trauma.

❑ *Verdachtspflegediagnosen,* diagnostische Hypothesen (zweitei-
lig)
Benennen Sie einfach das mögliche Problem und die möglichen
Ätiologien (mögliche Ursachen). Der Wortlaut „Verdacht auf"
(V/a) ist vorangestellt.
Beispiel: Verdacht auf Körperbild, Störung „in Zusammenhang
mit" (i/Z/m) einer Mastektomie rechts oder
P: Verdacht auf Körperbild, Störung, Ä: Mastektomie rechts.
In dieser Situation sind noch keine Symptome (Merkmale, Kenn-
zeichen) vorhanden.

Stellen Sie sicher, dass Pflegediagnosen die Pflegemaßnahmen bestimmen

Pflegediagnosen müssen möglichst so beschrieben werden, dass sie
die Pflegemaßnahmen begründen. Falls jemand die Pflegediagnose
überprüft, sollte sie die Frage „Was kann die Pflege dagegen tun?" beantworten.

Richtig: P: Freihalten der Atemwege beeinträchtigt, ungenügend
Ä: vermehrtes dickflüssiges Sekret und Schmerzen beim
Husten
S: Rasselgeräusche beim Atmen, Zyanose
Falsch: P: Freihalten der Atemwege, ungenügend
Ä: Pneumonie
Regel: Beschreiben Sie die Pflegediagnosen so, dass der zweite
Teil, die Ätiologie (mögliche Ursache) bzw. die Risikofak-
toren die Pflegemaßnahmen bestimmen. Wenn dies nicht
möglich ist, dann stellen Sie sicher, dass das Prob-
lem die Pflegemaßnahmen bestimmt. Beschreiben Sie die
Pflegediagnosen so, dass der zweite Teil, die Ätiologie

(mögliche Ursache) bzw. die Risikofaktoren die individuelle Patientensituation beschreibt. Die vorgegebene Literatur gibt den Rahmen.

Verwenden Sie die Terminologie der Pflegediagnosen korrekt

❑ Falls nötig, verwenden Sie qualitative oder quantitative Adjektive (Bestimmungswörter) zum genauen Beschreiben der Pflegediagnosen (Siehe Bestimmungswörter der NANDA).
Beispiel: Schlucken – *beeinträchtigt,* Atemvorgang – *beeinträchtigt*

❑ Wenn die NANDA „spezifizieren" vorschlägt, sollten Sie die Pflegediagnose genauer beschreiben, um sie klarzustellen.
Beispiel: Hautdefekt bestehend – *nässende Wunde auf der rechten Ferse*

❑ Wenn die Pflegediagnose Wissensdefizit gestellt wird, beschreiben Sie nach einem Doppelpunkt das fehlende Wissen.
Beispiel: Wissensdefizit: Durchführung einer Insulininjektion.

Alltagsnahe Pflegediagnosen

Merke: Wählen Sie möglichst alltagsnahe Pflegediagnosen aus!
Einige NANDA-Pflegediagnosen sind verhältnismäßig abstrakt, z. B. Wahrnehmungsstörungen, Denkprozesse verändert.

Es hat sich in der Praxis als sinnvoll erwiesen, möglichst alltagsnahe Pflegediagnosen zu erstellen, z. B. Selbstpflegedefizit beim Kleiden, ... Die Pflege setzt sich primär mit den konkreten Alltagshandlungen auseinander, mit gesundheitlichen Gefährdungen, mit Gesundheitsvorsorge, ...

Überlegen Sie deshalb, wie sich abstrakte Pflegediagnosen auf das konkrete Alltagsleben der Patienten auswirken und formulieren Sie demgemäß die Diagnosen.

Ein Beispiel: Ein 78-jähriger Patient sieht sehr schlecht, es könnte die Pflegediagnose „Sinneswahrnehmung, verändert (visuell)", gestellt werden. In diesem Fall ist es sinnvoll zu überlegen, welche möglichen Folgen diese Störung nach sich zieht. Diese Überlegung kann zu folgender, praxisrelevanterer Pflegediagnose führen: „P: Verletzung, hohes Risiko – RF (Risikofaktor): schwere Sehbehinderung wegen beidseitiger Linsentrübung",...

1.5.4 Beurteilungskriterien betreffend Qualität der Pflegediagnosen

Zwei Fragen sind grundsätzlich wichtig:
1) Stimmen die Pflegediagnosen überhaupt?
2) Sind sie korrekt formuliert?

1) Stimmen die Pflegediagnosen?

❏ Ist das Hauptproblem/sind die Hauptprobleme des Patienten berücksichtigt?
❏ Ist das in den Pflegediagnosen erfasst, was den meisten Pflegeaufwand verursacht?
❏ Sind die Pflegemaßnahmen durch die Pflegediagnose begründet?
❏ Lassen sich die Pflegediagnosen anhand von Aussagen der Patienten und Beobachtungen begründen?
❏ Stimmt die Ätiologie (mögliche Ursache) der gewählten Pflegediagnose *sinngemäß* mit den Aufzeichnungen in der Fachliteratur überein?
❏ Entsprechen die Symptome (Merkmale, Kennzeichen) des Patienten und die Definitionen *sinngemäß* den Aufzeichnungen in der Fachliteratur?
❏ Was sagen die Kollegen? Sind sie mit Ihrer Formulierung einverstanden?
❏ Was sagen die Patienten? Sind sie mit Ihrer Formulierung einverstanden und fühlen sie ihr Problem gut beschrieben?

2) Sind die Pflegediagnosen korrekt formuliert?

❏ Ist das PÄS-System[1] vorhanden
P: Pflegediagnosentitel – Problem
Ä: Ätiologie – mögliche pflegerelevante Ursache (Warum gibt es das Problem? Warum trifft der Pflegediagnosentitel bei diesem Patienten zu? Was ist die Ursache für das Problem?).
S: Symptom – Merkmal, Kennzeichen (Wie zeigt sich das Problem?).

---

[1] Hochrisiko-Pflegediagnosen bestehen aus 2 Elementen (Problemteil od. Pflegediagnosentitel (P) und dem(n) (RF) Risikofaktor(en).

Sind die Elemente durch sprachliche Formulierungen zu unterscheiden („in Zusammenhang mit" (i/Z/m) oder „in Verbindung mit" (i/V/m) oder „beeinflusst durch" (b/d.) oder P:Ä:S:?

❏ Enthält der Problemteil oder auch Pflegediagnosentitel genannt, die betroffene Funktion (z. B. körperliche Mobilität od. Atemvorgang) und eine Beurteilung od. genauere Beschreibung wie („beeinträchtigt" od. „ungenügend")?

❏ Ist die beschriebene Pflegediagnose durch Pflegemaßnahmen beeinflussbar?

❏ Sind die Einflussfaktoren tatsächlich Ätiologien (mögliche Ursachen) bzw. beeinflussende Faktoren und nicht Beschreibungen des Problemteils in anderen Worten?

❏ Bezeichnet die Ätiologie (mögliche Ursache) etwas durch Pflege potenziell beeinflussbares bzw. veränderbares?

❏ Beschreibt die Ätiologie (mögliche Ursache) eine medizinische Diagnose oder beschreibt sie Pflegerelevantes, wovon Pflegemaßnahmen abgeleitet werden können?

❏ Beschreibt der Symptomteil (Merkmale, Kennzeichen) klar, wie sich die Pflegediagnose „zeigt" und welche Aussagen und Beobachtungen zur Diagnosestellung geführt haben?

❏ Ist die Pflegediagnose für andere Personen (Mitarbeiter, therapeutische Teammitglieder, Angehörige des Patienten, Patienten) verständlich formuliert?

❏ Sind die Hauptprobleme des Patienten durch die Pflegediagnosen so beschrieben, dass er sie verstehen und annehmen kann?

❏ Sind die Formulierungen moralisch und juristisch unbedenklich?

Welche Fehler können beim Schreiben von Pflegediagnosen auftreten?

Folgende Tipps können helfen, Fehler, die beim Schreiben von Pflegediagnosen häufig gemacht werden, zu erkennen und zu vermeiden.

	FALSCH	**RICHTIG**
Nennen sie kein Problem, das von Pflegemaßnahmen nicht beeinflusst werden kann. Konzentrieren Sie sich auf Probleme, die pflegerischem Handeln zugänglich sind!	Unterschenkelamputation aufgrund von Diabetes mellitus	Hautdefekt, hohes Risiko, in Verbindung mit einem Wissensdefizit: Stumpfpflege und Umgang mit der Prothese
Nennen Sie nicht eine Pflegemaßnahme anstatt einer Pflegediagnose. Beschreiben Sie die Reaktion des Patienten auf ein Gesundheitsproblem oder einen Lebensprozess!	Regelmäßiges Katheterisieren aufgrund von Inkontinenz	Reflexinkontinenz in Verbindung mit einer neuromuskulären Beeinträchtigung
Definieren Sie eine angemessene emotionale Reaktion nicht als ungesund. Konzentrieren Sie sich vielmehr auf damit zusammenhängende Probleme, die Einfluss auf die Bewältigungsform des Patienten haben!	Wut aufgrund der Diabetesdiagnose	Kooperationsbereitschaft fehlend, in Verbindung mit der Notwendigkeit, eine Diabetesdiät einzuhalten
Achten Sie darauf, dass Ihre eigenen Vorurteile und Wertmaßstäbe nicht verdecken, wie der Patient selbst seinen Gesundheitszustand wahrnimmt. Diagnosen, die sich aus subjektiven Daten ableiten, sollten vom Patienten bestätigt werden!	Soziale Isolation, weil er sich weigert, sich besuchen zu lassen	Vielleicht ist überhaupt keine Diagnose nötig. Der Patient möchte z. B. während seiner Krankheit alleine sein
Schreiben Sie keine rechtlich bedenklichen Formulierungen!	Ungenügendes Freihalten der Atemwege aufgrund von Schwierigkeiten mit dem Absauggerät	Freihalten der Atemwege, ungenügend, in Verbindung mit dickem, zähem Sekret, das nicht ausgehustet werden kann

(Fortsetzung Tabelle Seite 52)

(Tabelle Fortsetzung von Seite 51)

	FALSCH	RICHTIG
Schreiben Sie keine Tautologien (bei der die Bezeichnung und die Ätiologie gleich sind). Die Ätiologie soll die umweltbedingten, physiologischen, psychologischen, sozialen und spirituellen Faktoren benennen, die zur Entwicklung oder Fortdauer der Diagnose beitragen!	Störung der Schlafgewohnheiten aufgrund von häufigem Erwachen	Schlafgewohnheiten, gestört in Verbindung mit der ungewohnten Umgebung
Nennen Sie nicht ein Problem der Pflege anstatt eines Patientenproblems!	Schwierigkeiten beim Absaugen aufgrund von dickem Sekret	Freihalten der Atemwege beeinträchtigt in Verbindung mit zähem Trachealsekret
Stellen Sie die beiden Teile der Diagnose nicht um!	Versteht die Diabetesdiät nicht aufgrund fehlender Kooperationsbereitschaft	Kooperationsbereitschaft, fehlend in Verbindung mit Unverständnis gegenüber der Diabetesdiät

(Vgl. Ruth Probst et al., Der Pflegeprozess in der Praxis, Verlag Hans Huber, Bern 1997, Seite 89)

Pflegediagnosen sind also

❏ keine diagnostische Maßnahme
❏ kein Problem mit Geräten oder Gegenständen
❏ kein Problem einer Pflegeperson mit einem Patienten
❏ kein Pflegeziel
❏ keine Pflegemaßnahme, keine medizinische Diagnose oder Behandlung!

1.6 NANDA Taxonomie II

1.6.1 Struktur

Die Taxonomie 2 wurde mehrachsig entworfen, um die Flexibilität der Nomenklatur zu verbessern und einfache Modifikationen von diagnostischen Begriffen durch Hinzufügen zu ermöglichen.

Wissenschafter, Informatiker und Datenbankbetreiber sind die Hauptbenutzer der eigentlichen taxonomischen Strukturen. Pflegepersonen verwenden sie in der Praxis selten. Sie sind eher mit den bewährten Pflegediagnosen innerhalb der Taxonomie beschäftigt. Eine plakative Darstellung der siebenachsigen Taxonomie 2 und die Gliederung in Bereiche, Klassen, Diagnosekonzepte und bewährte Diagnosen soll das Verständnis für die Taxonomie fördern.

Die sieben Achsen werden durch ihre Werte in den benannten/co-

Achsen	Einteilungs- prinzipien	Beispiele
1	Diagnosekonzept	z.B. Schmerz, Mobilität, Sinneswahrnehmung, etc
2	Zeitfaktor	z.B. akut, chronisch, andauernd, intermittierend
3	Pflegeempfänger	Einzelperson, Familie, Gruppe
4	Altersgruppe	Fötus, Kleinkind, alter Erwachsener, etc.
5	Gesundheitsstatus	Wohlgefühl, Risiko, eigentlicher Zustand
6	Beschreibung	Möglichkeit, unwirksam, beeinträchtigt, abnehmen
7	Topologie	Vorne, hinten, Fuß, Bauch, etc.

dierten Pflegediagnosen repräsentiert. In einigen Fällen werden sie explizit dargestellt, z. B. *Bewältigungsformen (Coping) einer Gemeinschaft, unwirksam* und *Bewältigungsformen (Coping) der Familie, mangelnde Unterstützung*, in welchen der Pflegeempfänger (hier Gruppe und Familie) genannt werden. *Unwirksam* und *mangelhaft* entsprechen der sechsten Achse (Beschreibung).

In anderen Fällen ist die Achse implizit, z. B. *Aktivitätsintoleranz*, in welcher die *Einzelperson* den Pflegeempfänger darstellt. In einigen Beispielen passt eine bestimmte Achse vielleicht nicht zu einer bestimmten Diagnose, und ist daher nicht Teil des Pflegediagnosencodes. Z. B. ist die Zeitachse mit seinen vier Werten nicht relevant für jede Diagnosesituation.

Es ist festzustellen, dass die Beschreibungen, z. B. *abnehmend, beeinträchtigt*, nun auf einer vom Diagnosekonzept separaten Achse, nämlich der Beschreibungsachse, aufscheinen. Nach der Taxonomie kann man das Diagnosekonzept *Mobilität* aussuchen, das die Situation eines einzelnen Patienten erklärt. Man kann die genauere Situationsdarstellung auch von den Begriffen der Beschreibungsachse auswählen, z. B. wenn das Diagnosekonzept die *Mobilität* ist, hat man auf der Beschreibungsachse die Möglichkeiten *eingeschränkt* und *Bereitschaft zu Steigerung* als Ergänzung anzuführen. Weiters hat man fünf andere Achsen, von denen man Entsprechendes wählen kann.

Einige Worte der Warnung und zugleich auch der Ermutigung: Wenn man eine mehrachsige Taxonomie verwendet, können viele Diagnosen konstruiert werden, die keine bestimmten charakteristischen Merkmale aufweisen, oder sogar unsinnig sind, z. B. *eingeschränkte Aktivitäten im täglichen Leben, Fötus.* Wir empfehlen nur jene Diagnosen zu verwenden, die sich bewährt haben und daher auch definierende Charakteristika haben.

1.6.2 Bereiche, Klassen, Diagnosekonzepte und bewährte Diagnosen der Taxonomie II

Bereich 1 Gesundheitsförderung
Das Bewusstsein des Wohlergehens oder der Normalität einer Funktion und die Strategien die verwendet werden, um die Kontrolle zu behalten und das Wohlergehen und die Normalität einer Funktion zu steigern.

Klasse 1 Gesundheitsbewusstsein
Erkennen der normalen Funktion und des Wohlergehens

Klasse 2 Gesundheitsmanagement
Identifizieren, kontrollieren, vormachen, Aktivitäten integrieren, um Gesundheit und Wohlergehen beizubehalten

Diagnosekonzepte	bewährte Diagnosen
Handhabung der Behandlungsempfehlung	00082 Behandlungsempfehlungen, erfolgreiche Handhabung 00078 Behandlungsempfehlungen, unwirksame Handhabung 00080 Behandlungsempfehlungen, unwirksame Handhabung, Familie 00081 Behandlungsempfehlungen, unwirksame Handhabung, Gemeinde 00162 Behandlungsempfehlungen, Bereitschaft zur Verbesserung

Gesundheitsförderndes Verhalten	00084 Gesundheitsförderung, persönlich (spezifizieren) 00163 Ernährung, Bereitschaft zur Verbesserung
Gesundheitserhaltung	00099 Gesundheitsverhalten, beeinträchtigt (spezifizieren)
Heimerhaltung	00098 Haushaltsführung, beeinträchtigt

Bereich 2 Ernährung

Aktivitäten des Aufnehmens, Assimilierens, und Verwendens von Nährstoffen für die Gewebeerhaltung, Gewebereparatur und Energieproduktion.

Klasse 1 Ingestion

Aufnahme von Nahrung und Nährstoffen in den Körper

Diagnosekonzepte	bewährte Diagnosen
Nahrungsaufnahme des Säuglings	00107 Nahrungsaufnahme des Säuglings, beeinträchtigt (Saug-/Schluckstörung des Säuglings)
Schlucken	00103 Schlucken, beeinträchtigt
Ernährung	00002 Mangelernährung 00001 Überernährung 00003 Überernährung, hohes Risiko

Klasse 2 Verdauung

Die physischen und chemischen Aktivitäten, um die Nahrung in Substanzen umzuwandeln, die für die Absorption und Assimilation geeignet sind.

Klasse 3 Absorption

Akt des Aufnehmens von Nährstoffen durch das Körpergewebe.

Klasse 4 Metabolismus

Die chemischen und physikalischen Prozesse, die in lebenden Organismen und Zellen stattfinden, für die Entwicklung und den Gebrauch von Protoplasma, die Produktion von Abfall und Energie und mit der Freigabe von Energie für alle Vitalprozesse.

Klasse 5 Hydration

Das Aufnehmen und die Absorption von Flüssigkeiten und Elektrolyten.

Diagnosekonzepte	bewährte Diagnosen
Flüssigkeitsvolumen	00027 Flüssigkeitsdefizit (isotone/ hypotone/hypertone, Dehydratation)
	00028 Flüssigkeitsdefizit, hohes Risiko
	00026 Flüssigkeitsüberschuss
	00025 Flüssigkeitsvolumen, unausgeglichen, hohes Risiko
	00160 Ausgewogenheit des Flüssigkeits-haushaltes, Bereitschaft zur Verbesse-rung

Bereich 3 Elimination
Sekretion und Exkretion von körpereigenen Abfallprodukten.

Klasse 1 Urinsystem
Der Prozess der Sekretion und Exkretion von Urin.

Diagnosekonzepte	bewährte Diagnosen
Urinelimination	00016 Urinausscheidung, beeinträchtigt
Urinverhalten/Stauung	00023 Harnverhalten
Urininkontinenz	00021 Urininkontinenz, total
	00020 Urininkontinenz, funktionell
	00017 Stressurininkontinenz
	00019 Dranguriinkontinenz
	00018 Reflexurininkontinenz
	00022 Dranguriinkontinenz, hohes Risiko
	00166 Urinausscheidung, Bereitschaft zur Verbesserung

Klasse 2 Magendarmsystem
Exkretion und Entleerung von Abfallprodukten des Darms.

Diagnosekonzepte	bewährte Diagnosen
Stuhlinkontinenz	00014 Stuhlinkontinenz
Durchfall	00013 Durchfall
Verstopfung	00011 Verstopfung
	00015 Verstopfung, hohes Risiko
	00012 Verstopfung, subjektiv

Klasse 3 Integumentäres System
Prozess der Sekretion und der Exkretion durch die Haut

Klasse 4 Lunge; Pulmonales System
Beseitigen von metabolischen Nebenprodukten, Sekreten und von
Fremdkörpern aus den Lungen und Bronchien.

Diagnosekonzepte	bewährte Diagnosen
Gasaustausch	00030 Gasaustausch, beeinträchtigt

Bereich 4 Aktivität/Ruhe
Die Produktion, Speicherung, Verbrauch oder Gleichgewicht der
Energiereserven.

Klasse 1 Schlaf/Ruhe
Schlummer, Ruhe, Entspannung, Inaktivität

Diagnosekonzepte	bewährte Diagnosen
Schlafgewohnheiten	00095 Schlafgewohnheiten, gestört
	00096 Schlafentzug
	00165 Schlafen, Bereitschaft zur Verbesserung

Klasse 2 Aktivität/Training
Bewegliche Teile des Körpers (Beweglichkeit), Arbeiten oder durchführen von Handlungen, oft (aber nicht immer) gegen Widerstand.

Diagnosekonzepte	bewährte Diagnosen
Inaktivitätssyndrom	00040 Inaktivitätssyndrom, hohes Risiko
Mobilität	00085 Körperliche Mobilität, beeinträchtigt
	00091 Mobilität im Bett, beeinträchtigt
	00089 Rollstuhlmobilität, beeinträchtigt
Transfermöglichkeit	00090 Transfer, beeinträchtigt
Gehen	00088 Gehen, beeinträchtigt
Beschäftigung	00097 Beschäftigungsdefizit
Selbstpflegedefizit	00109 Selbstpflegedefizit, Kleiden/ Pflegen der äußeren Erscheinung
	00108 Selbstpflegedefizit, Waschen/Sauberhalten

	00102 Selbstpflegedefizit, Essen/Trinken
	00110 Selbstpflegedefizit, Ausscheiden
Erholung nach	00100 Postoperative Genesung,
einer Operation	verzögert

Klasse 3 Energiegleichgewicht

Ein dynamischer 'Zustand zwischen Aufnahme und Verbrauch der Mittel.

Diagnosekonzepte	bewährte Diagnosen
Energiefeld	00050 Energiefeldstörung
Ermüdung	00093 Müdigkeit

Klasse 4 Kardiovasculäre/Pulmonale Reaktionen

Kardiopulmonale Mechanismen, die Aktivität/Ruhe unterstützen.

Diagnosekonzepte	bewährte Diagnosen
Herzleistung	00029 Herzleistung, vermindert
Spontanatmung	00033 Spontanatmung, beeinträchtigt
Atemmuster	00032 Atemvorgang, beeinträchtigt
Aktivitätstoleranz	00092 Aktivitätsintoleranz
	00094 Aktivitätsintoleranz, hohes Risiko
Ventilatorisches Entwöhnen	00034 Entwöhnung vom Respirator, gestörte Reaktion
Gewebeperfusion	00024 Durchblutungsstörung (kardial, renal, zerebral, gastro-intestinal, peripher)

Bereich 5 Perzeption/Kognition

Das menschliche Informationsverarbeitungssystem, bestehend aus Aufmerksamkeit, Orientierung, Sinne, Perzeption, Kognition und Kommunikation

Klasse 1 Aufmerksamkeit

Mentale Bereitschaft um wahrzunehmen und zu beobachten.

Diagnosekonzepte	bewährte Diagnosen
Hemineglect	00123 Halbseitige Vernachlässigung

Klasse 2 Orientierung
Bewusstsein von Zeit, Ort und Person.

Diagnosekonzepte	bewährte Diagnosen
Umweltinterpretation	00127 Orientierung, beeinträchtigt
Umhergehen	00154 Umhergehen, ruhelos

Klasse 3 Sinne/Perzeption
Erhalten von Information durch die Sinne Berührung, Geschmack, Geruch, Sehen, Hören, Kinästhesie und das Verstehen der Sinnesinformation durch benennen, assoziieren, und/oder wiedererkennen von Mustern.

Diagnosekonzepte	bewährte Diagnosen
Sensorische Wahrnehmung	00122 Sinneswahrnehmung, gestört (visuell, auditorisch, kinästhetisch, gustatorisch, taktil, olfaktorisch)

Klasse 4 Kognition
Verwenden von Gedächtnis, Lernen, Denken, Problem lösen, Abstraktion, Beurteilung, Verständnis, intellektueller Kapazität, Kalkulation, und Sprache.

Diagnosekonzepte	bewährte Diagnosen
Wissen	00126 Wissensdefizit (im Detail angeben)
	00161 Wissen, Bereitschaft zur Verbesserung
Verwirrtheit	00128 Verwirrtheit, akut
	00129 Verwirrtheit, chronisch
Gedächtnis	00131 Gedächtnis, beeinträchtigt
Denkprozesse	00130 Denkprozesse, verändert

Klasse 5 Kommunikation
Senden und empfangen von verbaler und nonverbaler Information.

Diagnosekonzepte	bewährte Diagnosen
Verbale Kommunikation	00051 Kommunikation, verbal, beeinträchtigt
	00157 Kommunikation, Bereitschaft zur Verbesserung

Bereich 6 Selbstwahrnehmung
Bewusstsein gegenüber dem Selbst

Klasse 1 Selbst-Konzept
Wahrnehmung des gesamten Selbst.

Diagnosekonzepte	bewährte Diagnosen
Identität	00121 Persönliche Identität, Störung
	00125 Machtlosigkeit
	00152 Machtlosigkeit, hohes Risiko
	00124 Hoffnungslosigkeit
	00167 Selbstbild, Bereitschaft zur Verbesserung
Einsamkeit	00054 Einsamkeit, hohes Risiko

Klasse 2 Selbstachtung
Einschätzung des eigenen Wertes, der Fähigkeiten, Bedeutsamkeit und des Erfolges.

Diagnosekonzepte	bewährte Diagnosen
Selbstwert	00119 Selbstwertgefühl, chronisch gering
	00120 Selbstwertgefühl, situationsbedingt gering
	00153 Selbstwertgefühl, situationsbedingt gering, hohes Risiko

Klasse 3 Körperimage
Ein mentales Bild des eigenen Körpers.

Diagnosekonzepte	bewährte Diagnosen
Körperbild	00118 Körperbild, Störung

Bereich 7 Rollenbeziehungen
Die positiven und negativen Verbindungen und Beziehungen zwischen Personen oder Gruppen von Personen und deren Bedeutungen, die sich in diesen Verbindungen zeigen.

Klasse 1 Pflegende Rolle
Sozial erwartete Verhaltensmuster von pflegenden Personen, die auf diesem Gebiet nicht professionell tätig sind.

Diagnosekonzepte	bewährte Diagnosen
Belastung des Pflegenden	00061 Rolle als Pflegende, Belastung
	00062 Rolle als Pflegende, Belastung, hohes Risiko
Elterliche Pflege	00056 Elterliche Pflege, unzureichend
	00057 Elterliche Pflege, unzureichend, hohes Risiko
	00164 Elterliche Pflege, Bereitschaft zur Verbesserung

Klasse 2 Familienbeziehungen
Beziehungen von Menschen, die biologisch gesehen, oder aus freiem Willen, verwandt sind.

Diagnosekonzepte	bewährte Diagnosen
Familienprozesse	00060 Familienprozess, verändert
	00159 Familienprozess, Bereitschaft zur Verbesserung
	00063 Familienprozess, verändert (Alkoholismusbedingt)
Bindung	00058 Eltern-Kind-Beziehung, beeinträchtigt, hohes Risiko

Klasse 3 Rollenerfüllung
Funktionsqualität der sozial erwarteten Verhaltensmuster.

Diagnosekonzepte	bewährte Diagnosen
Stillen	00106 Stillen, wirksam
	00104 Stillen, unwirksam
	00105 Stillen, unterbrochen
Rollenerfüllung	00055 Rollenerfüllung, unwirksam
	00064 Elternrollenkonflikt
Soziale Interaktion	00052 Soziale Interaktion, beeinträchtigt

Bereich 8 Sexualität
Sexuelle Identität, sexuelle Funktion und Reproduktion

Klasse 1 Sexuelle Identität
Der Zustand, eine bestimmte Person in Bezug auf Sexualität und/oder Geschlecht zu sein.

Klasse 2 Sexuelle Funktion
Die Fähigkeiten und Möglichkeiten an sexuellen Aktivitäten teilzuhaben.

Diagnosekonzepte	bewährte Diagnosen
Sexuelle Funktion	00059 Sexualität, beeinträchtigt
Sexuelle Muster	00065 Sexualverhalten, unwirksam

Klasse 3 Reproduktion
Jede Art von Vorgang, bei dem neue Individuen (Menschen) produziert werden.

Bereich 9 Bewältigung/Stresstoleranz
Bewältigen von Lebensbegebenheiten/Lebensprozessen

Klasse 1 Post-Trauma Reaktionen
Reaktionen, die sich nach einem physischen oder psychischen Trauma ergeben.

Diagnosekonzepte	bewährte Diagnosen
Verlegungsstresssyndrom	00114 Verlegungsstresssyndrom
	00149 Verlegungsstresssyndrom, hohes Risiko
Vergewaltigungstrauma	00142 Vergewaltigungssyndrom
	00144 Vergewaltigungssyndrom: stille Reaktion
	00143 Vergewaltigungssyndrom, gesteigerte Reaktion
Posttraumatische Reaktion	00141 Posttraumatische Reaktion
	00145 Posttraumatische Reaktion, hohes Risiko

Klasse 2 Bewältigungsreaktionen
Der Prozess, umweltbedingten Stress zu verarbeiten.

Diagnosekonzepte	bewährte Diagnosen
Furcht	00148 Furcht

Angst	00146 Angst
	00147 Todesangst
Traurigkeit	00137 Traurigkeit, chronisch
	00136 Trauern, vorzeitig
	00135 Trauern, unbewältigt
Verneinung	00072 Verneinung, unwirksam
Anpassung	00070 Anpassung, beeinträchtigt
Bewältigung	00069 Bewältigungsformen (Coping) des Betroffenen, ungenügend
	00073 Bewältigungsformen (Coping) der Familie, behinderndes Verhalten
	00074 Bewältigungsformen (Coping) der Familie, mangelnde Unterstützung
	00071 Bewältigungsformen (Coping) defensiv
	00077 Bewältigungsformen (Coping) einer Gemeinschaft, unwirksam
	00158 Bewältigungsformen (Coping), Bereitschaft zur Verbesserung
	00075 Bewältigungsformen (Coping) der Familie, Bereitschaft für Verbesserung
	00076 Bewältigungsformen (Coping) einer Gemeinschaft, Bereitschaft für Verbesserung

Klasse 3 Stress aufgrund von neurologisch beeinflusstem Verhalten

Verhaltensreaktionen, von Nerven- und Gehirnfunktion ausgehend.

Diagnosekonzepte	bewährte Diagnosen
Dysreflexie	00009 Dysreflexie, autonom
	00010 Dysreflexie, autonom, hohes Risiko
Kleinkindverhalten	00116 Kindliche Verhaltensorganisation, unausgereift
	00115 Kindliche Verhaltensorganisation, unausgereift, hohes Risiko
	00117 Kindliche Verhaltensorganisation, Bereitschaft zur Verbesserung

Anpassungsvermögen   00049 Anpassungsvermögen
                                intrakraniell, vermindert

Bereich 10 Lebensprinzipien
Grundsätze, denen Führung, Denken und Verhalten bei Handlungen, Gewohnheit unterliegen oder Institutionen, die als wahr angesehen werden oder wesentlichen Wert haben

Klasse 1 Werte
Identifikation mit und Reihung von bevorzugten Modellen für das Verhalten in oder Beenden von Zuständen.

Klasse 2 Glauben
Meinungen, Erwartungen und Beurteilungen von Handlungen, Gewohnheiten oder an Institutionen, die als wahr angesehen werden oder wesentlichen Wert haben.

Diagnosekonzepte	bewährte Diagnosen
Spirituelles Wohlbefinden	00068 Spirituelles Wohlbefinden, Bereitschaft zur Verbesserung

Klasse 3 Wert/Glaube/Handlungsübereinstimmung
Übereinstimung oder Gleichgewicht zwischen Werten, Glauben und Handlungen.

Diagnosekonzepte	bewährte Diagnosen
Spiritueller Leiden	00066 Verzweiflung (seelisches Leiden) 00067 Verzweiflung (seelisches Leiden), hohes Risiko
Entscheidungskonflikt	00083 Entscheidungskonflikt (im Detail angeben)
Verweigerung	00079 Kooperationsbereitschaft, fehlend

Bereich 11 Sicherheit/Prophylaxe
Sicher sein vor Gefahr, körperlicher Verletzung oder Infektion, Bewahrung vor Verlust und Schutz der Sicherheit

Klasse 1 Infektion
Reaktion auf das Eindringen von pathogenen Keimen.

Diagnosekonzepte	bewährte Diagnosen
Infektion	00004 Infektion, hohes Risiko

Klasse 2 Körperliche Verletzung
Körperliche Schäden oder Verletzungen.

Diagnosekonzepte	bewährte Diagnosen
Mundschleimhäute	00045 Mundschleimhaut, verändert
Verletzung	00035 Verletzung, hohes Risiko
	00087 Perioperativ positionierte Verletzungen, hohes Risiko
	00155 Sturz, hohes Risiko
Trauma	00038 Körperschädigung, hohes Risiko
Hautintegrität	00046 Hautdefekt, bestehend (Integrität der Haut, verändert)
	00047 Hautdefekt, hohes Risiko
Gewebeintegrität	00044 Gewebeschädigung (Integrität des Gewebes verändert)
Zahnentwicklung	00048 Zahnentwicklung, beeinträchtigt
Erstickung	00036 Erstickung, hohes Risiko
Aspiration; Streben	00039 Aspiration, hohes Risiko
Freihalten der Atemwege	00031 Freihalten der Atemwege, beeinträchtigt
Neurovaskuläre Funktion	00086 Periphere neurovaskuläre Störung, hohes Risiko
Selbstschutz	00043 Selbstschutz, unwirksam
	00156 Plötzlicher Säuglingstod, hohes Risiko

Klasse 3 Gewalt
Die Ausübung von exzessivem Zwang oder Kraft, um Verletzung oder Missbrauch zu bewirken.

Diagnosekonzepte	bewährte Diagnosen
Selbstverstümmelung	00139 Selbstverstümmelung, hohes Risiko
	00151 Selbstverstümmelung
Gewalt	00138 Gewalttätigkeit gegen andere, hohes Risiko

00140 Gewalttätigkeit gegen sich,
hohes Risiko
00150 Suizid, hohes Risiko

Klasse 4 Umweltgefahren
Gefahrenquellen in der Umgebung.

Diagnosekonzepte	bewährte Diagnosen
Vergiften	00037 Vergiftung, hohes Risiko

Klasse 5 Schutzmaßnahmen
Prozesse, bei denen sich das Selbst vor Äußerem schützt.

Diagnosekonzepte	bewährte Diagnosen
Latexallergiereaktion	00041 Latexallergische Reaktion
	00042 Latexallergische Reaktion, hohes Risiko

Klasse 6 Temperaturregulation
Der physiologische Prozess der Regulation der Körpertemperatur
und Energie, um den Organismus zu schützen.

Diagnosekonzepte	bewährte Diagnosen
Körpertemperatur	00005 Körpertemperatur, verändert, hohes Risiko
Temperaturregulation	00008 Wärmeregulation, unwirksam
	00006 Körpertemperatur, erniedrigt
	00007 Körpertemperatur, erhöht

Bereich 12 Wohlergehen
Gefühl von geistigem, körperlichem oder sozialem Wohlergehen
oder Entspannung

Klasse 1 Körperliches Wohlergehen
Gefühl von körperlichem Wohlbefinden oder Entspannung.

Diagnosekonzepte	bewährte Diagnosen
Schmerz	00132 Schmerzen, akut
	00133 Schmerzen, chronisch
Übelkeit, Brechreiz	00134 Übelkeit

Klasse 2 Wohlergehen in der Umwelt
Gefühl von Wohlbefinden oder Entspannung mit oder in der Umgebung von Jemandem.

Klasse 3 Soziales Wohlergehen
Gefühl für Wohlergehen oder Behaglichkeit bei sozialen Kontakten mit Jemandem.

Diagnosekonzepte	bewährte Diagnosen
Soziale Isolation	00053 Soziale Isolation

Bereich 13 Wachstum/Entwicklung
Altersgemäßes körperliches Wachstum, altersgemäße Entwicklung der Organsysteme und/oder beim Erlangen von Entwicklungsstufen.

Klasse 1 Wachstum
Zunahme beim körperlichen Wachstum und der Reifung der Organsysteme.

Diagnosekonzepte	bewährte Diagnosen
Wachstum	00113 Wachstum, verändert, hohes Risiko
Misserfolg bei der Reifung	00101 Genesungsprozess, beeinträchtigt

Klasse 2 Entwicklung
Erlangung, mangelhafte Erlangung oder Verlust von Entwicklungsstufen.

Diagnosekonzepte	bewährte Diagnosen
Entwicklung	00111 Wachstum und Entwicklung, verzögert
	00112 Entwicklung, verzögert, hohes Risiko

1.7 Gesundheitspflegediagnosen (Wellness-Pflegediagnosen)

1.7.1 Gesundheitsförderung in der Pflege

„Mögen wir noch so viele Eigenschaften haben, die Helfer achten vor allem auf die kranken".

Dieses Zitat von Moliere bezieht sich auf den derzeitigen Behandlungsstatus von kranken Menschen in Krankenhäusern und anderen stationären und außerklinischen Bereichen. Großteils wird im europäischen Raum traditionell von einer krankheitsorientierten Sichtweise ausgegangen, im Sinne einer klassischen Reparaturmedizin.

In Ermangelung finanzieller Mittel seitens der Krankenhausbetreiber, der Sozialversicherungsgesellschaften und der Klienten selbst ist die Verantwortung jedes Einzelnen groß, für seine Gesundheit zu sorgen. Dieser Auftrag spiegelt sich auch im Berufsbild der Gesundheits- und Krankenpflege wieder und bekommt durch das Österreichische Bundesgesetz für Gesundheits- und Krankenpflege von 1997 besonderes Gewicht. Im eigenverantwortlichen Tätigkeitsbereich wird von den Gesundheits- und Krankenpflegepersonen gefordert, über Krankheitsvorbeugung zu informieren und gesundheitsfördernde Maßnahmen anzuwenden. Ein derartiger Paradigmenwechsel fordert die Praktiker, da traditionsbedingt eher von einer pathologischen Perspektive ausgegangen wird.

Wenn über die Notwendigkeit der Gesundheitsförderung diskutiert wird, ist grundsätzlich der Begriff „Gesundheit" zu klären:

1948 definierte die Weltgesundheitsorganisation WHO Gesundheit als Zustand des vollständigen körperlichen, geistigen und sozialen Wohlbefindens. Aus heutiger Sicht ist uns diese Definition zu statisch und zu absolut. Gemäß einem modernen, sozialmedizinischen Gesundheitsverständnis stellt Gesundheit vielmehr ein Fließgleichgewicht dar, das sowohl positiv als auch negativ beeinflusst werden kann. In den letzten Jahrzehnten reifte zudem die Erkenntnis, dass Gesundheit nicht allein aus hygienischen und medizinischen Rahmenbedingungen, aus biologisch-genetischen Determinanten und aus dem individuellen Verhalten resultiert. Auch Lebensbedingungen wie sozialer Status, Bildung, Beschäftigung, Einkommen, Wohnen und Umwelt, sowie psychische Einflussfaktoren machen uns gesund oder krank.

1.7.2 Ottawa-Charta

Auch im zentralen Dokument der Gesundheitsförderung, der Ottawa-Charta zur Gesundheitsförderung von 1986, wird ein umfassender Gesundheitsbegriff berücksichtigt. Gesundheitsförderung wird hier als ein Maßnahmenbündel verstanden, mit dem Gesundheitsziele im Sinne der WHO-Definition erreicht werden können.

Die Ottawa Charter nennt dazu drei Strategien zur Umsetzung:

❑ Anwaltschaft für Gesundheit
❑ Befähigen und Ermöglichen (Enablement, Empowerment)
❑ Mediation zwischen unterschiedlichen Interessen

Definitionen aus der Ottawa-Charta

❑ Gesundheit steht für ein positives Konzept, das die Bedeutung sozialer und individueller Ressourcen für die Gesundheit ebenso betont wie die körperlichen Fähigkeiten.
❑ Gesundheitsförderung zielt auf einen Prozess, allen Menschen ein höheres Maß an Selbstbestimmung über ihre Gesundheit zu ermöglichen und sie damit zur Stärkung ihrer Gesundheit zu befähigen.

Weiters

❑ Im Kontext der Gesundheitsförderung wurde Gesundheit weniger als ein abstrakter Zustand definiert, sondern vielmehr als ein Mittel zum Zweck. Dieser kann funktional beschrieben werden und wird als eine Ressource gesehen, die es Menschen erlaubt, ein individuell, sozial und ökonomisch produktives Leben zu führen.

(vgl. Nutbeam, D. (1998), Health Promotion Glossary, in: Health Promotion International, Jg.13, 4)

Ottawa-Charta im Internet

z.B. http://www.euro.who.int/AboutWHO/Policy/20010827_2

1.7.3 Gesundheitsförderung in der NANDA-Taxonomie II

Gesundheits- oder Wellness-Pflegediagnosen sind Bestandteil der Gesundheitsförderung. Die NANDA definiert eine Wellness-Pflegediagnose als „klinische Beurteilung einer Einzelperson, einer Gruppe (Familie) oder einer Gemeinschaft, deren Gesundheitszustand sich in einem Übergangsstadium zu einem besseren Gesundheitszustand befindet".

Eine Gesundheitspflegediagnose kann dann gestellt werden, wenn ein Patient (Klient), eine Familie, eine soziale Gemeinschaft, Bereitschaft zur Verbesserung des Gesundheitszustandes ausdrückt. Gesundheitspflegediagnosen finden gezielt bei Personen Anwendung, die sich Gesundheitsberatung zur Förderung und Erhaltung ihrer Gesundheit wünschen und an einer Analyse und Entwicklung ihrer Gesundheitspotentiale interessiert sind. Hier sind Personen gemeint, die erfolgreich ihr Therapieprogramm durchführen und zusätzlich Informationen verlangen, wie sie zukünftig negative Einflüsse auf ihre Gesundheit voraussehen, bewältigen oder minimieren können. Neuere Gesundheitspflegediagnosen beschreiben keine möglichen Ursachen, sondern Voraussetzungen (Merkmale, Kennzeichen, Symptome)!

In folgenden Bereichen sind Möglichkeiten zur Gesundheitsförderung im Rahmen der Pflegediagnostik vorhanden:

❏ körperliche Fitness
❏ bewusste Ernährung
❏ kontrollierte Ausscheidung
❏ Bewältigungsstrategien (Coping) und Stressmanagement
❏ Selbstfürsorge und Alltagsbewältigung
❏ Wissen
❏ Selbstbild und Selbstverantwortung
❏ Spiritualität

Folgende Vorgangsweise ist bei der Erstellung von Gesundheitsdiagnosen zu empfehlen:

1. Es ist eine ausführliche Pflegeanamnese durchzuführen, die als Grundlage zur Erfassung von Patientenproblemen und -ressourcen dient, um davon die entsprechenden Pflegediagnosen abzuleiten.

2. Es ist im Vorfeld abzuklären, welche Gesundheitsförderungsleistungen die jeweiligen Gesundheitseinrichtungen anbieten können.

3. Es ist zu ermitteln, ob diese Leistungen im Rahmen der Einrichtung erfüllbar sind und ob die Maßnahmen in den eigenverantwortlichen Tätigkeitsbereich der Pflege fallen. Ist das der Fall, so können diese in Form von Pflegediagnosen und einem Pflegeplan formuliert werden.

4. Äußert der Klient (Einzelperson, Familie oder soziale Gemeinschaft) den Wunsch, den Gesundheitszustand zu verbessern, so lautet die entsprechende Formulierung in der Pflegediagnose z.B.:
   Pflegediagnosentitel: *Ernährung, Bereitschaft zur Verbesserung*
   Voraussetzung(en) z.B. *regelmäßige Einnahme der Mahlzeiten und/oder geäußerter Wunsch, die Ernährungsgewohnheiten zu verändern*

Gesundheitspflegediagnosen haben im Rahmen der Gesundheitsförderung große Bedeutung und zukünftig muss ihnen mehr Stellenwert eingeräumt werden.

1.7.4 Gründe für Gesundheitsförderung in der Pflege

Die Pflege verfügt über Wissen und Methoden, um Gesundheitsförderung zu ermöglichen. Es gibt gute Gründe, dieses Potenzial zu nutzen:

❏ Gesundheitsförderung passt gut zu anderen wichtigen Entwicklungen im Gesundheitssystem und damit auch in der Pflege: z. B. Qualität, Patientenorientierung, Wellness, ganzheitliche Ansätze etc.

❏ In der Kommunikation zwischen Patient und Pflegeperson ist Gesundheit ein zentrales Thema. Deshalb ist es naheliegend, nicht nur defizitbezogene, sondern auch gesundheitsbezogene Interventionen zu setzen.

❏ Gesundheits- und Krankenpflegepersonen besitzen umfangreiches Fachwissen und Autorität in ihrem Zuständigkeitsbereich. Die daraus resultierende Akzeptanz bei den Patienten und ihren Bezugspersonen ist eine gute Voraussetzung für gesundheitsfördernde Maßnahmen.

❏ Gesundheitsförderung ist ein etabliertes Konzept im Gesundheitsbereich und wird auch erfolgreich in der Praxis umgesetzt.

Beispiele für Österreichische Netzwerke der Gesundheitsförderung:

❑ (http://www.univie.ac.at/oengk)
❑ Wiener Informationsnetzwerk „Gesundheitsförderung in Spitälern und Pflegeheimen" (http://www.gspwien-info.net)

Beispiele für Internationale Netzwerke der GF im Gesundheitswesen:

❑ Internationales Netzwerk gesundheitsfördernder Krankenhäuser (http://www.es.euro.who.int)
❑ Nationale Netzwerke in: Belgien, Bulgarien, Dänemark, Estland, Finnland, Frankreich, Deutschland, Griechenland, Ungarn, Irland, Italien (regionale Netzwerke), Litauen, Niederlande, Norwegen, Polen, Slowakei, Schweden, Schweiz, Großbritannien

1.7.5 Gesundheitspflegediagnosen der NANDA

1.7.5.1 Gesundheitspflegediagnosen der NANDA Taxonomie II

Die Taxonomie II beinhaltet derzeit 18 Gesundheitspflegediagnosen

PD Nr.	PD Titel
00068	Spirituelles Wohlbefinden, Bereitschaft zur Verbesserung
00075	Bewältigungsformen der Familie, Bereitschaft zur Verbesserung
00076	Bewältigungsformen der Gemeinschaft, Bereitschaft zur Verbesserung
00082	Behandlungsempfehlung, erfolgreiche Handhabung
00084	Gesundheitsförderung, persönlich
00106	Stillen, wirksam
00117	Kindliche Verhaltensorganisation, Bereitschaft zur Verbesserung
00157	Kommunikation, Bereitschaft zur Verbesserung
00158	Bewältigungsformen (Coping), Bereitschaft zur Verbesserung
00159	Familienprozess, Bereitschaft zur Verbesserung
00160	Ausgewogenheit des Flüssigkeitshaushaltes, Bereitschaft zur Verbesserung
00161	Wissen, Bereitschaft zur Verbesserung
00162	Behandlungsempfehlungen, Bereitschaft zur Verbesserung

00163 Ernährung, Bereitschaft zur Verbesserung
00164 Elterliche Pflege, Bereitschaft zur Verbesserung
00165 Schlafen, Bereitschaft zur Verbesserung
00166 Urinausscheidung, Bereitschaft zur Verbesserung
00167 Selbstbild, Bereitschaft zur Verbesserung

1.7.5.2 Gesundheitspflegediagnosen der NANDA in Entwicklung

Die NANDA hat 2003 die folgenden 12 Gesundheitspflegediagnosen zur weiteren Entwicklung akzeptiert und empfohlen:

Pflegediagnose	Definition	Voraussetzungen (Symptome, Merkmale, Kennzeichen)
Selbstpflege, Bereitschaft zur Verbesserung *Thematische Gliederung: Aktivität und Ruhe*	Die Aktivitäten zur Selbstpflege sind ausreichend um Gesundheitsziele zu erreichen und können darüber hinaus noch verbessert werden.	❏ Selbstständig beim Waschen und Sauberhalten, bei der Ausscheidung, bei Essen, Kleiden, Bewegen und ist kontinent ❏ Äußert Wissen über Möglichkeiten der Selbstpflege ❏ Fühlt sich für die Selbstpflege verantwortlich
Aktivitäten des täglichen Lebens, Bereitschaft zur Verbesserung *Thematische Gliederung: Aktivität und Ruhe*	Die Aufgaben des täglichen Lebens werden ausreichend erfüllt, so dass die entsprechende Gesundheit erhalten und darüber hinaus verbessert werden kann.	❏ Vorhandene Balance zwischen Aktivität und Ruhe, Arbeit und Freizeit ❏ Erfüllt die Selbstpflege entsprechend der Entwicklungsstufe und der vorhandenen Fähigkeiten ❏ Zeigt Maßhalten im Verhalten ❏ Haushalt wird der Situation entsprechend geführt ❏ Äußerungen über Zufriedenheit mit dem Lebensstil ❏ Anforderungen des täglichen Lebens werden normal bewältigt ❏ Existenz von Unterstützungssystemen zur Be-

(Tabelle Fortsetzung von Seite 73)

Pflegediagnose	Definition	Voraussetzungen (Symptome, Merkmale, Kennzeichen)
		wältigung der Anfordrungen des täglichen Lebens ❏ Keine unüblichen Barrieren, die die Bewältigung der Aktivitäten des täglichen Lebens behindern
Stuhlausscheidung Bereitschaft zur Verbesserung *Thematische Gliederung: Ausscheidung*	Eine ausreichende Darmfunktion, um dem Bedürfnis der Stuhlausscheidung gerecht zu werden, und die darüber hinaus verbessert werden kann.	❏ Regelmäßige Darmentleerung; der Stuhl ist geformt und weich ❏ Nahrungs- und Flüssigkeitsaufnahme entspricht den täglichen Bedürfnissen ❏ Keine übermäßige Anstrengung bei der Stuhlausscheidung ❏ Wenig oder keine abdominalen Schmerzen, Unwohlsein, Blähungen, Nausea, Aufstoßen, Ausscheiden von Gas ❏ Gelegentliche oder unregelmäßige Verwendung von Laxantien, Stuhlweichmachern und Medikamenten gegen Durchfall ❏ Ausreichende Aktivität zur Unterstützung der Peristaltik
Wohlbefinden, Bereitschaft zur Verbesserung *Thematische Gliederung: Integrität der Person*	Ein Zustand der Zufriedenheit, der ausreichendes Wohlbefinden ermöglicht und der darüber hinaus gesteigert werden kann.	❏ Äußerungen über Gefühle der Zufriedenheit ❏ Entspannter Ausdruck und lockere Haltung ❏ Wenig bis keine Beschwerden
Entscheidungsfindung, Bereitschaft zur Verbesserung	Entscheidungen werden getroffen, um Kurz- und Langzeitziele in ausrei-	❏ Zeigt Gefühl bei der Auswahl ❏ Erklärt die Möglichkei-

(Tabelle Fortsetzung von Seite 74)

Pflegediagnose	Definition	Voraussetzungen (Symptome, Merkmale, Kennzeichen)
Thematische Gliederung: Integrität der Person	chender Weise zu erreichen und die darüber hinaus verbessert werden können.	ten in speziellen Situationen ❏ Entscheidungen stimmen mit den Werten und Zielen überein
Training, Bereitschaft zur Verbesserung Thematische Gliederung: Aktivität und Ruhe	Das Training ist ausreichend um Gesundheitsziele zu erreichen und kann darüber hinaus verbessert werden.	❏ Äußerung von Interesse und Motivation mit einem regelmäßigen Bewegungsprogramm zu beginnen oder es weiterzuführen ❏ Wissen über den Zusammenhang zwischen regelmäßiger Bewegung und gesundheitsbezogenen Zielen ❏ Aktivitäten, die dem Alter, den körperlichen Fähigkeiten und anderen relevanten Faktoren entsprechen ❏ Muskelgröße und -kraft sowie die motorischen Fähigkeiten sind für die täglichen Aktivitäten und die Gesundheitsziele ausreichend ❏ Ausreichende Beweglichkeit der Gelenke ❏ Kardiovaskulärer Status befindet sich, dem Alter und anderen relevanten Faktoren entsprechend, innerhalb normaler Werte
Trauern, Bereitschaft zur Verbesserung Thematische Gliederung: Integrität der Person	Dem Verlust entsprechende Gefühle und Verhaltensweisen, welche die Genesung/ Erholung unterstützen	❏ Fähigkeit, die Quelle der Trauer und den Trauerprozess zu beschreiben ❏ Berichtet über weniger Gefühle der Trauer und

(Tabelle Fortsetzung von Seite 75)

Pflegediagnose	Definition	Voraussetzungen (Symptome, Merkmale, Kennzeichen)
	und die weiter gestärkt werden können.	verhält sich entsprechend ❏ Weiterführung der gesundheitsbezogenen Aktivitäten ❏ Wiederaufnahme der Aktivitäten des täglichen Lebens ❏ Macht Zukunftspläne
Hoffnung, Bereitschaft zur Verbesserung *Thematische Gliederung:* *Integrität der Person*	Erwartungen und der Wille, im eigenen Interesse genügend Energie zu mobilisieren, sind ausreichend vorhanden und können darüber hinaus gestärkt werden.	❏ Erwartungen, die mit den Wünschen übereinstimmen ❏ Beschreibung von Zielen ❏ Aktive Teilnahme bei der Zielerreichung ❏ Optimismus ❏ Vertrauen in die Möglichkeiten ❏ Bereitschaft, auf den Stärken aufzubauen
Impfstatus, Bereitschaft zur Verbesserung *Thematische Gliederung:* *Abwendung von Gefahren*	Impfverhalten, das lokalen, nationalen und/oder internationalen Impfstandards entspricht, um infektiösen Krankheiten vorzubeugen und das ausreichend ist, um eine Person, eine Familie oder eine Gemeinschaft zu schützen und das darüber hinaus verbessert werden kann.	❏ Impfungen, dem Alter und Gesundheitsstatus entsprechend ❏ Bringt Kenntnisse über Impfstandards zum Ausdruck ❏ Präventives Verhalten, um infektiöse Krankheiten zu vermeiden ❏ Aufzeichnungen über bereits erfolgte Impfungen (z. B. Impfpass) ❏ Identifikation der Anbieter von Impfungen ❏ Einschätzung von Impfungen als gesundheitliche Priorität; Beschreibung möglicher Komplikationen im Zusammenhang mit Impfungen

(Tabelle Fortsetzung von Seite 76)

Pflegediagnose	Definition	Voraussetzungen (Symptome, Merkmale, Kennzeichen)
Gestaltungsvermögen, Bereitschaft für Verbesserung *Thematische Gliederung: Integrität der Person*	Beteiligt sich bewusst an Änderungen, die zum Wohlbefinden beitragen und kann dabei gestärkt werden.	❑ Bewusstsein über die Notwendigkeit möglicher Änderungen ❑ Wissen über Veränderungsmöglichkeiten ❑ Diskussion über die Freiheit absichtlich Änderungen herbeizuführen ❑ Beteiligung an Änderungsprozessen ❑ Vorhandenes Wissen über die Beteiligung an Änderungsprozessen ❑ Teilnahme an Entscheidungen des täglichen Lebens und der Gesundheit
Erholung und/oder Freizeit, Bereitschaft zur Verbesserung *Thematische Gliederung: Integrität der Person*	Aktivitäten werden geplant und es wird in geeigneter Form auf spontane Ereignisse reagiert, um Freude und Wachstum zu erleben, wobei diese noch gestärkt werden können.	❑ Geplante, Freude bereitende Aktivitäten ❑ Äußerungen über Motivation für die Planung und Durchführung von Freude bereitenden Aktivitäten ❑ Bemühung um Balance zwischen Arbeit und Freizeit ❑ Integration von freudvollen Aktivitäten in den täglichen oder wöchentlichen Plan ❑ Humor
Überzeugungen und Werte, Bereitschaft zur Verbesserung *Thematische Gliederung: Integrität der Person*	Haltung gegenüber Personen, Objekten oder Ideen, die geeignet ist, dem Leben Richtung und Sinn zu geben und die weiter verbessert werden kann.	❑ Freiheit zu Wählen ❑ Auswahl aus möglichen Alternativen ❑ Berücksichtigung der Auswirkungen von Alternativen ❑ Zufriedenheit mit den persönlichen Überzeugungen und Handlungen

(Tabelle Fortsetzung von Seite 77)

Pflegediagnose	Definition	Voraussetzungen (Symptome, Merkmale, Kennzeichen)
		❏ Vertretung der getroffenen Wahl gegenüber Anderen ❏ Handeln nach den gegebenen Möglichkeiten ❏ Etabliert Handlungsmuster, die mit den Werten und Überzeugungen übereinstimmen

Diese 12 Gesundheitspflegediagnosen sollen zur Weiterentwicklung der Gesundheits- und Krankenpflege im Bereich der Gesundheitsförderung ermutigen.

2. Pflegediagnosen, Pflegeziele, Pflegemaßnahmen

Hinweis der Autorinnen und Autoren des Buches

Jede NANDA-Pflegediagnose besteht aus vier (drei) Kernbestandteilen:

❏ Pflegediagnosentitel
❏ Definition
❏ Ätiologie (mögliche Ursachen) – nicht bei Hoch-Risiko-Diagnosen
❏ Symptome (Merkmale, Kennzeichen) oder Risikofaktoren

Alle Pflegediagnosen können durch zusätzliche Informationen bei der Ätiologie und den Symptomen ergänzt werden.

Die Autorinnen und Autoren des vorliegenden Buches haben bei den Pflegediagnosen zum besseren Verständnis Erweiterungen vorgenommen, die über die aktuelle NANDA-Version der Taxonomie II hinaus gehen. Um die Erweiterungen der Autorinnen und Autoren gegenüber der NANDA ersichtlich zu machen, sind diese Ergänzungen bei der Ätiologie und den Symptomen durch *kursive Schrift* gekennzeichnet.

Die in () angeführten Ziffern entsprechen der NANDA Taxonomie I.

Pflegediagnose 00030 (1.5.1.1.) nach der NANDA Taxonomie II

Gasaustausch, beeinträchtigt

*Thematische Gliederung: **Luft***

Definition
Störung des Sauerstoff- und/oder Kohlendioxidaustausches auf alveolarkapillarer Ebene.

Ätiologie (mögliche Ursachen)

❑ Gestörtes Verhältnis zwischen Ventilation und Perfusion
❑ Alveolar-kapillare Veränderungen an den Membranen *(z. B. akutes respiratorisches Distresssyndrom [ARDS]), chronische Zustände wie Pneumokoniose, Asbestose/Silikose)*
❑ *Veränderter Blutstrom (z. B. Lungenembolie, Lungenödem, erhöhter Gefäßwiderstand)*
❑ *Veränderte Sauerstoffzufuhr (z. B. Höhenkrankheit)*
❑ *Veränderte Sauerstoffbindungskapazität des Blutes (z. B. bei Sichelzell-/anderer Anämie, Kohlenmonoxydvergiftung)*

Symptome (Merkmale, Kennzeichen)

aus der Sicht des Patienten

❑ Unruhe
❑ Dyspnoe
❑ *Gefühl von unmittelbarer Bedrohung (Angst zu ersticken, keine Luft mehr zu bekommen)*
❑ *Reizbarkeit*
❑ *Müdigkeit*

aus der Sicht der Pflegeperson

❑ Sehstörungen
❑ Verminderter Kohlendioxidspiegel
❑ Tachykardie *(Veränderte Vitalzeichen)*
❑ Hyperkapnie

❑ Unruhe
❑ Somnolenz
❑ Reizbarkeit
❑ Hypoxie
❑ Verwirrtheit
❑ Atembeschwerden
❑ Abnormale arterielle Blutgase
❑ Zyanose (nur bei Neugeborenen)
❑ Veränderte Hautfarbe (Röte, Blässe)
❑ Hypoxämie
❑ Kopfschmerzen beim Aufwachen
❑ Abnormale Frequenz, Rhythmus und Tiefe der Atmung
❑ Übermäßiges Schwitzen
❑ Abnormaler arterieller pH-Wert
❑ Nasenflügelatmung
❑ *Unfähigkeit, Sekret auszuhusten*

Anmerkung

Im Falle einer Diagnosenstellung – weiterleiten zur ärztlichen Einschätzung.
(Ein beeinträchtigter Gasaustausch stellt nach Carpenito [2002] keinen Zustand dar, den Pflegepersonen unabhängig behandeln können. Aber Pflegende können die funktionellen Verhaltensmuster behandeln, die ein beeinträchtigter Gasaustausch beeinflusst, wie z. B. Aktivität, Schlaf, Ernährung und Sexualität. Von daher beschreibt Aktivitätsintoleranz, beeinflusst durch unzureichende Sauerstoffversorgung, treffender den pflegerischen Handlungsschwerpunkt.)

Patientenbezogene Pflegeziele

1. Der Patient zeigt eine verbesserte Ventilation und ausreichende Sauerstoffversorgung des Gewebes.
2. Der Patient weist keine Symptome eines beeinträchtigten Gasaustausches auf (belegt durch arterielle Blutgase im Rahmen der normalen Werte des Patienten).
3. Der Patient spricht aus, die ursächlichen Faktoren und entsprechende Maßnahmen zu verstehen.
4. Der Patient beteiligt sich im Rahmen der Möglichkeiten/der Si-

tuation an der Behandlung (z. B. wirksames Aushusten, Sauerstofftherapie, Inhalation etc).

5. Der Patient zeigt normale Atemfrequenz und -muster.

Maßnahmen

I. Ermitteln der ursächlichen/begünstigenden Faktoren

Beachten Sie, ob ursächliche/begünstigende Umstände vorhanden
sind (vgl. *PD 00031 Freihalten der Atemwege, beeinträchtigt; PD
00032 Atemvorgang, beeinträchtigt*).

II. Ermitteln des Ausmaßes der Beeinträchtigung

1. Beobachten Sie Atemfrequenz, Gebrauch der Atemhilfsmuskulatur und typische Zyanosegebiete (Nagelbett, Lippen oder generell
   aschgraue Farbe).
2. Ermitteln Sie den Bewusstseinszustand. Achten Sie auf Zeichen
   der Somnolenz und Klagen über Kopfschmerzen.
3. Überwachen Sie Vitalzeichen und Herzrhythmus.
4. Ermitteln Sie die Aktivitätstoleranz und die Selbstpflegefähigkeit.
5. Ermitteln Sie die Auswirkung der Krankheit auf das Selbstwert-
   gefühl/Körperbild.

III. Förderung des Wiedererlangens der optimalen Funktions-
fähigkeit und die Verhütung von Komplikationen

1. Halten Sie die Atemwege frei, erhöhen Sie den Kopfteil des Bettes,
   lagern Sie den Patienten korrekt. Falls angezeigt, saugen Sie
   Sekret ab und sorgen Sie für Hilfsmittel, um die Atmung zu erleichtern.
2. Sorgen Sie für optimale Ausdehnung des Brustkorbes und Abfluss
   des Sekretes durch häufigen Lagewechsel. Fordern Sie den Patienten auf, tief durchzuatmen und auszuhusten.
3. Sorgen Sie, nach ärztlicher Anordnung, für Sauerstoffzufuhr,
   wenn es aufgrund von Laborresultaten und Symptomen des Patienten angezeigt ist.
4. Sorgen Sie in Absprache mit dem Arzt für eine ausreichende Flüssigkeitszufuhr, um die Mobilisation der Sekrete zu erleichtern,
   achten Sie auf Zeichen der Überwässerung.

5. Bei Gabe von Beruhigungsmitteln achten Sie auf eine mögliche Atemdepression.
6. Sorgen Sie für angemessene Ruhe- und Aktivitätsphasen entsprechend den Möglichkeiten des Patienten. Sorgen Sie für eine ruhige, erholsame Umgebung.
7. Unterstützen Sie den Patienten, indem Sie seine Fragen und Sorgen anhören.
8. Verabreichen Sie verordnete Medikamente und überwachen Sie deren Wirkungen und Nebenwirkungen.
9. Unterstützen Sie den Patienten bei diagnostischen und therapeutischen Maßnahmen.
10. Bei Gebrauch von Respiratoren überwachen Sie die Beatmung.
11. Sorgen Sie nach Möglichkeit dafür, dass der Patient den Kontakt mit bekannten Allergenen vermeidet.
12. Führen Sie atemstimulierende Einreibungen (ASE) durch.

IV. Fördern des Wohlbefindens

1. Beraten Sie den Patienten über Risikofaktoren, besonders im Zusammenhang mit Umwelt- und Arbeitsbedingungen.
2. Besprechen Sie die Auswirkungen des Rauchens im Zusammenhang mit der Erkrankung.
3. Ermutigen Sie den Patienten und Bezugspersonen, das Rauchen aufzugeben und an Entwöhnungsprogrammen teilzunehmen.
4. Regen Sie bei Bedarf Entspannungsübungen und stressreduzierende Techniken an.
5. Betonen Sie die Notwendigkeit angemessener Ruhe, ermutigen Sie den Patienten aber gleichzeitig zur Aktivität im Rahmen seiner Möglichkeiten.
6. Vermitteln Sie, wenn erforderlich, die Abklärung für den beruflichen Wiedereinstieg bzw. Umschulung (Sozialarbeiter/in).
7. Sorgen Sie bei Bedarf für Sauerstofftherapie und Sicherheit zu Hause.
8. Informieren Sie den Patienten über Beratungsstellen und Selbsthilfegruppen.

Pflegediagnose 00031 (1.5.1.2.) nach der NANDA Taxonomie II

Freihalten der Atemwege, beeinträchtigt

Thematische Gliederung: Luft

Definition
Ein Zustand, bei dem ein Patient unfähig ist, Sekrete oder Hindernisse aus dem Respirationstrakt zu entfernen, um die Atemwege freizuhalten.

Ätiologie (mögliche Ursachen)

Umgebungsbezogen
❏ Rauchen
❏ Inhalation von Rauch
❏ Passivrauchen

Obstruierte Atemwege
❏ Spasmus in den Atemwegen
❏ Tracheobronchiale Infektion, Obstruktion, Sekretstau, erhöhte Sekretion
❏ Künstlich angelegter Atemweg
❏ Fremdkörper in den Atemwegen
❏ Sekrete in den Bronchien
❏ Exsudate in den Lungenbläschen

Physiologisch
❏ Neuromuskuläre Störung
❏ Hyperplasie der Bronchialwände
❏ Chronisch obstruktive Lungenerkrankung
❏ Asthma
❏ Allergie
❏ *Ermüdung der Atemmuskulatur*
❏ *Schmerzen*
❏ *Trauma*
❏ *Veränderte Wahrnehmung, veränderter Bewusstseinszustand, kognitive Einschränkungen*
❏ *Verminderte Kraft/Müdigkeit (verminderte Muskeltätigkeit des*

Respirationstraktes bei Sedierung, Analgesie, Erschöpfung, Immobilität)

Symptome (Merkmale, Kennzeichen)

aus der Sicht des Patienten

- ❏ Äußerungen des Patienten über Probleme bei der Atmung
- ❏ Furcht
- ❏ Erschöpfung
- ❏ Kurzatmigkeit

aus der Sicht der Pflegeperson

- ❏ Dyspnoe, *Tachypnoe,*
- ❏ Verminderte Atemgeräusche
- ❏ Orthopnoe, *Apnoeattacken*
- ❏ Abnormale Atemgeräusche (Rasselgeräusche, Pfeifen, Giemen, *Stridor*, Keuchen)
- ❏ Husten unproduktiv oder fehlend
- ❏ Gesteigerte Sputumproduktion
- ❏ Zyanose
- ❏ Schwierigkeiten beim Sprechen
- ❏ Erweiterte Augen, *Furcht*
- ❏ Unruhe
- ❏ Veränderungen der Atmung (*Tiefe*, Rhythmus, Frequenz)
- ❏ *Gebrauch der Atemhilfsmuskulatur*
- ❏ *Erstickungsanfälle*
- ❏ *Vermehrte, zähflüssige Sekretion*
- ❏ *Einnahme der Kutscherstellung*

Patientenbezogene Pflegeziele

1. Der Patient hat freie Atemwege.
2. Der Patient hustet effektiv ab und hat keine auffälligen Atemgeräusche.
3. Der Patient kennt und führt Abhusttechniken durch, um das Freihalten der Atemwege zu verbessern.
4. Der Patient beteiligt sich im Rahmen seiner Möglichkeiten und Situation an der Behandlung (Ressource angeben).
5. Der Patient erkennt mögliche Komplikationen und ergreift entsprechende Maßnahmen.

6. Der Patient kennt erforderliche präventive Maßnahmen, um die Atemwege freizuhalten.

Maßnahmen

I. Ausreichendes Offenhalten der Atemwege

1. Ermitteln Sie ursächliche/begünstigende Faktoren.
2. Lagern Sie den Kopf den individuellen Bedürfnissen und dem Zustand des Patienten entsprechend.
3. Saugen Sie bei Bedarf den Nasen-Rachenraum ab, um die Atemwege freizuhalten.
4. Assistieren Sie bei Maßnahmen, die zum Eröffnen/Offenhalten der Atemwege dienen (z. B. Bronchoskopie, Tracheotomie).
5. Halten Sie die Umgebung entsprechend der individuellen Situation allergenfrei (z. B. kein Staub, kein Daunenkissen, kein Rauch).
6. Vgl.:
   PD 00042 Latexallergische Reaktion, hohes Risiko
   PD 00041 Latexallergische Reaktion

II. Mobilisieren des Sekretes

1. Fördern Sie den Auswurf des Sekretes durch Stützen des Thorax und Gegendruck auf die Wunde.
2. Verabreichen Sie nach ärztlicher Anordnung Schmerzmittel, um das Aushusten zu erleichtern. (Achtung: Überdosierung kann die Atmung und das Aushusten vermindern!).
3. Geben Sie Expektorantien/Bronchodilatatoren nach ärztlicher Verordnung.
4. Beachten Sie die Flüssigkeitszufuhr nach Absprache mit dem Arzt (Flüssigkeitsbilanz). Überwachen Sie den Patienten auf Zeichen/Symptome der Herzinsuffizienz, wie Pfeifen, Ödeme, Gewichtszunahme.
5. Fördern Sie das Trinken von warmen, anstatt von kalten Getränken.
6. Sorgen Sie, falls nötig, für eine zusätzliche Befeuchtung.
7. Sorgen Sie für ausreichende Belüftung, Lagedrainage und Abklopfen.
8. Leiten Sie den Patienten bei Atemtherapien an (Intermittent Positive Pressure Breathing [IPPB], Spirometer).

9. Informieren Sie über Nebenwirkungen und Beeinträchtigung aufgrund des Rauchens (Wiederaufbau der Flimmerhaare).
10. Fördern Sie in Zusammenarbeit mit anderen Berufsgruppen die körperliche Mobilität.

III. Ermitteln von Veränderungen und Komplikationen

1. Erheben Sie in vereinbarten Zeiträumen einen Atemstatus (Atemgeräusche, Frequenz, Atembewegung, Atemtiefe, Rhythmus, Zyanose, Sekretbildung).
2. Überwachen Sie die Vitalzeichen (Blutdruck und Puls).
3. Achten Sie auf Zeichen der Atemnot (Erhöhung der Atemfrequenz, Unruhe/Furcht, Einsatz der Atemhilfsmuskulatur).
4. Beurteilen Sie Veränderungen der Schlafgewohnheiten, Schläfrigkeit während des Tages.
5. Beobachten Sie die Wirkung der medikamentösen Therapie und/oder das Auftreten von Nebenwirkungen (Antibiotika, Steroide, Expektorantien, Bronchodilatatoren, Sedativa).
6. Beobachten Sie Zeichen/Symptome einer Infektion (Fieber, Atemnot, Veränderungen der Farbe, Menge und Beschaffenheit des Sputums). Entnehmen Sie eine angeordnete Sputumprobe möglichst vor Beginn der Antibiotikatherapie.
7. Informieren Sie sich regelmäßig über arterielle Blutgasanalysen/Röntgenbilder.
8. Erkennen und dokumentieren Sie Zeichen einer Besserung.

IV. Fördern des Wohlbefindens

1. Ermitteln Sie den Wissensstand des Patienten über begünstigende Ursachen, Behandlung, spezifische Medikamente und therapeutische Maßnahmen.
2. Informieren Sie den Patienten über die Notwendigkeit, das Sputum auszuhusten und auszuspucken, anstatt zu schlucken, um Veränderungen der Farbe und Menge zu beobachten.
3. Demonstrieren Sie die Lippenbremse oder Zwerchfellatmung.
4. Instruieren Sie präoperativ Atemübungen, Aushusten, den Einsatz von Apparaten (Spirometer), die angewendet werden müssen.
5. Informieren Sie über den Gebrauch von nächtlichen Atmungshilfen für die Behandlung der Schlaf-Apnoe (CPAP).

Pflegediagnose 00032 (1.5.1.3.) nach der NANDA Taxonomie II

Atemvorgang, beeinträchtigt

*Thematische Gliederung: **Luft***

Definition
Der Zustand, bei dem der Inspirations- und/oder Exspirationsvorgang eines Patienten zu einer nicht adäquaten Füllung oder Entleerung der Lunge führt.

Ätiologie (mögliche Ursachen)

- ❏ Hyperventilation
- ❏ Hypoventilationssyndrom
- ❏ Knochendeformation
- ❏ Schmerz
- ❏ Brustkorbdeformation
- ❏ Angst
- ❏ Verminderte Kraft
- ❏ Müdigkeit
- ❏ Neuromuskuläre Störung
- ❏ Muskuloskeletäre Beeinträchtigung
- ❏ Wahrnehmungsstörung, kognitive Beeinträchtigung
- ❏ Adipositas
- ❏ Rückenmarksverletzung
- ❏ Körperstellung
- ❏ Neurologische Unreife
- ❏ Erschöpfung der Atemmuskulatur
- ❏ *Tracheobronchiale Infektion*
- ❏ *Veränderung des normalen O2/CO2-Verhältnisses, z.B. O2-Therapie bei chronisch obstruktiver Lungenerkrankung (COPD).*
- ❏ *Herz-Kreislaufstörung*

Symptome (Merkmale, Kennzeichen)

aus der Sicht des Patienten

- ❏ Kurzatmigkeit

aus der Sicht der Pflegeperson

❏ Vermindertes inspiratorisches und expiratorisches Atemminutenvolumen
❏ Gebrauch der Atemhilfsmuskulatur
❏ Nasenflügelatmung
❏ Dyspnoe
❏ Orthopnoe
❏ Veränderung der Brustkorbbewegungen
❏ Veränderungen der Atemtiefe
❏ Einnahme der 3-Punkte-Stellung/Kutscherstellung
❏ Atmen mit der Lippenbremse
❏ Vergrößerter Thoraxdurchmesser (anterior – posterior)
❏ Atemminutenfrequenz:
　　　Säugling: < 25/min oder > 60/min
　　　Kleinkind 1–4 Jahre: < 20/min oder > 30/min
　　　Kind 5–14 Jahre: <14/min oder > 25/min
　　　Erwachsene > 14: $\leq$ 11/min oder > 24/min
❏ Atemtiefe: Atemzugvolumen
　　　beim Kind 6–8 ml/kg Körpergewicht;
　　　beim Erwachsenen 500 ml in Ruhe
❏ verlängerte Exspirationsphase
❏ Ein- und Ausatemverhältnis
❏ Verminderte Vitalkapazität
❏ *Zyanose*
❏ *abnorme arterielle Blutgaswerte*

Patientenbezogene Pflegeziele

1. Der Patient atmet normal und wirksam.
2. Der Patient zeigt normale Blutgaswerte und O2-Sättigung.
3. Der Patient spricht aus, sich der ursächlichen Faktoren bewusst zu sein.
4. Der Patient zeigt angepasste Bewältigungsformen und Veränderungen in der Lebensweise.

Maßnahmen

I. Ermitteln der ursächlichen/begünstigenden Faktoren

1. Beobachten Sie den Patienten, um die Art der Atemgeräusche und das Vorhandensein von Sekreten festzustellen.

2. Beobachten Sie die Art des Atemvorganges: Tachypnoe, Cheyne-Stokes-Atmung, andere abweichende Atemmuster.
3. Informieren Sie sich über den Schweregrad der akuten/chronischen Erkrankung, um den Atemvorgang zu beurteilen.
4. Achten Sie auf Körperreaktionen; Kribbeln in den Fingern könnte durch Hyperventilation verursacht werden.
5. Ermitteln Sie begleitende Schmerzen/Unwohlsein.
6. Informieren Sie sich über die Laborwerte: Blutgaswerte (Sauerstoffsättigung, CO_2-Retention), und die Atemfunktion (Vitalkapazität/Atemzugsvolumen).

II. Schaffen von Erleichterung durch Beeinflussung der ursächlichen Faktoren

1. Verabreichen Sie Sauerstoff nach ärztlicher Anordnung.
2. Saugen Sie bei Bedarf ab (Mundhöhle und Nasen-Rachenraum).
3. Helfen Sie bei der Bronchoskopie oder beim Einlegen einer Thoraxdrainage mit.
4. Erhöhen Sie den Kopfteil des Bettes, damit der Patient besser durchatmen kann und um einem Reflux vorzubeugen.
5. Unterstützen Sie den Patienten beim Atemvorgang durch Anleiten zu langsameren/tieferen Atemzügen und dem Gebrauch der Lippenbremse.
6. Bewahren Sie Ruhe beim Umgang mit den Patienten/Bezugsperson(en).
7. Unterstützen Sie den Patienten bei der Anwendung von Entspannungstechniken.
8. Befassen Sie sich mit der eventuell vorhandenen Furcht/Angst des Patienten (vgl. *PD 00148 Furcht; PD 00146 Angst*).
9. Lassen Sie den Patienten bei Hyperventilation in einen Sack atmen.
10. Sorgen Sie für Schmerzlinderung nach ärztlicher Anordnung, wenn der Schmerz eine Ursache des ungenügenden Atemvorganges ist (vgl. *PD 00133 Schmerzen, chronisch; PD 00132 Schmerzen, akut*).
11. Leisten Sie, wenn notwendig, Gegendruck auf den Brustkorb, um das Aushusten zu erleichtern.
12. Ermutigen Sie den Patienten, eine möglichst bequeme Haltung einzunehmen.
13. Verabreichen Sie auf ärztliche Anordnung Medikamente, um vertieftes Atmen und Aushusten zu erleichtern.

14. Achten Sie darauf, dass der Patient sich nicht überisst bzw. blähende Nahrungsmittel zu sich nimmt, die zu einer Verdauungsstörung führen können.
15. Mobilisieren Sie den Patienten nach den individuellen Möglichkeiten.
16. Lagern Sie den Patienten häufig um, wenn Immobilität eine Ursache des ungenügenden Atemvorganges ist.
17. Sorgen Sie für den Gebrauch von Apparaten (Spirometer), um die Atmung zu vertiefen.
18. Überwachen Sie Respirator/Zwerchfellstimulator, Schaukelbett, Apnoe-Monitor usw., wenn neuromuskuläre Beeinträchtigungen vorhanden sind.
19. Wenden Sie Einreibungen zur basalen Stimulation der Atemmuskulatur an.

III. Fördern des Wohlbefindens

1. Überprüfen Sie Ursachen und mögliche Bewältigungsstrategien, demonstrieren und unterrichten Sie richtiges Aushusten und tiefes Atmen.
2. Zeigen Sie, wie die Atemfrequenz bewusst kontrolliert werden kann.
3. Optimieren Sie die Bemühungen durch gute Haltung und wirksamen Einsatz der Hilfsmuskulatur.
4. Leiten Sie den Patienten an, Atemübungen zu erlernen: Zwerchfell-, Bauchatmung und Lippenbremse, Einatmen durch die Nase, Ausatmen durch den Mund.
5. Empfehlen Sie kräftesparende Techniken, und planen Sie Pausen bei Aktivitäten ein.
6. Instruieren und überprüfen Sie die korrekte und sichere Anwendung der Sauerstofftherapie zu Hause.
7. Ermutigen Sie den Patienten zu ausreichenden Ruhepausen zwischen den Selbstpflegeaktivitäten.
8. Sprechen Sie über den Zusammenhang zwischen Rauchen (aktiv und passiv) und Atemfunktion.
9. Informieren Sie über Selbsthilfegruppen.

Pflegediagnose 00033 (1.5.1.3.1.) nach der NANDA Taxonomie II

Spontanatmung, beeinträchtigt

Thematische Gliederung: *Luft*

Definition
Ein Zustand, in dem der Patient eine lebenssichernde Atmung durch verminderte Energiereserven nicht aufrecht erhalten kann.

Ätiologie (mögliche Ursachen)

❏ Erschöpfung der Atemmuskulatur
❏ Stoffwechselfaktoren

Symptome (Merkmale, Kennzeichen)
aus der Sicht des Patienten

❏ Dyspnoe
❏ Besorgnis

aus der Sicht der Pflegeperson

❏ Erhöhte Stoffwechselrate
❏ Erhöhter PCO_2
❏ Vermehrte körperliche Unruhe
❏ Tachykardie
❏ Verminderung des Atemzugvolumens
❏ Erniedrigter PO_2
❏ Verminderte Kooperation
❏ Verminderte SaO_2
❏ Vermehrter Einsatz der Atemhilfsmuskulatur

Patientenbezogene Pflegeziele

1. Der Patient erlangt wieder/hält mit Hilfe der künstlichen Beatmung ein wirksames Atemmuster aufrecht ohne Atelektasen/ Betätigung der Atemhilfsmuskulatur, Zyanose und weitere Zeichen einer Hypoxie. Die Werte der arteriellen Blutgasanalyse sind im Normbereich.

2. Der Patient arbeitet an der Entwöhnung vom Respirator mit.
3. Die Pflegeperson gewährleistet die notwendige Überwachung und
   Unterstützung, um die selbstständige Atemfunktion wieder zu erlangen und/oder aufrechtzuerhalten.

Maßnahmen

I. Ermitteln des Ausmaßes der Beeinträchtigung

1. Ermitteln Sie das Atemmuster bei Spontanatmung. Beobachten
   Sie Atemfrequenz, Atemtiefe, Symmetrie der Brustkorbbewegungen, Betätigung der Atemhilfsmuskulatur.
2. Horchen Sie die Atemgeräusche ab. Beobachten Sie, wo diese vor-
   handen/nicht vorhanden sind und ob sie gleichmäßig oder unre-
   gelmäßig sind.
3. Informieren Sie sich über arterielle Blutgaswerte, eventuell vorhandene Lungenfunktionswerte oder die jeweiligen Parameter am
   Respirator (Volumina und Drücke).
4. Informieren Sie sich über die Röntgenbefunde.
5. Überwachen und dokumentieren Sie die Wirkung der Atemtherapie (z. B. Bronchodilatatoren, Sauerstoffzufuhr, atemphysikali-
   sche Therapie).

II. Überwachen der Beatmung

1. Korrektes Aufrüsten und anschließende Funktionskontrolle des
   Respirators, *bevor* der Patient angeschlossen wird.
2. Beobachten Sie das Atemmuster. Achten Sie auf die Atemfrequenz, unterscheiden Sie zwischen Spontanatemzügen und kon-
   trollierter Beatmung durch den Respirator.
3. Verabreichen Sie Sedativa nach Anordnung (z. B. um die Atem-
   zugfrequenz in einer für den Patienten physiologischen Höhe zu
   halten; um Atemarbeit/Energieverbrauch zu reduzieren).
4. Stellen Sie sicher, dass die Atemzüge des Patienten mit dem Respirator synchron sind (bei spezifischer Beatmungseinstellung).
5. Führen Sie die Bronchialtoilette entsprechend den geltenden
   Richtlinien durch.
6. Überprüfen Sie den Cuffdruck des endotrachealen Tubus regelmäßig.
7. Vermeiden Sie die Verlegung bzw. Abknicken des Tubus und kon-

trollieren Sie die korrekte Lage durch Abhorchen bzw. Markierung in cm (Zahn, Lippe). Saugen Sie bei Bedarf ab.

8. Kontrollieren Sie die Funktionsfähigkeit der Alarmvorrichtungen des Respirators. Liegt eine Fehlfunktion vor, die nicht behoben werden kann, tauschen Sie den Respirator und führen Sie die Beatmung mittels Beatmungsbeutel manuell durch. Vergewissern Sie sich, dass die Warnsignale auch im Stationszimmer gehört werden können.

9. Führen Sie regelmäßige Kontrollen der am Respirator eingestellten Parameter durch. Passen Sie diese nach ärztlicher Anordnung an.

10. Überprüfen Sie ständig die Parameter des Respirators (AZV, MV, Frequenz, O_2, Beatmungsdrücke), um auf eventuelle Veränderungen der diversen Parameter (z. B. Abfall des MV durch undichten Cuff, loser Beatmungsschlauch usw.) rasch reagieren zu können.

11. Achten Sie auf Befeuchtung und Anwärmung der Inspirationsluft; halten Sie die Befeuchtung zur Verflüssigung der Sekrete aufrecht.

12. Horchen Sie regelmäßig die Atemgeräusche ab. Achten Sie auf rasselnde und brodelnde Geräusche, die sich auch bei Husten/ Absaugen nicht beheben lassen und auf mögliche Komplikationen (Atelektasen, Pneumonie, akuter Bronchospasmus, Lungenödem) hinweisen können.

13. Saugen Sie bei Bedarf ab, um Sekretansammlungen zu entfernen.

14. Beobachten Sie Veränderungen der Thoraxsymmetrie, die auf eine falsche Lage des Tubus und Auftreten eines Barotraumas hinweisen können.

15. Bewahren Sie einen Beatmungsbeutel in Reichweite auf. Führen Sie, wenn angezeigt, die manuelle Beatmung durch (Patient wird z. B. für das Absaugen oder zur Störungssuche bei technischen Problemen vom Respirator abgehängt).

III. Vorbereiten/assistieren bei der Entwöhnung vom Respirator

1. Ermitteln Sie die körperliche/psychische Bereitschaft des Patienten zur Entwöhnung.

2. Erklären Sie dem Patienten Vorgehen/Methoden, individuellen Plan und Erwartungen der Entwöhnung.

3. Erhöhen Sie den Kopfteil des Bettes, um z. B. einem Reflux vorzubeugen und damit der Patient besser durchatmen kann.

4. Unterstützen Sie den Patienten durch physikalische Therapie und patientenadaptiertes Entwöhnen, die „Atemkontrolle" zu übernehmen.

5. Üben Sie mit dem Patienten langsam und tief durchzuatmen, die Bauchatmung/Lippenbremse einzusetzen, eine bequeme Haltung einzunehmen und Entspannungstechniken anzuwenden, um die Atemfunktion auf ein Höchstmaß zu verbessern.

6. Unterstützen Sie den Patienten beim Einüben wirksamer Hustentechnik zur Sekretlösung/-entfernung.

7. Sorgen Sie für eine ruhige Umgebung. Schenken Sie dem Patienten ihre volle Aufmerksamkeit.

8. Beziehen Sie die Familie und Bezugspersonen mit ein.

9. Sorgen Sie für Beschäftigungsmöglichkeiten zur Abwechslung. Ermutigen Sie den Patienten fortlaufend und anerkennen Sie seine Leistungen (Lob).

IV. Vorbereiten zur Entlassung mit dem Respirator (wenn angezeigt)

1. Erstellen Sie einen Entlassungsplan (z. B. Rückkehr nach Hause, kurzfristiger/längerfristiger Aufenthalt in der Langzeitpflege).

2. Ermitteln Sie die spezifischen Bedürfnisse bezüglich Geräteanschaffung in Absprache mit dem Arzt und der Firma.

3. Überprüfen Sie die Anordnung der Räume unter Berücksichtigung der Zimmergröße und Zugänge, des Standortes von Möbeln und der elektrischen Anschlüsse. Empfehlen Sie entsprechende Veränderungen.

4. Organisieren Sie Nichtrauchertafeln, die angebracht werden müssen. Informieren Sie die Bezugspersonen darüber, nicht zu rauchen (Brand-/Explosionsgefahr durch Sauerstoff).

5. Weisen Sie die Angehörigen/Bezugspersonen auf die Gefahren einer eventuell vorhandenen Sauerstoffbombe hin.

6. Stellen Sie Ressourcen für die Gerätebeschaffung fest und organisieren Sie die Lieferung vor der Entlassung des Patienten.

7. Bieten Sie aktuelle Literatur zur korrekten Bedienung, Wartung und Sicherheit des Respirators an.

8. Instruieren Sie den Patienten/Bezugspersonen bezüglich Bronchialtoilette und Kanülenpflege.

9. Sorgen Sie für genügend Übungsgelegenheiten.

10. Geben Sie positive Rückmeldungen und Anerkennung für den Einsatz der Bezugspersonen.

11. Erstellen Sie eine Liste mit Namen und Telefonnummern ausge-
wählter Kontaktpersonen.
12. Informieren Sie über Zeichen/Symptome, die eine sofortige medizinische Intervention erfordern.

V. Fördern des Wohlbefindens

1. Besprechen Sie die Auswirkungen spezifischer Aktivitäten auf
den Atemzustand. Bieten Sie Problemlösungsmöglichkeiten zur
Entwöhnung an.
2. Lassen Sie den Patienten an einem Programm zur Stärkung der
Atemmuskeln und zur Förderung der Kondition teilnehmen.
3. Schützen Sie den Patienten vor Infektionsquellen.
4. Informieren Sie über Selbsthilfegruppen.
5. Empfehlen Sie den Bezugspersonen sich Erholungszeiten zu gönnen und das persönliche Wohlbefinden nicht zu vernachlässigen.

Pflegediagnose 00034 (1.5.1.3.2.) nach der NANDA Taxonomie II

Entwöhnung vom Respirator, gestörte Reaktion

Thematische Gliederung: *Luft*

Definition

Ein Zustand, bei dem sich der Patient nicht an das erniedrigte Leistungsniveau der künstlichen Beatmung anpassen kann, was den Entwöhnungsprozess stört und hinauszögert.

Ätiologie (mögliche Ursachen)

psychische

- ❏ Der Patient nimmt Erfolglosigkeit wahr
- ❏ Machtlosigkeit
- ❏ Mäßige, ausgeprägte Angst
- ❏ Wissensdefizit bezüglich Entwöhnungsprozess und Rolle des Patienten (Fehlen der Aufklärung bzw. Information)
- ❏ Hoffnungslosigkeit
- ❏ Furcht
- ❏ Verminderte Motivation
- ❏ Beeinträchtigtes Selbstwertgefühl
- ❏ Mangelndes Vertrauen in die Pflegeperson

situative

- ❏ Unkontrollierbarer, episodisch gesteigerter Energiebedarf
- ❏ Mehrere erfolglose Entwöhnungsversuche
- ❏ Ungünstiges Umfeld, z.B. laute, unruhige Umgebung; negative Ereignisse im Zimmer; ungünstiges Verhältnis der Anzahl von Pflegeperson(en) zur Patientenanzahl, längere Abwesenheit der Pflegeperson, ungewohntes Pflegeteam
- ❏ Patient wird länger als 4 Tage beatmet
- ❏ Nicht angemessenes Tempo bei der Entwöhnung
- ❏ Ungenügende soziale Unterstützung

physische

- ❏ Unzureichende Kalorienzufuhr

❏ Störung der Schlafgewohnheiten
❏ Nicht beherrschbare Schmerzen oder Missbehagen
❏ Beeinträchtigtes Freihalten der Atemwege *(z. B. zähflüssiges oder vermehrtes Bronchialsekret)*
❏ *Zentrale Dämpfung (z. B. Sedierung)*
❏ *Muskelschwäche, Unfähigkeit zur Kontrolle der Atemmuskulatur*
❏ *Zwerchfellhochstand (z. B. Adipositas)*

Symptome (Merkmale, Kennzeichen)

Ausgeprägte Störung

aus der Sicht der Pflegeperson

❏ Verschlechterung der arteriellen Blutgase im Vergleich zu den Ausgangswerten
❏ Atemfrequenz ist gegenüber den Ausgangswerten deutlich erhöht
❏ Blutdrucksteigerung von mehr als 20 mmHg im Vergleich zum Ausgangswert
❏ Aufregung
❏ Pulssteigerung von mehr als 20 Schlägen/Minute im Vergleich zum Ausgangswert
❏ Paradoxe Bauchatmung
❏ Abnorme Atemgeräusche, hörbare Bronchialsekrete
❏ Zyanose
❏ Verminderter Bewusstseinszustand
❏ Maximale Betätigung der Atemhilfsmuskulatur
❏ oberflächliche, keuchende Atmung
❏ Ausgeprägte Schweißsekretion
❏ Unkoordiniertes Atmen mit dem Beatmungsgerät

Mäßige Störung

aus der Sicht des Patienten

❏ Besorgnis
❏ *Befürchtungen*

aus der Sicht der Pflegeperson

❏ Geringfügige Blutdrucksteigerung von weniger als 20 mmHg im Vergleich zum Ausgangswert

- ❏ Erhöhung der Atemfrequenz um weniger als 5 Atemzüge/Minute im Vergleich zum Ausgangswert
- ❏ Geringfügige Pulserhöhung von weniger als 20 Pulsschläge/Minute im Vergleich zum Ausgangswert
- ❏ Blässe, leichte Zyanose
- ❏ Leichte Betätigung der Atemhilfsmuskulatur
- ❏ Unfähigkeit, auf Anleitungen zu reagieren
- ❏ Unfähigkeit zu kooperieren
- ❏ Veränderungen der Hautfarbe
- ❏ Vermindertes inspiratorisches Atemgeräusch bei der Auskultation
- ❏ Schweißsekretion
- ❏ Weit geöffnete Augen
- ❏ Erhöhte Aufmerksamkeit für Aktivitäten

Geringfügige Störung

aus der Sicht des Patienten

- ❏ Das Gefühl erhöhten Sauerstoffbedarfs *und zunehmender Atemnot* wird geäußert

aus der Sicht der Pflegeperson

- ❏ Hitzegefühl
- ❏ Unruhe
- ❏ Geringfügig erhöhte Atemfrequenz im Vergleich zur Ausgangsfrequenz
- ❏ Erkundigungen über möglichen Gerätedefekt
- ❏ Müdigkeit
- ❏ Erhöhte Konzentration auf die Atmung
- ❏ Atembeschwerden

Patientenbezogene Pflegeziele

1. Der Patient nimmt aktiv am Entwöhnungsprozess teil.
2. Der Patient erlangt wieder eigenständige Atmung mit arteriellen Blutgasen im Normalbereich, ohne Anzeichen respiratorischen Versagens.
3. Der Patient zeigt zunehmende Aktivitätstoleranz/nimmt im Rahmen der eigenen Fähigkeiten an der Pflege teil.

Maßnahmen

I. Ermitteln der ursächlichen/begünstigenden Faktoren und des Ausmaßes der Störung

1. Ermitteln Sie körperliche Faktoren, die mit der Entwöhnung zusammenhängen, z. B. Stabilität der Vitalzeichen, Flüssigkeitshaushalt, Auftreten von Fieber/Schmerzen, Nahrungszufuhr und Muskelkraft.
2. Ermitteln Sie die Kooperationsmöglichkeiten des Patienten (Vorhandensein von Angst, Furcht).
3. Achten Sie, inwieweit der Patient die Entwöhnung versteht, welche Erwartungen und Sorgen vorhanden sind.
4. Informieren Sie sich über die Laborbefunde (rote Blutkörperchen oder Hämoglobin).
5. Überprüfen Sie den Ernährungszustand (stabile Stoffwechselsituation).
6. Informieren Sie sich über die Thoraxröntgenbefunde und arterielle Blutgasanalysen.

II. Unterstützen des Entwöhnungsprozesses

1. Beziehen Sie, wenn möglich, die Ernährungsberatung mit ein, um die Patientenkost so anzupassen, dass eine Überproduktion von CO_2, welches das Atemzentrum beeinflussen könnte, verhindert wird.
2. Erklären Sie den Entwöhnungsmodus z. B. SIMV-Beatmung, CPAP (Continous Positive Airway Pressure), ASB (Assisted Spotaneous Breathing).
3. Informieren Sie den Patienten über das gemeinsame Ziel.
4. Sorgen Sie für ungestörte Schlaf-/Ruhephasen. Achten Sie auf die Vermeidung von stark beanspruchenden therapeutischen Maßnahmen/ Situationen oder unnötiger Aktivitäten.
5. Berücksichtigen Sie die sedierende Wirkung diverser Medikamente während des Entwöhnungsversuches.
6. Sorgen Sie für ein möglichst ruhiges Umfeld.
7. Sorgen Sie für Beschäftigungsmöglichkeiten (z. B. Fernsehen), um von der Atmung abzulenken.
8. Beobachten Sie Reaktionen auf Aktivität/Pflege während der Entwöhnung. Machen Sie entsprechende Einschränkungen, um einen möglichen Misserfolg im Zusammenhang mit dem erhöhten Sauerstoffbedarf zu verhüten.

9. Achten Sie regelmäßig auf die Atemgeräusche, und saugen Sie bei Bedarf ab.
10. Erkennen Sie die Leistung des Patienten an, und ermutigen Sie ihn fortlaufend.
11. Unterbrechen Sie die Entwöhnung regelmäßig, um dem Patienten Ruhephasen zu ermöglichen. Entwöhnen Sie vorzugsweise am Tag, um einen Schlaf-Wach-Rhythmus zu erzielen.

III. Fördern des Wohlbefindens

1. Besprechen Sie die Auswirkungen spezifischer Aktivitäten auf den Atemzustand. Bieten Sie Problemlösungsvorschläge zur Entwöhnung an.
2. Unterstützen Sie die Stärkung der Atemmuskulatur durch eine patientenspezifische physikalische Therapie.
3. Schützen Sie den Patienten vor Infektionen durch Einhaltung der Hygienerichtlinien.

Pflegediagnose 00024 (1.4.1.1.) nach der NANDA Taxonomie II

Durchblutungsstörung
(Spezifiziere: renal, gastrointestinal, peripher, zerebral, kardiopulmonal)

Thematische Gliederung: *Wasser*

Definition
Der Zustand, bei dem die Sauerstoffversorgung des Gewebes auf kapillarer Ebene vermindert ist.

Ätiologie (mögliche Ursachen)

- Hypovolämie
- Hypervolämie
- Unterbrechung des arteriellen Blutstroms
- Stoffwechselaustauschstörungen
- Unterbrechung des venösen Blutstroms
- Mechanische Reduktion des venösen und/oder arteriellen Blutflusses
- Hypoventilation
- Beeinträchtigter Sauerstofftransport, alveolar und/oder kapillar
- Missverhältnis von Ventilation und Perfusion
- Verringerte Hämoglobinkonzentration im Blut
- Enzymvergiftung
- Veränderte Sauerstoffbindungskapazität des Hämoglobins

Symptome (Merkmale, Kennzeichen)

aus der Sicht des Patienten

- Claudicatio (Hinken, Wadenschmerz)
- Stenocardie (Engegefühl und Schmerzen im Brustkorb)
- Herzklopfen

aus der Sicht der Pflegeperson

- Verminderter/nicht tastbarer Puls

Renal

- Veränderung des Blutdrucks über die Toleranzgrenze hinaus

- ❏ Hämaturie
- ❏ Oligurie oder Anurie
- ❏ Erhöhter BUN- und Kreatininwerte im Blut

Gastrointestinal

- ❏ Verminderte oder fehlende Darmgeräusche
- ❏ Nausea
- ❏ Geblähtes Abdomen
- ❏ Abdominaler Schmerz oder Empfindlichkeit

Peripher

- ❏ Ödem
- ❏ Positives Homan's Zeichen *(Wadenschmerz beim Strecken des Fußes)*
- ❏ Veränderung der Hautcharakteristika (verminderter Haarwuchs, brüchige Nägel, veränderte Hautfeuchtigkeit und -temperatur)
- ❏ Schwacher oder nicht tastbarer Puls
- ❏ Hautverfärbung
- ❏ Veränderung der Hauttemperatur
- ❏ Veränderte Sensibilität
- ❏ Claudicatio
- ❏ Unterschiedliche Blutdruckwerte in der betroffenen Extremität
- ❏ Verzögerte Wundheilung
- ❏ Verminderter arterieller Puls
- ❏ Extremitäten verfärben sich blau oder livid bei Tieflagerung, werden bei Hochlagerung blass, die Farbe kommt nicht zurück, wenn die Extremität wieder flach gelagert wird.

Zerebral

- ❏ Sprechschwierigkeiten
- ❏ Veränderung der Pupillenreaktion
- ❏ Schwäche oder Lähmung der Extremitäten
- ❏ Veränderter Geisteszustand *(Gedächtniseinschränkung, verändertes Denkmuster, Unruhe, Angst)*
- ❏ Schluckbeschwerden
- ❏ Veränderung der motorischen Reaktion
- ❏ Verhaltensänderungen

Kardiopulmonal

- ❏ Veränderte respiratorische Werte außerhalb der Toleranzgrenzen

- ❏ Verwendung der Atemhilfsmuskulatur
- ❏ Kapillarfüllung > als 3 Sekunden
- ❏ Abnorme arterielle Blutgaswerte
- ❏ Brustschmerzen
- ❏ Todesangst
- ❏ Bronchospasmen
- ❏ Atemstörungen
- ❏ Herzrhythmusstörungen
- ❏ Nasenflügelatmung
- ❏ Brustretraktion (Einziehen des Brustkorbes)

Patientenbezogene Pflegeziele

1. Der Patient erkennt die ursächlichen Faktoren.
2. Der Patient erkennt erforderliche Änderungen der Lebensgewohnheiten.
3. Der Patient anerkennt die medizinische Behandlung, die Diät, die Medikation und die Aktivitäten, welche zu einer verbesserten Gewebedurchblutung führen.
4. Der Patient kennt und beschreibt Faktoren, welche eine Benachrichtigung der Pflegepersonen und des Arztes erfordern.
5. Der Patient zeigt Verhaltensweisen und Veränderungen seiner Lebensgewohnheiten, um den Kreislauf zu verbessern (z. B. Rauchentwöhnung, Entspannungstechniken, Übungs-/Ernährungsprogramm).
6. Der Patient weist eine angemessene, erhöhte Durchblutung auf (z. B. warme/trockene Haut; gut fühlbaren peripheren Puls; Vitalzeichen beim Patienten im normalen Bereich; wach und orientiert; ausgewogene Zufuhr und Ausfuhr; keine Ödeme, ist frei von Schmerzen und hat kein Missbehagen).

Maßnahmen

I. Ermitteln der ursächlichen/begünstigenden Faktoren

1. Ermitteln Sie Ursachen, die einen Bezug zur individuellen Situation haben: z. B. Thrombose-/Embolierisiko, Frakturen. Beachten Sie zusätzlich, dass gewisse Zustände sämtliche Körpersysteme beeinflussen (z. B. endokrine Störungen, Tumore und Sepsis).

2. Beachten Sie Veränderungen des Bewusstseinszustandes, Vital-zeichen, Orthostase, Zeichen von Elektrolytverschiebungen.
3. Beachten Sie Zeichen einer Infektion, vor allem bei geschwäch-tem Immunsystem.
4. Beachten Sie Zeichen einer Lungenembolie: plötzlich auftretende Thoraxschmerzen, Zyanose, Atemnot, blutiges Sputum, Schwit-zen, Hypoxie, Angst, Unruhe.

II. Ermitteln des Ausmaßes der Schädigung und Organbeteiligung

Renal

1. Messen Sie die Urinausscheidung. (Eine Oligurie kann ein Früh-zeichen einer verminderten Durchblutung sein.)
2. Beobachten Sie die Bewusstseinslage (kann bei erhöhten Harn-stoff-/Kreatininwerten verändert sein).
3. Kontrollieren Sie Blutdruck und Puls. (Eine verminderte glome-ruläre Filtrationsrate kann die Reninausschüttung und den Blut-druck erhöhen.)
4. Überwachen Sie das Ausmaß von Ödemen und einer möglichen Gewichtszunahme.

Gastrointestinal

1. Achten Sie auf Klagen über Übelkeit/Erbrechen und Lokalisa-tion/Art der Schmerzen.
2. Horchen Sie die Darmgeräusche ab und messen Sie den Bauch-umfang, beobachten Sie Veränderungen des Stuhls.
3. Beobachten Sie Symptome eines akuten Abdomens.

Peripher

1. Beachten Sie frühere Schmerzerfahrungen/Merkmale der Schmer-zen (z. B. im Ruhezustand/bei Aktivität, Temperatur-/Farbverän-derungen, Parästhesien, Zeitpunkt [Tag/Nacht], wärmebedingt usw.).
2. Messen Sie bei Bedarf den Umfang der Extremitäten.
3. Beurteilen Sie bei den unteren Extremitäten die Hautbeschaffen-heit, ob Ödeme, Ulcerationen vorhanden sind.
4. Beobachten Sie die kapillare Nachfüllung, Vorhandensein/Fehlen und Qualität der Pulse.
5. Kontrollieren Sie, ob Druckschmerzen in der Wade, oder Fußsoh-lenschmerzen, Schwellung, Rötung und Temperaturerhöhung der

betroffenen Extremität vorhanden sind, was auf eine Thrombose hindeuten kann.

6. Achten Sie auf Zeichen eines Schocks/einer Sepsis.

Zerebral

1. Ermitteln Sie Veränderungen des Sehvermögens, neuropsychologische Veränderungen, sensomotorische Veränderungen, Kopfschmerzen, Schwindel, verändertes Bewusstsein.
2. Beachten Sie kurze/intermittierende Phasen der Desorientierung/Ohnmacht in der Vorgeschichte.

Kardiopulmonal

1. Überwachen Sie den Patienten auf kardiale Veränderungen.
2. Beachten Sie auslösende Ursachen, Veränderungen bei den Schmerzepisoden.
3. Beachten Sie Veränderungen bei der Atmung.
4. Überwachen Sie das Ausmaß von Ödemen (Gewichtskontrolle).

III. Reduzierung/Korrigieren der ursächlichen Faktoren auf ein Minimum; Heraufsetzung der Gewebedurchblutung auf ein Maximum

Renal

1. Kontrollieren Sie die Harnausscheidung (Flüssigkeitsbilanz), beurteilen Sie die Farbe, den Geruch und das spezifische Gewicht des Urins.
2. Überwachen Sie die Vitalzeichen.
3. Achten Sie auf Schmerzäußerungen des Patienten.
4. Kontrollieren und dokumentieren Sie das Körpergewicht.
5. Verabreichen Sie verordnete Medikamente.
6. Beachten Sie Diätvorschriften. Sorgen Sie für eine ausreichende Kalorienzufuhr, um die körperlichen Bedürfnisse zu erfüllen.
7. Geben Sie dem Patienten/Bezugspersonen psychische Unterstützung. Ein Fortschreiten der Krankheit und die daraus folgende Therapie (Dialyse) können von längerfristiger Dauer sein.

Gastrointestinal

1. Sorgen Sie in Absprache mit dem Arzt für eine gastrointestinale Entlastung, und überwachen Sie die Verluste.

2. Sorgen Sie für leichtverdauliche Nahrung/Flüssigkeit in kleineren Portionen, wenn der Patient dies verträgt.
3. Empfehlen Sie eine Ruhepause nach den Mahlzeiten, um die Blutzufuhr zum Magen auf ein Maximum zu steigern.
4. Bereiten Sie den Patienten auf eine Operation vor, wenn dies angezeigt ist. (Es kann sich um einen chirurgischen Notfall handeln, z.B. Resektion, Bypassoperation, mesenteriale Endarteriektomie usw.)

Peripher

1. Führen Sie aktive und passive Bewegungsübungen in Absprache mit Physiotherapeut und Arzt durch.
2. Fördern Sie eine Frühmobilisation.
3. Informieren Sie den Patienten darüber, dass längeres Sitzen/Stehen, übereinandergeschlagene Beine und einengende Bekleidung die Durchblutung beeinträchtigt.
4. Lagern Sie die Beine beim Sitzen hoch und vermeiden Sie einen zu starken Hüftknick und das Beugen der Knie.
5. Erhöhen Sie bei Bedarf das Fußende des Bettes (Thromboseprophylaxe) und achten Sie auf gestreckte Lagerung der Knie.
6. Verwenden Sie bei Bedarf einen Bettbogen.
7. Benutzen Sie Stützstrümpfe/elastische Binden, um den venösen Rückfluss zu fördern und eine venöse Stauung zu vermeiden.
8. Seien Sie beim Gebrauch von Wärmflaschen oder Heizkissen vorsichtig; das Gewebe hat aufgrund der Ischämie eine verminderte Sensibilität (Wärme kann ebenfalls den Stoffwechsel des schon gefährdeten Gewebes erhöhen).
9. Achten Sie auf Zeichen einer Blutung während der Behandlung mit Fibrinolytika.
10. Ermutigen Sie den Patienten, das Rauchen einzuschränken/aufzugeben.
11. Sorgen Sie für eine Weichlagerung zum Schutz der Extremitäten.
12. Erhöhen Sie evtl. den Kopfteil des Bettes bei arterieller Durchblutungsstörung, um den Blutfluss durch die Schwerkraft zu erhöhen (Fußende tiefer stellen).
13. Leisten Sie Mithilfe bei medizinischen Behandlungsmethoden zur Verbesserung der Durchblutung, und bereiten Sie den Patienten darauf vor (z.B. eine Sympathektomie, Venentransplantation).
14. Überwachen Sie den Patienten nach einer Operation laut Standard.

15. Verabreichen Sie verordnete Medikamente. (Anmerkung: aufgrund der verminderten Gewebedurchblutung können Medikamentenwirkung, Halbwertszeit und toxischer Bereich verändert sein!)
16. Vermeiden Sie es, bei Emboliegefahr die Beine zu massieren.
17. Kontrollieren Sie die Durchblutung ober-/unterhalb von Gipsverbänden, und lagern Sie die Extremität erhöht, um Ödeme zu vermindern.

Zerebral

1. Erhöhen Sie den Kopfteil des Bettes, und halten Sie den Kopf/Hals gerade oder in einer entsprechenden Position, um die Zirkulation zu fördern (Hirndruckmonitoring).
2. Verabreichen Sie Medikamente laut ärztlicher Anordnung.
3. Leisten Sie Mithilfe/überwachen Sie die Hypothermie, die evtl. eingesetzt wird, um den Stoffwechsel und den Sauerstoffbedarf herabzusetzen.
4. Bereiten Sie den Patienten auf eine geplante Operation vor, wenn es angezeigt ist, z. B. Endarteriektomie der Carotis.

Kardiopulmonal

1. Kontrollieren Sie die Vitalzeichen und Atemgeräusche.
2. Sorgen Sie für eine ruhige, entspannte Atmosphäre.
3. Informieren Sie den Patienten zu Vorsichtsmaßnahmen bei Aktivitäten, welche die Herzbelastung zusätzlich steigern (z. B. Pressen beim Stuhlgang). Prüfen Sie die Möglichkeiten, eine Verstopfung zu vermeiden.
4. Verabreichen Sie verordnete Medikamente laut ärztlicher Anordnung.
5. Beachten Sie Zeichen einer Ischämie als Folge von Medikamentennebenwirkungen.
6. Mobilisieren/reaktivieren Sie den Patienten in Absprache mit Physiotherapeut und Arzt.

IV. Fördern des Wohlbefindens

1. Besprechen Sie mit dem Patienten die Pflege der betroffenen Extremitäten, Körper- und Fußpflege bei eingeschränkter Durchblutung.

2. Besprechen Sie mit dem Patienten, dass er die Selbstkontrolle der betroffenen Extremitäten täglich durchführt (auf Verletzungen und Druckstellen achten).

3. Informieren Sie den Patienten über die prä- und postoperativen Maßnahmen.

4. Besprechen Sie notwendige Veränderungen der Lebensgewohnheiten, und helfen Sie dem Patienten die Krankheitsbewältigung in die Aktivitäten des täglichen Lebens zu integrieren.

5. Informieren Sie den Patienten, dass er lange Autofahrten und länger dauernde Flugreisen vermeiden sollte.

6. Informieren Sie den Patienten über Veränderungen/Einschränkungen in der Ernährung.

7. Informieren Sie den Patienten, dass bei Durchblutungsstörungen Ganzkörpermassagen kontraindiziert sind.

8. Besprechen Sie mit dem Patienten Sicherheitsmaßnahmen bei Antikoagulation (z. B. dem Gebrauch eines elektrischen Rasierapparates).

9. Besprechen Sie mit dem Patienten die Risikofaktoren der Arteriosklerose.

10. Ermutigen Sie den Patienten, Entspannungstechniken/-übungen anzuwenden, um Spannungszustände zu lösen.

11. Raten Sie dem Patienten, sich bei Kälte warm anzukleiden, Kleidung aus Naturfasern zu benutzen, die wirksamer isoliert.

12. Ermutigen Sie den Patienten über seine Gefühle in Bezug auf die Prognose/längerfristige Folgen seines Zustandes zu sprechen.

13. Informieren Sie über spezielle Hilfsorganisationen, Beratungsstellen, Selbsthilfegruppen etc.

Pflegediagnose 00025 (1.4.1.2.) nach der NANDA Taxonomie II

Flüssigkeitsvolumen, unausgeglichen, hohes Risiko

Thematische Gliederung: *Wasser*

Definition
Das Risiko der Verminderung, Erhöhung oder der rapide Wechsel von intravasaler, interstitieller oder intrazellulärer Flüssigkeit. Das Risiko bezieht sich auf den Verlust oder ein Übermaß (oder beides) von Körperflüssigkeiten oder Ersatzflüssigkeiten.

Risikofaktoren
(In Entwicklung durch die NANDA)

❑ Große akute, invasive Eingriffe
❑ *Blutungen*
❑ *Diabetes insipidus*
❑ *Hypovolämischer Schock*
❑ *Allergische Reaktionen*
❑ *Probleme mit dem Flüssigkeitshaushalt bei vorangegangenen Eingriffen*
❑ *Instabile Stoffwechselsituation (z. B. bei Diabetes mellitus)*
❑ *Instabile Blutkreislaufregulation*
❑ *Drainagen*
❑ *Tumore (abdominal, cerebral)*
❑ *Trauma/Schock*
❑ *Altersextreme und Gewicht, Außentemperatur, Faktoren, die den Flüssigkeitsbedarf eines Menschen beeinflussen (Fieber, trockene und heiße Umgebung, erhöhter Stoffwechsel, Genussmittel)*
❑ *Erhöhte Flüssigkeitsausscheidung auf normalem Weg (z. B. bei Durchfall, Harnausscheidung, Erbrechen)*
❑ *Flüssigkeitsverlust auf ungewöhnlichem Weg (aufgrund von Drainagen, Sonden, Fisteln)*
❑ *Körperliche oder psychische Veränderungen, die dem Zugang zu*

Flüssigkeiten, deren Einnahme oder Absorption beeinflussen (körperliche Immobilität, Bewusstlosigkeit)
❏ *Wissensdefizit bezüglich Flüssigkeitsbedarf*
❏ *Medikamente (z. B. Diuretika, Seditiva)*

Anmerkung

Eine Hoch-Risiko-Diagnose kann nicht durch Zeichen und Symptome belegt werden, da das Problem nicht aufgetreten ist und die Pflegemaßnahmen die Prävention bezwecken.

Patientenbezogene Pflegeziele

❏ Der Patient erleidet keinen Verlust des Flüssigkeitsvolumens.
❏ Der Patient erleidet keinen Anstieg des Flüssigkeitsvolumens.
❏ Der Patient erleidet keine Flüssigkeitsschwankungen.
❏ Der Patient nimmt durch Flüssigkeitsschwankungen keinen Schaden.
❏ Mögliche Flüssigkeitsdefizite, bedingt durch invasive Eingriffe, können kompensiert werden.
❏ Der Patient hat einen ausgeglichenen Flüssigkeitshaushalt.
❏ Der Patient erkennt die Zeichen, welche eine Benachrichtigung der Pflegepersonen und des Arztes erfordern.
❏ Der Patient kennt individuelle Risikofaktoren und den Zweck der therapeutischen Maßnahmen.

Maßnahmen

I. Ermitteln von möglichen Risikofaktoren

1. Überprüfen und vergleichen Sie bereits erhobene – dokumentierte Vitalparameter mit den aktuellen Werten.
2. Befragen Sie den Patienten bezüglich bekannter Risikofaktoren und Allergien und vergleichen Sie dies mit den bereits vorliegenden Aufzeichnungen.
3. Beachten Sie das Ausmaß des möglichen Risikos.
4. Ermitteln Sie bestehende Risikofaktoren vor einem geplanten Eingriff.
5. Ermitteln Sie Risikofaktoren, die zu einem unausgeglichenen Flüssigkeitsvolumen führen können.
6. Informieren Sie sich über Probleme mit dem Flüssigkeitshaushalt bei früheren Eingriffen.

7. Klären Sie ab, ob Allergien gegen (eiweißhältige) Ersatzflüssigkeiten, Narkotika und Antikörper gegen Blutprodukte etc. bestehen.
8. Achten Sie auf Alter, Bewusstseinszustand, Geisteszustand des Patienten.
9. Informieren Sie sich über medizinische Diagnosen und andere Ursachen, die auf ein unausgeglichenes Flüssigkeitsvolumen, hinweisen (z. B. Fieber, Wunddrainagen/Fisteln ...).

II. Präventive Maßnahmen zur Vermeidung von Flüssigkeitsschwankungen

1. Überzeugen Sie sich, dass alle nötigen Laborparameter vor einem geplanten Eingriff vorliegen.
2. Organisieren und Bereitstellen von allen nötigen Infusions- und/ oder Transfusionsgeräten, Bestecke, Infusionen, Transfusionen, Infusionsapparate, Infusionswärmegeräte etc.) für einen möglichen Notfall (Standard).
3. Achten Sie auf die richtige Lagerung und Bereitstellung der notwendigen Utensilien.
4. Überprüfen Sie alle Geräte auf Funktionstüchtigkeit.

III. Früherkennung und sofortige Maßnahmen

1. Prüfen Sie vor geplanten Eingriffen die Vitalzeichen.
2. Kontrollieren Sie die Flüssigkeitsbilanz und berücksichtigen Sie Flüssigkeitsverluste durch Haut-, Schleimhäute und Ausatemluft sowie Verdunstung von Flüssigkeit bei z.B. eröffnetem Abdomen.
3. Kontrollieren Sie regelmäßig das Körpergewicht.
4. Überwachen sie den Patienten auf mögliche Flüssigkeitsdefizite.
5. Erfassen Sie Veränderungen der Vitalzeichen.
6. Beurteilen Sie Hautturgor, Mundschleimhaut.
7. Beobachten Sie den Patienten auf Ödembildungen an disponierten Körperstellen.
8. Informieren Sie sich über die Laborparameter (Hb/Hkt, Elektrolyte, Kreatinin ...).
9. Verabreichen Sie verordnete Medikamente und achten Sie auf deren Wirkung und unerwünschte Nebenwirkungen.

IV. Fördern des Wohlbefindens

1. Informieren Sie den Patienten über seine Risikofaktoren für zukünftige Eingriffe.

2. Instruieren Sie den Patienten/seine Angehörigen, das Behandlungsteam bei einem weiteren Eingriff frühzeitig zu informieren.
3. Besprechen Sie individuelle Risikofaktoren und spezifische Maßnahmen.
4. Fordern Sie den Patienten auf, eine Ein- und Ausfuhrbilanz zu führen.
5. Vgl.:

PD 00026 Flüssigkeitsüberschuss
PD 00027 Flüssigkeitsdefizit
PD 00028 Flüssigkeitsdefizit, hohes Risiko

Pflegediagnose 00026 (1.4.1.2.1.) nach der NANDA Taxonomie II

Flüssigkeitsüberschuss

Thematische Gliederung: *Wasser*

Definition
Der Zustand, bei dem ein Patient eine Zunahme der Flüssigkeitsansammlung erlebt.

Ätiologie (mögliche Ursachen)

❑ Gefährdeter Regulationsmechanismus *(z. B. vermindertes Plasmaeiweiß bei Mangelernährung, Fisteln mit eiweißreichen Verlusten, Brandwunden, Organversagen)*
❑ Erhöhte Flüssigkeitseinnahme
❑ Erhöhte Salzeinnahme
❑ *Medikamentöse Therapien, hormonelle Umstellungen*

Symptome (Merkmale, Kennzeichen)

aus der Sicht des Patienten

❑ Kurzatmigkeit, Orthopnoe
❑ Angst

aus der Sicht der Pflegeperson

❑ Rapide Gewichtszunahme innerhalb kurzer Zeit
❑ Einfuhr größer als Ausfuhr
❑ Blutdruckveränderung, Änderung des zentralvenösen Druckes, Veränderung des pulmonalarteriellen Druckes
❑ Ödeme *(Aszites*, Anasarka, *Extremitäten)*
❑ Gestaute Halsvenen
❑ Veränderungen der Atmung (z.B. Atembeschwerden oder Kurzatmigkeit, abnorme Atemgeräusche (Karcheln oder rasselnd), Lungenstauung *(Thorax-Röntgenbild)*, Ergüsse des Rippenfells)
❑ Veränderte Laborwerte (Hämoglobin, Hämatokrit, erhöhte Elektrolyt-Werte, spezifisches Gewicht)
❑ Dritter Herzton (S3)

❑ Positiver hepatojugularer Reflex
❑ Oligurie *(Veränderung der Harnausscheidung (Farbe, Menge, Geruch, Gewicht)*
❑ Azotämie
❑ Änderung der Bewusstseinslage, Unruhe, Angst, *Stimmungsschwankungen*
❑ *Straffe, glänzende Haut*

Patientenbezogene Pflegeziele

1. Der Patient zeigt ein stabilisiertes Flüssigkeitsvolumen, mit ausgeglichener Bilanz, Vitalzeichen innerhalb der normalen Werte des Patienten, stabiles Gewicht und keine Ödeme.
2. Die Ödeme nehmen ab und das Gewicht stabilisiert sich.
3. Der Patient kennt die verursachenden Faktoren und hält sich an Essens- und Flüssigkeitseinschränkungen.
4. Der Patient zeigt durch sein Verhalten, dass er den Flüssigkeitszustand überwachen und einen erneuten Flüssigkeitsüberschuss vermindern kann.
5. Der Patient erkennt Zeichen und Symptome, welche eine medizinische Therapie erforderlich machen.

Maßnahmen

I. Ermitteln der ursächlichen/begünstigenden Faktoren

1. Achten Sie auf die Menge und Häufigkeit der Flüssigkeitszufuhr (oral, intravenös).
2. Achten Sie auf den Diätplan, unter Berücksichtigung von angeordneten Medikamenten und Infusionen.
3. Achten Sie auf Risikofaktoren (z. B. Herzversagen, zerebrale Verletzungen, Nieren-/Nebennereninsuffizienz, psychogene Polydipsie, akuter Stress, chirurgische Eingriffe/Narkosen, übermäßige oder zu rasch einlaufende Infusionen, Abnahme oder Verlust von Serumeiweißen).
4. Erfassen Sie Diät- und Trinkverhalten.

II. Beurteilen des Flüssigkeitsüberschusses

1. Führen Sie Gewichtskontrollen durch, und vergleichen Sie die Ergebnisse mit früheren Angaben.

2. Überwachen Sie die invasiven Vitalparameter nach ärztlicher Anordnung.
3. Auskultieren Sie die Lungen; achten Sie auf Rasselgeräusche.
4. Beachten Sie das Auftreten einer Dyspnoe (bei Anstrengung, nächtlich usw.).
5. Stellen Sie fest, ob gestaute Halsvenen/hepatikojugularer Reflux vorhanden sind.
6. Achten Sie auf Ödeme: geschwollene Augenlider, lageabhängige Ödeme (Knöchel/Füße nach Gehen oder Sitzen, Steißbein und Unterseite der Oberschenkel beim Liegen), Anasarka.
7. Messen Sie den Bauchumfang, falls erforderlich.
8. Beobachten Sie den Ausscheidungsrhythmus und die Menge beim Urinieren (z. B. Nykturie, Oligurie).
9. Erkennen Sie die Bewusstseinslage, Persönlichkeitsveränderungen.
10. Beurteilen Sie den Appetit; achten Sie auf Übelkeit.
11. Beobachten Sie die Haut und Schleimhäute (Dekubitusgefährdung).
12. Beachten Sie Fieber (erhöhtes Infektionsrisiko).
13. Informieren Sie sich über die Laborwerte: (Hb, Hkt, Eiweiße und Elektrolyte, spezifisches Gewicht des Urins/Osmolalität/Natriumausscheidung) und Thoraxröntgenaufnahme.

III. Fördern der Flüssigkeitsausscheidung

1. Überwachen Sie bei Indikation die Salz und Flüssigkeitszufuhr.
2. Führen Sie eine genaue Flüssigkeitsbilanzierung.
3. Führen Sie tägliche Gewichtskontrollen durch.
4. Verabreichen Sie Medikamente laut ärztlicher Anordnung.
5. Führen Sie einen Lagewechsel nach Stationsstandard durch.
6. Führen Sie eine Hochlagerung von ödematösen Extremitäten durch.
7. Achten Sie auf Sicherheitsmaßnahmen bei verwirrten Patienten.
8. Helfen Sie bei ärztlichen Untersuchungen/Therapien (z. B. Pleurapunktion, Dialyse) mit.

IV. Bewahren der Unversehrtheit der Haut und Schleimhäute

1. Vgl.:
   PD 00045   Mundschleimhaut, verändert; PD 00047 Hautdefekt, hohes Risiko.

V. Fördern des Wohlbefindens

1. Überwachen Sie die Diätvorschriften und die Art des Salzersatzes (z. B. Zitronensaft oder Gewürze, wie beispielsweise Oregano).
2. Besprechen Sie die Wichtigkeit der Flüssigkeitseinschränkungen und informieren Sie über Nahrungsmittel, die einen hohen oder versteckten Wasseranteil haben.
3. Besprechen Sie die Zusammenhänge zwischen Restriktionen, der angeordneten Therapie und den aufgetretenen Veränderungen.
4. Konsultieren Sie bei Bedarf die Diätberatung.
5. Informieren Sie über Maßnahmen, welche die Beschwerden bei eingeschränkter Flüssigkeitszufuhr mindern (Mundpflege, Kaugummi usw.).
6. Achten Sie auf die Medikamenteneinnahme und eventuelle Nebenwirkungen.
7. Informieren Sie über die Notwendigkeit von häufigem Lagewechsel.
8. Informieren Sie den Patienten über Zeichen und Symptome, die eine Benachrichtigung des Arztes erfordern.

Pflegediagnose 00027 (1.4.1.2.2.1.) nach der NANDA Taxonomie II

Flüssigkeitsdefizit

Thematische Gliederung: *Wasser*

Definition
Der Zustand, in dem ein Patient eine intravasale, interzelluläre oder interstitielle Dehydratation erlebt (durch Verlust oder zu geringer Substitution, ohne Veränderung des Natriumspiegels!).

Ätiologie (mögliche Ursachen)

❏ Aktiver Flüssigkeitsverlust *(z. B. bei Verbrennung, durch Drainagen, Blutung, Durchfall, Fisteln, Erbrechen etc.).*

❏ Versagen der regulatorischen Mechanismen *(z. B. Erkrankung der Nebennieren, Erholungsphase nach Nierenversagen, Diabetes mellitus/-insipidus etc.).*

❏ *Zu geringe Substitution von Flüssigkeiten (z. B. durch Altersextreme, durch physische, psychische Beeinträchtigung, Fieber etc.).*

Symptome (Merkmale, Kennzeichen)

aus der Sicht des Patienten

❏ Allgemeine Schwäche
❏ Durstgefühl
❏ *Mundtrockenheit*
❏ *Müdigkeit*

aus der Sicht der Pflegeperson

❏ Verminderter Haut-/Zungenturgor
❏ Trockene Haut/Schleimhaut
❏ Steigender Puls, verminderter Blutdruck, verminderter Pulsfüllungsdruck
❏ Verminderte Venenfüllung
❏ Veränderter Bewusstseinszustand
❏ Verminderte Harnausscheidung
❏ Zunehmende Harnkonzentration

- ❏ Zunehmende Körpertemperatur
- ❏ Erhöhter Hämatokrit
- ❏ Plötzlicher Gewichtverlust (ausgenommen im dritten Zwischenraum)
- ❏ *Zunehmende Harnausscheidung bei Stoffwechselstörungen!*
- ❏ *Verminderte Harnkonzentration bei Stoffwechselstörungen!*
- ❏ *Eindickung des Blutes*

Patientenbezogene Pflegeziele

1. Der Patient weist eine verbesserte Flüssigkeitsbilanz auf, gekennzeichnet durch ausreichende Urinausscheidung, stabile Vitalzeichen, feuchte Schleimhäute, normalen Hautturgor, prompte kapillare Rückfüllung etc.
2. Der Patient kennt und versteht die ursächlichen Faktoren und den Zweck der therapeutischen Maßnahmen.
3. Der Patient überwacht und korrigiert seine Flüssigkeitsaufnahme.
4. Der Patient nimmt ausreichend Flüssigkeit zu sich.
5. Der Patient kontrolliert sein Körpergewicht.

Maßnahmen

I. Ermitteln der ursächlichen/begünstigenden Faktoren

1. Informieren Sie sich über medizinische Diagnosen und andere Ursachen, die auf ein Defizit des Flüssigkeitsvolumens hinweisen (z. B. Kolitis ulcerosa, Verbrennungen, Leberzirrhose, abdominales Karzinom; andere Faktoren, wie z. B Laryngektomie, Tracheotomie, Wunddrainagen/Fisteln, Wassermangel, Flüssigkeitseinschränkungen, Bewusstseinstrübungen, Erbrechen, Blutungen, Durchfälle, heißes/feuchtes Klima, anstrengende körperliche Aktivitäten, erhöhte Koffein-/Alkohol-/Zuckerzufuhr, hochosmolare Sondenernährung etc.).
2. Informieren Sie sich über medizinische Diagnosen und andere Ursachen, die auf ein Defizit des Flüssigkeitsvolumens hinweisen (z. B. chronisches Nierenversagen, diuretische Therapie, zunehmende respiratorische Verluste – bedingt durch eine Azidose, erhöhter Stoffwechsel bei Fieber etc.).

II. Beurteilung des Ausmaßes des Flüssigkeitsdefizits

1. Kontrollieren Sie die Vitalzeichen und die Qualität des Pulsschlages.
2. Beobachten Sie Indikatoren, wie Harnkonzentration, trockene Schleimhäute, verzögerte kapillare Rückfüllung, verminderter Hautturgor, Zustände der Desorientierung etc.
3. Informieren Sie sich gegebenenfalls über die spezifischen Laborparameter.

III. Korrigieren/Ersetzen der Flüssigkeitsverluste

1. Helfen Sie bei therapeutischen Maßnahmen mit, die den Blutverlust stoppen.
2. Setzen Sie gemeinsam mit dem Arzt den Flüssigkeitsbedarf für 24 Stunden, sowie die Art der Zufuhr fest.
3. Stellen Sie Getränke in Reichweite des Patienten und ermutigen Sie ihn zur regelmäßigen Einnahme.
4. Überprüfen Sie, inwieweit der Patient bereitgestellte Getränke bewusst wahrnehmen und selbstständig aufnehmen kann (Gesichtsfeldausfall, motorische Einschränkungen, Vergesslichkeit etc).
5. Informieren Sie sich über die Vorlieben an Flüssigkeiten des Patienten.
6. Sorgen Sie für eine Flüssigkeitsbilanz und kontrollieren Sie regelmäßig das Körpergewicht.
7. Überwachen Sie die Vitalzeichen laut ärztlicher Anordnung.
8. Überwachen Sie die ärztlich verordnete (enterale, parenterale) Flüssigkeitszufuhr.
9. Sorgen Sie für eine individuelle Hautpflege.
10. Sorgen Sie für regelmäßige Mundpflege bei Flüssigkeitskarenz.
11. Sorgen Sie für eine regelmäßige Augenpflege.
12. Sorgen Sie für einen regelmäßigen Lagewechsel.
13. Verabreichen Sie die Medikamente nach ärztlicher Anordnung.
14. Sorgen Sie für die nötigen Sicherheitsmaßnahmen, wenn der Patient desorientiert ist.
15. Helfen Sie bei Fieber die Körpertemperatur zu senken.
16. Sorgen Sie für angemessene Luftfeuchtigkeit und Umgebungstemperatur.
17. Vgl. *PD 00013 Durchfall.*

IV. Fördern des Wohlbefindens

1. Informieren Sie über die Ursachen, die mit dem Flüssigkeitsdefizit in Zusammenhang stehen.
2. Leiten Sie den Patienten/die Bezugsperson im Erstellen der Flüssigkeitsbilanz an.
3. Besprechen Sie mit dem Patienten, mit welchen Maßnahmen er den Flüssigkeitsmangel beheben kann.
4. Empfehlen Sie, den Konsum von Kaffee, Alkohol und Zucker einzuschränken.
5. Achten Sie auf die Medikamenteneinnahme und deren Nebenwirkungen.
6. Informieren Sie den Patienten über Zeichen/Symptome, die eine weitere Beurteilung und Nachkontrolle erfordern.

Pflegediagnose 00028 (1.4.1.2.2.2.) nach der NANDA Taxonomie II

Flüssigkeitsdefizit, hohes Risiko

*Thematische Gliederung: **Wasser***

Definition
Der Zustand, bei dem ein Patient der erhöhten Gefahr eines (intravasalen, intrazellulären oder interstitiellen) Flüssigkeitsverlustes ausgesetzt ist.

Risikofaktoren

❏ Faktoren, die den Flüssigkeitsbedarf eines Menschen beeinflussen. (Hypermetabolische Zustände: *z. B. Fieber, trockene und heiße Umgebung, erhöhter Stoffwechsel, Genussmittel*)
❏ Medikamente (z. B. Diuretika, *Sedativa*)
❏ Wissensdefizit bezüglich Flüssigkeitsbedarf
❏ Altersextreme
❏ Körperliche oder psychische Veränderungen, die den Zugang zu Flüssigkeiten, deren Einnahme oder Absorption beeinflussen (körperliche Immobilität, *Bewusstlosigkeit*)
❏ Gewichtsextreme
❏ Erhöhte Flüssigkeitsausscheidung auf normalem Weg (z. B. bei Durchfall, *Erbrechen*)
❏ Flüssigkeitsverlust auf ungewöhnlichem Weg (aufgrund von Drainagen, Sonden, Fisteln)

Anmerkung

Eine Hoch-Risiko-Diagnose kann nicht durch Zeichen und Symptome belegt werden, da das Problem nicht aufgetreten ist und die Pflegemaßnahmen die Prävention bezwecken.

Patientenbezogene Pflegeziele

1. Der Patient kennt individuelle Risikofaktoren und geeignete Maßnahmen.
2. Der Patient zeigt Verhaltensänderungen, die einem Flüssigkeitsdefizit vorbeugen.

3. Der Patient entwickelt keine Zeichen einer Dehydratation.
4. Der Patient hat eine ausgeglichene Flüssigkeitsbilanz (Ein- und Ausfuhr).

Maßnahmen

I. Ermitteln der ursächlichen/begünstigenden Faktoren

1. Achten Sie auf Alter, Bewusstseinszustand, Geisteszustand des Patienten.
2. Führen Sie Gewichtskontrollen durch und erheben Sie frühere Angaben.
3. Ermitteln Sie andere ursächliche Faktoren (z. B. Mobilität, Fieber, Medikamente, Sedierung).

II. Vorbeugen eines Flüssigkeitsdefizits

1. Ermitteln Sie individuelle Bedürfnisse und planen Sie entsprechende Maßnahmen (Wunschgetränke).
2. Fördern Sie eine vermehrte orale Flüssigkeitsaufnahme.
3. Stellen Sie Getränke in Reichweite des Patienten.
4. Sorgen Sie laut ärztlicher Anordnung für zusätzliche Flüssigkeiten (Sondenernährung, Infusionen).
5. Kontrollieren Sie die Flüssigkeitsbilanz, und achten Sie auf Flüssigkeitsverlust durch die Haut, Schleimhäute.
6. Kontrollieren Sie regelmäßig das Gewicht.
7. Erfassen Sie Veränderungen der Vitalzeichen (z. B. orthostatische Hypotonie, Tachykardie, Fieber).
8. Beurteilen Sie den Hautturgor und die Mundschleimhaut.
9. Informieren Sie sich über die Laborparameter (Hb/Hkt, Elektrolyte, Harnstoff/Kreatinin usw.).
10. Verabreichen Sie verordnete Medikamente und achten Sie auf deren Nebenwirkung.

III. Fördern des Wohlbefindens

1. Besprechen Sie individuelle Risikofaktoren und spezifische Maßnahmen.
2. Fordern Sie den Patienten auf, eine Ein- und Ausfuhrbilanz zu führen.
3. Vgl. *PD 00027 Flüssigkeitsdefizit.*

Pflegediagnose 00029 (1.4.2.1.) nach der NANDA Taxonomie II

Herzleistung, vermindert

Thematische Gliederung: *Wasser*

Definition
Ein Zustand, in dem die Herzauswurfsleistung eines Patienten den metabolischen Anforderungen nicht entspricht.

Ätiologie (mögliche Ursachen)

- ❏ Veränderter Herzrhythmus
- ❏ Veränderte Herzfrequenz
- ❏ Verändertes Schlagvolumen
- ❏ Veränderte Vorlast
- ❏ Veränderte Nachlast
- ❏ Veränderte Kontraktilität

Symptome (Merkmale, Kennzeichen)

aus der Sicht des Patienten

Veränderte Herzfrequenz/veränderter Herzrhythmus

- ❏ Veränderte Herzfrequenz
- ❏ Veränderter Herzrhythmus
- ❏ Herzklopfen

Veränderte Vorlast

- ❏ Ermüdung, Erschöpfung
- ❏ Ödeme
- ❏ Gewichtszunahme

Veränderte Nachlast

- ❏ Kalte, schweißige Haut
- ❏ Kurzatmigkeit, Dyspnoe
- ❏ Veränderung der Hautfarbe
- ❏ Kein/wenig Harn

Veränderte Kontraktilität

- ❑ Husten
- ❑ Atembeschwerden
- ❑ Nächtliche Atemnot

Verhaltensbezogene, emotionale Symptome

- ❑ Unruhe
- ❑ Angstzustände
- ❑ Rastlosigkeit

aus der Sicht der Pflegeperson

Veränderte Herzfrequenz, veränderter Herzrhythmus

- ❑ Arrhythmien (Tachykardie und Bradykardie)
- ❑ Rhythmusstörungen
- ❑ EKG Veränderungen

Veränderte Vorlast

- ❑ Stauung der Halsvenen
- ❑ Ödeme
- ❑ Veränderte Herztöne
- ❑ Veränderter zentralvenöser Druck
- ❑ Veränderter pulmonalarterieller Verschlussdruck
- ❑ Gewichtszunahme

Veränderte Nachlast

- ❑ Kalte, schweißige Haut
- ❑ Kurzatmigkeit, Dyspnoe/Atemnot
- ❑ Kein oder wenig Harn
- ❑ Verlangsamte kapillare Rückfüllung
- ❑ Verminderter peripherer Puls
- ❑ Blutdruckveränderungen
- ❑ Veränderter systemischer Gefäßwiderstand
- ❑ Veränderter pulmonaler Gefäßwiderstand
- ❑ Veränderungen der Hautfarbe

Veränderte Kontraktilität

- ❑ Knistern
- ❑ Husten

❏ Atembeschwerden
❏ Nächtliche Atemnot
❏ Herzmindestvolumen <4l/min.
❏ Herz Index <2,5l/min.

Verhaltensbezogene, emotionale Symptome

❏ Angstzustände
❏ Unruhe
❏ Rastlosigkeit

Patientenbezogene Pflegeziele

1. Der Patient erhält seine vorhandene Herzleistung und nutzt vorhandene Ressourcen.
2. Der Patient akzeptiert die pflegerische Behandlung und nimmt an Aktivitäten teil, welche die Belastung des Herzens senken (Entspannungstechniken, Übungs-, Ernährungsprogramm).
3. Der Patient zeigt zunehmende Aktivitätstoleranz und beteiligt sich im Rahmen der eigenen Fähigkeiten an der Pflege.
4. Der Patient zeigt Verhaltensweisen, um seine Aktivitäten und Lebensgewohnheiten an die Veränderungen anzupassen.
5. Der Patient kennt und beschreibt Faktoren, welche eine Benachrichtigung der Pflegeperson und des Arztes erfordern.

Maßnahmen

I. Ermitteln der ursächlichen/begünstigenden Faktoren und das Ausmaß der eingeschränkten Funktion

1. Ermitteln Sie Ursachen, die einen Bezug zur individuellen Situation haben, z.B. Sepsis, Hirnstammverletzungen, Rückenmarkverletzungen oberhalb Th 8 (vgl. *PD 00009 Dysreflexie, autonom*).
2. Achten Sie auf beginnende Schockzustände: hämatogene, septische, kardiogene, vaskuläre und psychogene Faktoren.
3. Ermitteln Sie die Vitalzeichen/hämodynamischen Werte.
4. Erfassen Sie Zeichen einer drohenden Dekompensation/eines Schockzustandes.
5. Informieren Sie Laborwerte, z.B. CPK, Elektrolyte, Herzenzyme und Kulturen aus Blut/Wunden/Sekreten usw.

6. Erfassen Sie die Belastungsfähigkeit des Patienten (Beobachtbare und messbare Reaktionen auf sämtliche Aktivitäten).
7. Erfassen/Beobachten Sie die seelischen Reaktionen auf die empfundene Einschränkung/Bedrohung und ihre Auswirkungen auf den Lebensstil.
8. Achten Sie auf das Ausmaß, durch die Beeinträchtigung, im sozialen und beruflichen Bereich.

II. Reduzieren/Korrigieren der ursächlichen Faktoren auf ein Minimum; Fördern der Herzleistung auf ein Maximum

Akute Phase

1. In einer Schocksituation erhöhen Sie die Beine bei flachem Oberkörper um 20–30°. (Bei Stauungszuständen kann dies kontraindiziert sein, in diesem Falle wird die Herzbettlagerung [der Oberkörper um 15° u. Beine um 20–30° erhöht] bevorzugt).
2. Kontrollieren sie häufig die Vitalzeichen, einschließlich vor, während und nach Aktivitäten.
3. Leisten sie bei Bedarf Mithilfe bei speziellen Eingriffen (z.B. beim Legen von invasiven Kathetern, Schrittmachern, eines intraaortalen Ballonkatheters, Kardioversion, ...).
4. Verabreichen Sie auf ärztliche Anordnung Sauerstoff, wenn es angezeigt ist, um das Sauerstoffangebot für das Gewebe zu erhöhen.
5. Sorgen Sie dafür, dass der Patient über Untersuchungsabläufe sowie seine Mitwirkung informiert ist.
6. Unterstützen Sie den Patienten bei seinen Aktivitäten oder übernehmen Sie diese.
7. Sorgen Sie für eine ruhige Umgebung durch Eindämmen von äußeren Einflüssen. Erreichen Sie ein Höchstmaß an Erholungsphasen, indem Aktivitäten und Überwachung koordiniert sind.
8. Kontrollieren Sie die Ein- u. Ausfuhr und bilanzieren Sie die Flüssigkeit.

Postakute/chronische Phase

1. Kontrollieren Sie täglich das Gewicht.
2. Lagern Sie den Patienten möglichst bequem (ödematöse Extremitäten hoch lagern, beim Sitzen Beine hoch lagern).
3. Informieren/Beraten Sie den Patienten zur Erhaltung oder Steigerung der Leistungsfähigkeit.

4. Steigern Sie die Aktivitäten des Patienten entsprechend dem individuellen Gesundheitszustand.
5. Geben Sie psychologische Unterstützung. Bleiben Sie ruhig und beantworten Sie Fragen des Patienten wahrheitsgetreu. Ehrlichkeit kann Sicherheit vermitteln, wenn die Besorgnis für den Patienten offensichtlich ist.
6. Informieren Sie über die erforderlichen Einschränkungen in der Aktivität, bei Nahrungs- und Flüssigkeitszufuhr.
7. Halten Sie einen angemessenen Ernährungszustand und Flüssigkeitshaushalt aufrecht.
8. Beachten Sie Klagen über Appetitlosigkeit/Übelkeit sowie Diätvorschriften (kochsalzarme, cholesterinarme Diät). Geben Sie eher häufige kleinere Mahlzeiten und kontrollieren Sie die Flüssigkeitsaufnahme.
9. Planen Sie die Aktivitäten mit dem Patienten mit dem Ziel, Erschöpfung zu vermeiden.

III. Fördern des Wohlbefindens

1. Beachten Sie vorhandene individuelle Risikofaktoren (z. B. Rauchen, Stress, Übergewicht) und klären Sie ab oder beraten Sie den Patienten in Bezug auf Maßnahmen zur Reduktion der ursächlichen Faktoren.
2. Beachten Sie Klagen über Muskelkrämpfe, Kopfschmerzen, Schwindelgefühl, Hautallergien, die Zeichen einer Medikamentenüberdosierung und/oder eines Elektrolytverlustes sein können.
3. Vermitteln Sie Sicherheit, um die psychische Belastung zu reduzieren (Bezugspflege).
4. Informieren Sie über Zeichen einer Verbesserung, z. B. verminderte Ödeme, bessere Vitalzeichen/Kreislauf.
5. Achten Sie auf und Informieren Sie über Warnsignale, die einer Benachrichtigung des Arztes erfordern (z.B. vermehrte Schmerzen, Dyspnoe, Ödeme usw.).
6. Helfen Sie dem Patienten, Ressourcen zu erkennen und zu nutzen.
7. Ermutigen Sie den Patienten, über seine Ängste und Befürchtungen zu sprechen.
8. Fördern Sie eine beruhigende Atmosphäre durch Entspannungstechniken, Massagen, ruhige Aktivitäten.

9. Informieren Sie über Stressbewältigungstechniken, mit einem für den Patienten geeigneten Übungsprogramm.
10. Fördern Sie Besuche von Bezugspersonen, die einen positiven Einfluss auf den Patienten haben.
11. Fördern Sie die Einbeziehung von Angehörigen/Bezugspersonen in die Aktivierung/Entlassung des Patienten.
12. Informieren Sie den Patienten über Beratungsstellung und Selbsthilfegruppen.
13. Leiten Sie den Patienten an, im Hinblick auf seine Entlassung, Selbstkontrollen durchzuführen (z.B. Gewichtskontrolle, Puls, RR).
14. Vgl.:
    PD 00001 Überernährung
    PD 00002 Mangelernährung
    PD 00024 Durchblutungsstörung (kardial, renal, zerebral,
    *   gastrointestinal, peripher)*
    PD 00025 Flüssigkeitsvolumen, unausgeglichen, hohes Risiko
    PD 00026 Flüssigkeitsüberschuss
    PD 00027 Flüssigkeitsdefizit
    PD 00028 Flüssigkeitsdefizit, hohes Risiko
    PD 00132 Schmerzen, akut.

Ausgewogenheit des Flüssigkeitshaushaltes, Bereitschaft zur Verbesserung

Thematische Gliederung: *Wasser*

Definition

Ein Zustand des Gleichgewichts zwischen Flüssigkeitsvolumen und chemischer Zusammensetzung von Körperflüssigkeiten, der für die physikalischen Bedürfnisse ausreicht und darüber hinaus gestärkt werden kann.

Autorennotiz

Diese Pflegediagnose ist eine Gesundheitsdiagnose und kann bei Patienten angewendet werden, die den Wunsch nach Gesundheitsberatung zur Förderung und Erhaltung ihrer Gesundheit äußern. Es geht dabei um Patienten, die erfolgreich ihr Behandlungsprogramm durchführen, jedoch Informationen verlangen, wie sie zukünftig negative Einflüsse auf ihre Gesundheit voraussehen, bewältigen oder minimieren können.

Eine Gesundheitsdiagnose beinhaltet keine möglichen Ursachen, sondern Voraussetzungen (Merkmale, Kennzeichen, Symptome)!

Voraussetzungen

aus der Sicht der Pflegeperson

❏ Drückt Bereitschaft aus, eine Ausgewogenheit des Flüssigkeitshaushalts herzustellen
❏ Stabiles Körpergewicht
❏ Feuchte Schleimhäute
❏ Nahrungs- und Flüssigkeitszufuhr entspricht dem Tagesbedarf
❏ Farbe und spezifisches Gewicht des Urins ist im Normbereich
❏ Guter Hautturgor
❏ Kein übermäßiger Durst
❏ Urinausscheidung ist in Übereinstimmung mit der Einfuhr
❏ Keine Zeichen eines Ödems oder einer Dehydratation

Patientenbezogene Pflegeziele

1. Der Patient hat einen ausgewogenen Flüssigkeitshaushalt.
2. Der Patient kennt die Parameter zur Feststellung eines ausgewogenen Flüssigkeitshaushalts und diese liegen im Normbereich.
3. Der Patient deutet Zeichen eines unausgewogenen Flüssigkeitshaushaltes richtig und setzt Maßnahmen, um diesen auszugleichen.
4. Der Patient kennt individuelle Risikofaktoren eines unausgeglichenen Flüssigkeitshaushalts.
5. Der Patient kennt Maßnahmen, um rasch einen Flüssigkeitsausgleich herbeizuführen.

Maßnahmen

I. Ermitteln der hemmenden und fördernden Faktoren

1. Ermitteln Sie mit dem Patienten Situationen, in denen die Ausgewogenheit des Flüssigkeitshaushalts gefährdet ist.
2. Befragen Sie den Patienten wegen möglicher Risikofaktoren und vergleichen Sie diese mit der bisherigen Dokumentation.
3. Informieren Sie über mögliche Probleme mit dem Flüssigkeitshaushalt, z. B. bei Operationen oder bestimmten medizinischen Behandlungen.

II. Unterstützen des Patienten, für einen ausgewogenen Flüssigkeitshaushalt zu sorgen

1. Überprüfen Sie den Patienten, ob das Schlucken von Flüssigkeiten funktioniert.
2. Überprüfen Sie beim Patienten die Durchgängigkeit und Funktionalität seiner Infusionsbestecke, Katheter, Infusionsapparate, etc.
3. Achten Sie auf die richtigen Lagerungspositionen.
4. Berücksichtigen Sie den Bewusstseinszustand des Patienten.
5. Achten Sie auf Zeichen eines unausgewogenen Flüssigkeitshaushalts (Ödeme, Hautturgor, trockene Mundschleimhäute, etc.).
6. Erfassen Sie von der Norm abweichende Veränderungen der Vitalzeichen.
7. Informieren Sie sich über Laborparameter.
8. Kontrollieren Sie regelmäßig das Körpergewicht.

9. Verabreichen Sie verordnete Medikamente und achten Sie auf deren Wirkung und mögliche Nebenwirkungen.
10. Führen Sie eine genaue Kontrolle der Flüssigkeitszufuhr und der Flüssigkeitsausscheidung durch.

III. Fördern des Wohlbefindens

1. Besprechen Sie mit dem Patienten nochmals die Maßnahmen zur Verbesserung der Situation.
2. Motivieren Sie den Patienten zur Mitarbeit.
3. Vgl.:
   PD 00025 Flüssigkeitsvolumen, unausgeglichen, hohes Risiko
   PD 00026 Flüssigkeitsüberschuss
   PD 00027 Flüssigkeitsdefizit
   PD 00028 Flüssigkeitsdefizit, hohes Risiko
   PD 00029 Herzleistung, vermindert

Pflegediagnose 00001 (1.1.2.1.) nach der NANDA Taxonomie II

Überernährung

Thematische Gliederung: Nahrung

Definition
Der Zustand, bei dem ein Patient seinem Körper mehr Nahrung zuführt als notwendig.

Ätiologie (mögliche Ursachen)

❏ Übermäßige Nahrungszufuhr im Vergleich zum Körperbedarf

Symptome (Merkmale, Kennzeichen)

aus der Sicht des Patienten

❏ Aussagen über gestörtes Essverhalten:
  - Essen als Reaktion auf äußere auslösende Momente (z. B. Tageszeit, soziale Situation)
  - Essen als Reaktion auf innere auslösende Momente außer Hunger (z. B. Angst)
  - Nahrungsaufnahme in Verbindung mit anderen Aktivitäten
  - Konzentrierte Nahrungszufuhr am Abend
❏ Sitzende Lebensweise (Bewegungsmangel)
❏ *Übertriebene Sorge, zuwenig Essen zu erhalten*

aus der Sicht der Pflegeperson

❏ Trizeps Hautfalte dicker als 15 mm bei Männern und 25 mm bei Frauen
❏ Gewicht 20% über dem Ideal unter Berücksichtigung von Größe und Körperbau
❏ Beobachtetes gestörtes Essverhalten (vgl. aus Sicht des Patienten)

Patientenbezogene Pflegeziele

1. Der Patient spricht über eine realistische Wahrnehmung in Bezug auf sein Körpergewicht (in Übereinstimmung mit dem psychischen und physischen Selbstbild).

2. Der Patient zeigt, dass er sich selbst annimmt, anstatt ein idealisiertes Bild anzustreben.
3. Der Patient erkennt Verhaltensweisen, die im Zusammenhang mit einer Gewichtszunahme oder Überernährung stehen.
4. Der Patient erkennt negative Selbstbeeinflussung und weiß, wie diese zum übermäßigen Nahrungsmittelkonsum führen kann.
5. Der Patient zeigt eine Veränderung der Essgewohnheiten, Nahrungsmittelmenge und -qualität.
6. Der Patient hält die individuelle Diät und das Gymnastikprogramm ein.
7. Der Patient erreicht das erwünschte Körpergewicht bei gleichzeitigem bestmöglichen Gesundheitszustand.

Maßnahmen

I. Ermitteln der ursächlichen/begünstigenden Faktoren

1. Ermitteln Sie den Wissenstand des Patienten über gesunde Ernährung.
2. Ermitteln Sie die Einkaufsgewohnheiten des Patienten.
3. Ermitteln Sie die Bewegungsgewohnheiten des Patienten.
4. Ermitteln Sie, welchen Stellenwert das Essen für den Patienten hat.
5. Erheben Sie, welche Nahrungsmittel/Flüssigkeiten eingenommen werden (Essenszeiten und -gewohnheiten; Aktivität/Ort; allein oder mit andere(n) und Gefühle vor und nach dem Essen).
6. Berechnen Sie die Gesamtkalorienzufuhr.
7. Ermitteln Sie frühere Essgewohnheiten.
8. Ermitteln Sie, ob negative Rückmeldungen von Bezugspersonen kommen.

II. Festlegen eines Programms zur Gewichtsreduktion

1. Dokumentieren Sie Größe, Gewicht, Körperbau, Geschlecht und Alter des Patienten.
2. Bestimmen Sie den Kalorienbedarf aufgrund der körperlichen Faktoren und des Aktivitätszustandes.
3. Unterstützen und beraten Sie den Patienten, welche Diät er unter Kontrolle befolgen will.
4. Unterstützen Sie die Ernährungsberatung beim Erstellen/Evaluieren des Diätprogramms (gemeinsam mit der Diätassistenz).

5. Sprechen Sie über die Eigenwahrnehmung des Patienten, auch über den Gewinn, den das Dicksein für den Patienten bringt. Beachten Sie kulturelle Gepflogenheiten, die der Ernährung, der Nahrungszufuhr und einer massigen Körperstatur einen hohen Stellenwert einräumen. Erfassen Sie die positiven/negativen Selbstbeeinflussungsmöglichkeiten des Betroffenen.

6. Versuchen Sie herauszufinden, inwieweit die Vorstellungen über das Körperbild mit der Realität übereinstimmen.

7. Ermitteln Sie die Motivationsfaktoren des Patienten für eine Gewichtsreduktion (z. B. eigene Zufriedenheit oder Anerkennung durch andere Personen). Erarbeiten Sie mit dem Patienten realistische Anreize für seine Situation (z. B. Annahme der eigenen Person, Verbesserung des Gesundheitszustandes).

8. Setzen Sie Ziele für eine realistische wöchentliche Gewichtsreduktion fest.

9. Überprüfen Sie die Essgewohnheiten und stellen Sie fest, welche Veränderungen notwendig sind.

10. Planen Sie außergewöhnliche Ereignisse ein (Geburtstage, Feiertage), damit die Kalorien umverteilt/reduziert werden können und eine Teilnahme möglich wird.

11. Besprechen Sie, wie man Gefühle der Entbehrung vermeiden kann, indem man sich gelegentlich etwas gönnt und dies bei der Diätplanung mitberücksichtigt.

12. Betonen Sie, wie wichtig ausreichende Flüssigkeitszufuhr ist.

13. Empfehlen Sie dem Patienten, nach Wunsch an einem Beschäftigungsprogramm im Rahmen seiner körperlichen Möglichkeiten teilzunehmen.

14. Überprüfen Sie die Einnahme der individuellen, medikamentösen Therapie laut ärztlicher Anordnung (z. B. Appetithemmer, Hormontherapie, Vitamin-/Mineralstoffzusätze).

15. Geben Sie positive Bestätigung/Unterstützung bei Bemühungen und effektivem Gewichtsverlust.

III. Fördern des Wohlbefindens

1. Erörtern Sie die Wichtigkeit einer individuellen, ausgewogenen Ernährung.

2. Unterstützen Sie den Patienten, hochwertige Nahrungsmittel einzukaufen, die für ihn erschwinglich sind.

3. Entwickeln Sie einen Plan zur Änderung der Essgewohnheiten.

4. Beraten Sie über die Möglichkeiten, während dem Essen Stress/ Anspannung zu vermeiden.

5. Empfehlen Sie Abwechslung und Mäßigung bei der Ernährung, um Eintönigkeit zu vermeiden.

6. Ermitteln Sie, welche Ereignisse zu impulsivem Essen führen. Besprechen Sie Möglichkeiten, damit fertig zu werden, anstatt zu essen.

7. Empfehlen Sie dem Patienten, sich nur einmal pro Woche zu wiegen, zur gleichen Zeit/mit den gleichen Kleidern und die Daten auf einer Tabelle festzuhalten. Kontrollieren Sie, wenn möglich das Körperfett (das ist eine genauere Messmethode).

8. Besprechen Sie die Höhen und Tiefen einer Gewichtsreduktion: das Erreichen eines Plateaus, den Stillstand (bei dem kein Gewicht abgenommen wird), hormonelle Einflussfaktoren usw.

9. Empfehlen Sie dem Patienten, sich selbst beim Erreichen der erzielten Gewichtsreduktion mit neuen Kleidern zu belohnen und die alten nicht als „Sicherheit" im Falle einer erneuten Gewichtszunahme aufzubewahren. Dies fördert eine positive Haltung hinsichtlich einer endgültigen Veränderung.

10. Integrieren Sie so oft wie möglich Bezugspersonen in den Behandlungsplan.

11. Informieren Sie über Selbsthilfegruppen (z. B. Weight Watchers).

12. Vgl. *PD 00118 Körperbild, Störung*

Pflegediagnose 00002 (1.1.2.2.) nach der NANDA Taxonomie II

Mangelernährung

Thematische Gliederung: Nahrung

Definition
Der Zustand, bei dem ein Patient nicht genügend Nahrung zuführt, um den körperlichen Bedarf zu decken und dies zu unge-
sundem Gewichtsverlust führt.

Ätiologie (mögliche Ursachen)

❏ Unvermögen, Nahrung zu sich zu nehmen, zu verdauen oder
Nährstoffe zu resorbieren, aufgrund von biologischen, psychologischen oder ökonomischen Faktoren
❏ *Ungenügende Nahrungsmenge, um den körperlichen Bedarf zu
decken*

Symptome (Merkmale, Kennzeichen)

aus der Sicht des Patienten

❏ Mitteilung über ungenügende Nahrungszufuhr von weniger als
dem täglichen Bedarf
❏ Sättigungsgefühl unmittelbar nach der Nahrungsaufnahme
❏ Mitteilung oder offenkundiges Nichtvorhandensein von Nah-
rungsmittel
❏ Mitteilung über veränderten Geschmackssinn
❏ Abneigung gegen das Essen
❏ Abdominale Krämpfe
❏ Abdominale Schmerzen im Zusammenhang mit oder ohne pa-
thologischen Veränderungen
❏ Fehlendes Interesse am Essen
❏ Bekannte Verdauungsstörungen
❏ Fehlen von Informationen; Fehlinformationen; irrtümliche An-
nahmen
❏ *Ausbleiben der Menstruation*

aus der Sicht der Pflegeperson

❏ Körpergewicht 20% oder mehr unter dem Idealgewicht (in Bezug auf Größe und Körperbau)
❏ Blasse Bindehaut und Schleimhäute
❏ Muskelschwäche beim Schlucken oder Kauen
❏ Schmerzhafte, entzündete Mundhöhle
❏ Wahrgenommene Unfähigkeit Nahrung zu sich zu nehmen
❏ Desorientiertheit, Verwirrtheit
❏ Gewichtsverlust bei genügender Nahrungsaufnahme
❏ Schwacher Muskeltonus
❏ Kapillare Brüchigkeit
❏ Durchfall und/oder Fettstühle
❏ Ausgeprägter Haarausfall
❏ Hyperaktive Darmgeräusche
❏ *Verminderte subkutane Fett-/Muskelmasse*

Patientenbezogene Pflegeziele

1. Der Patient hat nachvollziehbar eine gesteigerte orale Nahrungsaufnahme.
2. Der Patient weist eine kontinuierliche Gewichtszunahme auf.
3. Der Patient weist eine Normalisierung der Laborwerte und fehlende Zeichen von Unterernährung auf (wie bei den Merkmalen beschrieben).
4. Der Patient versteht die bekannten ursächlichen Faktoren.
5. Der Patient zeigt Verhaltensänderungen, um das angemessene Gewicht wiederzuerlangen und/oder beizubehalten.

Maßnahmen

I. Ermitteln der ursächlichen/begünstigenden Faktoren

1. Ermitteln Sie Ursachen, welche die Aufnahme und/oder Verdauung von Nahrungsmitteln verhindern können. (Kau-, Schluckvermögen, Geschmackssinn, Sitz der Zahnprothese, mechanische Blockaden usw.)
2. Ermitteln Sie inwieweit die fehlende Nahrungsaufnahme mit der körperlichen Immobilität in Zusammenhang steht (Unfähigkeit an Nahrung zu kommen – außer Reichweite, körperliche Einschränkungen etc.).

3. Achten Sie auf Nahrungsmittelunverträglichkeiten oder Abneigungen.
4. Ermitteln Sie gemeinsam mit dem Arzt Wechselwirkungen von: Medikamenten, Nebenwirkungen von Krankheiten, Allergien, Gebrauch von Abführmitteln, Diurethika.
5. Ermitteln Sie psychologische Faktoren, kulturelle Einstellungen und Einflüsse (Trauer, Religion).
6. Berücksichtigen Sie psychologische Hintergründe und beachten Sie das Körperbild.
7. Beachten Sie Gebissmängel, geschwollene Speicheldrüsen und Klagen über ständige Halsschmerzen usw.

II. Ermitteln und Einschätzen des Defizits

1. Bestimmen Sie Alter, Gewicht, Körperbau, Kraft, Aktivitäts-/Ruhezustand usw.
2. Halten Sie die gesamte tägliche Kalorienzufuhr fest. Notieren Sie Zufuhr, die Zeiten und das Verhaltensmuster in Bezug auf das Essen.
3. Informieren Sie sich über etwaige Laborwerte.
4. Leisten Sie Mithilfe bei diagnostischen Untersuchungen.
5. Erkennen Sie, welche Patienten der Gefahr einer Unterernährung ausgesetzt sind (z. B. bei hypermetabolischen Zuständen, eingeschränkter Zufuhr, früheren Mangelzuständen).

III. Festsetzen eines Diätplanes, der den individuellen Bedürfnissen entspricht, gemeinsam mit Arzt und Diätassistent

1. Unterstützen Sie den Behandlungsplan, um die zugrundeliegenden Ursachen positiv zu beeinflussen (z. B. Karzinom, Malabsorptionssyndrom, Anorexie).
2. Sorgen Sie für entsprechend angepasste Ernährung: kleine Zwischenmahlzeiten (leicht verdaulicher Imbiss zu jeder Stunde), weiche Kost, flüssige Sondenernährung, appetitanregende Mittel (z. B. Wein) falls angemessen, Zusatznährstoffe nach Anordnung des Arztes.
3. Verabreichen Sie Medikamente nach Anordnung des Arztes.
4. Stellen Sie fest, ob der Patient mehr Kalorien beim Frühstück bevorzugt/verträgt.
5. Verwenden Sie Mittel zur Geschmacksverbesserung (z. B. Zitrone und Kräuter) bei eingeschränkter Salzzufuhr.

6. Empfehlen Sie die Verwendung von Zucker/Honig in Getränken, bei guter Verträglichkeit von Kohlehydraten.
7. Berücksichtigen Sie die Wünsche und persönliche Vorlieben des Patienten, seine „Essenskultur".
8. Vermeiden Sie Nahrungsmittel, die entsprechend den individuellen Umständen Unverträglichkeiten/erhöhte Magenmotilität verursachen (z. B. blähende, heiße/kalte oder scharfe Nahrungsmittel, koffeinhaltige Getränke, Milchprodukte usw.).
9. Schränken Sie Ballaststoffe ein, die eine zu frühe Sättigung bewirken können.
10. Schaffen Sie eine angenehme, erholsame Umgebung, wenn möglich auch in Gesellschaft.
11. Achten Sie darauf unangenehme Gerüche/Anblicke, die eine negative Auswirkung auf Appetit/Essen haben könnten, zu vermeiden.
12. Sorgen Sie für Mundpflege vor/nach den Mahlzeiten und bei Bedarf.
13. Geben Sie positive Rückmeldungen nach der Nahrungszufuhr.
14. Empfehlen Sie Lutschtabletten usw., um bei Mundtrockenheit den Speichelfluss zu fördern.
15. Fördern Sie die ausreichende Flüssigkeitszufuhr. (Eventuell schränken Sie die Flüssigkeitszufuhr eine Stunde vor den Mahlzeiten ein, um die Möglichkeit eines verfrühten Sättigungsgefühls auszuschließen.)
16. Bestimmen Sie wöchentlich und bei Bedarf das Gewicht.
17. Entwickeln Sie bei einem mechanischen Problem (verdrahtete Kiefer, Schlaganfall) gemeinsam mit dem Ergotherapeuten individuelle Strategien.
18. Erstellen Sie gemeinsam mit dem Arzt und Diätassistenten ein kontrolliertes Ernährungsprogramm (z. B. Essensdauer, restliches Essen wird püriert und mittels Magensonde zugeführt), um Komplikationen der Unterernährung zu vermeiden, vor allem bei Anorexia nervosa oder Bulimie. (Ein Spitalsaufenthalt ist möglicherweise notwendig, um ein kontrollierendes Umfeld zu gewährleisten.)
19. Erstellen Sie ein individuelles Ernährungsprogramm unter Einbeziehung des Patienten und der Bezugspersonen.

IV. Fördern des Wohlbefindens

1. Informieren Sie über die Wichtigkeit einer ausgewogenen Ernährung.
2. Planen Sie eine kontinuierliche, realistische Gewichtszunahme.
3. Bestimmen Sie wöchentlich das Gewicht und dokumentieren Sie das Resultat.
4. Konsultieren Sie bei Bedarf die Ernährungsberatung und vermitteln sie Informationsgespräche zwischen Patient und Bezugspersonen.
5. Entwickeln Sie ein regelmäßiges Gymnastikprogramm/stressabbauendes Programm in Zusammenarbeit mit der Physiotherapie.
6. Überwachen Sie die medikamentöse Therapie auf Nebenwirkungen und achten Sie auf Interaktionen mit anderen selbstverordneten, rezeptfreien Medikamenten. Geben Sie diese Informationen an den Arzt weiter.
7. Besprechen Sie die medizinische Verordnung und geben Sie bei Bedarf Information/Hilfestellung.
8. Helfen Sie dem Patienten, Ressourcen zu erkennen und zu benutzen (z. B. Lebensmittelgutscheine, Budgetberatung und/oder weitere Unterstützungsangebote).
9. Verweisen Sie bei Bedarf auf Mundhygiene und oder Zahnarzt, Beratungsstellen/psychiatrische Pflege, Familientherapie.
10. Verstärken Sie bei einem chirurgischen Eingriff die Information und Beratung auf prä- und postoperative Ernährung.
11. Leiten Sie bei Bedarf den Patienten und die Bezugspersonen an, die Nahrung zu zerkleinern und/oder Sondenkost zuzuführen.
12. Verweisen Sie, wenn nötig, auf die Hauskrankenpflege.

Pflegediagnose 00003 (1.1.2.3.) nach der NANDA Taxonomie II

Überernährung, hohes Risiko

Thematische Gliederung: Nahrung

Definition
Der Zustand eines Patienten, bei dem ein Risiko besteht, dass sich der Patient mehr Nahrung zuführt als sein Stoffwechsel benötigt.

Risikofaktoren

❏ Aussage über die Einnahme von fester Nahrung als Hauptnahrung vor dem fünften Lebensmonat
❏ Gestörtes Essverhalten
❏ Gleichzeitiges Essen während anderer Aktivitäten
❏ Essen als Reaktion auf innere auslösende Momente außer Hunger (z. B. Angst)
❏ Essen als Reaktion auf äußere auslösende Momente (z. B. Tageszeit, soziale Situation)
❏ Nahrungszufuhr hauptsächlich am Ende des Tages
❏ Beschriebenes/beobachtetes Übergewicht bei einem oder beiden Elternteilen
❏ Beschriebenes/beobachtetes höheres Basisgewicht zu Beginn jeder Schwangerschaft
❏ Beschleunigtes Wachstum im Verhältnis zu statistischen Daten bei Säuglingen oder Kindern (Adoleszenz)
❏ Beobachtung, dass Essen als Belohnung oder Trost verwendet wird

Anmerkung

Eine Hoch-Risiko-Diagnose kann nicht durch Zeichen und Symptome belegt werden, da das Problem nicht aufgetreten ist und die Pflegemaßnahmen die Prävention bezwecken.

Patientenbezogene Pflegeziele

1. Der Patient beschreibt die Beziehung zwischen Gewicht und seinen Aktivitäten.

2. Der Patient erkennt, wie die Lebensweise/Kultur Fettleibigkeit fördert.
3. Der Patient zeigt Verhaltensweisen, Änderungen des Lebensstils, um die Risikofaktoren herabzusetzen.
4. Der Patient erkennt die Verantwortung für das eigene Handeln und versteht, weshalb er in stressbeladenen Situationen „agieren statt reagieren" soll.
5. Der Patient hält sein Körpergewicht.

Maßnahmen

I. Ermitteln der Risikofaktoren

1. Beachten Sie angeführte Risikofaktoren.
2. Ermitteln Sie die Bewegungsaktivitäten im Zusammenhang mit dem Alter.
3. Bestimmen Sie die Gewichtszunahme gemäß den statistischen Daten bei Säuglingen/Kindern.
4. Informieren Sie sich über Laborwerte (z. B. bei endokriner/metabolischer Störung).
5. Bestimmen Sie Gewichtsverlauf, Lebensumstände, kulturelle Faktoren, die für eine Gewichtszunahme ausschlaggebend sein können. Achten Sie auf die sozioökonomischen Verhältnisse.
6. Erheben Sie den Zusammenhang zwischen Essverhalten und Risikofaktoren.
7. Stellen Sie den Zusammenhang von Hunger und Sättigungsgefühl beim Patienten fest. (Der Verlauf unterscheidet sich bei denjenigen Personen, die für eine Gewichtszunahme prädisponiert sind. Das Auslassen von Mahlzeiten senkt den Grundumsatz.)
8. Beachten Sie frühere Gewichtsreduktionsversuche/Art der Diätkuren. Stellen Sie fest, ob eine „Yo-Yo"-Gewichtsreduktion oder Bulimie eine Rolle spielen.
9. Erkennen Sie Persönlichkeitsmerkmale, die auf eine Neigung zu Übergewicht hindeuten können: z. B. sture Denkweise, externe Kontrollerwartung, negative Selbstbeeinflussung, Unzufriedenheit mit dem Leben.
10. Stellen Sie fest, welche psychologische Bedeutung das Essen für den Patienten hat.
11. Hören Sie auf Sorgen des Patienten und ermitteln Sie seine Motivation, eine Gewichtszunahme zu vermeiden.

II. Unterstützen des Patienten beim Planen eines präventiven Programms zur Vermeidung einer Gewichtszunahme

1. Informieren Sie den Patienten über den Ausgleich von Kalorienzufuhr und Energieverbrauch.
2. Unterstützen Sie den Patienten bei der Entwicklung neuer Essgewohnheiten (z. B. langsam und nur bei Hungergefühl essen).
3. Planen Sie mit dem Patienten ein Langzeitprogramm für Bewegung und Entspannung.
4. Unterstützen Sie den Patienten, Strategien zur Verminderung von stressbeladenem Denken/Handeln zu entwickeln.

III. Fördern des Wohlbefindens

1. Überprüfen Sie die individuellen Risikofaktoren und geben Sie Informationen, die den Patienten in seiner Motivation und Entscheidungsfindung unterstützen.
2. Informieren Sie über eine Ernährungsberatung für spezielle Diät/Ernährungsfragen (Diätassistent).
3. Beraten Sie den Patienten über ein geeignetes Übungsprogramm (Sport, Wandern etc.).
4. Informieren Sie unerfahrene Mütter über die Ernährung von Säuglingen.
5. Ermutigen Sie den Patienten, ein aktives Leben zu führen und Essen/Diät unter Kontrolle zu halten.
6. Unterstützen Sie den Patienten, zu lernen, den eigenen Körper wahrzunehmen und Hungergefühle richtig zu erkennen.
7. Finden Sie gemeinsam mit dem Patienten Lösungen zur Selbstkontrolle.
8. Informieren Sie über Therapiemöglichkeiten, Selbsthilfegruppen (z. B. Weight Watchers).

Pflegediagnose 00045 (1.6.2.1.1.) nach der NANDA Taxonomie II

Mundschleimhaut, verändert
Thematische Gliederung: Nahrung

Definition
Pathologische Veränderungen an den Lippen und/oder der Mundschleimhaut.

Ätiologie (mögliche Ursachen)

- ❏ Chemotherapie
- ❏ Traumata: chemisch (saure Nahrungsmittel, Medikamente, Alkohol, schädliche Substanzen)
- ❏ Regelmäßiger Gebrauch von Inhalatoren
- ❏ Niedergeschlagenheit
- ❏ Immunschwäche
- ❏ Altersbedingter Verlust von Binde-, Fett- oder Knochengewebe
- ❏ Probleme bei der Durchführung der Mundhygiene (Selbstpflege, professionelle Pflege)
- ❏ Lippen- oder Gaumenspalte
- ❏ Wirkungen und Nebenwirkungen von Mcdikamenten
- ❏ Verminderte oder keine Speichelproduktion
- ❏ Erkrankungen der Mundhöhle (Entzündungen, Tumore usw.)
- ❏ Nahrungskarenz länger als 24 Stunden
- ❏ überwiegend Mundatmung
- ❏ Mangelernährung
- ❏ Vitaminmangel und/oder Eisenmangel
- ❏ Austrocknung (Dehydratation)
- ❏ Infektionen
- ❏ Mangelnde Mundhygiene
- ❏ mechanisch (schlechtsitzender Zahnersatz, Sonden, Tubus), Operation in der Mundhöhle, thermisch
- ❏ Gerinnungsstörungen
- ❏ Medikamentennebenwirkung (Zytostatika, Immunsuppressiva)
- ❏ Strahlentherapie
- ❏ Absinken des Hormonspiegels (bei Frauen)

❏ Stress
❏ Verlust von unterstützenden Strukturen

Symptome (Merkmale, Kennzeichen)

aus der Sicht des Patienten

❏ Wahrnehmen eines üblen Geschmacks
❏ Schmerzen in der Mundhöhle
❏ Mundtrockenheit
❏ Wahrnehmen von Ess- und Schluckschwierigkeiten
❏ Wahrnehmen eines veränderten oder nicht vorhandenen Geschmacks

aus der Sicht der Pflegeperson

❏ Abszessdrainage oder Absonderungen
❏ Zahnfleischrückgang (Vertiefungen > 4mm)
❏ Vergrößerte Tonsillen (Mandeln)
❏ Glatte, atrophische, sensible Zunge
❏ Belegte Zunge
❏ Blasses Zahnfleisch oder Mucosa
❏ Pathogenität
❏ Sprechschwierigkeiten
❏ Bläschenbildung, Knötchen
❏ Weiße Beläge
❏ Verletzungen (orale Läsionen, Geschwüre usw.)
❏ Mundgeruch
❏ Ödeme
❏ Hyperämie
❏ Abschuppung
❏ Belegte Zunge
❏ Stomatitis
❏ Blutungen
❏ Makroplasie
❏ Orale Läsionen oder Geschwüre
❏ Fissuren
❏ Rötliche oder bläuliche Färbungen
❏ *Kein oder verminderter Speichelfluss*
❏ *Zahnfleischbluten*
❏ *Zahnkaries*
❏ *Zahnfleischtaschen*

❏ *Ulcerationen*
❏ *Ess- und Schluckschwierigkeiten*
❏ *Wucherung des Zahnfleisches*

Patientenbezogene Pflegeziele

1. Der Patient spricht aus, mögliche Ursachen zu verstehen.
2. Der Patient erkennt spezielle Maßnahmen, die eine intakte Mundschleimhaut fördern.
3. Der Patient führt eine optimale Mundhygiene durch.
4. Der Patient führt Maßnahmen/Methoden zur Wiederherstellung und Aufrechterhaltung einer intakten Mundschleimhaut durch.
5. Der Patient berichtet über eine Verminderung der Krankheitszeichen und Beschwerden bzw. Beschwerdefreiheit.

Maßnahmen

I. Ermitteln der ursächlichen/begünstigenden Faktoren

1. Achten Sie auf die medizinischen Diagnosen, die zu einer Mundschleimhautveränderung führen.
2. Ermitteln Sie den Ernährungszustand/Flüssigkeitszufuhr.
3. Beachten Sie den Nikotin-/Alkoholkonsum.
4. Beobachten Sie den Zahnstatus.
5. Ermitteln Sie den Medikamentengebrauch und mögliche Nebenwirkungen.
6. Stellen Sie fest, ob Allergien auf Nahrungsmittel/Medikamente oder andere Substanzen bestehen.
7. Überprüfen Sie die Mundhygiene: Häufigkeit und Methode (Bürste, Zahnseide, Munddusche); professionelle Zahnhygiene.

II. Ermitteln der Selbstpflegefähigkeit (Ressourcen)

1. Ermitteln Sie, inwieweit der Patient fähig ist, sich selbst zu versorgen.
2. Ermitteln Sie die Gewohnheiten des Patienten in Bezug auf die Mundhygiene.

III. Wiederherstellung und Aufrechterhaltung einer gesunden Mundschleimhaut

1. Inspizieren Sie die Mundhöhle regelmäßig auf Veränderungen.

2. Fördern Sie die Einnahme von geeigneten Flüssigkeiten, um einer Austrocknung vorzubeugen.
3. Sorgen Sie bei Bedarf für eine erhöhte Luftfeuchtigkeit.
4. Meiden Sie scharf gewürzte Nahrungsmittel/Flüssigkeiten, extreme Temperaturen. Unter Umständen ist eine weiche oder pürierte Kost erforderlich.
5. Informieren Sie den Patienten, dass Alkohol- und Tabakkonsum zu weiteren Schleimhautveränderungen führen kann.
6. Informieren Sie den Patienten, dass durch Kaugummi, Lutschbonbons, Brotrinde etc. der Speichelfluss stimuliert werden kann.
7. Bieten Sie künstlichen Speichel an und sorgen Sie für regelmäßige Lippenpflege.
8. Sorgen Sie für regelmäßige Mund- und Zahnpflege.
9. Verabreichen Sie verordnete Medikamente und überwachen Sie deren Wirkung und Nebenwirkungen.
10. Wechseln Sie regelmäßig die Lage des endotrachealen Tubus.
11. Sorgen Sie in Absprache mit der Diätassistentin für ausgewogene Nahrungszufuhr bei Mangelernährung.

IV. Fördern des Wohlbefindens

1. Informieren Sie über spezielle Mundpflege, die während und nach Krankheiten/Verletzungen erforderlich ist.
2. Stellen Sie fest, ob spezielle Geräte notwendig sind, um die Mundpflege selbstständig durchführen zu können und instruieren Sie ihre Handhabung.
3. Stellen Sie fest, welche Auswirkung der Zustand auf das Selbstwertgefühl/Körperbild hat, achten Sie dabei auf Rückzug, von den gewohnten sozialen Aktivitäten, aus Beziehungen und/oder auf Zeichen von Machtlosigkeit.
4. Beachten Sie Äußerungen über Sorgen bezüglich des Aussehens und verhelfen Sie dem Patienten zu genauen Informationen über Behandlungsmöglichkeiten/Resultate.
5. Überprüfen Sie den Informationsstand über die medikamentöse Therapie und deren Handhabung.
6. Fördern Sie Gewohnheiten, welche die Gesundheit positiv beeinflussen. Eine veränderte Immunabwehr kann Auswirkungen auf die Mundschleimhaut haben.
7. Sorgen Sie für Informationen über Ernährung, um Mangelzustände auszugleichen, Reizungen zu vermindern, Parodontose und Zahnkaries vorzubeugen.

8. Empfehlen Sie regelmäßige Zahnkontrollen und professionelle Zahnhygiene.

Pflegediagnose 00048 (1.6.2.1.2.3.) nach der NANDA Taxonomie II

Zahnentwicklung, beeinträchtigt

Thematische Gliederung: Nahrung

Definition

Störungen in der Zahnentwicklung/beim Zahnen oder Veränderungen im strukturellen Aufbau der Zähne beim Erwachsenen.

Ätiologie (mögliche Ursachen)

- ❏ Unzureichende Mundhygiene, Wärme- oder Kälteempfindlichkeit
- ❏ Selbstpflegedefizit
- ❏ Begrenzte finanzielle Möglichkeiten für eine professionelle Behandlung
- ❏ Mangelernährung
- ❏ Ernährungsgewohnheiten
- ❏ genetische Prädisposition
- ❏ Spezielle, verordnete Medikamente
- ❏ Vorzeitiger Verlust von Milchzähnen
- ❏ Zu häufiges Einnehmen von Fluoriden
- ❏ Chronisches Erbrechen
- ❏ Chronischer Gebrauch von Tabak, Kaffee, Tee, Rotwein
- ❏ Fehlendes Wissen über Zahnhygiene
- ❏ Schmelzabreibende Zahnpaste
- ❏ Zähneknirschen
- ❏ *Missbildungen*
- ❏ *Andere Erkrankungen*

Symptome (Merkmale, Kennzeichen)

aus der Sicht des Patienten

- ❏ Zahnschmerzen
- ❏ *Schmerzhaftes Kälte- und Wärmeempfinden*
- ❏ *lockere Zähne*

aus der Sicht der Pflegeperson

❏ Exzessiver Plaque
❏ Karies an der Zahnkrone oder an der Zahnwurzel
❏ Mundgeruch
❏ Zahnverfärbungen
❏ Fehlende Zähne
❏ Übermäßig viel Zahnstein
❏ Unvollständiger Durchbruch der Zähne (können sowohl die ersten als auch zweiten Zähne sein)
❏ Mangelhafter Schluss oder Fehlstellung der Zähne
❏ Vorzeitiger Verlust der Milchzähne
❏ Abgenutzte oder abradierte Zähne
❏ Zahnbrüche
❏ Fehlen einzelner oder aller Zähne
❏ Erosion des Zahnschmelzes
❏ Asymmetrischer Gesichtsausdruck
❏ *Entzündung des Zahnfleisches*
❏ *Zahnfleischbluten*

Patientenbezogene Pflegeziele

1. Der Patient kennt die Risikofaktoren und deren Auswirkungen auf seine Gesundheit.
2. Der Patient kennt Behandlungsmethoden sowie vorbeugende Maßnahmen.
3. Der Patient akzeptiert das Behandlungsprogramm sowie präventive Maßnahmen.
4. Der Patient führt die Behandlungsmethoden entsprechend seiner Möglichkeiten durch.

Maßnahmen

I. Ermitteln der ätiologischen Faktoren/des Ausmaßes der Beschwerden

1. Informieren/leiten Sie den Patienten an, entsprechende Behandlungsmaßnahmen durchzuführen.
2. Achten Sie auf Zeichen und Symptome, wie Blutungen, Schmerzen, Schwellungen ...

3. Ermitteln Sie den Wissensstand/Gewohnheiten des Patienten bezüglich der Zahn- und Mundhygiene.
4. Berücksichtigen Sie sozio-kulturelle Aspekte.
5. Ermitteln Sie die Selbstpflegefähigkeiten des Patienten.
6. Ermitteln Sie die Ernährungsgewohnheiten des Patienten.
7. Achten Sie auf medizinische Diagnosen (Zahnstatus), die zur veränderten Zahnentwicklung führen können.
8. Achten Sie auf Probleme mit Zahnersätzen (Brücken, Kronen, ...).
9. Ermitteln Sie gemeinsam mit dem Arzt Wechselwirkungen/Nebenwirkungen von Medikamenten (z. B. Eisenpräparate, gerinnungshemmende Medikamente).
10. Beziehen Sie bei Kindern die Eltern/Bezugspersonen in das Pflegeassessment ein.
11. Ermitteln Sie, welche Auswirkungen der Zustand auf das Selbstwertgefühl/Selbstbild des Patienten hat. Achten Sie dabei auf Rückzug von gewohnten sozialen Aktivitäten, auf Rückzug aus Beziehungen und/oder auf Zeichen von Machtlosigkeit.

II. Unterstützen des Patienten mit den bestehenden Beschwerden umzugehen

1. Leiten Sie den Patienten/die Bezugspersonen in der Durchführung der pflegetherapeutischen Maßnahmen an.
2. Geben Sie mündliche und schriftliche Informationen (z. B. Broschüren) an den Patienten/die Bezugspersonen.
3. Informieren Sie den Patienten/die Bezugsperson über die Wichtigkeit einer ausgewogenen Ernährung.
4. Beraten Sie den Patienten/die Bezugsperson über die Wichtigkeit professioneller Behandlung.
5. Unterstützen/übernehmen Sie die Mund- und Zahnhygiene je nach dem Schweregrad des Selbstpflegedefizits.
6. Führen Sie die therapeutischen Maßnahmen lt. ärztlicher Anordnung durch (z. B. Fistelspülung).

III. Fördern des Wohlbefindens

1. Informieren Sie den Patienten über spezielle Mundpflege, die während und nach Krankheiten/Verletzungen erforderlich sind.
2. Informieren Sie den Patienten über spezielle Mundpflegehilfsmittel.

3. Empfehlen Sie dem Patienten regelmäßige Zahnkontrollen und professionelle Zahnhygiene.

4. Beraten Sie den Patienten/die Bezugsperson über Möglichkeiten einer finanziellen Unterstützung und verweisen Sie auf die verschiedenen sozialen Einrichtungen (Sozialarbeiter, Krankenkassen, ...).

5. Beraten Sie den Patienten/die Bezugsperson über alternative Pflegemethoden (z. B. Tees).

Pflegediagnose 00103 (6.5.1.1.) nach der NANDA Taxonomie II

Schlucken, beeinträchtigt

*Thematische Gliederung: **Nahrung***

Definition
Der Zustand eines Patienten, bei dem das willentliche Schlucken von Flüssigkeiten und/oder festen Nahrungsmitteln im Zusammenhang mit strukturellen oder funktionellen Veränderungen der Mundhöhle, des Rachens oder der Speiseröhre beeinträchtigt ist.

Ätiologie (mögliche Ursachen)

Angeborene Beeinträchtigungen

❏ Anomalien der oberen Luftwege
❏ Entwicklungs- oder Stoffwechselstörung
❏ Umstände mit signifikanter Hypotonie
❏ Respiratorische Störungen
❏ Frühere Sondenernährung
❏ Verhaltensprobleme bei der Nahrungsaufnahme
❏ Selbstzerstörerisches Verhalten
❏ Neuromuskuläre Beeinträchtigung (verminderter oder fehlender Schluckreflex, verminderte Kraft oder Beweglichkeit der Kau- und Schluckmuskulatur, Facialisparese)
❏ Mechanische Obstruktion (Ödeme, trachealer Tubus, Tumor)
❏ Angeborenes Herzleiden
❏ Beeinträchtigung von kranialen Nerven

Neurologische Probleme

❏ Anomalien der oberen Luftwege
❏ Laryngeale Abnormalitäten
❏ Achalasie
❏ Gastroösophagealer Reflux
❏ Erworbene anatomische Defekte
❏ Cerebrale Lähmung
❏ Innere und äußere Verletzungen

❏ Tracheale, laryngeale, ösophageale Defekte
❏ Traumatische Kopfverletzungen
❏ Verzögerte Entwicklung
❏ Nasale oder nasopharyngeale Defekte
❏ Mundhöhlen- oder Rachenabnormalitäten
❏ Frühgeborene Säuglinge (aus der Krankengeschichte ersichtlich)
❏ *Beteiligung der Hirnnerven*

Symptome (Merkmale, Kennzeichen)

aus der Sicht des Patienten

❏ Der Patient gibt eine veränderte Wahrnehmung bezüglich des Schluckvorganges an.

aus der Sicht der Pflegeperson

Pharyngeale Phase

❏ Veränderte Kopfhaltung
❏ Nicht ausreichende Anhebung des Kehlkopfes
❏ Nahrungsverweigerung
❏ Unerklärliches Fieber
❏ Verzögertes Schlucken *(teilweises, verzögertes Schlucken, Stück für Stück)*
❏ Wiederkehrende Infektionen der Lunge
❏ Glucksende Stimme
❏ Nasaler Reflux
❏ Husten, Verschlucken, Würgen vor dem Schlucken
❏ Wiederholtes Schlucken
❏ Beobachtbare Abweichungen vom normalen Schluckverhalten in der pharyngealen Phase

Ösophageale Phase

❏ Herzbrennen oder Magenschmerzen
❏ Saures Aufstoßen
❏ Unerklärliche Reizbarkeit zur Essenszeit
❏ Erbrochenes am Kopfpolster
❏ Wiederholtes Schlucken und Kauen
❏ Erbrechen oder Aufstoßen von Mageninhalt
❏ Zähneknirschen

- ❏ Nächtliches Husten oder Aufwachen
- ❏ Beobachtete Schluckstörungen (z. B. Nahrungsstauung in der Mundhöhle, Husten/Verschlucken)
- ❏ Überstrecken oder Überdehnen des Kopfes während oder nach dem Essen
- ❏ Beobachtbare Abweichung vom normalen Schluckverhalten im Speiseröhrenbereich
- ❏ Schmerzhaftes Schlucken
- ❏ Nahrungsverweigerung oder Beschränkung der Nahrungsmenge
- ❏ Beschwerde, dass „etwas feststeckt"
- ❏ Erbrechen von Blut
- ❏ Erbrechen

Orale Phase

- ❏ Fehlende Zungenbewegung, um Bissen zu formen
- ❏ Saugschwäche (Säugling)
- ❏ Unvollständiges Schließen der Lippen
- ❏ Nahrung wird aus dem Mund gedrückt
- ❏ Langsames Formen von Bissen
- ❏ Essen fällt aus dem Mund
- ❏ Zu frühes Schlucken des gekauten Essens
- ❏ Unfähigkeit, die Mundhöhle zu entleeren
- ❏ Lange Dauer der Mahlzeiten mit wenig Verzehr
- ❏ Nasaler Reflux
- ❏ Husten, Verschlucken, Würgen vor dem Schlucken
- ❏ Abweichungen vom normalen Schluckverhalten im oralen Bereich beobachtbar
- ❏ Fehlendes Kauen
- ❏ Nahrungssammlung in den Wangentaschen
- ❏ Gesteigerte Speichelabsonderung oder Sabbern
- ❏ *Husten und Würgen*
- ❏ *Schluckstörungen*
- ❏ *Diagnostizierte Störungen beim Schluckakt*
- ❏ *Schmerzen beim Schlucken*

Patientenbezogene Pflegeziele

1. Der Patient spricht aus, die ursächlichen/begünstigenden Faktoren zu verstehen.

2. Der Patient erkennt individuell geeignete Maßnahmen/Handlungen, um das Schlucken zu fördern und einer Aspiration vorzubeugen.
3. Der Patient und seine Bezugspersonen wenden geeignete Essenstechniken, entsprechend der individuellen Situation, an.
4. Der Patient kann ohne Husten und Würgen feste Nahrung und Flüssigkeiten schlucken.
5. Der Patient wendet korrekte Notfallmaßnahmen beim Auftreten eines Würgereizes an.
6. Der Patient hat eine ausgewogene Nahrungs- und Flüssigkeitszufuhr.
7. Die Eltern beherrschen Fütterungstechniken, welche eine angemessene Nahrungsaufnahme des Säuglings gewährleisten.

Maßnahmen

I. Ermitteln des Ausmaßes der Störung und der ursächlichen/begünstigenden Faktoren

1. Ermitteln Sie Faktoren, die eine Aspiration bewirken/die Atemwege beeinträchtigen und instruieren Sie den Patienten.
2. Ermitteln Sie, ob ein Schluckreflex vorhanden ist.
3. Beurteilen Sie das Schluckvermögen (z. B. Schluckversuch mit Joghurt).
4. Ermitteln Sie die Kraft der Kaumuskulatur.
5. Inspizieren Sie die Mundhöhle auf Schleimhautveränderungen (Ödeme, Entzündungszeichen) und ob die Mundhygiene angemessen ist.
6. Achten Sie auf den korrekten Sitz der Prothese und instruieren Sie den Patienten.
7. Ermitteln Sie die sensorische Wahrnehmung, die Orientierung, die Konzentration und die motorische Koordination des Patienten.

II. Vorbeugen einer Aspiration und Aufrechterhalten von offenen Atemwegen

1. Lagern Sie den Oberkörper bei der Einnahme der Mahlzeiten bis ca. 30 Min. danach in 90°-Position.
2. Lagern Sie den Patienten auf die nicht betroffene (gelähmte) Seite, und lassen Sie den Patienten die Zunge benutzen, um das Essen

einzunehmen, wenn nur eine Seite des Mundes betroffen ist (z. B. bei Hemiplegie).

3. Saugen Sie bei Bedarf Schleim und Rückstände aus der Mundhöhle ab.

4. Informieren Sie den Patienten und auch die Bezugspersonen und Mitpatienten über das Risiko einer Aspiration und welche Vermeidungsstrategien es gibt.

III. Fördern der Flüssigkeits- und Kalorienzufuhr, entsprechend den individuellen körperlichen Bedürfnissen

1. Kontrollieren Sie die Zufuhr, die Ausfuhr und das Körpergewicht, um zu beurteilen, ob die Flüssigkeits- und Kalorienzufuhr angemessen ist.

2. Fördern Sie eine Ruhepause vor dem Essen, um die Müdigkeit auf ein Mindestmaß herabzusetzen.

3. Geben Sie bei Bedarf, nach ärztlicher Anordnung, Schmerzmittel vor dem Essen, um das Wohlbefinden zu erhöhen. Achten Sie auf Zeichen der Bewusstseinsbeeinträchtigung.

4. Ermöglichen Sie dem Patienten die Mundpflege vor und nach dem Essen.

5. Lenken Sie die Konzentration auf das Essen, indem mögliche, störende Umwelteinflüsse während dieser Zeit vermieden werden.

6. Ermitteln Sie, welche Lieblingsspeise der Patient vorzieht, und berücksichtigen Sie diese.

7. Sorgen Sie für warme oder kalte (nicht lauwarme) Speisen und Getränke, welche die Rezeptoren stimulieren.

8. Sorgen Sie für einen langsamen oralen Kostaufbau und führen Sie ein Schlucktraining durch.

9. Sorgen Sie für eine Konsistenz des Essens, die am leichtesten geschluckt werden kann (z. B. gelatinehaltige Desserts, Pudding, Cremes, Yoghurt), ziehen Sie bei Bedarf die Diätassistentin bei. Beachten Sie, dass dünnflüssige Nahrungsmittel sehr schwierig zu schlucken sind.

10. Achten Sie darauf, keine Nahrungsmittel zu verabreichen, die den Speichel eindicken können (z. B. Milchprodukte und Schokolade).

11. Servieren Sie das Essen auf ansprechende, appetitliche Art.

12. Verabreichen Sie dem Patienten nur Speisen einer Konsistenz.

13. Räumen Sie genügend Zeit zum Essen ein.
14. Bleiben Sie während des Essens beim Patienten.
15. Achten Sie darauf, dass der Patient während der Essenseingabe nicht ermüdet oder frustriert wird. Passen Sie sich der Esskultur und dem Tempo des Patienten an.
16. Platzieren Sie das Essen in der Mitte der Mundhöhle. Geben Sie dem Patienten angemessene Bissen, um den Schluckreflex auszulösen.
17. Instruieren Sie, wenn angezeigt, den Patienten, das Essen auf der nicht betroffenen Seite zu kauen.
18. Geben Sie Hinweise, um die Konzentration und das Ausführen des Schluckvorganges zu verbessern. Erinnern Sie z. B. den Patienten bei Bedarf daran zu kauen/zu schlucken.
19. Massieren Sie die laryngopharyngeale Muskulatur sanft, um das Schlucken zu stimulieren.
20. Geben Sie positive Rückmeldungen bei Bemühungen des Patienten.
21. Vermeiden Sie das „Hinunterspülen" von Nahrung mit Getränken (Aspirationsgefahr!).
22. Achten Sie nach dem Essen darauf, dass der Patient keine Essensreste im Mund behält.
23. Verabreichen Sie Sondenkost/parenterale Ernährung nach ärztlicher Anordnung.

IV. Fördern des Wohlbefindens

1. Konsultieren Sie die Diätassistentin, um einen optimalen Diätplan zu erstellen.
2. Besprechen Sie mit dem Patienten und dem Arzt die Verabreichung der Medikamente (flüssige Medikamente, Möglichkeit zum Zerkleinern).
3. Leiten Sie den Patienten und/oder die Bezugspersonen an, spezielle Esstechniken und Schluckübungen anzuwenden.
4. Instruieren Sie den Patienten und/oder die Bezugspersonen über Notfallmaßnahmen bei einem Erstickungsanfall.
5. Ermutigen Sie den Patienten, mit Übungen zur Stärkung und Erhaltung der Kau- und Schluckmuskulatur fortzufahren.
6. Erstellen Sie eine Tabelle für regelmäßige Gewichtskontrollen.
7. Organisieren Sie eine Beratung des Patienten/der Bezugspersonen durch eine Logopädin.

Pflegediagnose 00104 (6.5.1.2.) nach der NANDA Taxonomie II

Stillen, unwirksam

Thematische Gliederung: Nahrung

Definition
Der Zustand, bei dem eine Mutter, ein Neugeborenes oder ein Kind Unzufriedenheit oder Schwierigkeiten beim Stillvorgang erleben.

Ätiologie (mögliche Ursachen)

❑ Fehlende Unterstützung vom Partner/von der Familie
❑ Vorangegangene Brustoperation
❑ Säugling erhält zusätzliche Nahrung mit dem Fläschchen
❑ Frühgeburt
❑ Früherer Misserfolg beim Stillen
❑ Anomalien der Mutterbrust
❑ Angst oder Ambivalenz der Mutter
❑ Unterbrechen des Stillens *(durch Krankheit der Mutter oder des Säuglings)*
❑ Geringer Saugreflex des Säuglings
❑ Anomalie des Säuglings
❑ Wissensdefizit
❑ *schmerzhafte Brustwarzen/Schwellung der Brust/Rhagaden*

Symptome (Merkmale, Kennzeichen)

aus der Sicht der Mutter

❑ Nicht zufriedenstellender Stillvorgang
❑ Anhaltend wunde Brustwarzen in der ersten Woche des Stillens
❑ Ungenügendes Entleeren der Brüste beim Stillen
❑ Unzureichende Milchzufuhr – tatsächlich oder wahrgenommen

aus der Sicht der Pflegeperson

❑ Unterbrochenes Saugen des Säuglings an der Brust
❑ Unfähigkeit des Säuglings, die Brustwarze zu fassen

❏ Erkennbare Zeichen einer unangemessenen Nahrungsaufnahme des Säuglings *(Abnormer Gewichtsverlust)*
❏ Der Säugling schreit und sträubt sich gegen das Anlegen
❏ Der Säugling ist unruhig und weint innerhalb der ersten Stunde nach dem Stillen und ist nicht zu beruhigen
❏ Keine beobachtbaren Zeichen einer Oxytocinausschüttung
❏ Mangelnde oder fehlende Gelegenheit des Säuglings an der Brust zu saugen
❏ *Frühere Misserfolge beim Stillen*

Mutterbezogene Pflegeziele

1. Die Mutter spricht aus, die ursächlichen/begünstigenden Faktoren zu verstehen.
2. Die Mutter demonstriert adäquate Stilltechniken zur Verbesserung/Erleichterung des Stillens.
3. Die Mutter und der Säugling führen den Stillvorgang erfolgreich durch.
4. Die Mutter erreicht einen zufriedenstellenden Stillvorgang, indem der Säugling den anfänglichen Gewichtsverlust ausgleicht und die Gewichtszunahme im Normbereich ist.

Maßnahmen

I. Ermitteln der ursächlichen/begünstigenden Faktoren auf Seiten der Mutter

1. Ermitteln Sie, welche Kenntnisse die Mutter über das Stillen hat und welche Informationen sie erhalten hat.
2. Ermutigen Sie die Mutter, über gegenwärtige/frühere Stillerfahrungen zu sprechen.
3. Beachten Sie das Aussehen der Brust/Brustwarzen, um eine merkliche Asymmetrie der Brüste, deutliche Hohl- oder Flachwarzen festzustellen.
4. Ermitteln Sie, ob es sich um primäre Stillschwierigkeiten handelt (z. B. Prolaktinmangel, ungenügendes Brustdrüsengewebe, Brustoperationen) oder ob die Stillschwierigkeiten sekundär auftreten (z. B. wunde Brustwarzen, Hemmung des Milchflussreflexes).
5. Beachten Sie in der Vorgeschichte der Mutter Schwangerschaftsverlauf, Wehen und Entbindung (normale Geburt oder Kaiser-

schnitt), andere vor kurzem durchgeführte oder gegenwärtige chirurgische Eingriffe, medizinische Probleme (z. B. Diabetes mellitus, Epilepsie, Herzkrankheiten oder Behinderungen).

6. Stellen Sie fest, welche Unterstützungssysteme die Mutter hat: Bezugspersonen, Familienvater, Freunde.

7. Achten Sie auf die Gefühle der Mutter (z. B. Furcht/Angst, Ambivalenz, Niedergeschlagenheit).

II. Ermitteln der ursächlichen/begünstigende Faktoren des Säuglings

1. Erkennen Sie Schwierigkeiten beim Saugen (wie bei den möglichen Ätiologien/Merkmalen aufgelistet).

2. Achten Sie darauf, ob der Säugling eine Frühgeburt ist und/oder ob er eine Anomalie aufweist.

3. Überprüfen Sie den Stillrhythmus. Achten Sie auf einen erhöhten Nahrungsbedarf des Säuglings oder auf zusätzliche Verabreichung von Flaschenernährung.

4. Achten Sie auf Zeichen einer ungenügenden Nahrungszufuhr (z. B. der Säugling nuckelt mit minimalen oder nicht hörbaren Schluckgeräuschen an der Brust). Der Säugling sträubt sich gegen das Anlegen und weint. Achten Sie auf genügende Urinausscheidung, Stühle, Gewicht.

5. Achten Sie auf die Zufriedenheit des Säuglings nach dem Stillen.

6. Beachten Sie die Zusammenhänge zwischen der Einnahme von bestimmten Nahrungsmittel durch die Mutter und aufgetretenen Koliken beim Säugling.

III. Unterstützen der Mutter, die Fertigkeit für erfolgreiches Stillen zu erwerben.

1. Unterstützen Sie die Mutter psychisch. Geben Sie während des Spitalaufenthalts bei jeder Stillmahlzeit direkte Instruktionen.

2. Informieren Sie die Mutter, dass Kinder bei Hunger auch andere Verhaltensweisen als Weinen zeigen können (z. B. Fingersaugen).

3. Instruieren Sie die Mutter, dass sie dem Säugling nach dem Aufwachen die Brust anbietet und nicht wartet, bis dieser schreit.

4. Wechseln Sie die Stillposition um die Empfindlichkeit der Brustwarzen zu reduzieren.

5. Entfernen Sie den Säugling von der Brust bei Unterbrechen des Saugens.

6. Geben Sie positive Rückmeldung nach erfolgreichem Stillvorgang.
7. Empfehlen Sie der Mutter, das Zufüttern von Flaschennahrung und den Gebrauch von Schnuller zu meiden.
8. Informieren Sie über den Gebrauch einer elektrischen Milchpumpe.
9. Fordern Sie die Mutter auf, häufige Ruhepausen einzuschalten, die Haushaltspflichten/Kinderpflege sinnvoll einzuteilen.
10. Empfehlen Sie, das Rauchen, die Einnahme von Koffein, Alkohol, Medikamenten, übermäßigem Zucker zu meiden oder einzuschränken.
11. Fordern Sie die Mutter auf, Stillschwierigkeiten rechtzeitig anzugeben.

IV. Gewöhnung des Säuglings an das Stillen

1. Steigern Sie den Körperkontakt.
2. Geben Sie dem Säugling Gelegenheit zum Üben.
3. Drücken Sie mit der Hand kleine Mengen von Muttermilch in den Mund des Säuglings.
4. Lassen Sie die Mutter die Brust nach Bedarf nach dem Stillen abpumpen, um den Milchfluss zu fördern (in Ausnahmefällen).
5. Verabreichen Sie Flaschennahrung nur nach Anordnung.
6. Ermitteln Sie spezielle Maßnahmen bei einem Säugling mit einer Gaumenspalte.

V. Fördern des Wohlbefindens

1. Bei ambulanten Geburten sorgen Sie für Informationen von außen (Hebamme und Kinderärzte, soziale Dienste).
2. Besprechen Sie schon vor der Geburt mit der Mutter die Wichtigkeit einer angepassten Ernährung/Zufuhr von Flüssigkeit, Vitaminen, Mineralstoffen, Spurenelementen (Stillvorbereitungskurs).
3. Sprechen Sie spezielle Probleme an (z. B. Schwierigkeiten beim Saugen, Frühgeburt).
4. Verweisen Sie auf Hilfsgruppen (z. B. je nach Bedarf die Mütterberatung, Stillberatung, La-Leche-Liga, Elterngruppen, Kurse für Stressabbau oder andere Ressourcen an sozialen Einrichtungen).

Pflegediagnose 00105 (6.5.1.2.1.) nach der NANDA Taxonomie II

Stillen, unterbrochen

Thematische Gliederung: Nahrung

Definition
Der Zustand, bei dem das Stillen aufgrund von Problemen der Mutter oder des Neugeborenen unterbrochen wird.

Ätiologie (mögliche Ursachen)

❑ Kontraindikationen des Stillens *(z. B. Drogen-/Medikamenten-konsum, Infektionen/AIDS)*
❑ *Beschäftigung/Arbeit der Mutter*
❑ Krankheit der Mutter oder des Kindes
❑ Situation, die eine sofortige Entwöhnung des Säuglings erfordert
❑ Frühgeburt

Symptome (Merkmale, Kennzeichen)

aus der Sicht der Mutter

❑ Säugling erhält keine oder zuwenig Nahrung von der Brust
❑ Mutter äußert den Wunsch, ihr Kind (so bald wie möglich) mit eigener Muttermilch zu versorgen und die Milchbildung auf-rechtzuerhalten
❑ Fehlende Kenntnisse bezüglich Abpumpen und Aufbewahren der Muttermilch

aus der Sicht der Pflegeperson

❑ Trennung von Mutter und Kind

Mutterbezogene Pflegeziele

1. Die Mutter spricht aus, den Grund für den Stillabbruch zu verstehen.
2. Die Mutter erkennt und wendet Methoden an, um die Milchbildung bis zur Wiederaufnahme des Stillens aufrechtzuerhalten.
3. Die Mutter kann die Milch abpumpen und entsprechend lagern.

4. Die Mutter erreicht ein für beide zufriedenstellendes Stillen, wonach der Säugling zufrieden ist und eine angemessene Gewichtszunahme vorweist.
5. Die Mutter erzielt Entwöhnung und Abstillen nach Wunsch.

Maßnahmen

I. Ermitteln der ursächlichen/begünstigenden Faktoren

1. Bringen Sie in Erfahrung, welche Kenntnisse und welche Instruktionen die Mutter über das Stillen erhalten hat.
2. Ermutigen Sie die Mutter, über gegenwärtige oder frühere Stillerfahrungen zu sprechen.
3. Informieren Sie sich über Aufgaben, Pflichten und zeitlich festgelegte Aktivitäten der Mutter (Pflege der Kinder, Arbeit).
4. Ermitteln Sie Kontraindikationen des Stillens (z. B. Krankheit der Mutter, Drogen-/Medikamentenkonsum), Wunsch/Notwendigkeit abzustillen und informieren Sie die Mutter.
5. Informieren Sie sich über die Haltung der Mutter zum Stillen (kulturelle Gepflogenheiten/Konflikte).

II. Unterstützen der Mutter das Stillen nach Wunsch/Notwendigkeit aufrechtzuerhalten oder zu beenden

1. Ermutigen Sie die Mutter, ihre Gefühle und Ängste mitzuteilen.
2. Unterstützen Sie die Mutter psychisch.
3. Demonstrieren Sie den Gebrauch einer Handpumpe und/oder einer elektrischen Milchpumpe.
4. Empfehlen Sie, das Rauchen, die Einnahme von Koffein, Alkohol, Medikamenten, übermäßigen Zuckerkonsum einzuschränken oder zu meiden.
5. Sorgen Sie für Informationen über das Vorgehen beim Abstillen (z. B. das Tragen eines gutsitzenden und angepassten Büstenhalters).
6. Informieren Sie über die Einnahme von Medikamenten für das Abstillen laut Anordnung des Arztes.
7. Informieren Sie die Mutter über Kontraindikationen des Stillens und über den Grund des Abstillens.

III. Fördern einer wirkungsvollen Ernährung des Säuglings

1. Informieren Sie über die Wichtigkeit der richtigen Aufbewahrung der Muttermilch.

2. Besprechen Sie die korrekte Anwendung und Wahl der Zusatznahrung.
3. Erkennen Sie Vorsichtsmaßnahmen (z. B. richtige Flussgeschwindigkeit der Flaschennahrung aus dem Sauger, mehrmaliges Unterbrechen und Zeit zum Aufstoßen lassen).
4. Sorgen Sie für eine geeignete Intimsphäre und eine ruhige Umgebung beim Stillen/Abpumpen.
5. Geben Sie positive Rückmeldungen nach dem erfolgreichen Stillen oder nach dem Durchführen erlernter Tätigkeiten.

IV. Fördern des Wohlbefindens

1. Ermutigen Sie die Mutter, genügend Ruhephasen einzuplanen.
2. Instruieren Sie die Mutter zu angemessener Nahrungs- und Flüssigkeitszufuhr.
3. Erkennen Sie weitere Möglichkeiten, um die Bindung zum Kind zu unterstützen und zu stärken (z. B. Beruhigung, Trost, spielerische Aktivitäten).
4. Verweisen Sie auf Hilfsgruppen (z. B. La-Leche-Liga).
5. Sorgen Sie für Literatur zur weiteren Information.

Pflegediagnose 00106 (6.5.1.3.) nach der NANDA Taxonomie II

Stillen, erfolgreich

*Thematische Gliederung: **Nahrung***

Definition
Der Zustand, in dem eine Mutter Zufriedenheit mit der Erfahrung des Stillens erlebt und der Säugling genug Nahrung durch den Stillvorgang erhält.

Autorennotiz

Diese Pflegediagnose ist eine Gesundheitsdiagnose und die von der NANDA angegebenen Ätiologien (möglichen Ursachen) und Symptome (Merkmale, Kennzeichen) sind teilweise Ziele und erwartete Ergebnisse.

Ätiologie (mögliche Ursachen)

❑ Gestationsalter des Neugeborenen mehr als 34 Wochen
❑ Unterstützungsmöglichkeiten
❑ Normale Entwicklung des Mund-/Rachenraumes beim Neugeborenen
❑ Selbstvertrauen/Zuversicht der Mutter
❑ Vorhandenes Basiswissen zum Stillen
❑ Normaler Aufbau der Brust

Symptome (Merkmale, Kennzeichen)

❑ Wirkungsvolle Mutter/Kindkommunikation
❑ Regelmäßiges und anhaltendes Saugen/Schlucken an der Brust
❑ Altersentsprechendes Gewicht des Säuglings
❑ Zufriedenheit des Säuglings nach dem Stillen
❑ Die Mutter ist fähig, den Säugling so anzulegen, dass er saugen kann
❑ Zeichen und/oder Symptome einer Oxytocinausschüttung *(Einsetzen der Milchsekretion)*
❑ Altersentsprechende Ausscheidungsverhalten des Säuglings

❏ Bereitschaft des Säuglings gestillt zu werden
❏ Äußerung der Mutter mit dem Stillvorgang zufrieden zu sein

Mutterbezogene Pflegeziele

1. Die Mutter spricht aus, den Vorgang des Stillens zu verstehen.
2. Die Mutter beherrscht wirksame Stilltechniken.
3. Die Mutter erhält Anteilnahme und Unterstützung durch die Familie.

Maßnahmen

I. Ermitteln des individuellen Lernbedarfs

1. Stellen Sie fest, welche Kenntnisse und Erfahrungen die Mutter mit dem Stillen hat.
2. Kontrollieren Sie die Wirksamkeit des Stillens.
3. Ermitteln Sie, welche Unterstützungsmöglichkeiten die Mutter/Familie hat.

II. Fördern der Fertigkeit des Stillens

1. Legen Sie das Kind innerhalb der ersten Stunde nach der Geburt an die Brust.
2. Instruieren Sie, wie das Kind gehalten und angelegt werden muss. Zeigen Sie verschiedene Positionen.
3. Helfen Sie der Mutter beim ersten Anlegen an die Brust.
4. Lassen Sie das Kind bei der Mutter, um eine individuelle Stilldauer und Häufigkeit der Stillmahlzeiten zu ermöglichen.

III. Fördern des Wohlbefindens

1. Sorgen Sie bei ambulanter Geburt für entsprechende Informationen über Hebamme und Kinderarzt.
2. Ermutigen Sie die Mutter und andere Familienangehörige ihre Gefühle, Sorgen zu äußern und hören Sie ihnen aktiv zu, um Hintergründe von Problemen zu ermitteln.
3. Verweisen Sie bei Bedarf auf Hilfsgruppen, wie z. B. La Leche Liga.
4. Vgl. *PD 00104 Stillen, unwirksam.*

Nahrungsaufnahme des Säuglings, beeinträchtigt

Thematische Gliederung: *Nahrung*

Definition

Der Zustand, bei dem der Säugling eine eingeschränkte Fähigkeit zu saugen oder eine eingeschränkte Koordinationsfähigkeit für den Saug-/Schluckvorgang erlebt.

Ätiologie (mögliche Ursachen)

❏ Längerfristige Nahrungskarenz
❏ Anatomische Anomalie
❏ Neurologische Störung/Beeinträchtigung
❏ Orale Überempfindlichkeit
❏ Frühgeburt

Symptome (Merkmale, Kennzeichen)

aus der Sicht der Mutter

❏ *Die Mutter gibt an, dass der Säugling nicht fähig ist, mit dem Saugen einzusetzen oder wirksam zu saugen*

aus der Sicht der Pflegeperson

❏ Unfähigkeit, das Saugen, Schlucken und Atmen zu koordinieren
❏ Unfähigkeit, mit dem Saugen einzusetzen oder wirksam zu saugen

Säuglingsbezogene Pflegeziele

1. Die Eltern beherrschen Fütterungstechniken, welche eine angemessene Nahrungsaufnahme des Säuglings gewährleisten.
2. Der Säugling verliert nicht mehr als 10% des Geburtsgewichtes in der ersten Woche.

3. Der Säugling aspiriert nicht.
4. Der Säugling weist eine dem Alter angemessene Gewichtszunahme auf.
5. Der Säugling weist eine angemessene Ausfuhr auf, gekennzeichnet durch eine angemessene Anzahl nasser Windeln pro Tag.

Maßnahmen

I. Ermitteln der begünstigenden Faktoren/Ausmaß der eingeschränkten Funktion

1. Ermitteln Sie den Saug- und Schluckreflex des Säuglings.
2. Beobachten Sie das Verhalten von Mutter und Säugling während des Anlegens.
3. Ermitteln Sie das Entwicklungsstadium, Missbildungen (z. B. Lippen-/Gaumenspalte), mechanische Hindernisse (z. B. endotrachealer Tubus, Beatmungsgerät).
4. Ermitteln Sie den Bewusstseinszustand, neurologische Schäden, epileptisches Geschehen, Auftreten von Schmerzen.
5. Achten Sie auf die Wirkung und Zeiteinteilung bei der Verabreichung von Medikamenten.
6. Kontrollieren Sie Geburts- und momentane Gewichts- und Längenmaße.
7. Ermitteln Sie Stresszeichen bei der Nahrungszufuhr (z. B. Tachypnoe, Zyanose, Müdigkeit/Lethargie).
8. Ermitteln Sie, ob Verhaltensweisen auftreten, die nach der Nahrungsaufnahme auf ungestillten Hunger hindeuten.
9. Erfassen Sie Unsicherheiten und Angst der Eltern beim Auftreten von Problemen bei der Nahrungsaufnahme.

II. Fördern einer angemessenen Nahrungsaufnahme beim Säugling

1. Wählen Sie geeignete Methoden zur Nahrungsaufnahme (spezielle Sauger, Magensonde) entsprechend den Bedürfnissen des Säuglings.
2. Instruieren Sie die Mutter (Eltern) in geeigneten Techniken bei der Verabreichung einer Mahlzeit. Achten Sie auf die korrekte Lagerung des Säuglings.
3. Geben Sie der Mutter Informationen über das Anlegen, die Zeitdauer.

4. Betonen Sie die Wichtigkeit einer ruhigen/entspannten Atmosphäre bei einer Mahlzeit.

5. Passen Sie die Häufigkeit der Mahlzeiten und die Nahrungsmenge den Reaktionen des Säuglings an, achten Sie auf Aufstoßen.

6. Verabreichen Sie feste Zusatznahrung laut ärztlicher Anordnung.

7. Wählen Sie, wenn erforderlich, abwechselnde Verfahren bei der Nahrungszufuhr (Sauger, Sonde) entsprechend den Fähigkeiten des Säuglings.

8. Führen Sie eine tägliche Gewichtskontrolle des Säuglings durch (gleiche Waage, gleiche Zeit).

III. Fördern des Wohlbefindens

1. Informieren Sie die Mutter (Eltern) über Methoden der Nahrungsaufnahme, um eine Aspiration zu vermeiden. Informieren Sie die Mutter über die Vorgehensweise bei Aspiration!

2. Geben Sie den Eltern positive Rückmeldungen bei erfolgreichen Fütterungstechniken.

3. Besprechen Sie mit den Eltern die erwarteten Ziele in Bezug auf Wachstum und Entwicklung des Säuglings im Zusammenhang mit dem Kalorienbedarf.

4. Raten Sie der Mutter regelmäßig das Gewicht des Säuglings zu kontrollieren.

5. Informieren Sie über Kurse, die von sozialen Einrichtungen angeboten werden (z. B. Erste Hilfe, ...).

6. Unterstützen Sie die Eltern bei der Planung der häuslichen Versorgung.

Pflegediagnose 00134 (9.1.2.) nach der NANDA Taxonomie II

Nausea (Übelkeit)

*Thematische Gliederung: **Nahrung***

Definition
Eine subjektive, unangenehme, wellenförmig auftretende Emp-
findung im Rachen, Oberbauch oder im Bauch, welche zum
Brechreiz oder zum Erbrechen führt.

Ätiologie (mögliche Ursachen)

Behandlungsbezogene Faktoren

❑ Irritation des Magens
  - Medikamente (z. B. Aspirin, nicht steroidale entzündungs-
    hemmende Medikamente, Steroide, Antibiotika)
  - Alkohol, Eisen und Blut
❑ Magenüberblähung
  - verzögerte Entleerung des Magens bedingt durch medika-
    mentöse Maßnahmen (z. B. durch Betäubungsmittelanwen-
    dung, Durchführung einer Anästhesie)
❑ Medikamentenbedingt (z. B. Schmerzmittel, antivirale Medika-
  mente für HIV, Aspirin, Opiate, Chemotherapie)
❑ Gifte (z. B. Radiumtherapie)

Biophysikalische Faktoren

❑ Biochemische Veränderungen (z. B. Urämie, diabetische Ketoazi-
  dose, Schwangerschaft)
❑ Herzschmerzen
❑ Krebs im Bauchraum oder intraabdominale Tumoren (z. B. im
  Becken, Dickdarm)
❑ Ösophagus- oder Pankreaserkrankungen
❑ Magenüberdehnung verursacht durch verzögerte Magenentlee-
  rung, Pylorusobstruktion, urogenital- und gallenbezogene Über-
  dehnungen, Stase der oberen Eingeweide, äußere Kompression
  des Bauches, vergrößerte Leber, Milz oder andere Organe, die
  Funktionen beeinträchtigen, exzessive Nahrungsaufnahme

Situative Faktoren

❏ Psychologische Faktoren (z. B. Schmerz, Furcht, Angst, giftige Düfte, giftiger Geschmack, unerfreuliche visuelle Stimulation)

Symptome (Merkmale, Kennzeichen)

aus der Sicht des Patienten

❏ Zunehmender Speichelfluss
❏ Gefühl, den Mund nicht schließen zu können
❏ Saurer Geschmack im Mund
❏ Vermehrtes Schlucken

aus der Sicht der Pflegeperson

❏ Berichtet über Übelkeit („Mir ist schlecht")
❏ Ablehnung gegenüber Essen

Patientenbezogene Pflegeziele

1. Der Patient kennt die Ursachen.
2. Der Patient hilft durch sein Verhalten mit, die ursächlichen Faktoren auszuschließen.
3. Der Patient wendet präventive Maßnahmen an.
4. Der Patient ist frei von Beschwerden.
5. Der Patient zeigt keine Atemprobleme und die Atemwege sind stets frei.

Maßnahmen

I. Ermitteln der ursächlichen Faktoren/das Ausmaß der Beschwerden

1. Ermitteln Sie die Auslöser für die Beschwerden.
2. Ermitteln Sie den Zeitpunkt des Auftretens und die Häufigkeit der Beschwerden.
3. Ermitteln Sie das Ausmaß der physischen und psychischen Beeinträchtigung durch die Beschwerden.
4. Beobachten Sie den Patienten vor allem nach Baucheingriffen, bei starken Schmerzen oder bei Blutdruckabfall postoperativ.

5. Beobachten Sie Reaktionen nach Verabreichung von Sondennahrung und melden Sie dies der Diätassistentin/dem Arzt weiter – Abstimmung der Sondennahrung.

II. Unterstützen des Patienten mit den bestehenden Beschwerden umzugehen

1. Sorgen Sie für die Sicherheit des Patienten (Rufanlage, Beleuchtung, ...).
2. Informieren Sie den Patienten über die Möglichkeiten zur Vermeidung der Beschwerden.
3. Sorgen Sie rechtzeitig für unterstützende Maßnahmen (Frischluft, Lagewechsel, Umschläge, ...).
4. Unterstützen Sie den Patienten mit ausreichenden Pflegeutensilien und mit Ihrer Anwesenheit (Bereitlegen von Waschlappen, Tücher, Auffanggefäß, Flüssigkeit zum Ausspülen etc.).
5. Fordern Sie den Patienten zum ruhigen Durchatmen auf, dicht sitzende Gesichtsmaske bei Bedarf entfernen.
6. Informieren Sie den Arzt und dokumentieren Sie das Ausmaß und die Häufigkeit der Beschwerden.
7. Verabreichen Sie dem Patienten Medikamente nach ärztlicher Anordnung.

III. Fördern des Wohlbefindens

1. Informieren Sie den Patienten über die Anwendung von Entspannungstechniken (z. B. autogenes Training, ...).
2. Informieren Sie den Patienten über Präventivmaßnahmen (z. B. Akupressur, ...).
3. Besprechen und planen Sie mit dem Patienten Verhaltensänderungen.
4. Leiten Sie die Bezugspersonen zu Hilfs- und Sicherheitsmaßnahmen an.

Pflegediagnose 00163 nach der NANDA Taxonomie II

Ernährung, Bereitschaft zur Verbesserung

Thematische Gliederung: *Nahrung*

> ### Definition
> Der Patient zeigt ein Ernährungsverhalten, das den Bedürfnissen des Stoffwechsels gerecht wird und das darüber hinaus weiter verbessert werden kann.

Autorennotiz

Diese Pflegediagnose ist eine Gesundheitsdiagnose und kann bei Patienten angewendet werden, die den Wunsch nach Gesundheitsberatung zur Förderung und Erhaltung ihrer Gesundheit äußern. Es geht dabei um Patienten, die erfolgreich ihr Behandlungsprogramm durchführen, jedoch Informationen verlangen, wie sie zukünftig negative Einflüsse auf ihre Gesundheit voraussehen, bewältigen oder minimieren können.

Eine Gesundheitsdiagnose beinhaltet keine möglichen Ursachen, sondern Voraussetzungen (Merkmale, Kennzeichen, Symptome)!

Voraussetzungen

aus der Sicht der Pflegeperson

- ❏ Drückt den Willen aus, die Ernährungsgewohnheiten verbessern zu wollen
- ❏ Regelmäßige Einnahme der Mahlzeiten
- ❏ Konsumiert adäquate Nahrungsmittel und Flüssigkeit
- ❏ Drückt Wissen aus über gesunde Ernährung und Getränkeauswahl
- ❏ Einhaltung von entsprechenden Ernährungsstandards (z. B. der Amerikanischen Diabetiker Vereinigung)
- ❏ Sichere Zubereitung und Lagerung der Nahrungsmittel und Getränke

❑ Die Einstellung zu Essen und Trinken stimmt mit den Gesundheitszielen überein

Patientenbezogene Pflegeziele

1. Der Patient verbalisiert Interesse, seine Ernährungsgewohnheiten gesundheitsorientiert zu verändern.
2. Der Patient erlebt eine Normalisierung der Laborparameter, die in Zusammenhang mit dem persönlichen Ernährungsverhalten stehen.
3. Der Patient kennt gesunde Nahrungsmittel.
4. Der Patient erlebt eine Normalisierung des Körpergewichts.

Maßnahmen

I. Ermitteln der hemmenden und fördernden Faktoren

1. Ermitteln Sie den Wissensstand des Patienten zum Thema „Gesundheitsbewusste Ernährung".
2. Ermitteln Sie den Stellenwert des Essens für den Patienten.
3. Ermitteln Sie spezifische Ernährungsgewohnheiten des Patienten (Zeitpunkt, Menge, kalt, warm etc.).
4. Eruieren Sie die Motivationsfaktoren des Patienten, seine Ernährungsgewohnheiten im Sinne einer Verbesserung zu verändern.

II. Unterstützen des Patienten bei der Verbesserung der Ernährung

1. Dokumentieren Sie Körpergewicht, Körpergröße, Körperbautyp und Energieverbrauch des Patienten.
2. Versuchen Sie herauszufinden, wie weit die Vorstellungen über das Körperbild mit der Realität übereinstimmen.
3. Überprüfen Sie die Essgewohnheiten und stellen Sie fest, welche Veränderungen notwendig sind.
4. Besprechen Sie mit dem Patienten die Wichtigkeit einer bedarfsorientierten Flüssigkeitszufuhr.
5. Setzen Sie realistische Ziele für eine Gewichtsreduktion.
6. Beraten Sie den Patienten über die Möglichkeiten, seine Essgewohnheiten im Sinne der Zielerreichung zu verändern.

7. Organisieren Sie Fachleute (Diätassistenten) und vermitteln Sie zwischen diesen und dem Patienten.

III. Fördern des Wohlbefindens

1. Besprechen Sie die Höhen und Tiefen einer geplanten Gewichtsreduktion im Rahmen einer Diät.
2. Motivieren Sie den Patienten trotz Rückschlägen weiter plangemäß die Ernährungsstrategie durchzuführen.
3. Informieren Sie über Selbsthilfeorganisationen (z. B. Weight Watchers).
4. Vgl.:
   PD 00001 Nahrungsaufnahme, verändert, mehr als der Körperbedarf
   PD 00002 Nahrungsaufnahme, verändert, weniger als der Körperbedarf
   PD 00003 Überernährung, hohes Risiko
   PD 00118 Körperbild, Störung

Pflegediagnose 00011 (1.3.1.1.) nach der NANDA Taxonomie II

Verstopfung

Thematische Gliederung: Ausscheidung

Definition
Ein Zustand, bei dem ein Patient eine Veränderung der normalen Stuhlgewohnheiten erfährt, die durch Abnahme der Entleerungshäufigkeit und/oder Ausscheiden von hartem, trockenem Stuhl gekennzeichnet ist.

Ätiologie (mögliche Ursachen)

Funktionell

❑ Aktuelle Umgebungsveränderungen
❑ Gewohntes Unterdrücken oder Ignorieren des Stuhldrangs
❑ Unzureichende körperliche Aktivität
❑ Unregelmäßige Ausscheidungsgewohnheiten
❑ Unangemessene Toilettenbenutzung (z.B. Zeitpunkt, Sitzhaltung oder Intimität)
❑ Schwache Bauchmuskulatur

Psychologische

❑ Niedergeschlagenheit
❑ Emotionaler Stress
❑ Geistige Verwirrung

Pharmakologisch

❑ Antiepileptika
❑ Antilipämische Medikamente
❑ Laxantienüberdosierung
❑ Kalziumantagonisten
❑ Aluminiumhältige Antazida
❑ Nichtsteroidale Antirheumatika
❑ Opiate
❑ Anticholinergika

- ❏ Diuretika
- ❏ Eisenpräparate
- ❏ Phenothiazinderivate
- ❏ Sedativa
- ❏ Sympathikomimetika
- ❏ Bismuthsalze
- ❏ Antidepressiva
- ❏ Kalziumkarbonate

Mechanische

- ❏ Rektaler Abszess oder Ulkus
- ❏ Schwangerschaft
- ❏ Rektoanale Fissuren
- ❏ Tumore
- ❏ Megakolon (Hirschsprung´sche Krankheit)
- ❏ Elektrolytungleichgewicht
- ❏ Rectalprolaps
- ❏ Vergrößerung der Prostata
- ❏ Neurologische Beeinträchtigung
- ❏ Rektoanale Striktur
- ❏ Rektozele
- ❏ Postoperative Obstruktion
- ❏ Hämorrhoiden
- ❏ Fettleibigkeit

Physiologisch

- ❏ Schlechte Ernährungsgewohnheiten *(fehlende Ballaststoffe)*
- ❏ Verringerte Peristaltik des Magen-Darmtraktes
- ❏ Unzureichende Zahn-/Mundpflege
- ❏ Unzureichende Nahrungs-/Flüssigkeitsaufnahme
- ❏ Veränderung der üblichen Nahrungs- und Essgewohnheiten
- ❏ Dehydratation
- ❏ *Unzureichende Kautätigkeit*
- ❏ *Begleiterscheinungen: Stoffwechselstörungen – Hypothyreose*

Symptome (Merkmale, Kennzeichen)

aus der Sicht des Patienten

- ❏ Veränderung der Stuhlgewohnheiten

❏ Erhöhter abdominaler Druck
❏ Schmerzen beim Stuhlgang
❏ Verminderung der gewohnten Stuhlmenge
❏ Anstrengung beim Stuhlgang
❏ Abnahme der gewohnten Entleerungshäufigkeit
❏ Rektales Druck-/Völlegefühl
❏ Abdominaler Schmerz
❏ Unfähigkeit der Stuhlentleerung
❏ Kopfschmerzen
❏ Veränderung der Darmgeräusche
❏ Verdauungsstörung
❏ Untypisches Befinden von älteren Menschen (Veränderung des Bewusstseinszustandes, Urininkontinenz, unerklärliche Stürze, erhöhte Körpertemperatur)
❏ Starke Blähungen
❏ Allgemeine Müdigkeit
❏ Schwache oder starke Darmgeräusche
❏ Übelkeit und/oder Erbrechen
❏ *Appetitstörungen*
❏ *Bauch-/Rückenschmerzen*
❏ Stuhl enthält hellrotes Blut
❏ Vorhandensein von weichem, salbenartigem Stuhl im Rektum
❏ Geblähter Bauch
❏ Dunkler, schwarzer oder teeriger Stuhl
❏ Tastbare abdominale Masse
❏ Trockener, harter, geformter Stuhl
❏ Tastbare rektale Masse
❏ Anorexie
❏ Gespanntes Abdomen mit oder ohne tastbarer Muskelanspannung
❏ Dünnflüssiger Stuhl
❏ *Pressen beim Stuhlgang*

Patientenbezogene Pflegeziele

1. Der Patient erlangt/kehrt zu normalen Stuhlgewohnheiten zurück.
2. Der Patient berichtet, die Faktoren und entsprechenden Maßnah-

men/Lösungen bezüglich seiner individuellen Situation zu verstehen.

3. Der Patient ändert seine Lebensweise so, dass die Ursachen für sein Stuhlproblem beseitigt sind.

4. Der Patient setzt schmerzfrei Stuhl ab.

Maßnahmen

I. Bestimmen normaler Stuhlgewohnheiten

1. Ermitteln Sie die normalen Stuhlgewohnheiten und die Zeitspanne der Ausscheidungsprobleme.

2. Beachten Sie Faktoren, welche die Darmaktivität normalerweise stimulieren und stellen Sie diesbezügliche Störungen fest.

II. Ermitteln der gegenwärtigen Stuhlgewohnheiten

1. Ermitteln Sie Farbe, Geruch, Beschaffenheit, Menge und Häufigkeit der Stuhlentleerung.

2. Hören Sie den Darm auf vorhandene Geräusche ab.

III. Erkennen der ursächlichen/begünstigenden Faktoren

1. Überprüfen Sie die Ernährungsgewohnheiten.

2. Dokumentieren Sie die Flüssigkeitszufuhr.

3. Beachten Sie belastende Umstände (z. B. persönliche Beziehungen, berufliche Faktoren, finanzielle Probleme, Zeitmangel, fehlende Privatsphäre).

4. Ermitteln Sie den Gebrauch von Medikamenten und/oder deren Nebenwirkungen (z. B. Sedativa, Antazida, Eisen, Kontrastmittel, Steroide).

5. Beachten Sie den vorhandenen Aktivitäts-/Mobilitätsgrad.

6. Beurteilen Sie Schmerzen beim Stuhlgang; kontrollieren Sie den perianalen Bereich auf Hämorrhoiden, Fissuren, Hautläsionen oder andere Veränderungen.

7. Ermitteln Sie den Gebrauch oder Missbrauch von Abführhilfsmitteln.

8. Informieren Sie sich über vorhandene medizinische Diagnosen (z. B. metabolische oder endokrine Funktionsstörungen, Schwangerschaft, chirurgische Eingriffe, Megakolon etc.).

9. Palpieren Sie den Bauch im Verlauf des Kolons auf mögliche Ver-
   härtungen.
10. Helfen Sie bei medizinisch diagnostischen Abklärungen mit, um
    weitere mögliche ursächliche Faktoren festzustellen.

IV. Fördern der normalen Darmfunktion

1. Empfehlen Sie eine ausgewogene Ernährung mit hohem Ballaststoffanteil.
2. Unterstützen Sie, falls medizinisch kein Einwand besteht, eine erhöhte Flüssigkeitszufuhr einschließlich Fruchtsäften. Schlagen
   Sie vor, nach dem Aufstehen ein warmes stimulierendes Getränk
   einzunehmen (z. B. heißes Wasser, Kaffee, Tee).
3. Ermutigen Sie zu vermehrter Aktivität/Bewegung, entsprechend
   der individuellen Leistungsfähigkeit.
4. Verabreichen Sie nach Verordnung Stuhlweichmacher, milde Stimulantien oder Quellmittel.
5. Sorgen Sie für Intimsphäre beim Ausscheidungsprozess (z. B. einen
   bettlägrigen Patienten in ungestörter Umgebung, z. B. Badezimmer, ausscheiden lassen).
6. Behandeln Sie bei Bedarf nach ärztlicher Anordnung den Anus mit
   einem Gleitmittel/anästhesierender Salbe.
7. Verabreichen Sie nach ärztlicher Anordnung Darmeinläufe, entfernen Sie bei Bedarf Kotsteine manuell.
8. Ermöglichen Sie nach dem Stuhlgang ein Sitzbad zur beruhigen-
   den Wirkung im Rektalbereich.
9. Planen Sie beim Stuhlprogramm, nach Absprache mit dem Arzt,
   Suppositorien und manuelle Stimulation ein, wenn eine längerfristige oder permanente Darmentleerungsstörung vorhanden ist.

V. Fördern des Wohlbefindens

1. Überprüfen Sie und ermutigen Sie die individuelle Weiterführung
   erfolgreicher Maßnahmen.
2. Besprechen Sie den Grund für den Erfolg der Maßnahmen.
3. Vermitteln Sie bei Bedarf Informationen über die sinnvolle Anwendung von Laxantien.

Pflegediagnose 00015 (1.3.1.4.) nach der NANDA Taxonomie II

Verstopfung, hohes Risiko

*Thematische Gliederung: **Ausscheidung***

Definition
Risiko, bei dem ein Patient eine Veränderung der normalen Stuhlgewohnheiten erfährt, die durch Abnahme der Entleerungshäufigkeit und/oder Ausscheidung von hartem, trockenem Stuhl gekennzeichnet ist.

Risikofaktoren

Funktionell

❏ Aktuelle Umgebungsveränderungen
❏ Gewohntes Unterdrücken oder Ignorieren des Stuhldrangs
❏ Unzureichende körperliche Aktivität
❏ Unregelmäßige Ausscheidungsgewohnheiten
❏ Unangemessene Toilettenbenutzung (z. B. Zeitpunkt, Sitzhaltung oder Intimität)
❏ Schwache Bauchmuskulatur

Psychologisch

❏ Niedergeschlagenheit
❏ Emotionaler Stress
❏ Geistige Verwirrung

Pharmakologisch

❏ Antiepileptika
❏ Laxantienüberdosierung
❏ Kalziumantagonisten
❏ Aluminiumhältige Antazida
❏ Nichtsteroide Antirheumatika
❏ Opiate
❏ Anticholinergika
❏ Diuretika

❏ Eisenpräparate
❏ Phenothiazinderivate
❏ Sedativa
❏ Sympathikomimetika
❏ Bismuthsalze
❏ Antidepressiva
❏ Antilipämische Medikamente
❏ Kalziumkarbonate

Mechanisch

❏ Rektaler Abszess oder Ulkus
❏ Schwangerschaft
❏ Rektoanale Fissuren
❏ Tumore
❏ Megakolon (Hirschsprung´sche Krankheit)
❏ Elektrolytungleichgewicht
❏ Rectalprolaps
❏ Vergrößerung der Prostata
❏ Neurologische Beeinträchtigung
❏ Rektoanale Striktur
❏ Rektozele
❏ Postoperative Obstruktion
❏ Hämorrhoiden
❏ Fettleibigkeit

Physiologisch

❏ Schlechte Ernährungsgewohnheiten *(fehlende Ballaststoffe)*
❏ Verringerte Peristaltik des Magen-Darmtraktes
❏ Unzureichende Zahn-/Mundpflege
❏ Unzureichende Nahrungs-/Flüssigkeitsaufnahme
❏ Veränderung der üblichen Nahrungs- und Essgewohnheiten
❏ Dehydratation
❏ *Unzureichende Kautätigkeit*
❏ *Begleiterscheinungen: Stoffwechselstörungen – Hypothyreose*

Anmerkung

Eine Hoch-Risiko-Diagnose kann nicht durch Zeichen und Symptome belegt werden, da das Problem nicht aufgetreten ist und die Pflegemaßnahmen die Prävention bezwecken.

Patientenbezogene Pflegeziele

1. Der Patient erfährt keine Obstipation.
2. Der Patient erkennt seine Risikofaktoren.
3. Der Patient und die Bezugspersonen äußern Einsicht in Prävention und Behandlung.
4. Der Patient und die Bezugspersonen zeigen Verhaltensweisen und Methoden, um einer Verstopfung vorzubeugen.

Maßnahmen

I. Ermitteln der ursächlichen/begünstigenden Faktoren

1. Ermitteln Sie die „normalen" Stuhlgewohnheiten des Patienten.
2. Ermitteln Sie den Allgemein- und Ernährungszustand des Patienten.
3. Beachten Sie den vorhandenen Aktivitäts- oder Mobilitätsgrad, Trink- und Essgewohnheiten, eingeschränkte Selbstpflegefähigkeit und/oder Probleme durch Medikamente/Therapien, chronische Krankheit oder fehlende Intimsphäre und/oder Umwelteinflüsse.

II. Vorbeugen der Obstipation durch Verringern bzw. Ausschalten der Risikofaktoren

1. Ermitteln Sie individuelle Bedürfnisse und planen Sie entsprechende Maßnahmen (ballaststoffreiche Kost).
2. Fördern Sie eine vermehrte orale Flüssigkeitsaufnahme.
3. Achten Sie auf eine ausreichende Nahrungszufuhr.
4. Entwickeln Sie in Zusammenarbeit mit dem Patienten und anderen Berufsgruppen ein körperliches Therapie-, Lagerungs- und Übungsprogramm.
5. Kontrollieren Sie die Häufigkeit und Konsistenz des Stuhles.
6. Beurteilen Sie die Mundschleimhaut und die vorhandene Kautätigkeit und setzen Sie die entsprechenden Maßnahmen.
7. Kontrollieren Sie die Flüssigkeitszufuhr (Flüssigkeitsbilanz).
8. Verabreichen Sie verordnete Medikamente und achten Sie auf deren Nebenwirkungen.

9. Sorgen Sie für Information über Wirkung und Nebenwirkung von Medikamenten durch den Arzt.
10. Sorgen Sie für Schmerzentlastung in Zusammenarbeit mit anderen Berufsgruppen.
11. Sorgen Sie für eine bestmögliche Privatsphäre unter Berücksichtigung der örtlichen Gegebenheiten.

III. Fördern des Wohlbefindens

1. Besprechen Sie individuelle Risikofaktoren und spezifische Maßnahmen.
2. Sprechen Sie mit dem Patienten und der Vertrauensperson über eine normale Darmfunktion und Möglichkeiten zu ihrer Erhaltung und Förderung.
3. Fördern Sie stressabbauende Aktivitäten, um den Patienten beim Aneignen von individuell annehmbaren Gewohnheiten zu unterstützen.
4. Überprüfen und ermutigen Sie den Patienten zur individuellen Weiterführung erfolgreicher Maßnahmen.
5. Besprechen Sie den Grund für den Erfolg der Maßnahmen.

Pflegediagnose 00012 (1.3.1.1.1.) nach der NANDA Taxonomie II

Verstopfung, subjektiv

*Thematische Gliederung: **Ausscheidung***

Definition
Der Zustand, bei dem ein Patient bei sich selbst eine Verstop-
fung diagnostiziert und den täglichen Stuhlgang mit Hilfe von
Laxantien, Einläufen und Suppositorien sicherstellt.

Ätiologie (mögliche Ursachen)

❏ Veränderte (beeinträchtigte) Denkprozesse
❏ Fehleinschätzung
❏ Spezielle kultur- und familienbedingte Einstellungen, *Ansichten
  zum Thema Gesundheit*
❏ *Psychogene Störungen*

Symptome (Merkmale, Kennzeichen)

aus der Sicht des Patienten

❏ Erwartungshaltung bezüglich eines täglichen Stuhlganges mit
  daraus folgendem übermäßigen Gebrauch von Laxantien, Einläufen und Suppositorien
❏ Stuhlgang wird täglich zur selben Zeit erwartet

aus der Sicht der Pflegeperson

❏ *Gesteigerter Ausdruck von Sorge betreffend des täglichen Stuhlganges*
❏ *Zentriertes Interesse an Abführhilfen*

Patientenbezogene Pflegeziele

1. Der Patient akzeptiert medizinisch vertretbare Maßnahmen um
   die Darmfunktion zu fördern.
2. Der Patient eignet sich die medizinisch vertretbaren Maßnahmen
   zur Regulierung der Stuhlgewohnheiten an.

3. Der Patient scheidet Stuhl aus ohne Zuhilfenahme von Abführmittel und ohne Ausdruck von Sorge darüber.

Maßnahmen

I. Ermitteln von Faktoren im Zusammenhang mit der persönlichen Denkweise

1. Stellen Sie fest, was der Patient unter „normalen" Stuhlgewohnheiten versteht.
2. Vergleichen Sie dies mit den gegenwärtigen Stuhlgewohnheiten des Patienten.
3. Ermitteln Sie, welche Maßnahmen der Patient zur persönlichen Problembewältigung anwendet.

II. Fördern des Wohlbefindens

1. Geben Sie dem Patienten Unterstützung durch „aktives Zuhören"/Besprechen seiner Ängste und Sorgen.
2. Sprechen Sie mit dem Patienten über eine normale Darm- und Ausscheidungsfunktion und Möglichkeiten zu ihrer Erhaltung und Förderung.
3. Erklären Sie nachteilige Wirkungen der Medikamente/Darmeinläufe.
4. Besprechen Sie den Zusammenhang zwischen Ernährung/körperlicher Bewegung und Stuhlausscheidung.
5. Fördern Sie stressabbauende Aktivitäten, um den Patienten beim Aneignen von individuell annehmbaren Gewohnheiten zu unterstützen.

Pflegediagnose 00013 (1.3.1.2.) nach der NANDA Taxonomie II

Durchfall

Thematische Gliederung: Ausscheidung

Definition
Ein Zustand, bei dem ein Patient dünnen, wässrigen, ungeformten Stuhl ausscheidet.

Ätiologie (mögliche Ursachen)

Psychologisch

❏ Hoher Level an Stress und Angst

Situationsabhängig

❏ Alkoholabhängigkeit
❏ Vergiftungen
❏ Missbrauch von Abführmittel
❏ Bestrahlung
❏ Sondennahrung
❏ Nachteilige Wirkung von Medikamenten
❏ Kontaminierte Substanzen
❏ Reisen
❏ *Darmerkrankungen, Darminfektionen*
❏ *Nahrungsmittel, Diätumstellungen*

Physiologisch

❏ Entzündung
❏ Störungen der Nahrungsaufnahme
❏ Infektionen
❏ Reizung
❏ Parasiten

Symptome (Merkmale, Kennzeichen)

aus der Sicht des Patienten

❏ Stuhldrang

- ❏ Bauchschmerzen
- ❏ Krämpfe
- ❏ *Geruchsveränderungen*

aus der Sicht der Pflegeperson

- ❏ Vermehrte Stuhlentleerung (mind. 3-mal flüssiger Stuhl pro Tag)
- ❏ Vermehrte Darmgeräusche
- ❏ *Dünne, wässrige Stühle*
- ❏ *Vermehrte Blähungen*
- ❏ *Farbveränderungen/Beimengungen*

Patientenbezogene Pflegeziele

1. Der Patient erlangt wieder eine normale Darmfunktion.
2. Der Patient kann die ursächlichen Faktoren und Gründe für Behandlungsvorschriften verstehen.
3. Der Patient hilft durch sein Verhalten mit, ursächliche Faktoren auszuschließen.

Maßnahmen

I. Ermitteln der ursächlichen/begünstigenden Faktoren

1. Ermitteln Sie den Beginn und Verlauf des Durchfalls.
2. Beobachten und notieren Sie die Häufigkeit, Qualität, Menge, Zeitpunkt und auslösende Faktoren, die mit dem Auftreten des Durchfalls zusammenhängen.
3. Beachten Sie Schmerzen, die in Verbindung mit gehäuften Stuhlgängen auftreten.
4. Hören Sie den Darm auf vorhandene Geräusche ab.
5. Achten Sie auf Begleiterscheinungen, wie z. B. Fieber/Frösteln, Bauchschmerzen/Krämpfe usw.
6. Ermitteln Sie die Nahrungsaufnahme und den Ernährungszustand.
7. Überprüfen Sie die Medikamenteneinnahme.
8. Achten Sie auf kürzlich erfolgte Auslandsaufenthalte, Umgebungswechsel, Veränderungen des Trinkwassers, der Ernährung und auf Erkrankungen von Kontaktpersonen.
9. Achten Sie auf gleichzeitige Krankheiten/Behandlungen, Nah-

rungsmittel- und Medikamentenallergien, Laktoseintoleranz und Nebenwirkungen von Therapien.

II. Ausschalten von ursächlichen Faktoren

1. Sorgen Sie (in Absprache mit dem Arzt) für eine Änderung der Ernährung, um Durchfall auslösende Nahrungsmittel/Substanzen zu meiden.
2. Schränken Sie Koffein und ballaststoffreiche Nahrungsmittel sowie Milch, Fett, Vollkornprodukte, Rohkost und Früchte ein.
3. Passen Sie die Konzentration und Häufigkeit der Sondenernährung dem Zustand des Patienten an (in Absprache mit Arzt und Diätassistentin).
4. Fördern Sie die Anwendung von Entspannungstechniken zur Verminderung von Stress/Angst (z.B. progressive Muskelentspannung, Visualisieren).

III. Aufrechterhalten des Wasser-/Elektrolythaushaltes

1. Sorgen Sie in Absprache mit dem Arzt für eine ausreichende Flüssigkeitszufuhr.
2. Beobachten Sie den Patienten, ob dieser Symptome von Hypotonie, Tachykardie, Hautturgor- und Schleimhautveränderungen zeigt.
3. Verabreichen Sie Medikamente nach Verordnung.

IV. Erhalten einer intakten Haut

1. Helfen Sie falls nötig, nach jedem Stuhlgang bei der Analpflege.
2. Tragen Sie bei Bedarf eine hautschützende Lotion/Salbe auf.
3. Sorgen Sie, wenn nötig, für trockene Bettwäsche.
4. Vgl.:
   PD 00047   Hautdefekt, hohes Risiko
   PD 00046   Hautdefekt, bestehend.

V. Wiederherstellen der normalen Darmfunktion

1. Erhöhen Sie in Absprache mit dem Arzt die Flüssigkeitszufuhr, und verabreichen Sie wieder normale Kost (Joghurt, Reis, Bananen, Salzgebäck).
2. Verabreichen Sie Medikamente nach Verordnung.

VI. Fördern des Wohlbefindens

1. Motivieren Sie den Patienten, entsprechende Maßnahmen zu setzen, die ein Wiederauftreten der Durchfälle verhindern.
2. Beraten Sie den Patienten bei der Nahrungsmittelauswahl und -zubereitung, in Absprache mit der Diätassistentin.
3. Ermitteln und besprechen Sie individuelle Stressfaktoren und Bewältigungsformen.
4. Besprechen Sie die Möglichkeit einer Dehydratation und die Wichtigkeit des Flüssigkeitsersatzes.

Pflegediagnose 00014 (1.3.1.3.) nach der NANDA Taxonomie II

Stuhlinkontinenz

*Thematische Gliederung: **Ausscheidung***

Definition

Ein Zustand, bei dem ein Patient seine Stuhlentleerungen nicht kontrollieren kann.

Ätiologie (mögliche Ursachen)

- ❏ Umweltfaktoren (z. B. unzugängliche Toilette)
- ❏ Unvollständige Stuhlentleerung
- ❏ Abnormalität des Sphinktermuskels
- ❏ Kotstau
- ❏ Ernährungsgewohnheiten
- ❏ Kolonrektale Verletzung
- ❏ Stress
- ❏ Neuromuskuläre Störungen
- ❏ Abnormer hoher abdominaler Druck oder intestinaler Druck
- ❏ Generelle Abnahme des Muskeltonus
- ❏ Verlust der Sphinkterkontrolle
- ❏ Wahrnehmungs- oder Bewusstseinsstörungen
- ❏ Schädigung von tiefer/höher gelegenen motorischen Nerven
- ❏ Chronischer Durchfall
- ❏ Selbstpflegedefizit – Toilettenbenützung
- ❏ Eingeschränkte Kapazität der Rektumampulle
- ❏ Medikation
- ❏ Immobilität
- ❏ Laxantienabusus
- ❏ *Gastrointestinale Störungen*
- ❏ *Colostomie*

Symptome (Merkmale, Kennzeichen)

aus der Sicht des Patienten

- ❏ Unfähigkeit die Defäkation zu verzögern

❏ Unwillkürliche Stuhlentleerung
❏ Stuhldrang
❏ Unfähigkeit den Stuhldrang zu spüren

aus der Sicht der Pflegeperson

❏ Konstanten Verlust von weichem Stuhl
❏ Fäkalgeruch
❏ Unkontrollierbare Stuhlentleerung
❏ Fäkale Spuren auf der Kleidung/ Bettwäsche
❏ Äußerung den Stuhldrang nicht wahrnehmen zu können
❏ Äußerung den Stuhldrang wahrnehmen zu können, aber unfähig zu sein, geformte Stühle ausscheiden zu können
❏ Gerötete perianale Haut

Patientenbezogene Pflegeziele

1. Der Patient akzeptiert das Stoma.
2. Der Patient kann das Stoma selbstständig versorgen.
3. Die Angehörigen des Patienten sind in der Lage das Stoma zu versorgen.
4. Der Patient verbessert die Kontrolle über seine Ausscheidung.
5. Der Patient entleert täglich, jeden 2. oder 3. Tag weichen, geformten Stuhl.
6. Der Patient bewahrt einen intakten Hautzustand.
7. Der Patient erreicht eine normale Stuhlausscheidung.
8. Der Patient bewahrt sein Selbstwertgefühl und nimmt seine sozialen Kontakte wieder auf.

Maßnahmen

I. Ermitteln der ursächlichen/begünstigenden Faktoren

1. Ermitteln Sie, ob medizinische Diagnosen die Stuhlinkontinenz beeinflussen (z. B. Multiple Sklerose, Rückenmarksverletzung, zerebraler Insult, Ileus, Colitis ulcerosa).
2. Beachten Sie den Zeitpunkt des Auftretens, vorausgehende/auslösende Ereignisse.
3. Ermitteln Sie die Ernährungs- und Lebensgewohnheiten des Patienten.
4. Beachten Sie Darmgeräusche.

II. Ermitteln der momentanen Stuhlgewohnheiten

1. Beachten Sie Farbe, Geruch, Konsistenz, Menge und Häufigkeit der Stuhlentleerung.
2. Fordern Sie den Patienten dazu auf, den Zeitpunkt der Inkontinenz aufzuschreiben.
3. Hören Sie den Darm auf vorhandene Geräusche ab.
4. Beachten Sie Blähungen.
5. Ermitteln Sie die derzeitigen und vergleichen Sie diese mit den früheren Stuhlgewohnheiten.

III. Fördern der Kontrolle/Regelung der Inkontinenz

1. Geben Sie Unterstützung bei der Behandlung der ursächlichen/begünstigenden Faktoren.
2. Stellen Sie, angepasst an die individuellen Gewohnheiten des Patienten, ein Stuhlprogramm auf, um eine Entleerung zur festgesetzten Zeit zu ermöglichen. Verabreichen Sie Medikamente und/oder manuelle Stimulation laut Anordnung des Arztes.
3. Führen Sie den Patienten auf die Toilette/Leibstuhl, oder geben Sie die Leibschüssel nach geplanten Intervallen. Halten Sie das Programm zu Beginn täglich ein. Planen Sie dann, je nach Stuhlmenge und Gewohnheiten, eine Stuhlentleerung jeden zweiten Tag ein.
4. Wahren Sie bei den Pflegehandlungen die Intimsphäre des Patienten.
5. Fördern Sie eine Ernährung mit hohem Ballaststoffanteil und ausreichender Flüssigkeit. Vermeiden Sie blähende und abführende Nahrungsmittel (Diätassistent).
6. Überwachen Sie regelmäßig das Körpergewicht des Patienten.
7. Verabreichen Sie lt. Anordnung des Arztes Laxantien/Quellmittel.
8. Sorgen Sie für ausreichende Hygiene- und Pflegemaßnahmen, um einen gesunden Hautzustand zu bewahren.
9. Ermutigen Sie den Patienten ein Übungsprogramm durchzuführen, das den individuellen Fähigkeiten entspricht, um Muskeltonus/-kraft einschließlich der perianalen Muskeln zu stärken.
10. Sorgen Sie für Inkontinenzhilfen/-einlagen, bis die Kontinenz erreicht ist.

11. Zeigen Sie, wie man während des Stuhlganges den intraabdominalen Druck erhöhen kann (z. B. durch Anspannen der Bauchmuskeln, Vorbeugen des Oberkörpers, manuellen Druck). Stimulieren Sie die Darmperistaltik durch Massage entlang des Colonverlaufs.
12. Vgl. *PD 00013 Durchfall*, wenn die Inkontinenz auf nicht kontrollierbaren Durchfall zurückzuführen ist.

IV. Fördern des Wohlbefindens

1. Überprüfen und ermutigen Sie den Patienten zur individuellen Weiterführung erfolgreicher Maßnahmen.
2. Informieren Sie den Patienten in der Anwendung von Laxantien, um die Stuhlentleerung zur geplanten Zeit zu erwirken.
3. Sorgen Sie für emotionale Unterstützung des Patienten/der Bezugspersonen, besonders wenn der Zustand längere Zeit andauert oder chronisch ist.
4. Beziehen Sie Bezugspersonen in korrekte Hygiene- und Pflegemaßnahmen nach jeder Stuhlentleerung mit ein und leiten Sie sie an, die Maßnahmen selbstständig durchzuführen.
5. Informieren Sie den Patienten/die Bezugspersonen über Inkontinenzhilfen.
6. Ermutigen Sie den Patienten zur Planung sozialer Aktivitäten in Abstimmung mit seinen Stuhlgewohnheiten.

Keine Pflegediagnose nach der NANDA Taxonomie II

Enuresis (Einnässen)

Thematische Gliederung: Ausscheidung

Definition
Die Situation, in der ein Kind ohne medizinisch diagnostizierter, pathophysiologischer Ursache eine unfreiwillige Blasenentleerung erfährt.

Autorennotiz

Diese Diagnose steht für die Form der Enuresis, welche nicht durch pathophysiologische oder strukturelle Defizite, wie z. B. Verengungen, verursacht wird.

Ätiologie (mögliche Ursachen)

Situationsbezogen

❏ Stressoren (Schule, Geschwister, Elternbeziehung, ...)
❏ Unaufmerksamkeit
❏ Harndrang in ungewohnter Umgebung
❏ Geringe Blasenkapazität
❏ Mangelhafte Motivation
❏ Aufmerksamkeit suchendes Verhalten
❏ Geringes Selbstwertgefühl

Symptome (Merkmale, Kennzeichen)

aus der Sicht des Kindes

❏ Das Kind berichtet über/zeigt Episoden von unfreiwilliger Blasenentleerung während des Schlafens, beim Spielen, in Konfliktsituationen etc.

aus der Sicht der Pflegeperson

❏ Das Kind nässt nachts ein

❏ Das Kind hat eine unfreiwillige Blasenentleerung nach Stress, Ärger etc.

Patientenbezogene Pflegeziele

1. Das Kind bleibt während des Schlafes trocken.
2. Das Kind/die Familie ist fähig, Art und Ursache der Erkrankung anzugeben.
3. Das Kind ist fähig über das Einnässen zu reden.

Maßnahmen

I. Ermitteln der ursächlichen/begünstigenden Faktoren

1. Lassen Sie das Kind/die Angehörigen Situationen erzählen, wo es gehäuft zum Einnässen kam.
2. Motivieren Sie das Kind zu erklären bzw. niederzuschreiben, warum es seiner/ihrer Ansicht nach zum Einnässen gekommen ist.
3. Beobachten Sie die Interaktion Kind – Angehörige.
4. Achten Sie auf Faktoren, welche Stress beim Kind erzeugen.
5. Erfragen Sie bei den Angehörigen Situationen, vor denen sich das Kind ängstigt.
6. Führen Sie genaue Aufzeichnungen über den Zeitpunkt des Einnässens und besprechen Sie die Situationen im Team.
7. Vgl.:
   PD 00146   Angst
   PD 00148   Furcht

II. Unterstützen des Patienten und der Bezugspersonen, mit dem Problem umzugehen

1. Führen Sie mit dem Kind Entspannungsübungen/Konzentrationsübungen durch.
2. Geben Sie positives Feedback bei der Durchführung von Alltagstätigkeiten (Selbstwertgefühl steigern).
3. Erklären Sie den Eltern, dass Missbilligung (beschämen, bestrafen) nicht dem Beenden der Enuresis dient, sondern das Kind verschüchtern und zum Weiterbestand des Problems beitragen.
4. Versichern Sie dem Kind, dass auch andere Kinder in der Nacht einnässen und dass das Kind deshalb nicht schlecht oder ungehorsam ist.

III. Hilfeleistung bei Behandlung/Verhütung der Inkontinenz

1. Ermutigen Sie das Kind nach dem Trinken das Urinieren zu verzögern, um das Fassungsvermögen der Blase zu vergrößern.
2. Fordern Sie das Kind vor dem Schlafengehen auf zu urinieren.
3. Schränken Sie die Flüssigkeitsaufnahme vor dem Schlafengehen ein.
4. Falls das Kind später (ca. 23 Uhr) geweckt wird, um zu urinieren, versuchen Sie es zwecks positiver Verstärkung völlig aufzuwecken.
5. Stärken Sie das Bewusstsein des Kindes für Gefühle, die auftreten, wenn es Zeit zum Urinieren ist.
6. Unterstützen Sie das Kind bei der Entwicklung der Fähigkeit, die Harnausscheidung zu kontrollieren (fordern Sie das Kind auf, den Urin während des Tages für kurze Zeit zurückzuhalten).
7. Fordern Sie das Kind auf, einen Fortschrittsbericht zu erstellen. Heben Sie trockene Tage oder Nächte hervor (z.B. mit Sternen in einem Kalender).

IV. Fördern des Wohlbefindens

1. Schulen Sie das Kind/die Eltern in Techniken, mit deren Hilfe nachteilige Auswirkungen der Enuresis kontrolliert werden können (z. B. Verwenden von Matratzenschonern aus Plastik; Verwenden von eigenen, waschmaschinenfesten Schlafsäcken, wenn das Kind außer Haus übernachtet).
2. Suchen Sie nach Möglichkeiten, die Öffentlichkeit über Enuresis und Inkontinenz zu informieren (Schule, Elternvereine, Selbsthilfegruppen, ...).

Pflegediagnose 00016 (1.3.2.) nach der NANDA Taxonomie II

Urinausscheidung, beeinträchtigt

Thematische Gliederung: ***Ausscheidung***

Definition

Der Zustand, bei dem ein Patient eine Störung der Urinausscheidung erfährt.

Ätiologie (mögliche Ursachen)

- ❏ Harnwegsinfekt
- ❏ Anatomisches Hindernis
- ❏ Multiple Ursachen
- ❏ Sensorische, motorische Beeinträchtigung
- ❏ *Mechanisches Trauma*
- ❏ *Chirurgische Urinableitung*

Symptome (Merkmale, Kennzeichen)
aus der Sicht des Patienten

- ❏ Verzögertes, erschwertes Urinieren
- ❏ Häufiges Urinieren
- ❏ *Erschwerte (schmerzhafte) Blasenentleerung*
- ❏ *Geruchsveränderung*

aus der Sicht der Pflegeperson

- ❏ Inkontinenz
- ❏ Harndrang
- ❏ Nykturie
- ❏ Harnverhaltung
- ❏ *Hämaturie*
- ❏ *Trübung des Harns*
- ❏ *Veränderung der Konzentration*

Patientenbezogene Pflegeziele

1. Der Patient ist tagsüber/während der Nacht/ständig kontinent.
2. Der Patient kann ohne künstliche Ableitung urinieren.
3. Der Patient hat eine ausgewogene Flüssigkeitsbilanz.
4. Der Patient erkennt die ursächlichen Faktoren (vgl. *PD 00023 Harnverhalten* und *PD 00020 Inkontinenz, funktionell*).
5. Der Patient zeigt Verhaltensweisen/Methoden, eine Infektion zu verhüten.
6. Der Patient ist selbstständig in der Lage, die Pflege des Harnkatheters oder Urostomas und der dazugehörenden Ableitungen durchzuführen.

Maßnahmen

I. Ermitteln der ursächlichen/begünstigenden Faktoren

1. Beachten Sie Alter und Geschlecht des Patienten.
2. Ermitteln Sie Begleitumstände, z. B. Operationen (einschließlich chirurgischer Harnableitung); neurologische Störungen (z. B. Multiple Sklerose, Para- und Tetraplegie, Alzheimer-Krankheit); Prostataerkrankung; kürzliche/mehrfache Geburten; kardiovaskuläre Erkrankungen; Beckentrauma, die zu Verletzungen der Harnröhre führen können.
3. Ermitteln Sie, ob das Problem aufgrund eines Verlustes der neurologischen Funktion oder Verwirrtheit (z. B. Alzheimer-Krankheit) besteht.
4. Ermitteln Sie, ob die medikamentöse Therapie eine Störung verursacht.
5. Ermitteln Sie, falls eine Inkontinenz vorliegt, wann die Störung auftritt: Tagsüber, nachts, ständig; beim Husten, Stehen, Laufen, Lachen; bei Aufregung, im Bett, bei verspätetem Aufsuchen der Toilette, weil keine Hilfe zur Verfügung steht; die Fähigkeit, das Urinieren nach dem Drang zu verzögern, fehlt.
6. Kontrollieren Sie das Urostoma auf Schwellung, Vernarbung und Verstopfung mit Schleim.
7. Überwachen Sie die medikamentöse Therapie, besonders die Einnahme von nephrotoxischen Medikamenten (z. B. Aminoglykoside, Tetrazykline), bei Patienten mit Immunsuppression. Achten Sie ebenfalls auf diejenigen Medikamente, die zur Urinretention führen können (z. B. Atropin, Belladonna).

8. Besprechen Sie mit dem Arzt, ob Geschlechtskrankheiten bei einer Entzündung der Urethra mit Penisausfluss vorliegen.
9. Kontrollieren Sie den Harn auf Steine und Konkremente und dokumentieren Sie das Aussehen der ausgeschiedenen Steine. Informieren Sie den Arzt.

II. Ermitteln des Ausmaßes der Störung/Behinderung

1. Ermitteln Sie das frühere Ausscheidungsmuster des Patienten.
2. Beobachten Sie die Häufigkeit, Harndrang, Brennen, Inkontinenz, Nykturie, Ausmaß und Stärke des Urinstrahls.
3. Palpieren Sie die Blase, um eine Retention festzustellen.
4. Achten Sie auf Schmerzen: z. B. Stärke des Schmerzes, Vorhandensein von Blasenkrämpfen, Rücken- oder Flankenschmerzen usw.
5. Ermitteln Sie die gewohnte tägliche Flüssigkeitszufuhr des Patienten. Beobachten Sie den Zustand der Haut und der Schleimhäute.

III. Unterstützen der Behandlung/Verhütung von Problemen bei der Urinausscheidung

1. Vgl. die entsprechende PD 00023 Harnverhalten und PD 00020 Inkontinenz, funktionell.
2. Überwachen Sie die Flüssigkeitsbilanz und führen Sie Gewichtskontrollen durch.
3. Fordern Sie den Patienten dazu auf, die vorgeschriebene Flüssigkeitsmenge zu sich zu nehmen, einschließlich Preiselbeersaft, um die Nierenfunktion aufrechtzuerhalten, eine Infektion und die Bildung von Nierensteinen zu verhüten.
4. Führen Sie regelmäßige Katheterpflege durch, um Verkrustungen vorzubeugen.
5. Achten Sie auf Zeichen einer Infektion: trüber, übelriechender, blutiger Harn.
6. Helfen Sie bei der Abnahme diverser Urinproben mit.
7. Ermutigen Sie den Patienten, über Befürchtungen/Sorgen zu sprechen (z. B. Störung der sexuellen Aktivität, Arbeitsunfähigkeit usw.).
8. Beobachten Sie die medikamentöse Therapie, Antibiotika (Einzeldosen werden zunehmend verordnet bei Harnwegsinfektionen), Sulfonamide, Spasmolytika usw.
9. Besprechen Sie pflegerische Fragen zu chirurgischen Eingriffen.

IV. Unterstützen des Patienten beim Umgang mit langfristigen Veränderungen der Ausscheidung

1. Kontrollieren Sie häufig, ob die Blase überdehnt ist oder eine Überlaufsblase vorhanden ist, um die Komplikationen einer Infektion und/oder autonomen Hyperreflexie zu vermeiden.
2. Halten Sie ein saures Milieu in der Blase aufrecht (z. B. durch die Einnahme von Vitamin C), um das Bakterienwachstum einzudämmen.
3. Halten Sie einen regelmäßigen Entleerungsplan der Blase/Ableitung ein.
4. Sorgen Sie für eine routinemäßige Pflege des Ablaufsystems. Leiten Sie den Patienten dazu an, Probleme zu erkennen und damit umzugehen (z. B. Verkrustungen des Katheters, schlecht sitzendes Material, störender Uringeruch, Harnwegsinfekt usw.).

V. Fördern des Wohlbefindens

1. Vermindern Sie die Möglichkeit einer Infektion und/oder eines Hautdefektes durch entsprechende Hygiene- und Pflegemaßnahmen.
2. Instruieren Sie den Patienten mit einem Harnwegsinfekt, eine erneute Infektion zu vermeiden: z. B. durch Trinken von größeren Flüssigkeitsmengen, unmittelbares Urinieren nach dem Geschlechtsverkehr, Reinigen von vorne nach hinten, sofortiges Behandeln einer vaginalen Infektion und Duschen anstatt Baden.
3. Fordern Sie die Bezugspersonen dazu auf, an der Routinepflege teilzunehmen und Komplikationen, die eine medizinische Behandlung erfordern, zu erkennen.
4. Instruieren Sie die korrekte Handhabung der Harnableitung.
5. Empfehlen Sie dem Patienten blähende Nahrungsmittel bei einer Ureterosigmoidostomie zu vermeiden, weil Blähungen eine Harninkontinenz verursachen können.
6. Empfehlen Sie die Verwendung eines Silikon-Katheters, wenn ein Dauerkatheter erforderlich ist.
7. Demonstrieren Sie die korrekte Fixation des Kathetersackes und deren Verlängerung, um eine Drainage zu erleichtern/Reflux zu vermeiden.
8. Berücksichtigen Sie bei der Informationssammlung die Auswirkungen der gestörten Harnausscheidung auf die Lebensgewohnheiten des Patienten.

Pflegediagnose 00017 (1.3.2.1.1.) nach der NANDA Taxonomie II

Stressurininkontinenz

Thematische Gliederung: *Ausscheidung*

Definition
Der Zustand, bei dem ein Patient einen unkontrollierbaren Urin-
verlust, von weniger als 50 ml, bei erhöhtem abdominalen
Druck erfährt.

Ätiologie (mögliche Ursachen)

❏ Schwache Beckenmuskulatur und schwaches Stützgewebe
❏ Degenerative Veränderungen der Beckenmuskulatur und des
  Stützgewebes, die altersbedingt sind
❏ Hoher intraabdominaler Druck (z. B. bei Adipositas, Schwanger-
  schaft)
❏ Überdehnung zwischen den Entleerungen
❏ Insuffizienter Blasenschluss

Symptome (Merkmale, Kennzeichen)

aus der Sicht des Patienten

❏ Tröpfeln bei erhöhtem intraabdominalem Druck *(z. B. beim Hu-
  sten, Niesen, Lachen, Heben schwerer Gegenstände, Laufen, La-
  gewechsel)*
❏ Vermehrte Harnfrequenz (mehr als zweistündlich)
  Grad I: *Harnverlust bei Husten, Niesen, Lachen*
  Grad II: *Harnverlust bei Stiegensteigen, Laufen, Heben schwe-
            rer Lasten*
  Grad III: Harnverlust in Ruhe (Stehen, Liegen)
❏ Vermehrter Harndrang

Patientenbezogene Pflegeziele

1. Der Patient erkennt und versteht die Ursache für die Inkontinenz
   und die Maßnahmen des Blasentrainings.

2. Der Patient zeigt Verhaltensweisen/Methoden zur Stärkung der Beckenbodenmuskulatur.
3. Der Patient berichtet über eine Reduzierung/Beseitigung der Stressurininkontinenz.
4. Der Patient und die Bezugspersonen entwickeln Routine zur regelmäßigen Blasenentleerung.
5. Der Patient kann seine gesellschaftlichen Aktivitäten wahrnehmen.

Maßnahmen

I. Ermitteln der ursächlichen/begünstigenden Faktoren

1. Stellen Sie fest, ob physiologische Gründe für den erhöhten intraabdominalen Druck vorhanden sind (z. B. Adipositas, Schwangerschaft).
2. Ermitteln Sie das bisherige Verhalten des Patienten und vorangegangene Therapieversuche.
3. Ermitteln Sie, ob die Beckenmuskulatur und das Stützgewebe schlaff sind. Beachten Sie dabei, ob der Patient fähig ist, den Strahl bei der Entleerung auszulösen. Beachten Sie weiters ein Vorwölben des Dammes beim Drücken oder weitere begünstigende Faktoren (z. B. mehrfache Geburten oder Blasenoperationen).
4. Bereiten Sie den Patienten auf angeordnete Untersuchungen vor und helfen Sie mit, diese durchzuführen (z. B. Zystoskopie, Zystometrogramm).

II. Ermitteln des Ausmaßes der Störung/Behinderung

1. Überwachen Sie die Ausscheidung des Patienten (Zeit, Menge).
2. Ermitteln Sie die Wahrnehmung des Patienten bezüglich der Inkontinenz.
3. Bestimmen Sie den jeweiligen Zeitpunkt des Auftretens der Inkontinenz.
4. Vermitteln Sie Methoden zur Selbsthilfe (z. B. Einschränken der Flüssigkeitszufuhr, den Gebrauch von Wäscheschutz, Schutzhosen).
5. Ermitteln Sie, ob als Begleiterscheinung eine Drang- oder eine funktionelle Inkontinenz vorhanden ist (z. B. besteht eine Blasenreizung, verminderte Blasenkapazität oder willentliche Überdehnung).

6. Vgl. *PD 00019 Drangurininkontinenz, PD 00020 Inkontinenz, funktionell*
7. Schließen Sie in Absprache mit dem Arzt das Vorhandensein von Restharn aus (nach Anordnung Ultraschall, 1× Katheter).

III. Hilfeleistung bei Behandlung/Verhütung der Inkontinenz

1. Fördern Sie Übungen zur Stärkung der Beckenbodenmuskulatur mehrmals täglich.
2. Planen Sie Übungen zur Kräftigung der Bauchmuskulatur ein.
3. Lassen Sie den Patienten mindestens alle 3 Stunden während des Tages urinieren, um den Druck auf die Blase zu vermindern (Toilettentraining).
4. Verteilen Sie die Tagestrinkmenge wenn möglich so, dass die Nachtruhe gewährleistet ist.

IV. Fördern des Wohlbefindens

1. Fördern Sie die Einschränkung des Konsums von Kaffee/Tee und Alkohol, die aufgrund ihrer diuretischen Wirkung zu einer Blasendehnung führen können und das Risiko einer Inkontinenz erhöhen.
2. Raten Sie dem Patienten während des Tages Inkontinenzprodukte zu gebrauchen.
3. Betonen Sie die Wichtigkeit der Intimpflege nach dem Entleeren der Blase, sowie das regelmäßige Wechseln der Inkontinenzeinlagen.
4. Raten Sie dem Patienten Aktivitäten/Sportarten zu meiden, die den intraabdominalen Druck steigern und diese durch Schwimmen, Radfahren oder leichte Gymnastik zu ersetzen.
5. Verweisen Sie auf die positive Wirkung eines Gewichtsreduktionsprogramms sowie auf Selbsthilfegruppen, falls Adipositas ein begünstigender Faktor ist.
6. Beraten Sie den Patienten und die Bezugspersonen bezüglich Beschaffung von Hilfsmittel (Inkontinenzprodukte, Vorlagen, Schutzhosen).

Pflegediagnose 00018 (1.3.2.1.2.) nach der NANDA Taxonomie II

Reflexurininkontinenz

Thematische Gliederung: Ausscheidung

Definition
Der Zustand, bei dem ein Patient einen unwillkürlichen Urinabgang erfährt, der in einigermaßen voraussagbaren Intervallen
auftritt, nämlich dann, wenn eine bestimmte Füllung der Blase
erreicht ist.

Ätiologie (mögliche Ursachen)

❏ Gewebeschädigung durch Bestrahlungszystitis, Blasenentzün-
   dung oder radikalen Beckenoperationen
❏ Neurologische Störung über dem Sakral- oder dem Miktionszen-
   trum
❏ *Neurologische Störung (z. B. Rückenmarksverletzung, welche
   die Reizleitung zum Gehirn oberhalb der Höhe des Reflexbogens
   stört; cerebrale Verletzungen, Tumore, Infektionen)*

Symptome (Merkmale, Kennzeichen)

aus der Sicht des Patienten

❏ Kein Harndrang
❏ Fehlendes Gefühl der Blasenfüllung
❏ Wahrnehmungen in Verbindung mit gefüllter Blase, wie Schwit-
   zen, Unruhe und abdominalem Unwohlsein
❏ Keine Wahrnehmung beim Blasenentleeren
❏ Wahrnehmung des Harndrangs ohne willentliche Hemmung der
   Blasenkontraktion
❏ *Ungehemmte Blasenkontraktion/Spasmus in vage voraussagba-
   ren Zeitabständen*

aus der Sicht der Pflegeperson

❏ Vollständige Blasenentleerung bei Verletzungen oberhalb des
   pontinen Miktionszentrums

❏ Unvollständige Blasenentleerung bei Verletzungen oberhalb des sakralen Miktionszentrums
❏ Unfähigkeit die Blasenentleerung willentlich zu fördern oder zu hemmen
❏ Vorhersagbares Urinausscheidungsmuster
❏ *Kein Bewusstsein betreffend der Inkontinenz*
❏ *Unwillkürlicher Reflex, der eine Blasenentleerung bewirkt (wenn eine bestimmte Füllung der Blase erreicht ist)*

Patientenbezogene Pflegeziele

1. Der Patient erkennt und versteht seinen Zustand.
2. Der Patient eignet sich Maßnahmen zur Blasenentleerung an, die seiner Situation angepasst sind.
3. Der Patient lernt Verhaltensweisen/Techniken, um den Zustand zu kontrollieren und Komplikationen zu vermeiden (z. B. Triggermechanismen um die Blase komplett zu entleeren).
4. Der Patient hat nicht mehr als 50 ml Restharn.
5. Der Patient uriniert in annehmbaren Zeitabständen an passenden Orten.
6. Der Patient nimmt seine gesellschaftlichen Aktivitäten wahr.

Maßnahmen

I. Ermitteln des Ausmaßes der Störung/Behinderung

1. Ermitteln Sie das bisherige Verhalten und Behandlungsversuche.
2. Ermitteln Sie, ob Harnverhalten als Begleiterscheinung vorhanden ist.
3. Ermitteln Sie die Fähigkeit des Patienten, die Blasenfüllung zu spüren sowie sein Bewusstsein über die Inkontinenz.
4. Halten Sie fest, wie häufig und zu welchem Zeitpunkt uriniert wird, vor allem in Bezug auf Flüssigkeitszufuhr und Medikamenteneinnahme.
5. Messen Sie jedes Mal die Menge des Urins und stellen Sie die Restharnmenge fest (Blasenultraschall oder mittels angeordneter 1xKatheterisierung).
6. Beurteilen Sie die Fähigkeit des Patienten, einen Urinauffangbehälter oder einen Katheter zu handhaben/zu benutzen.

7. Ermitteln Sie, wie der Patient bisher mit Inkontinenzsystemen und der persönlichen Hygiene umgegangen ist.
8. Ermitteln sie inwieweit Unterstützung von Bezugspersonen vorhanden ist.

II. Hilfeleistung bei Behandlung/Verhütung der Inkontinenz

1. Sprechen Sie mit dem Patienten über seine Fähigkeit die Blasenfüllung zu spüren sowie über sein Bewusstsein zur Inkontinenz.
2. Sorgen Sie für ein Blasentraining (Toilettentraining) laut Plan (Wecken Sie den Patienten auch nachts auf, um den Zeitplan der Blasenentleerung aufrechtzuhalten).
3. Wenden Sie stimulierende Maßnahmen an, um eine Blasenentleerung zu fördern (z. B. suprapubische Perkussion, Bestreichen des Oberschenkels oder Dammbereichs, Triggermechanismen um die Blase komplett zu entleeren).
4. Instruieren Sie den Patienten im Gebrauch von äußerlich angewendeten Urinauffangbehältern (Urinalkondome).
5. Instruieren Sie den Patienten in der Anwendung von Inkontinenzprodukten.
6. Messen Sie die Restharnmenge/Katheterisierungsvolumen laut ärztlicher Anordnung (wenn möglich, in Übereinstimmung mit den Aktivitäten des Patienten).
7. Instruieren Sie den Patienten über das intermittierende Einmalkatheterisieren (in Absprache mit dem Arzt).
8. Sorgen Sie für regelmäßige Intimtoilette und Hautpflege.

III. Fördern des Wohlbefindens

1. Schulen Sie den Patienten in Bezug auf das Blasentraining so ein, dass dieses regelmäßig und selbstständig durchgeführt werden kann.
2. Informieren Sie über die Wichtigkeit der Intimpflege nach der Blasenentleerung und das häufige Wechseln der Inkontinenzeinlagen.
3. Fordern Sie den Patienten bei Bedarf dazu auf, die Einnahme von Kaffee/Tee und Alkohol aufgrund der diuretischen Wirkung einzuschränken oder einzuplanen; da sie das Entleerungsmuster beeinflussen.
4. Instruieren Sie korrekte Katheterpflege und aseptische Techniken.

5. Instruieren Sie den Patienten zur Selbstbeobachtung von Harn-wegskomplikationen und über die Notwendigkeit regelmäßiger medizinischer Kontrollen.

6. Berücksichtigen Sie bei der Informationssammlung, wie sich die Behinderung auf die Lebensweise des Patienten auswirkt.

7. Informieren Sie den Patienten und die Bezugspersonen über Mög-lichkeiten zur Beschaffung von Hilfsmitteln (Vorlagen, Schutzho-sen, Betteinlagen).

8. Vgl.:

   PD 00016   Urinausscheidung, beeinträchtigt
   PD 00019   Drangurininkontinenz
   PD 00020   Inkontinenz, funktionell
   PD 00017   Stressurininkontinenz
   PD 00021   Inkontinenz, total

Pflegediagnose 00019 (1.3.2.1.3.) nach der NANDA Taxonomie II

Drangurininkontinenz

Thematische Gliederung: Ausscheidung

Definition

Ein unkontrollierter Harnverlust des Patienten, der unmittelbar nach dem Harndrang auftritt.

Ätiologie (mögliche Ursachen)

- ❏ Alkohol
- ❏ Koffein
- ❏ Erhöhte Flüssigkeitszufuhr
- ❏ Erhöhte Urinkonzentration
- ❏ Reizung der Blasendehnungsrezeptoren, die einen Spasmus verursacht (z. B. Harnwegsinfektion)
- ❏ Erhöhter intraabdominaler Druck (Schwangerschaft, Traumen im Bauchbereich)
- ❏ Verkleinertes Blasenfüllungsvermögen (in der Vorgeschichte abdominale Infekte, Operationen, Harnkatheter)
- ❏ Blasenüberdehnung

Symptome (Merkmale, Kennzeichen)

aus der Sicht des Patienten

- ❏ Harndrang
- ❏ Blasenkontraktion/Spasmus
- ❏ Häufiges Urinieren (häufiger als zweistündlich)
- ❏ Nykturie (häufiger als zwei Mal in der Nacht)

aus der Sicht der Pflegeperson

- ❏ Urinieren in kleinen (weniger als 100 ml) oder in großen (mehr als 550 ml) Mengen
- ❏ Unfähigkeit, die Toilette rechtzeitig zu erreichen

Patientenbezogene Pflegeziele

1. Der Patient äußert, dass er seinen Zustand versteht.
2. Der Patient zeigt Verhaltensweisen/Techniken, um die Situation zu kontrollieren/korrigieren.
3. Der Patient teilt mit, dass der Zeitabstand zwischen Harndrang und dem unkontrollierten Urinabgang zunimmt.
4. Der Patient uriniert 3–4-stündlich individuell angemessene Mengen.

Maßnahmen

I. Ermitteln der ursächlichen/begünstigenden Faktoren

1. Achten Sie auf Zeichen und Symptome einer Blaseninfektion (z. B. trüber, übelriechender Urin; Bakteriurie).
2. Ermitteln Sie, ob Blasenreizstoffe konsumiert/angewendet werden (z. B. größere Zufuhr von Alkohol, Koffein).
3. Beachten Sie, ob sich aus der Anamnese langjährige Gewohnheiten oder Krankheiten ergeben, die das Blasenfüllungsvermögen vermindern können.
4. Beachten Sie Einschränkungen, die das Reaktionsvermögen auf den Harndrang beeinflussen können (verminderte Mobilität, Sedativa).
5. Führen Sie einen Streifentest durch, um eine eventuelle Ursache einer Polyurie festzustellen.
6. Ermitteln Sie, ob eine funktionelle Inkontinenz als Begleiterscheinung vorhanden ist (vgl. *PD 00020 Inkontinenz, funktionell*)

II. Ermitteln des Ausmaßes der Störung/Behinderung

1. Messen Sie Urinportionen und achten Sie insbesondere auf Mengen unter 100 ml oder über 550 ml.
2. Führen Sie Aufzeichnungen bezüglich Häufigkeit und Stärke des Harndranges durch.
3. Halten Sie fest, wie lange es vom ersten Warnzeichen eines Harndranges bis zum Urinabgang dauert.
4. Palpieren Sie die Blase auf Überdehnung.
5. Wenden Sie Techniken an, die große Restmengen nach dem Urinieren ausschließen (z. B. Blasenmassage, Katheterisieren lt. ärztlicher Anordnung).

III. Hilfeleistung bei Behandlung/Verhütung der Inkontinenz

1. Vereinbaren Sie die Höhe der täglichen Flüssigkeitszufuhr in Absprache mit dem Arzt.
2. Regeln Sie die Flüssigkeitszufuhr zu vereinbarten Zeiten (zu und zwischen den Mahlzeiten), um ein vorhersehbares Entleerungsmuster zu fördern.
3. Sorgen Sie für entsprechende Unterstützung/Hilfsmittel für Patienten, die in ihrer Mobilität eingeschränkt sind.
4. Versuchen Sie die Zeitabstände zwischen den Entleerungen kontinuierlich zu verlängern (z. B. zwischen 2–4 Stunden).
5. Instruieren Sie den Patienten, die Beckenbodenmuskulatur vor dem Aufstehen anzuspannen.
6. Fordern Sie den Patienten auf, mehrmals täglich Beckenbodenübungen durchzuführen (in Zusammenarbeit mit der Physiotherapie).
7. Wecken Sie den Patienten lt. Behandlungsprogramm auch nachts, damit er eine Blasenentleerung durchführen kann.
8. Bereiten Sie den Patienten für notwendige Untersuchungen vor.

IV. Fördern des Wohlbefindens

1. Empfehlen Sie die eingeschränkte Zufuhr von Kaffee/Tee und Alkohol aufgrund ihrer reizauslösenden Wirkung.
2. Beraten Sie den Patienten bei der Verwendung von Inkontinenzprodukten.
3. Vermitteln Sie, wie wichtig die Intimpflege nach jedem Urinieren ist.
4. Empfehlen Sie, keine einengende Kleidung zu tragen.
5. Informieren Sie über Zeichen/Symptome, die auf Komplikationen hinweisen und eine medizinische Kontrolle erfordern.
6. Beachten Sie die Wirkungen und Nebenwirkungen von verordneten Medikamenten (z. B. Diuretika).
7. Berücksichtigen Sie die Auswirkungen der Inkontinenz auf die Lebensweise.

Pflegediagnose 00022 (1.3.2.1.6.) nach der NANDA Taxonomie II

Drangurininkontinenz, hohes Risiko

*Thematische Gliederung: **Ausscheidung***

Definition
Der Zustand, in dem bei einem Patienten das Risiko besteht, nach einem plötzlichen, starken Harndrang einen unwillkürlichen Harnverlust zu erleiden.

Risikofaktoren

❏ Wirkungen und Nebenwirkungen von Medikamenten, Koffein, Alkohol
❏ Detrusorhyperreflexie durch Zystitis, Urethritis, Tumore, Nierensteine
❏ Detrusormuskelschwäche und beeinträchtigte Kontraktion
❏ Unfreiwillige Sphinkterentspannung
❏ Wirkungslose Toilettengewohnheiten
❏ Kleine Blasenkapazität
❏ Störungen des ZNS oberhalb des pontinen Miktionszentrums

Anmerkung

Eine Hoch-Risiko-Diagnose kann nicht durch Zeichen und Symptome belegt werden, da das Problem nicht aufgetreten ist und die Pflegemaßnahmen die Prävention bezwecken.

Patientenbezogene Pflegeziele

1. Der Patient erkennt und versteht seine Risikofaktoren.
2. Der Patient ist tagsüber und während der Nacht kontinent.
3. Der Patient eignet sich Maßnahmen zur Stärkung der Beckenbodenmuskulatur an.
4. Der Patient lernt Verhaltensweisen/Techniken, um das Risiko zu kontrollieren und Komplikationen zu verhüten.
5. Der Patient nimmt seine gesellschaftlichen Aktivitäten wahr.

Maßnahmen

I. Ermitteln der Risikofaktoren

1. Ermitteln Sie, welcher der Risikofaktoren vorliegt.
2. Ermitteln Sie die Kenntnisse des Patienten über das Risiko der Inkontinenz.
3. Halten Sie fest, wie häufig und zu welchem Zeitpunkt uriniert wird.
4. Beurteilen Sie die Zeitabfolge der Entleerungen, vor allem in Bezug auf Flüssigkeitszufuhr und Medikamenteneinnahme.
5. Beurteilen Sie die Fähigkeit des Patienten, einen Urinsammelbehälter zu handhaben/benutzen.
6. Achten Sie auf Zeichen einer Harnwegsinfektion.
7. Achten Sie auf Mobilitätseinschränkungen, die das Risiko erhöhen.

II. Präventive Maßnahmen zur Verhütung der Inkontinenz

1. Sorgen Sie für angemessene Flüssigkeitszufuhr in Absprache mit dem Arzt.
2. Planen Sie die Flüssigkeitszufuhr zu vereinbarten Zeiten (zu und zwischen den Mahlzeiten), um ein voraussagbares Entleerungsmuster zu fördern.
3. Verteilen Sie die Tagestrinkmenge, wenn möglich so, dass die Nachtruhe gewährleistet ist.
4. Stellen Sie dem Patienten Mobilitätshilfen/Hilfsmittel (Rollator/Toilettenstuhl etc.) zur Verfügung und achten Sie auf die größtmögliche Wahrung der Intimsphäre.
5. Wecken Sie den Patienten auch nachts auf, um den Zeitplan der Blasenentleerung aufrechtzuhalten.
6. Leiten Sie den Patienten im Gebrauch von Urinsammelbehältern (Urinal) und Inkontinenzschutzprodukten an.
7. Sorgen Sie für regelmäßige Intimtoilette und Hautpflege.
8. Sprechen Sie mit dem Patienten über seine Fähigkeit, die Blasenfüllung zu spüren sowie über sein Bewusstsein betreffend der Inkontinenz.
9. Instruieren Sie den Patienten, wie er durch Stärkung seiner Beckenbodenmuskulatur sein Risiko vermindern kann (Anspannen der Muskulatur vor dem Aufstehen, Beckenbodengymnastik mit der Physiotherapie etc.).

10. Ermutigen Sie den Patienten, über Befürchtungen und Sorgen zu sprechen.

III. Fördern des Wohlbefindens

1. Schlagen Sie bei Bedarf den Gebrauch von Inkontinenzschutzprodukten auch tagsüber vor.
2. Informieren Sie über die Wichtigkeit der Intimpflege nach der Blasenentleerung und das häufige Wechseln der Inkontinenzschutzeinlagen.
3. Fordern Sie den Patienten bei Bedarf dazu auf, die Einnahme von Kaffee/Tee und Alkohol aufgrund der diuretischen Wirkung einzuschränken, da sie das Entleerungsmuster beeinflussen.
4. Informieren Sie den Patienten, wie er einer Harnwegsinfektion vorbeugen kann.
5. Instruieren Sie den Patienten zur Selbstbeobachtung von Harnwegskomplikationen und über die Notwendigkeit regelmäßiger medizinischer Kontrollen.
6. Berücksichtigen Sie bei der Informationssammlung, wie sich das Risiko auf die Lebensweise des Patienten auswirkt.
7. Informieren Sie den Patienten und die Bezugspersonen über Möglichkeiten zur Beschaffung von Hilfsmitteln (Vorlagen, Schutzeinlagen, Betteinlagen etc.).

Pflegediagnose 00020 (1.3.2.1.4.) nach der NANDA Taxonomie II

Urininkontinenz, funktionell

Thematische Gliederung: *Ausscheidung*

Definition

Unfähigkeit eines normalerweise kontinenten Patienten, die Toilette rechtzeitig zu erreichen, verbunden mit unbeabsichtigten Harnverlust.

Ätiologie (mögliche Ursachen)

❏ Psychische Faktoren *(z. B. Hemmung, Hilfe anzufordern oder Leibschüssel/Leibstuhl zu benutzen)*
❏ Beeinträchtigte Sehfähigkeit
❏ Verringerte kognitive Leistungsfähigkeit
❏ Neuromuskuläre Beeinträchtigungen
❏ Veränderte Umgebung *(z. B. beeinträchtigtes Sehen oder schlechte Beleuchtung)*
❏ Geschwächte Beckenbodenmuskulatur
❏ *Eingeschränkte Mobilität (Unfähigkeit, das WC rechtzeitig aufzusuchen, einschließlich der Schwierigkeit, sich auszuziehen)*
❏ *Beeinträchtigte Wahrnehmung (gestörte sensorische und/oder kognitive Funktionen, z. B. zu spätes Erkennen, nicht Erkennen oder nicht Beachten des Harndrangs, Sedierung)*

Symptome (Merkmale, Kennzeichen)

aus der Sicht des Patienten

❏ Zeit, die benötigt wird um die Toilette zu erreichen, übersteigt die Länge zwischen der Wahrnehmung des Harndrangs und dem unkontrollierten Harnabgang
❏ Möglicherweise ist der Patient nur am frühen Morgen inkontinent
❏ Patient verspürt Harndrang, kann die Blase vollständig entleeren, schafft es aber nicht zur Toilette oder zu einem vorgesehenen Auffangbehälter

aus der Sicht der Pflegeperson

❏ Harnverlust vor Erreichen der Toilette oder eines entsprechenden Auffangbehälters
❏ *Geruchsbildung*
❏ *Inguinale Rötung*

Patientenbezogene Pflegeziele

1. Der Patient versteht seinen Zustand.
2. Der Patient erkennt Maßnahmen, um der Inkontinenz vorzubeugen.
3. Der Patient verändert seine Umgebung entsprechend den individuellen Bedürfnissen.
4. Der Patient spricht aus, dass er ausreichend Urin ausscheidet.
5. Der Patient uriniert in annehmbaren Zeitintervallen an passenden Orten.

Maßnahmen

I. Ermitteln der ursächlichen/begünstigenden Faktoren

1. Stellen Sie fest, ob der Patient das Urinieren bewusst aufschiebt.
2. Informieren Sie sich über medizinische Diagnosen und medikamentöse Therapien, welche die Urinausscheidung und/oder den Blasentonus erhöhen.
3. Führen Sie einen Streifentest durch, um eine eventuelle Ursache einer Polyurie festzustellen.
4. Vergleichen Sie die Differenz zwischen der Zeit, die der Patient braucht, um zum WC zu gelangen, und der Zeit zwischen dem Drang und dem unwillkürlichen Urinverlust.
5. Informieren Sie sich über medizinische Diagnosen und medizinische Therapien, welche die örtliche Orientierung oder die Wahrnehmung des Entleerungsdranges beeinflussen können.
6. Stellen Sie fest, welche äußeren Umstände das Erreichen des WCs behindern können, wie z. B. eine unbekannte Umgebung, Geschicklichkeit und Kleidung, Beleuchtung, Distanz zur Toilette usw.

II. Ermitteln des Ausmaßes der Störung/Behinderung

1. Bestimmen Sie die Häufigkeit der Inkontinenz.

2. Messen bzw. schätzen Sie die Urinmenge, die bei der Inkontinenz gelöst wird oder verloren geht.
3. Prüfen Sie den Urin auf Zeichen der Bakteriurie (z. B. trüb).

III. Hilfeleistung bei Behandlung/Verhütung der Inkontinenz

1. Verabreichen Sie verordnete Diuretika zu den individuell günstigsten Zeitpunkten.
2. Verweisen Sie auf die ungünstige Auswirkung von Schlafmitteln.
3. Erleichtern sie das Ausziehen der Kleider (z. B. Klettverschluss).
4. Sorgen Sie für deutliche Kennzeichnung von Toiletten (z. B. Nachtlichter, Schilder, besondere Farbe).
5. Sorgen Sie für ein Orientierungstraining.
6. Sorgen Sie dafür, dass der Weg zur Toilette frei von Hindernissen ist.
7. Sorgen Sie für behindertengerechte Toiletten.
8. Sorgen Sie je nach Bedarf für Leibstuhl, Urinflasche oder Leibschüssel.
9. Planen Sie die Blasenentleerung (z. B. alle 3 Stunden).
10. Teilen Sie die Tagestrinkmenge so ein, dass die Nachtruhe gewährleistet bleibt.
11. Zeigen Sie dem Patienten Übungen zur Stärkung der Beckenbodenmuskulatur.

IV. Fördern des Wohlbefindens

1. Betonen Sie die Notwendigkeit, bei Harndrang sofort zu handeln.
2. Empfehlen Sie die Einschränkung von Kaffee/Tee und Alkohol wegen ihrer diuretischen Wirkung.
3. Informieren Sie den Patienten über kaliumhältige Nahrungsmittel, Getränke, Zusätze, die er zu sich nimmt. Beachten Sie: Kaliummangel kann sich negativ auf den Blasentonus auswirken.
4. Betonen Sie die Wichtigkeit der Intimpflege nach dem Urinieren.
5. Wahren Sie die Intimsphäre.
6. Berücksichtigen Sie die Auswirkungen des veränderten Ausscheidungsmuster auf die Lebensweise des Patienten.
7. Vgl.:
   PD 00019   *Drangurininkontinenz*
   PD 00018   *Reflexurininkontinenz*
   PD 00017   *Stressurininkontinenz*
   PD 00021   *Inkontinenz, total*

Pflegediagnose 00021 (1.3.2.1.5.) nach der NANDA Taxonomie II

Urininkontinenz, total

*Thematische Gliederung: **Ausscheidung***

Definition

Der Zustand, bei dem ein Patient einen ständigen und nicht vorhersehbaren Urinverlust erfährt.

Ätiologie (mögliche Ursachen)

❑ Neuropathie, die den Überleitungsreflex verhindert (Reflexbogen) und dadurch die Blasenfüllung nicht anzeigt
❑ Trauma oder Krankheit der Rückenmarksnerven *(Zerstörung der sensorischen oder motorischen Neuronen unterhalb der Rückenmarkshöhe)*
❑ Anatomische Veränderungen (Fisteln)
❑ Unwillkürliche Aktivität des Detrusors aufgrund eines chirurgischen Eingriffes
❑ Neurologische Störung, die den Reflex zum Urinieren zu unvorhersehbaren Zeiten verursacht (zerebrale Läsionen)
❑ *Pathologische Veränderungen (Tumor)*

Symptome (Merkmale, Kennzeichen)

aus der Sicht des Patienten

❑ Konstanter, nicht vorhersehbarer Urinabgang bei nicht überdehnter Blase, Blasenkontraktion oder Blasenspasmus
❑ Nykturie
❑ Fehlendes Bewusstsein betreffend der Inkontinenz
❑ Fehlendes Empfinden der Blasenfüllung

aus der Sicht der Pflegeperson

❑ Erfolglose Inkontinenzbehandlungen
❑ *Urinverlust*
❑ *Geruchsbildung*
❑ *Inguinale Rötung*

Patientenbezogene Pflegeziele

1. Der Patient kennt die ursächlichen/begünstigenden Faktoren.
2. Der Patient führt ein auf die individuelle Situation abgestimmtes Blasentraining durch.
3. Der Patient zeigt Verhaltensweisen und Techniken, um die Inkontinenz zu kontrollieren und Komplikationen zu vermeiden.
4. Der Patient kommt so mit der Inkontinenz zurecht, dass er seine gesellschaftlichen Aktivitäten wahrnehmen kann.

Maßnahmen

I. Ermitteln der ursächlichen/begünstigenden Faktoren

1. Stellen Sie fest, ob sich der Patient der Inkontinenz bewusst ist.
2. Beachten Sie medizinische Diagnosen z. B. neurologische Störungen, Fisteln usw.
3. Überprüfen Sie anhand der Pflegeanamnese frühere Maßnahmen, die Veränderungen der Ausscheidung betreffen.
4. Ermitteln Sie bisherige Verhaltensmuster und Therapieversuche.

II. Ermitteln des Ausmaßes der Störung/Behinderung

1. Helfen Sie bei den Untersuchungen/Tests (z. B. Zystoskopie, Zystogramm) mit, um andere Diagnosen auszuschließen/operative Möglichkeiten abzuklären.
2. Begleiten Sie den Patienten zweistündlich auf die Toilette, um die Inkontinenz zu erfassen (Toilettentraining). Dokumentieren Sie das Ausscheidungsmuster.
3. Stellen Sie fest, ob gleichzeitig eine Überlaufblase besteht (z. B. durch Palpieren der Blase, Restharnbestimmung nach ärztlicher Anordnung).
4. Beobachten Sie und beurteilen Sie den Zustand der Haut (Vgl. *PD 00046 Hautdefekt bestehend, PD 00047 Hautdefekt, hohes Risiko*).

III. Hilfeleistung bei Behandlung/Verhütung der Inkontinenz

1. Sorgen Sie für ausreichende Flüssigkeitszufuhr in Absprache mit dem Arzt.

2. Regeln Sie die Flüssigkeitszufuhr zu vereinbarten Zeiten (zu und zwischen den Mahlzeiten), um ein vorhersehbares Entleerungsmuster zu fördern.
3. Teilen Sie die Tagestrinkmenge, wenn möglich so ein, dass die Nachtruhe gewährleistet ist.
4. Setzen Sie einen Zeitplan für das Toilettentraining fest, gemäß dem dokumentierten Entleerungsmuster (z.B.: 2 × in der Nacht auf die Toilette bringen – Uhrzeit angeben).
5. Bei beginnender Kontinenz passen Sie das Training an, bis die Entleerung im 3–4 Stundenrhythmus erfolgt.
6. Versuchen Sie das Urinieren durch folgende Maßnahmen anzuregen: z. B. Gießen von warmen Wasser über den Dammbereich, Wasser ins Waschbecken laufen lassen, Massieren des unteren Abdomens. (Beachten Sie: diese Maßnahmen führen unter Umständen nicht zum Erfolg, wenn der Reflex nicht mehr intakt ist.)
7. Verwenden Sie beim Patienten tagsüber ein Urinar und nachts Inkontinenzeinlagen, falls Urinare nicht vertragen werden.
8. Führen Sie nötigenfalls, in Absprache mit dem Arzt, ein intermittierendes Katheterisierungsschema ein.

IV. Fördern des Wohlbefindens

1. Helfen Sie dem Patienten einen regelmäßigen Zeitabstand für die Entleerung zu ermitteln und ein Toilettentraining aufzubauen.
2. Informieren Sie über den Gebrauch von Inkontinenzprodukten.
3. Betonen Sie die Wichtigkeit der Intimpflege nach jeder Entleerung und das Auftragen von hautschützenden Salben.
4. Zeigen Sie dem Patienten, wenn nötig die Technik der intermittierenden Selbstkatheterisierung. Beachten Sie dabei, kleinlumige, gerade Katheter zu verwenden.
5. Beraten Sie den Patienten in der korrekten Katheterpflege.
6. Empfehlen Sie die Benutzung eines Silikon-Dauerkatheters, wenn ein längerfristiges und dauerhaftes Verweilen angezeigt ist, nach dem andere Maßnahmen, z. B. Blasentraining erfolglos blieben.
7. Fördern Sie die Selbstüberwachung der Katheterdurchgängigkeit und das Vermeiden des Urinrückflusses.
8. Schlagen Sie die Einnahme säurehaltiger Säfte vor, um bakterielles Wachstum zu hemmen.

Pflegediagnose 00023 (1.3.2.2.) nach der NANDA Taxonomie II

Harnverhalten (akut, chronisch)

Thematische Gliederung: Ausscheidung

Definition
Der Zustand, bei dem ein Patient eine unvollständige Entleerung der Blase erlebt.

Ätiologie (mögliche Ursachen)

❏ Blockaden *(gutartige Prostatahypertrophie, perineale Schwellungen)*
❏ Hoher urethraler Druck, verursacht durch einen schwachen Detrusormuskel (fehlender Detrusor)
❏ Hemmung des Reflexbogens
❏ Starker Sphinktertonus
❏ *Sensorische und/oder neuromuskuläre Störungen*
❏ *Einnahme von Medikamenten, die als Nebenwirkung eine Retention verursachen können (z. B. Atropin, Belladonna, Psychopharmaka, Antihistaminika, Opiate)*

Symptome (Merkmale, Kennzeichen)

aus der Sicht des Patienten

❏ Tröpfeln
❏ Dysurie
❏ Gefühl einer vollen Blase

aus der Sicht der Pflegeperson

❏ Blasenüberdehnung
❏ Häufiges Urinieren in kleinen Mengen oder fehlende Urinausscheidung
❏ Inkontinenz durch eine Überlaufblase
❏ Restharn *(150 ml und mehr)*

Patientenbezogene Pflegeziele

1. Der Patient oder die Bezugspersonen verstehen die Ursachen des Harnverhaltens.
2. Der Patient oder die Bezugspersonen können der Situation entsprechende Maßnahmen ergreifen.
3. Der Patient oder die Bezugspersonen demonstrieren Methoden oder Techniken, um das Problem zu handhaben.
4. Der Patient entleert in ausreichender Menge, die Restharnmengen betragen weniger als 50 ml.

Maßnahmen

Akuter Zustand

I. Ermitteln der ursächlichen/begünstigenden Faktoren

1. Überprüfen Sie die Nebenwirkungen von Medikamenten (z.B. Psychopharmaka, Narkosemittel, Opiate, Sedativa, Antihistaminika).
2. Beachten Sie die Intimsphäre und die damit verbundene Angst des Patienten (z.B. schämt sich der Patient zu sehr, um vor anderen zu urinieren).
3. Informieren Sie sich ob Stuhlverhalten, Schwellung im Operationsgebiet, Nachgeburtsödem, vaginale oder rektale Tamponade, vergrößerte Prostata oder andere Faktoren vorhanden sind, die eine Blockade der Harnröhre verursachen können.
4. Beobachten und dokumentieren Sie die Aus- und Einfuhr von Flüssigkeit (Flüssigkeitsbilanz).

II. Ermitteln des Ausmaßes der Störung/Behinderung

1. Informieren Sie sich über das bisherige Verhalten und der getroffenen Maßnahmen.
2. Stellen Sie fest, ob in den letzten 6–8 Stunden eine größere Menge Urin ausgeschieden worden ist.
3. Palpieren Sie das Blasenniveau.

III. Hilfeleistung bei Behandlung/Verhütung der Inkontinenz

1. Setzen Sie den Patienten aufrecht auf die Bettschüssel/Nachtstuhl oder lassen Sie ihn aufstehen, um eine funktionelle Haltung zum Entleeren einzunehmen.

2. Erhaltung der Privatsphäre.
3. Stimulieren Sie den Reflexbogen, Streichen Sie die Innenseite der Oberschenkel, Wasserhahn aufdrehen, leichtes Abklopfen der Bauchdecke usw.
4. Entfernen Sie, in Absprache mit dem Arzt die Blockade (z. B. Vaginaltamponade, Stuhlverhalten).
5. Sorgen Sie für eine langsame Entleerung der Blase (200 ml-weise) mittels eines geraden Blasenkatheters, um das Auftreten einer Hämaturie, Blasenkollaps zu verhindern.
6. Achten Sie auf Zeichen einer Infektion.
7. Achten Sie darauf, durch Behandlung der Schwellung oder Verstopfung (z. B. Auflegen von Eis auf den Damm oder in Absprache mit dem Arzt, die Verwendung von Stuhlweichmachern/Laxantien) ein Wiederauftreten des Harnverhaltens zu verhindern.
8. Besprechen Sie eine Änderung der medikamentösen Therapie, wenn Sie diese als ursächlichen/begünstigenden Faktor vermuten.

IV. Fördern des Wohlbefindens

1. Ermutigen Sie den Patienten Probleme sofort zu melden, so dass eine Therapie unverzüglich eingeleitet werden kann.
2. Informieren Sie den Patienten und die Bezugspersonen über die Notwendigkeit einer ausreichenden Flüssigkeitszufuhr.

Chronischer Zustand

I. Ermitteln der ursächlichen/begünstigenden Faktoren

1. Beachten Sie medizinische Diagnosen, die zum Harnverhalten führen können.
2. Ermitteln Sie, ob die Flüssigkeitszufuhr ausreichend ist.
3. Beachten Sie Nebenwirkungen von Medikamenten (z. B. Psychopharmaka, Antihistaminika, Atropin, Belladonna usw.).
4. Kontrollieren Sie den Urin auf Steine/Konkremente.

II. Ermitteln des Ausmaßes der Störung/Behinderung

1. Messen Sie die Urinmenge und bestimmen Sie lt. ärztlicher Anordnung den Restharn.
2. Ermitteln Sie die Häufigkeit und den Zeitpunkt des Tröpfeln und/oder des Urinierens.

3. Achten Sie auf die Stärke des Urinstrahles.
4. Palpieren Sie das Blasenniveau.
5. Stellen Sie fest, ob Blasenkrämpfe vorhanden sind.
6. Beachten Sie die Folgen der Inkontinenz auf die Lebensweise des Patienten.

III. Hilfeleistung bei Behandlung/Verhütung der Inkontinenz

1. Erklären Sie dem Patienten und Bezugsperson(en) die Anwendung diverser Techniken zur Harnblasenentleerung und demonstrieren Sie die Handhabung.
2. Erstellen Sie ein Programm für regelmäßiges Urinieren und schulen Sie den Patienten zur Selbstkatheterisierung ein.

IV. Fördern des Wohlbefindens

1. Instruieren Sie den Patienten/Bezugsperson(en) in der Technik des intermittierenden Katheterisierens.
2. Betonen Sie die Notwendigkeit einer genügenden Flüssigkeitszufuhr, einschließlich der Einnahme von urinansäuernden Fruchtsäften oder Einnahme von z. B. Vitamin C, um Bakterienwachstum und Steinbildung einzudämmen.
3. Informieren Sie den Patienten, welche Zeichen einer Komplikation eine medizinische Behandlung erfordern.

Pflegediagnose 00166 nach der NANDA Taxonomie II

Urinausscheidung, Bereitschaft zur Verbesserung

Thematische Gliederung: Ausscheidung

Definition
Ein Zustand der Harnausscheidungsfunktion, der den Ausscheidungsbedürfnissen ausreichend entspricht, und darüber hinaus verbessert werden kann.

Autorennotiz

Diese Pflegediagnose ist eine Gesundheitsdiagnose und kann bei Patienten angewendet werden, die den Wunsch nach Gesundheitsberatung zur Förderung und Erhaltung ihrer Gesundheit äußern. Es geht dabei um Patienten, die erfolgreich ihr Behandlungsprogramm durchführen, jedoch Informationen verlangen, wie sie zukünftig negative Einflüsse auf ihre Gesundheit voraussehen, bewältigen oder minimieren können.

Eine Gesundheitsdiagnose beinhaltet keine möglichen Ursachen, sondern Voraussetzungen (Merkmale, Kennzeichen, Symptome)!

Voraussetzungen

aus der Sicht der Pflegeperson

❏ Drückt Bereitschaft zur Verbesserung der Urinausscheidung aus
❏ Der Urin ist strohfarben und geruchlos
❏ Das spezifische Gewicht ist innerhalb normaler Grenzen
❏ Die Menge des ausgeschiedenen Urins ist innerhalb normaler Grenzen und entspricht dem Alter und anderen relevanten Faktoren
❏ Eigenständiges Einnehmen der Position für die Blasenentleerung
❏ Die Flüssigkeitszufuhr entspricht den täglichen Bedürfnissen

Patientenbezogene Pflegeziele

1. Der Patient kennt Strategien, die einen erfolgreichen Umgang mit der Urinausscheidung ermöglichen.
2. Der Patient kennt die Risikofaktoren in Zusammenhang mit einer unzufriedenstellenden Urinausscheidung.
3. Der Patient nimmt aktiv an Verbesserungsmaßnahmen teil.
4. Der Patient kontrolliert selbstständig die Urinausscheidung auf Farbe, Geruch und Menge des Urins.
5. Der Patient erkennt und nutzt vorhandene Ressourcen.
6. Der Patient überprüft selbstständig seinen persönlichen Flüssigkeitsbedarf.

Maßnahmen

I. Ermitteln der begünstigenden und hemmenden Faktoren

1. Fragen Sie den Patienten über seine Kenntnisse zum Thema Urinausscheidung und fördernde Faktoren.
2. Eruieren Sie mögliche Hindernisse und Erschwernisse.

II. Unterstützen des Patienten, seine Urinausscheidung zu verbessern

1. Beraten Sie den Patienten bei der Suche nach fördernden Maßnahmen.
2. Ermöglichen Sie dem Patienten über seine Sorgen und Befürchtungen zu sprechen.
3. Überprüfen Sie den Patienten, ob er die empfohlenen Maßnahmen richtig verstanden hat und ob er Sie richtig durchführt.
4. Empfehlen Sie dem Patienten die Durchführung einer Flüssigkeitsbilanz.
5. Beraten Sie den Patienten über diuresefördernde und diuresehemmende Methoden.

III. Fördern des Wohlbefindens

1. Informieren Sie über Beratungseinrichtungen.
2. Berücksichtigen Sie die Ressourcen des Patienten.
3. Motivieren Sie ihn bei seinem Vorhaben.
4. Führen Sie eine Gesundheitsberatung durch, z. B. über Mengenbeschränkung beim Kaffeegenuss, diuresefördernde und diuresehemmende Mittel etc.

5. Vgl.:

PD 00016   Urinausscheidung, beeinträchtigt
PD 00017   Stressurininkontinenz
PD 00018   Reflexurininkontinenz
PD 00019   Drangurininkontinenz
PD 00020   Urininkontinenz, funktionell
PD 00021   Urininkontinenz, total
PD 00022   Drangurininkontinenz, hohes Risiko
PD 00023   Harnverhalten (akut, chronisch)

Pflegediagnose 00041 (1.6.1.6.) nach der NANDA Taxonomie II

Latexallergische Reaktion

*Thematische Gliederung: **Ausscheidung***

Definition

Der Zustand, bei dem der Patient durch Einwirken von Naturlatex allergisch reagiert.

Ätiologie (mögliche Ursachen)

❏ Keine Immunreaktion
❏ *Kontakt mit Naturlatexprodukten z. B. Untersuchungshandschuhe, Kondome, Katheter, Tuben, Untersuchungsliegen, OP-Tische etc.*

Symptome (Merkmale, Kennzeichen)

aus der Sicht des Patienten

❏ *Klagen über Juckreiz, (Schmerzen), Brennen, Hitzegefühl, Rötung, Quaddeln*

aus der Sicht der Pflegeperson

❏ *Veränderungen der Schleimhaut oder Haut (Rötung, Schwellung, Blasenbildung, Ödembildung, ...)*
❏ *Verletzungen der Schleimhaut bzw. der Hautoberfläche*

Typ I Reaktionen

❏ Sofortige Reaktion unmittelbar (weniger als 1 Stunde) nach dem Kontakt (unter Umständen lebensgefährlich)
❏ Kontakturtikaria, welche sich auf den gesamten Körper ausbreiten kann (generalisierte Urtikaria)
❏ Ödeme der Lippen, der Zunge, des Gaumenzäpfchens und/oder des Rachens
❏ Kurzatmigkeit, Druckgefühl in der Brust, Keuchen, Bronchospasmus der zum Atemstillstand führt
❏ Hypotension, Synkope, Herzstillstand

Weitere mögliche Symptome

- ❏ Orofaziale Zeichen
  - – Ödem der Skleren und der Lider
  - – Rötung und/oder Juckreiz der Augen
  - – Tränen der Augen
  - – Verstopfung, Juckreiz, Rötung der Nase
  - – Nasenlaufen
  - – Rötung, Juckreiz im Gesicht
  - – Juckreiz im Mundbereich
- ❏ Gastrointestinale Zeichen
  - – abdominale Schmerzen
  - – Übelkeit
- ❏ Generalisierte Zeichen
  - – Hitzewallungen/Flush
  - – Allgemeines Unwohlfühlen – Unbehagen
  - – Generalisierte Ödeme
  - – Zunehmende Beschwerde über erhöhte Körpertemperatur
  - – Unruhe

Typ IV Reaktionen

- ❏ Verzögerte, schleichende Reaktion *(6–48 Stunden nach Allergenkontakt)*
- ❏ Ekzem
- ❏ Irritation
- ❏ Reaktion auf Beimengungen *(die bei der Latexherstellung verwendet werden z. B. Thiurame, Carbamate)*
- ❏ Rötung

Reizreaktionen

- ❏ Erythem
- ❏ Aufgeplatzte oder aufgerissene Haut
- ❏ Blasenbildung

Haut- und Schleimhautreaktionen nach Allergenaufnahme werden in vier Schweregrade eingeteilt

Stadium I: *Rötung und Quaddelbildung im Kontaktbereich, z. B. des OP-Handschuhes (Kontakturtikaria)*
Stadium II: *Rötung und Quaddelbildung am gesamten Körper*

(generalisierte Urtikaria) und/oder Schwellung des Gesichtes oder der Lider (Quincke-Ödem)

Stadium III: Generalisierte Urtikaria und/oder Schwellung von Schleimhäuten, z. B. Augen-, Nasen-, Mund- und Rachenbereich (Glottisödem), gastrointestinale Symptome, asthmatische Beschwerden.

Stadium IV: Anaphylaktischer Schock, mit oder ohne generalisierte Urtikaria.

Patientenbezogene Pflegeziele

1. Der Patient kennt die Ursachen für seine allergische Reaktion.
2. Der Patient kann mit der Allergie umgehen.
3. Der Patient zeigt die Fähigkeit mit der Situation der allergischen Reaktion umzugehen.
4. Der Patient zeigt eine Verbesserung der Haut- und Schleimhautveränderung bzw. Verletzung.
5. Der Patient weist eine intakte Haut bzw. Schleimhaut auf.

Maßnahmen

I. Ermitteln der ursächlichen, begünstigenden Faktoren

1. Ermitteln Sie die ursächlichen Faktoren.
2. Beachten Sie die Veränderungen der Haut bzw. der Schleimhaut.
3. Beurteilen Sie die Veränderungen anhand der Größe, Form, Beschaffenheit, Temperatur und Hydratation.
4. Dokumentieren Sie die Veränderungen der Haut bzw. Schleimhaut.
5. Ermitteln Sie die Einstellung des Patienten und der Bezugsperson gegenüber der Erkrankung.
6. Ermitteln Sie das psychische Befinden des Patienten, achten Sie dabei auf etwaige sexuelle Probleme.

II. Unterstützen des Patienten, den Gesundheitszustand zu verbessern/die Krankheit zu lindern und eine optimale Heilung zu fördern.

1. Achten Sie auf Zeichen einer Komplikation (Anaphylaktischer Schock).

2. Kontrollieren Sie die Vitalzeichen.

3. Schaffen Sie eine latexfreie Umgebung.

4. Verabreichen Sie Medikamente nach ärztlicher Anordnung.

5. Ermutigen Sie den Patienten seine Gefühle zu äußern und darüber zu sprechen, wie und ob die Krankheit sein Körperbild und/oder sein Selbstwertgefühl beeinflusst.

6. Vgl.:

   PD 00046   Hautdefekt, bestehend

   PD 00047   Hautdefekt, hohes Risiko

   PD 00045   Mundschleimhaut, verändert

III. Fördern des Wohlbefindens

1. Informieren Sie den Patienten über die Bedeutung der Haut und besprechen Sie Maßnahmen, die zur Aufrechterhaltung der normalen Hautfunktion notwendig sind.

2. Informieren Sie den Patienten über die Bedeutung der Typisierung der Allergene, um weitere Risikofaktoren auszuschalten.

3. Besprechen Sie die Wichtigkeit frühzeitigen Erkennens von Hautveränderungen und/oder Komplikationen.

Latexallergische Reaktion, hohes Risiko

*Thematische Gliederung: **Ausscheidung***

Definition
Der Zustand, bei dem der Patient durch Einwirken von Latex dem Risiko einer allergischen Reaktion ausgesetzt ist.

Risikofaktoren

❏ Patienten, welche sich häufig chirurgischen Eingriffen unterziehen müssen, z. B. Kinder mit Spina bifida, welche sehr früh mit den Proteinen der Latexmilch konfrontiert wurden, entwickeln in bis zu 60% der Fälle eine Latexallergie.
❏ Manifestierte Allergien auf Bananen, Avocados, tropische Früchte, Kiwi, Maroni etc.
❏ Berufe mit täglicher Latexexposition *(Gesundheitsberufe, Lebensmittelhandel, wo Handschuhe gefordert werden etc.)*
❏ Krankheiten, wo vorübergehende oder dauernde Katheterisierung notwendig *ist, z. B. Dauerkatheter; Saugkatheter; Beatmungsmasken, Tuben*
❏ Anamnestisch bekannte Reaktionen auf Latex z. B. Luftballon, Kondom, Handschuhe
❏ Allergische Reaktionen auf milchabsondernde Pflanzen *(Weihnachtssterne, Gummibaum, Ficus, ...)*
❏ Vorgeschichte von Allergien und Asthma
❏ *Frühere Reaktionen auf Latex, Kreuzreaktionen auf Milch*

Anmerkung

Eine Hoch-Risiko-Diagnose kann nicht durch Zeichen und Symptome belegt werden, da das Problem nicht aufgetreten ist und die Pflegemaßnahmen die Prävention bezwecken.

Patientenbezogene Pflegeziele

1. Der Patient erfährt keine Haut- bzw. Schleimhautschädigung.

2. Der Patient kennt seine Risikofaktoren.
3. Der Patient und seine Bezugsperson äußern Einsicht in die Prävention und Behandlung.
4. Der Patient und die Bezugsperson zeigen veränderte Verhaltensweisen, um einer Schädigung der Haut vorzubeugen.

Maßnahmen

I. Ermitteln der Risikofaktoren

1. Ermitteln Sie die individuellen Risikofaktoren.
2. Ermitteln Sie die Einstellung der betroffenen Person und/oder der Bezugsperson gegenüber der Erkrankung.

II. Erhalten der Integrität der Haut

1. Achten Sie auf entsprechende Sicherheitsmaßnahmen bei Pflegetätigkeiten, die eine Hautschädigung verursachen könnten.
2. Vermeiden Sie mechanische Faktoren und ersetzen Sie diese durch latexfreie Produkte.
3. Leiten Sie den Patienten an und unterstützen Sie bei Bedarf den Patienten bei der Durchführung einer sorgfältigen Hautpflege.

III. Fördern des Wohlbefindens

1. Informieren Sie den Patienten und die Bezugsperson über die Bedeutung der Haut bzw. Schleimhaut, besprechen Sie Maßnahmen, die zur Aufrechterhaltung der normalen Haut- bzw. Schleimhautfunktion notwendig sind.
2. Unterstützen Sie Aufklärungs- und Informationsarbeit in Bezug auf Komplikationen der Latexallergie.
3. Unterstützen Sie den Patienten bei der Vermeidung jeglichen Kontaktes mit Latex.

Risiko durch den Puder in Einmalhandschuhen

Die Puderung der Handschuhe kann ein Problem darstellen. Puder dient den Proteinen quasi als Trägermedium, mit dem sie in die Atemluft gelangen. Das Einatmen der Partikel kann beim Allergiker schwere Immunreaktionen bis hin zu Asthma oder anaphylaktischem Schock auslösen.

Stadium 1–4 (siehe *PD 00041 Latexallergische Reaktion*)

Erste Zeichen: Juckreiz, Rötung, Quaddelbildung an den unmittelbaren Kontaktstellen.

In weiterer Folge können sich die Hauterscheinungen auf den gesamten Körper im Sinne einer generalisierten Urticaria mit stark juckenden Quaddeln ausbreiten oder zur Entwicklung von Lid- und Lippenödemen führen. Bei fortlaufender Exposition kann es zu einer Mitreaktion der Schleimhäute von Augen, Mund und Nase kommen.

In besonders schweren Fällen oder intraoperativ kann der Allergiker systematische Reaktionen entwickeln, die von Herzrhythmusstörungen über Blutdruckabfall bis zum anaphylaktischen Schock reichen.

Latex ist häufig vorhanden: Schnuller, Einmalwindel, Matratze, Autoreifen, ...

Kreuzreaktionen treten bei bis zu 40% der Betroffenen auf : An erster Stelle stehen dabei Fruchtallergien auf Bananen, Avocado, Kiwi, Maroni, Feige, aber auch Schimmelpilze und Pollen.

(ACHTEN Sie auf ein Notfallarmband oder -halskette und/oder -ausweis.)

Pflegediagnose 00044 (1.6.2.1.) nach der NANDA Taxonomie II

Gewebeschädigung
(Integrität des Gewebes, verändert)

Thematische Gliederung: *Ausscheidung*

Definition
Der Zustand, bei dem ein Patient eine Schädigung der Haut mit darunter liegenden Gewebeschichten aufweist bzw. eine Schädigung der Schleimhäute oder der Cornea aufweist.

Autorennotiz

Die *PD Gewebeschädigung* beschreibt eine Haut-/Gewebeschädigung, welche mehrere Schichten umfasst (z. B. Schädigungen der Haut und darunter liegender Schichten, Mitbeteiligung von Muskelgewebe und/oder Knochengewebe).

Schädigungen der Cornea bzw. der Schleimhäute werden ebenfalls mit dieser Pflegediagnose beschrieben. (Auch ein Nasenflügeldekubitus, z. B. bedingt durch eine Ernährungssonde, wird mittels der *PD Gewebeschädigung* beschrieben.)

Eine Ausnahme sind Schäden der Mundschleimhaut: hierfür gibt es die eigene *PD 00045 Mundschleimhaut, verändert.*

Im Gegensatz zur *PD Gewebeschädigung* sollte die *PD Hautdefekt, bestehend* nur dann verwendet werden, wenn mögliche Defekte der Hautoberfläche (Epidermis) bis einschließlich Subcutis beschrieben werden (oberflächliche Hautdefekte, wie z. B. Blässe, Rötung, Blasen).

Bei einer Gewebeschädigung sind für die Pflegeintervention ärztliche Anordnungen notwendig (Österreichisches Bundesgesetz für Gesundheits- und Krankenpflege § 15) (Salben, Nekrolyse, chirurgische Eingriffe, ...), es handelt sich um ein multiprofessionelles (kollaboratives) Problem.

Wenn ein Patient ein erhöhtes Risiko der Hornhautschädigung (Cornea) hat, kann die Dipl. Gesundheits- und Krankenpflegeperson *die*

PD Corneagewebeschädigung, (hohes) Risiko (Ausmaß ist zu spezifizieren – hohes, mittleres) stellen. (Die *PD Corneagewebeschädigung* ist von der NANDA noch nicht klassifiziert.)

Ätiologie (mögliche Ursachen)

❑ Mechanische Faktoren (Druck, Reibung, Scherkräfte)
❑ Strahlung (einschließlich therapeutischer Bestrahlung)
❑ Ernährungsdefizit/-überschuss
❑ Thermische Faktoren (extreme Temperaturen)
❑ Wissensdefizit
❑ Reizstoffe, chemische Faktoren (einschließlich Körperausscheidungen, Sekrete, Medikamente)
❑ Eingeschränkte körperliche Mobilität
❑ Veränderte Durchblutung
❑ Flüssigkeitsdefizit/-überschuss
❑ *Infektionen*
❑ *Trauma: OP, Verletzung*

Symptome (Merkmale, Kennzeichen)

aus der Sicht der Pflegeperson

❑ Geschädigtes oder zerstörtes Gewebe (die Haut, subkutanes Gewebe bzw. die Hornhaut oder Schleimhaut betreffend)

Patientenbezogene Pflegeziele

1. Der Patient spricht aus, seinen Zustand und die ursächlichen Faktoren zu verstehen.
2. Der Patient erkennt Maßnahmen, die dem spezifischen Zustand entsprechen.
3. Der Patient zeigt Änderungen der Lebensweise, um Komplikationen oder das Wiederauftreten zu verhindern.
4. Der Patient zeigt veränderte Verhaltensweisen, um die Heilung zu fördern.
5. Der Patient weist eine beobachtbare Besserung der Gewebeschädigung auf.

Maßnahmen

I. Ermitteln der ursächlichen/begünstigenden Faktoren

1. Überprüfen Sie die Anamnese nach möglichen Ursachen: berufsbedingt, aufgrund sportlicher Tätigkeiten und Risiken bei den Lebensaktivitäten, Familienanamnese, Krankheiten, Gebrauch von Prothesen (künstliche Glieder, Glasaugen, Kontaktlinsen, Zahnprothesen, Trachealkanüle, Foley-Katheter, Magensonde, Sengstaken-Sonde usw.).
2. Beachten Sie gesundheitsschädigende Gewohnheiten (Körperpflege, häufiger Gebrauch von Klistieren, schlechte Ernährung, gefährliche Sexualpraktiken, schlechte Zahnhygiene usw.; emotionale/psychische Probleme; kulturelle/religiöse Bräuche).
3. Beachten Sie gegenwärtige und frühere Umwelteinflüsse zu Hause, bei der Arbeit, beim Reisen (in gewissen Gebieten eines Landes oder einer Stadt scheinen bestimmte Krankheiten vermehrt aufzutreten).
4. Beachten Sie soziokulturelle Faktoren.

II. Ermitteln des Ausmaßes der Beeinträchtigung

1. Sammeln Sie Informationen über den Zustand: Zeitpunkt und Dauer des ersten Auftretens, Häufigkeit, Lokalisation, Merkmale der Läsionen, Begleitsymptome, Unterschiede zwischen den Vorfällen.
2. Dokumentieren Sie das Ausmaß der Schädigung (Tiefe, Durchmesser) und die Lokalisation.
3. Dokumentieren Sie die Zeichen einer Entzündung: die Körpertemperatur; Menge, Farbe, Geruch, Beschaffenheit und Konsistenz der Wundsekretion.
4. Beurteilen Sie Durchblutung/Innervation des betroffenen Gewebes.
5. Helfen Sie bei diagnostischen Abklärungen mit, um das Ausmaß der Schädigung zu bestimmen (Kulturen, Endoskopien, Computertomographie [CT] usw.).

III. Förderung des Wiedererlangens der optimalen Funktionsfähigkeiten und der Verhütung von Komplikationen

1. Schalten Sie Faktoren, die den Zustand begünstigen, aus.
2. Beobachten und dokumentieren Sie den Verlauf der Wundhei-

lung (z. B. Zeichen einer Infektion oder weiterer Komplikationen).

3. Achten Sie auf eiweißreiche Ernährung, um die Heilung zu begünstigen.

4. Unterstützen Sie den natürlichen Heilungsprozess des Körpers durch Sauberhalten der Wunde, sorgfältiges Verbinden der Wunde, Stützen der Inzisionsstelle (durch Gegendruck beim Husten), Verhüten einer Infektion und das Aufrechterhalten eines guten Allgemeinzustandes des Patienten. Leisten Sie in schweren Fällen Mithilfe bei einer enzymatischen Therapie (z. B. Verbrennungen, Dekubitus).

5. Sorgen Sie für Wohlbefinden/Heilung durch geeignete Hilfsmittel (Augenkompressen, Spezialmatratzen, Schienen, Verbände usw.).

6. Wahren Sie die Asepsis beim Reinigen/Verbinden/Behandeln der Läsionen.

7. Entnehmen Sie nach ärztlicher Anordnung Material für bakteriologische Untersuchungen.

8. Informieren Sie sich über die entsprechenden Laborwerte bei Veränderungen, die Heilung/Infektion/Komplikation anzeigen (z. B. Blutbild, Elektrolytwerte, Glukose usw.).

9. Sorgen Sie bei eingeschränktem Sehvermögen für sichere Umgebung.

10. Beachten Sie die psychischen Auswirkungen des Zustandes auf den Patienten und die Familie.

11. Ermutigen Sie den Patienten/die Bezugsperson, die Gefühle in Bezug auf die gegenwärtige Situation zu äußern.

12. Helfen Sie dem Patienten und der Familie, Bewältigungsstrategien zu erkennen und anzuwenden.

IV. Fördern des Wohlbefindens

1. Besprechen Sie die Wichtigkeit von Früherkennung und Sofortmaßnahmen bei ungewöhnlichen körperlichen Beschwerden/Veränderungen.

2. Betonen Sie die Notwendigkeit einer ausgewogenen Nahrungsaufnahme/Flüssigkeitszufuhr zur besseren Perfusion des Gewebes.

3. Leisten Sie oder weisen Sie auf eine Ernährungsberatung hin (erhöhte Zufuhr von Eiweiß, Kalorien, Vitaminen und Mineralien).

4. Instruieren Sie das aseptische/saubere Vorgehen beim Verbandswechsel und die korrekte Entsorgung von gebrauchtem Verbandsmaterial.
5. Instruieren Sie die therapeutischen Maßnahmen (z. B. korrekte Applikation von äußerlich zu verwendenden Sprays, Lotionen, Salben oder Bädern).
6. Erkennen Sie aufgrund der zustandsbedingten Einschränkungen oder der ursächlichen Faktoren, welche Veränderungen der Lebensweise in Beruf und gewohnter Umgebung nötig sind.
7. Informieren Sie über Selbsthilfegruppen.
8. Vgl.:

PD 00046   Hautdefekt, bestehend
PD 00045   Mundschleimhaut, verändert;
PD 00122   Sinneswahrnehmungen, gestört [visuell]

Pflegediagnose 00046 (1.6.2.1.2.1.) nach der NANDA Taxonomie II

Hautdefekt, bestehend

Thematische Gliederung: Ausscheidung

Definition
Der Zustand, bei dem die Haut eines Patienten ohne Beteiligung darunter liegender Gewebeschichten geschädigt ist.

Autorennotiz

Die Pflegediagnosen *Hautdefekt, bestehend* und *Mundschleimhaut, verändert* beziehen sich auf spezifische Gewebeareale.

Die Pflegediagnose *Hautdefekt, bestehend* sollte nur dann verwendet werden, wenn mögliche Defekte der Hautoberfläche (Epidermis) bis einschließlich Subcutis beschrieben werden (oberflächliche Hautdefekte, wie z. B. Rötung, Blasen).

Schleimhäute sind dabei ausgenommen.

Ein Nasenflügeldekubitus, bedingt z. B. durch eine Ernährungssonde, wird mittels der *PD Gewebeschädigung* beschrieben.

Wenn es sich um ein Druckgeschwür Stadium 4 handelt, welches nekrotisch und/oder infiziert ist und für die Pflegeinterventionen ärztliche Anordnungen relevant sind (Salben, Nekrolyse, chirurgische Eingriffe, ...) handelt es sich um ein multiprofessionelles (kollaboratives) Problem.

Wenn ein Patient ein erhöhtes Risiko der Hornhautschädigung (Cornea) hat, kann die Dipl. Gesundheits- und Krankenpflegeperson die *PD Corneagewebeschädigung, (hohes) Risiko* (Ausmaß ist zu spezifizieren – hohes, mittleres) stellen. (*PD Corneagewebeschädigung* ist von der NANDA noch nicht klassifiziert.)

Die Pflegediagnose *Gewebeschädigung* ist eine umfassende/übergeordnete Pflegediagnose, welche mehrere Gewebeschichten umfasst (z.B. Schädigungen der Haut und darunter liegender Schichten, Mitbeteiligung von Muskelgewebe und/oder Knochengewebe).

Gewebeschädigung beschreibt richtigerweise Schädigungen (z. B.

Druckgeschwüre), die tiefer als die Haut sind und auch darunter liegende Schichten betreffen.

Ätiologie (mögliche Ursachen)

Äußere (umweltbedingte) Ursachen

- ❑ Hyperthermie oder Hypothermie
- ❑ Chemische Mittel
- ❑ (Luft-)Feuchtigkeit
- ❑ Mechanische Faktoren (Scherkräfte, Druck, Zwangsruhigstellung)
- ❑ Körperliche Immobilität
- ❑ Bestrahlung
- ❑ Altersextreme (Säugling, Greis)
- ❑ Medikamente
- ❑ *Exkretionen/Sekretionen*

Innere (somatische) Ursachen

- ❑ Veränderter Zustand des Metabolismus; Durchblutung; Sensibilität; Pigmentierung
- ❑ Knochenvorsprünge
- ❑ Abwehrschwäche
- ❑ Entwicklungsbedingte Faktoren
- ❑ Veränderter Ernährungszustand (Adipositas, Kachexie)
- ❑ Veränderung des Turgors (Veränderung der Elastizität)
- ❑ Veränderter Flüssigkeitsstatus
- ❑ *Psychogene Faktoren*
- ❑ *Ödeme*

Symptome (Merkmale, Kennzeichen)

aus der Sicht des Patienten

- ❑ *Klagen über Juckreiz, Schmerz, Gefühllosigkeit im betroffenen Gebiet/Umgebung*
- ❑ *Wärme*
- ❑ *Brennendes Gefühl*

aus der Sicht der Pflegeperson

- ❑ Eingriff in die Körperstruktur

❏ Zerstörung der Hautschichten (Dermis)
❏ Zerstörung der Hautoberfläche (Epidermis)
❏ *oberflächliche Schädigung der Haut (z. B. Blasen)*
❏ *Veränderung der Hautfarbe (Blässe, Rötung)*

Patientenbezogene Pflegeziele

1. Der Patient weist einen optimalen Allgemein- und Ernährungszustand auf.
2. Der Patient spricht aus, den Behandlungsplan zu verstehen.
3. Der Patient zeigt die Fähigkeit, mit der Situation umzugehen und
   äußert Gefühle des Selbstvertrauens.
4. Der Patient lässt den Behandlungsplan zu.
5. Der Patient zeigt eine normale Wundheilung.
6. Der Patient weist im betroffenen Bereich eine intakte Haut auf.

Maßnahmen

I. Ermitteln der ursächlichen/begünstigenden Faktoren

1. Beachten Sie gefährdete exponierte Körperstellen (Druckstellen).
2. Ermitteln Sie den Allgemein- und Ernährungszustand des Patienten.
3. Beachten Sie die potenziellen Gefahren einer Schädigung (z. B.
   Verwendung von Fixationen, Lagerung, Verbände, Kleidung usw.).
4. Ermitteln Sie die ursächlichen Faktoren (z. B. Hautkrebs und andere Krebsarten, Sklerodermie, Lupus erythematodes, Psoriasis,
   Akne, Diabetes, berufsbedingte Schäden, Steroidtherapie, Chemotherapie, Familien-Anamnese, Verletzungen, chirurgische Eingriffe usw.).
5. Beachten Sie Veränderungen der Hautfarbe, -beschaffenheit und
   des Turgors. Ermitteln Sie an den Stellen mit der geringsten Pigmentierung (z. B. Augenbindehaut, Nagelbett, Mundschleimhaut,
   Zunge und Fußsohlen), ob Farbveränderungen vorhanden sind.
6. Beurteilen Sie die Hautläsionen anhand der Größe, Form, Festig-
   keit, Beschaffenheit, Temperatur und Hydratation.
7. Dokumentieren Sie die Verletzung/Schädigung des Hautgewebes,
   der Epidermis, der Cutis und/oder darunter liegender Gewebe.
8. Achten Sie auf den Geruch der geschädigten Hautstelle.
9. Beurteilen Sie die Sensibilität (Nervenschädigung) der betroffenen
   Stelle.

10. Ermitteln Sie die Einstellung des/der Betroffenen/Bezugspersonen gegenüber der Erkrankung (z. B. kulturelle Wertvorstellungen, Stigma usw.).

11. Ermitteln Sie das psychische Befinden des Patienten, achten Sie dabei auf etwaige sexuelle Probleme.

12. Beachten Sie bei Menschen mit beeinträchtigtem Seh-, Hör- oder Sprechvermögen, dass die Haut ein wichtiger Weg der Kommunikation ist. Ein Hautdefekt kann dadurch das Verhalten verändern.

II. Unterstützen des Patienten, den Gesundheitszustand zu verbessern/die Krankheit zu lindern und eine optimale Heilung zu fördern

1. Beobachten Sie Veränderung der Hautläsion und dokumentieren Sie diese.

2. Achten Sie auf Zeichen einer Komplikation in der Wundheilung (z. B. Infektion, Auseinanderklaffen der Wunde usw.).

3. Unterstützen Sie den natürlichen Heilungsprozess des Körpers durch Sauberhalten der Wunde, sorgfältiges Verbinden der Wunde, Verhüten einer Infektion und das Aufrechterhalten eines guten Allgemeinzustandes des Patienten. Leisten Sie in schweren Fällen Mithilfe bei einer enzymatischen Therapie (z. B. Verbrennungen, Dekubitus).

4. Setzen Sie die Läsionen, Ulzera nach Absprache mit dem Arzt der Luft und dem Licht aus.

5. Vermeiden Sie den Gebrauch von Kunststoffüberzügen (auch Kleidung) und empfehlen Sie die Anwendung von Naturfasern (Baumwollstoffen).

6. Beziehen Sie den Patienten in die Planung mit ein, und berücksichtigen Sie seine Wünsche.

7. Verwenden Sie bei Bedarf angepasste Hilfsmittel (z. B.: Spezialmatratzen).

8. Entnehmen Sie nach ärztlicher Anordnung Material von der Wunde für verordnete Kulturen/Resistenzprüfung/Gramfärbung.

9. Sorgen Sie für ausgewogene Ernährung und erhöhte Eiweißzufuhr, um eine positive Stickstoffbilanz zu erreichen und die Heilung von Dekubitus/Läsionen/Wunden zu fördern.

10. Informieren Sie sich über Laborparameter (Hämoglobin/Hämatokrit; Blutzucker, Albumin, Wundkulturen).

11. Ermutigen Sie den Patienten seine Gefühle zu äußern und darüber zu sprechen, wie und ob die Krankheit sein Körperbild/Selbstwertgefühl beeinflusst (vgl. PD *00118 Körperbild, Störung*).

12. Helfen Sie dem Patienten die Trauerphasen durchzuleben und Gefühle zu ertragen, die mit den entstellenden Umständen zusammenhängen.

13. Akzeptieren Sie den Patienten, geben Sie ihm psychische Unterstützung (z. B. Körperkontakt, Gesichtsausdruck und Stimme/Tonfall).

III. Fördern des Wohlbefindens

1. Informieren Sie über die Bedeutung der Haut und besprechen Sie Maßnahmen, die zur Aufrechterhaltung der normalen Hautfunktion notwendig sind.

2. Sprechen Sie über Gefahren bei der Verwendung von Hilfsmitteln (z. B. Heizkissen, Fixationen).

3. Helfen Sie dem Patienten/Bezugsperson(en) einen Plan zur präventiven und täglichen Pflege aufzustellen.

4. Achten Sie auf bequeme Kleidung und gut sitzende Schuhe.

5. Besprechen Sie die Wichtigkeit frühzeitigen Erkennens von Hautveränderungen und/oder Komplikationen.

6. Helfen Sie dem Patienten stressreduzierende/alternativ therapeutische Methoden zu erlernen, um Gefühle der Hilflosigkeit zu kontrollieren und die Situation zu meistern.

Pflegediagnose 00047 (1.6.2.1.2.2.) nach der NANDA Taxonomie II

Hautdefekt, hohes Risiko

*Thematische Gliederung: **Ausscheidung***

Definition

Der Zustand, bei dem die Haut eines Patienten dem Risiko ausgesetzt ist, geschädigt zu werden.

Autorennotiz

Das Ausmaß des Risikos ist zu spezifizieren (geringes Risiko, mittleres Risiko, hohes Risiko), um die daraus resultierenden Pflegemaßnahmen zu begründen und den Pflegeaufwand transparent darzustellen.

Risikofaktoren

Äußere Risikofaktoren (umweltbedingte)

❏ Bestrahlung
❏ Körperliche Immobilität
❏ Mechanische Faktoren (Scherkräfte, Druck, Zwangsruhigstellung)
❏ Hypothermie oder Hyperthermie
❏ (Luft-) Feuchtigkeit
❏ Chemische Substanzen
❏ Exkretionen/Sekretionen
❏ Altersextreme (Säugling, Greis)

Innere Risikofaktoren (somatische)

❏ Medikamente
❏ Knochenvorsprünge
❏ Immunologische Faktoren (Allergien)
❏ Entwicklungsbedingte Faktoren
❏ Veränderung des Stoffwechsels, der Durchblutung, der Sensibilität, der Pigmentierung
❏ Veränderung des Hautturgors (Veränderung der Elastizität)

❏ Veränderung des Ernährungszustandes bzw. Flüssigkeitshaushaltes (Adipositas, Kachexie)
❏ Psychogene Faktoren
❏ *Ödeme*

Anmerkung

Eine Hoch-Risiko-Diagnose kann nicht durch Zeichen und Symptome belegt werden, da das Problem nicht aufgetreten ist und die Pflegemaßnahmen die Prävention bezwecken.

Patientenbezogene Pflegeziele

1. Der Patient erfährt keine Hautschädigung.
2. Der Patient erkennt seine Risikofaktoren.
3. Der Patient und die Bezugspersonen äußern Einsicht in Prävention und Behandlung.
4. Der Patient und die Bezugspersonen zeigen Verhaltensweisen/ Methoden, um einer Schädigung der Haut vorzubeugen.

Maßnahmen

I. Ermitteln der individuellen Risikofaktoren

1. Ermitteln Sie das Dekubitusrisiko mit Hilfe einer der Bekannten Skalen (z. B. Braden-, Nortonskala etc.).
2. Ermitteln Sie den Allgemein- und Ernährungszustand des Patienten.
3. Achten Sie auf verminderte Mobilität, Veränderungen der Haut und Muskelmasse im Zusammenhang mit dem Alter, veränderte Temperatur, chronische Krankheiten, Inkontinenz, eingeschränkte Selbstpflegefähigkeit und/oder Probleme durch Medikamente/ Therapien (Cortison, Strahlen usw.).

II. Erhalten der Integrität der Haut

1. Anleitung, Unterstützung bzw. Durchführung einer sorgfältigen Hautpflege.
2. Führen Sie die individuell notwendigen Prophylaxen durch (Lagewechsel nach Plan, Vermeidung von Scherkräften).

3. Erstellen Sie bei Bedarf eine Flüssigkeitsbilanz.
4. Achten Sie auf entsprechende Sicherheitsmaßnahmen bei Mobilisation und anderen Therapien, die eine Hautschädigung verursachen können.

III. Fördern des Wohlbefindens

1. Unterstützen Sie den Patienten/Bezugsperson(en) beim Erlernen der Selbstkontrolle und/oder der wirksamen Hautpflege zur Prävention.
2. Beraten Sie über eine angemessene Nahrungs- und Flüssigkeitszufuhr.
3. Empfehlen Sie ein regelmäßiges Übungsprogramm (aktiv/passiv), um die Zirkulation zu verbessern (z. B. Druckentlastung, Förderung des venösen Rückflusses usw.).
4. Empfehlen Sie bei starkem Juckreiz kurze Nägel und das Tragen von Handschuhen, um die Gefahr einer Hautschädigung zu mindern (Kinder).
5. Informieren Sie über das Risiko der Sonnenbestrahlung.
6. Informieren Sie Patienten mit Diabetes mellitus über die Wichtigkeit der Haut- und Nagelpflege, vor allem der unteren Extremitäten.
7. Vgl.:
   PD 00046   Hautdefekt, bestehend
   PD 00122   Sinneswahrnehmungen, gestört [visuell]

Pflegediagnose 00040 (1.6.1.5.) nach der NANDA Taxonomie II

Inaktivitätssyndrom, hohes Risiko

Thematische Gliederung: Aktivität und Ruhe

Definition

Der Zustand, bei dem ein Patient der Gefahr eines körperlichen Abbaus als Folge auferlegter oder unvermeidbarer muskuloskeletaler Inaktivität ausgesetzt ist.
Anmerkung:
Die NANDA stellt folgende Komplikationen bei Immobilität fest: Dekubiti, Verstopfung, Stase der Lungensekrete, Thrombose, Harnwegsinfekt/-retention, verminderte Kraft/Ausdauer, Orthostase, verminderte Gelenksbewegung, Desorientierung, Störung des Körperbildes und Machtlosigkeit.

Risikofaktoren

- ❑ Starker, chronischer Schmerz
- ❑ Immobilität
- ❑ Veränderter Bewusstseinszustand
- ❑ Paralyse/Lähmungen
- ❑ Verordnete Ruhe

Anmerkung

Eine Hoch-Risiko-Diagnose kann nicht durch Zeichen und Symptome belegt werden, da das Problem nicht aufgetreten ist und die Pflegemaßnahmen die Prävention bezwecken.

Patientenbezogene Pflegeziele

1. Der Patient weist intakte Haut/Gewebe auf oder erlangt eine komplikationslose Wundheilung.
2. Der Patient bewahrt/erlangt wirksame Ausscheidungsgewohnheiten.
3. Der Patient ist frei von Zeichen/Symptomen infektiöser Vorgänge.

4. Der Patient weist eine angemessene periphere Durchblutung mit stabilen Vitalzeichen auf: die Haut ist warm und trocken, die peripheren Pulse tastbar.
5. Der Patient bewahrt/erlangt einen für ihn optimalen Funktionszustand des Bewegungsapparates.
6. Der Patient bewahrt/erlangt einen, der Situation entsprechenden, Realitätssinn.
7. Der Patient spricht aus, ein Gefühl der Kontrolle über die gegenwärtige Situation und das zukünftige Geschehen zu haben.
8. Der Patient erkennt und integriert die Veränderung in sein Selbstbild, ohne sein Selbstwertgefühl zu schmälern.

Maßnahmen

I. Beurteilen, ob Komplikationen, die bei den Risikofaktoren aufgelistet sind, entstehen können

1. Stellen Sie fest, ob spezielle Probleme bestehen.
2. Ermitteln Sie die individuellen Ressourcen/Unterstützungssysteme des Patienten.
3. Stellen Sie fest, ob die Erkrankung des Patienten akut/chronisch ist.
4. Beurteilen Sie, ob der Patient und die Familie die Situation einschätzen können und fähig sind, die Pflege für eine längere Zeitspanne zu übernehmen.

II. Ermitteln von individuellen präventiven und verbessernden Maßnahmen

Haut

1. Führen Sie je nach Bedarf und Situation Lagerungswechsel durch.
2. Setzen Sie rechtzeitig druckentlastende Hilfsmittel ein.
3. Ermitteln Sie den Ernährungszustand.
4. Beraten Sie den Patienten zu Ernährung, Umlagern, persönliche Hygiene.
5. Vgl. *PD 00046 Hautdefekt, bestehend; PD 00044 Gewebeschädigung; PD 00047 Hautdefekt, hohes Risiko*

Ausscheidung

1. Sorgen Sie für eine ausgewogene, ballaststoffreiche Ernährung und ausreichende Flüssigkeitszufuhr.

2. Fördern Sie die Mobilität so früh als möglich. Verwenden Sie bei Bedarf angepasste Hilfsmittel.
3. Beurteilen Sie, ob die Ausscheidungen (Harn, Stuhl) normal oder verändert sind.
4. Führen Sie bei Bedarf ein Ausscheidungstraining für Darm und Blase durch.
5. Vgl. *PD 00011 Verstopfung; PD 00013 Durchfall; PD 00014 Stuhl-inkontinenz; PD 00016 Urinausscheidung, beeinträchtigt; PD 00023 Harnverhalten, akut, chronisch.*

Atmung

1. Erleichtern Sie durch regelmäßiges Umlagern das Aushusten und vertieftes Atmen.
2. Fördern Sie den Gebrauch eines Incentive-Spirometers.
3. Leiten Sie den Patienten an, die richtige Lagerung zur Sekretentleerung einzunehmen.
4. Leiten Sie Familienangehörige und Betreuungspersonen über wirksame Hustentechniken an.
5. Kontrollieren Sie die Atemgeräusche und das Aussehen des Sekretes.
6. Führen Sie bei Bedarf eine Raucherberatung durch.
7. Halten Sie bei Bedarf die Atemwege durch Absaugen frei.
8. Vgl. *PD 00031 Freihalten der Atemwege, beeinträchtigt; PD 00032 Atemvorgang, beeinträchtigt.*

Gewebedurchblutung (vaskulär)

1. Kontrollieren Sie die Kern- und Hauttemperatur.
2. Beobachten Sie Veränderungen der Sensibilität, Durchblutung, Hautfarbe, Bewusstseinszustand, Atmung und Sekrete.
3. Setzen Sie Hilfsmittel zur Förderung der vaskulären Zirkulation ein (z. B. Bandagieren der Beine, Stützstrümpfe).
4. Kontrollieren Sie den Blutdruck.
5. Erhöhen Sie stufenweise das Kopfteil. Helfen Sie bei Bedarf beim Umlagern mit.
6. Sorgen Sie für eine korrekte Körperhaltung und für weite, nicht einengende Kleidung. Verwenden Sie keine Hilfsmittel zur Zwangsruhigstellung.
7. Vgl. *PD 00024 Durchblutungsstörung.*

Mobilität/Kraft (muskulär)

1. Führen Sie passive und aktive Bewegungsübungen in Absprache mit der Physio-/Ergotherapie zur Kräftigung der Muskulatur durch.
2. Leiten Sie den Patienten an, seine persönliche Pflege schrittweise zu übernehmen.
3. Planen Sie regelmäßige Aktivitäten ein, um die Kraft/Ausdauer nach Möglichkeit zu verbessern.
4. Wenden Sie in Absprache mit der Physio-/Ergotherapie funktionelle Schienen an.
5. Beurteilen Sie den Einfluss der Schmerzen bei Mobilitätsproblemen.
6. Führen Sie in Absprache/auf Anordnung mit den Ärzten ein Schmerzlinderungsprogramm durch.
7. Vgl. *PD 00092 Aktivitätsintoleranz; PD 00085 Körperliche Mobilität, beeinträchtigt; PD 00132 Schmerzen, akut; PD 00133 Schmerzen, chronisch.*

Sensibilität/Wahrnehmung

1. Informieren Sie den Patienten über Zeit, Ort, Person usw. Sorgen Sie für Orientierungshilfen (z. B. Uhr, Kalender).
2. Sorgen Sie für eine stimulierende Umgebung (z. B. Musik, Fernsehapparat/Radio, Besuche).
3. Ermutigen Sie den Patienten individuell an einem regelmäßigen Übungsprogramm teilzunehmen. Unterstützen Sie den Gebrauch von persönlichen Schlafhilfen/Einschlafritualen, um die normale Schlaf-/Ruhephase zu fördern.
4. Vgl. *PD 00122 Sinneswahrnehmungen, gestört; PD 00095 Schlafgewohnheiten, gestört; PD 00053 Soziale Isolation.*

Machtlosigkeit

1. Informieren Sie den Patienten über alle pflegerischen Verrichtungen.
2. Setzen Sie mit dem Patienten/Bezugsperson(en) gemeinsame Ziele.
3. Sorgen Sie, wenn möglich, für eine kontinuierliche Pflege durch die gleiche Person.
4. Stellen Sie sicher, dass der Patient seine Bedürfnisse ausreichend mitteilen kann (z. B. Rufglocke in Reichweite, schriftliche Mitteilungsmöglichkeiten, Übersetzungshilfe).

5. Ermutigen Sie das Aussprechen von Gefühlen und Fragen.
6. Vgl. *PD 00125 Machtlosigkeit; PD 00051 Kommunikation, verbal, beeinträchtigt; PD 00055 Rollenerfüllung, unwirksam.*

Körperbild (Selbstkonzept)

1. Informieren Sie den Patienten über körperliche Veränderungen mündlich und/oder schriftlich. Ermutigen Sie ihn zur Selbstbetrachtung und zu Gesprächen über die Veränderungen.
2. Fördern Sie Beziehungen zu Gleichaltrigen/Gleichgesinnten und die Rückkehr zu gewohnten Aktivitäten im Rahmen der individuellen Möglichkeiten.
3. Vgl. *PD 00118 Körperbild, Störung; PD 00120 Selbstwertgefühl, situationsbedingt gering; PD 00053 Soziale Isolation; PD 00121 Persönliche Identität, Störung.*

III. Fördern des Wohlbefindens

1. Erfragen Sie die individuellen Bedürfnisse des Patienten.
2. Ermitteln Sie die Kenntnisse des Patienten über seine Problembereiche.
3. Besprechen Sie Zeichen/Symptome, die eine medizinische Kontrolle/Intervention erfordern.
4. Informieren Sie den Patienten über Selbsthilfegruppen und soziale Institutionen (z. B. finanzielle Hilfen, Bezugsstellen für Hilfsmittel und -geräte usw.).
5. Informieren Sie über Möglichkeiten zur Rehabilitation/Pflege im eigenen Heim.

Pflegediagnose 00092 (6.1.1.2.) nach der NANDA Taxonomie II

Aktivitätsintoleranz

Thematische Gliederung: Aktivität und Ruhe

Definition
Die Unfähigkeit des Patienten, erforderliche/erwünschte Aktivitäten auszuführen/durchzuhalten (Aktivitäten des täglichen Lebens), weil nicht genügend physische oder psychische Kraft/Energie vorhanden ist.

Ätiologie (mögliche Ursachen)

- ❑ Bettruhe oder Immobilität
- ❑ Allgemeine Schwäche
- ❑ Missverhältnis zwischen Sauerstoffangebot und -bedarf (Aktivität wird wegen Atemnot häufig unterbrochen)
- ❑ Bewegungsarme Lebensweise (z. B. Adipositas)
- ❑ *Beeinträchtigtes Lernvermögen*
- ❑ *Psychische Veränderungen (veränderter Gemütszustand)*
- ❑ *Andere Grundkrankheiten*

Symptome (Merkmale, Kennzeichen)

aus der Sicht des Patienten

- ❑ Klagen über Müdigkeit oder Schwäche (vor, während oder nach der Aktivität)
- ❑ Äußert bei Anstrengung Missbehagen oder Atemnot
- ❑ *Schmerz*
- ❑ *Fehlende Bereitschaft und fehlendes Interesse an Aktivitäten*

aus der Sicht der Pflegeperson

- ❑ Abnorme Puls- oder Blutdruckregulation bei Aktivitäten
- ❑ EKG Veränderungen zeigen Arrhythmien oder Ischämie
- ❑ *Schwacher Muskeltonus (gebeugte Körperhaltung)*
- ❑ *Blässe/Zyanose/starke Gesichtsröte*
- ❑ *Kühle und trockene Schleimhäute bei anstrengender Aktivität*

Klassifikation (nach Gordon 1998)

01. Gehen in normalem Tempo, ohne Steigung und ohne Unterbrechung; Treppensteigen über ein oder mehrere Stockwerke; ist aber kurzatmiger als normal.
02. Gehen ohne Steigung etwa 165 m auf ebener Strecke; langsam ein Stockwerk Treppensteigen, ohne anzuhalten.
03. Gehen ohne Steigung und ohne anzuhalten, nicht mehr als 165 m; nicht fähig, ein Stockwerk Treppen zu steigen, ohne anzuhalten.
04. Atemnot und Erschöpfung im Ruhezustand.

Patientenbezogene Pflegeziele

1. Der Patient erkennt negative/positive Ursachen, die die Aktivitätsintoleranz beeinflussen. Der Patient eliminiert oder reduziert nach Möglichkeit negative Einflüsse.
2. Der Patient nimmt freiwillig an der notwendigen/erwünschten Aktivität teil.
3. Der Patient berichtet über eine merkliche Zunahme der Aktivitätstoleranz.
4. Der Patient zeigt eine Abnahme der physiologischen Zeichen der Aktivitätsintoleranz (z. B. Puls, Atemfrequenz und Blutdruck innerhalb der Normbereiche).

Maßnahmen

I. Ermitteln der Selbstpflegefähigkeit (Ressourcen)

1. Ermitteln Sie das Ausmaß der Beeinträchtigung mit Hilfe der oben empfohlenen Klassifikation.
2. Beobachten Sie die Aktivitätsintoleranz des Patienten sowie sein psychisches Verhalten aufgrund der Beeinträchtigung.
3. Achten Sie auf Komplikationen, die Einfluss auf die Aktivitätsintoleranz haben wie Schmerzen, Müdigkeit, Zyanose, allgemeine Schwäche sowie Nebenwirkungen von Medikamenten.

II. Unterstützen des Patienten beim Zurechtkommen mit den individuellen Einschränkungen

1. Planen Sie Ruhephasen zwischen den einzelnen Aktivitäten ein, um die Müdigkeit zu verringern.

2. Begegnen Sie dem Patienten mit einer positiven Haltung und zeigen Sie dabei Verständnis für seine schwierige Situation.
3. Überwachen Sie die Aktivitäten, um eine Überanstrengung zu vermeiden.
4. Ermutigen Sie den Patienten, möglichst oft an der Planung von Aktivitäten teilzunehmen.
5. Verhüten Sie Unfälle durch Unterstützung des Patienten bei Aktivitäten und sorgen Sie für geeignete Hilfsmittel bei Bedarf (z. B. Gehstöcke, Rollator und/oder Rollstuhl).
6. Schaffen Sie Bedingungen, die das Wohlbefinden fördern und sorgen Sie für Schmerzlinderung (vgl. *PD 00132 Schmerzen, akut*).
7. Regen Sie bei Bedarf die Konsultation der Physio-/Ergotherapie an.

III. Fördern des Wohlbefindens

1. Planen Sie die größtmögliche Aktivität unter Berücksichtigung der Fähigkeiten des Patienten.
2. Instruieren Sie den Patienten, Reaktionen in Bezug auf die Aktivitäten zu überwachen und auf Zeichen/Symptome zu achten, die eine Änderung der Aktivität erfordern.
3. Sorgen Sie für eine dem Patienten angepasste Steigerung der Aktivität (außer bei Kontraindikationen).
4. Informieren Sie den Patienten über Merkmale, die einen täglichen Fortschritt sichtbar machen.
5. Unterstützen Sie den Patienten, sich entsprechende Vorsichtsmaßnahmen anzueignen, um Unfälle zu verhüten.
6. Vermitteln Sie Kenntnisse über den Einfluss allgemein gesundheitsfördernder Maßnahmen auf die Aktivitätsintoleranz (z. B. Ernährung, ausreichende Flüssigkeitszufuhr, Alkohol, Nikotin).
7. Vgl. *PD 00097 Beschäftigungsdefizit*.

Pflegediagnose 00093 (6.1.1.2.1.) nach der NANDA Taxonomie II

Müdigkeit

Thematische Gliederung: *Aktivität und Ruhe*

Definition
Ein anhaltendes, überwältigendes Gefühl der Erschöpfung und eine verminderte Fähigkeit des Patienten, körperliche und geistige Arbeit auf gewohntem Niveau zu leisten.

Ätiologie (mögliche Ursachen)

Psychologisch

❑ Langeweile
❑ Stress
❑ Angst
❑ Niedergeschlagenheit

Umweltbedingt

❑ Umweltbezogenen Belastungen (Luftfeuchtigkeit, Lichtverhältnisse, Lärm, Temperatur)

Situationsbedingt

❑ Negative Geschehnisse im Leben/Beruf
❑ Hohe Inanspruchnahme

Physiologisch

❑ Schlafentzug
❑ Schwangerschaft
❑ Schlechte körperliche Kondition
❑ Krankheitszustände *(z. B. Anämie, Stoffwechselerkrankungen)*
❑ Erhöhte physische Belastung
❑ *Medikamente*
❑ Fehlernährung
❑ Anämie

Symptome (Merkmale, Kennzeichen)

aus der Sicht des Patienten

❏ Gefühl der Energielosigkeit nach dem Schlafen
❏ Wahrgenommenes Bedürfnis nach zusätzlicher Energie, um die gewohnten Pflichten zu erfüllen
❏ Erhöhtes Schlafbedürfnis
❏ Aussagen über Müdigkeit
❏ Aussagen über einen nicht nachlassenden und überwältigenden Mangel an Energie
❏ Unfähigkeit, den gewohnten körperlichen Aktivitäten nachzugehen
❏ Zunahme von körperlichen Beschwerden
❏ Wahrgenommener Bedarf an zusätzlichen Energien, um den gewohnten Aktivitäten nachzukommen
❏ Beeinträchtigtes Konzentrationsvermögen
❏ Vermindertes Leistungsvermögen
❏ Verminderte Libido
❏ Schuldgefühl aufgrund von Nicht-einhalten-können von Verantwortung
❏ *Erhöhtes Bedürfnis Pausen einzulegen*

aus der Sicht der Pflegeperson

❏ Benötigung zusätzlicher Energie um gewohnten Routinen nachzugehen
❏ Zunahme von körperlichen Beschwerden
❏ Teilnahmslosigkeit
❏ Desinteresse in Bezug auf das Umfeld und die eigene Person
❏ Vermindertes Leistungsvermögen
❏ Benommenheit

Patientenbezogene Pflegeziele

1. Der Patient berichtet über einen besseren Energiezustand.
2. Der Patient erkennt den Grund der Müdigkeit und hält seinen individuellen Grenzbereich ein.
3. Der Patient erkennt präventive Maßnahmen, um Erschöpfung zu vermeiden.
4. Der Patient integriert Erholungsmaßnahmen, um Erschöpfung zu vermeiden.

5. Der Patient führt die Aktivitäten des täglichen Lebens aus und nimmt, je nach Fähigkeit, an erwünschten Aktivitäten teil.
6. Der Patient beteiligt sich am empfohlenen Therapieprogramm.

Maßnahmen

I. Ermitteln der ursächlichen/begünstigenden Faktoren

1. Beachten Sie die Medikamenteneinnahme und deren Nebenwirkungen.
2. Beachten Sie, ob entsprechende psychische oder physische Krankheitszustände vorhanden sind.
3. Beachten Sie Veränderungen der Lebensweise, vermehrte Verantwortung, berufsbedingte Konflikte.
4. Ermitteln Sie das Ausmaß der Fähigkeit, zu stehen, herumzugehen, und die dabei erforderliche Unterstützung (vgl. *PD 00092 Aktivitätsintoleranz; PD 00094 Aktivitätsintoleranz, hohes Risiko*).
5. Überwachen Sie die körperliche Reaktion auf Aktivität.
6. Beachten Sie die Art der Erkrankung, das Stadium des Krankheitsprozesses, den Ernährungszustand und die Flüssigkeitsbilanz.
7. Ermitteln Sie psychische und physische Persönlichkeitsmerkmale, die einen Einfluss auf die Müdigkeit haben können.
8. Stellen Sie fest, wie sich die Müdigkeit äußert, sowie ihre Intensität, Dauer und emotionale Bedeutung für den Patienten.
9. Beachten Sie, was nach Auffassung des Patienten die Müdigkeit verursacht und wie er sich davon befreien kann.
10. Beurteilen Sie Aspekte einer „erlernten Hilflosigkeit" (anerzogen, eingeübt), die sich möglicherweise durch Selbstaufgabe/Aufrechterhalten eines Müdigkeitszyklus, beeinträchtigtes Leistungsvermögen, erhöhte Angst und Müdigkeit äußert.
11. Stellen Sie fest, ob Schlafstörungen vorhanden sind und beurteilen Sie ihr Ausmaß.

II. Unterstützen des Patienten, die Müdigkeit zu bewältigen und entsprechend den individuellen Fähigkeiten damit zurechtzukommen

1. Planen Sie Ruhephasen bei der Pflege ein.
2. Lassen Sie den Patienten/Bezugsperson(en) die Zeitplanung mitgestalten.

3. Überlegen Sie mit dem Patienten, welche Arbeiten delegiert werden können.

4. Planen Sie Aktivitäten in jener Zeitspanne ein, in der der Patient am meisten Energie hat.

5. Unterstützen Sie den Patienten bei der Identifikation von wichtigen und weniger wichtigen Aktivitäten. Planen Sie mit dem Patienten realistische Aktivitätsziele.

6. Sorgen Sie für eine individuell angemessene sensorische und kognitive Stimulation (weder übermäßig noch mangelnd).

7. Unterstützen Sie den Patienten bei der persönlichen Pflege, leisten Sie Mithilfe bei der Mobilisation.

8. Ermutigen Sie den Patienten, soviel wie möglich selbst auszuführen (z. B. persönliche Pflege, aufstehen, spazieren). Steigern Sie die Aktivitäten entsprechend dem Zustand des Patienten.

9. Instruieren Sie Methoden, um die Kräfte gut einzuteilen. (Platzieren Sie Gebrauchsgegenstände in Reichweite, reduzieren Sie Wege über Stufen, verteilen Sie wichtige Arbeiten über mehrere Tage, legen Sie vor einer schwierigen Arbeit eine Pause ein, und stoppen Sie, bevor der Patient müde wird, installieren Sie Griffe zum Anhalten, empfehlen Sie kleine Mahlzeiten und das Delegieren von schweren Arbeiten.)

10. Sorgen Sie für eine Umgebung, die eine Verminderung der Müdigkeit bewirkt (z. B. frische Luft).

11. Besprechen Sie Maßnahmen, die, regelmäßig durchgeführt, einen erholsamen Schlaf fördern (vgl. *PD 00095 Schlafgewohnheiten, gestört* und PD *00096 Schlafentzug*).

12. Sorgen Sie für Aktivitäten zur Erholung/Beschäftigung.

13. Besprechen Sie die Auswirkungen von Konflikten und Stress auf die Müdigkeit.

14. Instruieren Sie bei Bedarf Methoden für den Umgang mit Stress (z. B. Visualisierungstechniken, Entspannungsmethoden und Biofeedback).

15. Informieren Sie den Patienten über Physio-/Ergotherapie zur Ausführung von regelmäßigen, täglichen Übungen und Aktivitäten, um die Kraft und den Muskeltonus zu bewahren/erhöhen und das persönliche Wohlbefinden zu steigern.

III. Fördern des Wohlbefindens

1. Akzeptieren Sie, dass die Beschwerden für den Patienten real sind

und unterschätzen Sie die daraus folgende Einbuße an Lebensqualität nicht.

2. Unterstützen Sie den Patienten und die Bezugspersonen, einen Aktivitäts- und Übungsplan unter Berücksichtigung der jeweiligen persönlichen Fähigkeiten zu erstellen.

3. Instruieren Sie den Patienten, aktivitätsbedingte Reaktionen zu überwachen und Zeichen/Symptome zu erkennen, die eine Veränderung der Aktivitäten erfordern.

4. Besprechen Sie den Pflege- und Therapieplan mit Hinweis auf die individuellen ursächlichen Faktoren (z. B. körperliche und/oder psychische Krankheiten) und helfen Sie dem Patienten, den Zusammenhang zwischen Müdigkeit und Krankheit zu verstehen.

5. Empfehlen Sie allgemeine, gesundheitsfördernde Maßnahmen (z. B. gesunde Ernährungsweise, ausreichende Flüssigkeitszufuhr, angepasste Vitaminzufuhr).

6. Besprechen Sie, falls angezeigt, Überforderungen und entsprechende Maßnahmen, die der Patient ergreifen kann, um seine Situation zu verändern.

7. Ermutigen Sie den Patienten, die Fähigkeit zur Selbstbehauptung zu entwickeln, dabei Prioritäten in der Zielsetzung/den Aktivitäten zu unterscheiden und zu lernen, „nein" zu sagen.

8. Unterstützen Sie den Patienten, Bewältigungsformen zu erkennen, die das Gefühl, die Kontrolle zu haben, erhöhen und das Selbstwertgefühl steigern.

9. Informieren Sie, falls angezeigt, über Beratungsmöglichkeiten/ Psychotherapie.

10. Informieren Sie über Hilfsdienste für Routinearbeiten (soziale Dienste, Essen auf Räder, Heimhilfe).

Pflegediagnose 00094 (6.1.1.3.) nach der NANDA Taxonomie II

Aktivitätsintoleranz, hohes Risiko

*Thematische Gliederung: **Aktivität und Ruhe***

Definition

Ein Zustand, bei dem der Patient dem Risiko ausgesetzt ist, nur ungenügende physische oder psychische Kraft/Energie zu haben, um die erforderlichen und erwünschten Aktivitäten des täglichen Lebens auszuführen/durchzuhalten.

Risikofaktoren

- ❏ Mangelnde Erfahrung mit der betreffenden Aktivität
- ❏ Bestehende Kreislauf-/Atemprobleme
- ❏ Von früher bekannte vorübergehende Einschränkung
- ❏ Allgemeine Schwäche
- ❏ *Nach Aufklärung über einen progressiven Krankheitszustand (z. B. Krebs, Multiple Sklerose, chronisch obstruktive Lungenerkrankungen, große Operation)*
- ❏ *Äußerung über Unvermögen/Unfähigkeit, die erwartete Aktivität auszuführen*
- ❏ *Angeordnete Bettruhe*
- ❏ *Schlafmangel*
- ❏ *Erhöhter Energiebedarf (z. B. bei Fieber, großen Wunden, Rastlosigkeit, Aufregung)*

Anmerkung

Eine Hoch-Risiko-Diagnose kann nicht durch Zeichen und Symptome belegt werden, da das Problem nicht aufgetreten ist und die Pflegemaßnahmen die Prävention bezwecken.

Patientenbezogene Pflegeziele

1. Der Patient versteht das Risiko des Verlustes seiner Fähigkeiten im Zusammenhang mit seinem derzeitigen Zustand.

2. Der Patient nimmt an einem Aktivierungs-/Rehabilitationspro-
   gramm teil, um die Leistungsfähigkeit zu verbessern.
3. Der Patient erkennt Möglichkeiten, die helfen, den momentanen
   Aktivitätszustand aufrechtzuerhalten.
4. Der Patient meldet Zeichen und Symptome, die eine neuerliche
   medizinische Begutachtung erfordern.

Maßnahmen

I. Ermitteln von Faktoren, welche die gegenwärtige Situation beeinflussen

1. Ermitteln Sie den momentanen Aktivitätszustand des Patienten.
2. Vergleichen Sie die Risikofaktoren mit der Ätiologie der *PD 00092
   Aktivitätsintoleranz* und prüfen Sie, welche PD tatsächlich zu-
   trifft.
3. Beachten Sie die aktuelle medizinische Diagnose und/oder Therapie, die einen störenden Einfluss auf die Leistungsfähigkeit des
   Patienten haben könnte.

II. Ermitteln von Alternativen, um im Rahmen des eingeschränkten Zustandes aktiv zu bleiben

1. Entwickeln Sie ein körperliches Therapie-/Übungsprogramm in
   Zusammenarbeit mit dem Patienten und anderen Berufsgruppen
   (z. B. Physio- und/oder Ergotherapie).
2. Unterstützen und leiten Sie den Patienten bei ungewohnten oder
   alternativen Aktivitäten an.

III. Fördern des Wohlbefindens

1. Informieren Sie über mögliche Störungen bei Aktivitäten.
2. Unterstützen Sie den Patienten/Bezugsperson(en), um notwendige Veränderungen zu planen.
3. Sprechen Sie über den Zusammenhang zwischen der Krankheit/
   dem geschwächten Zustand und der Einschränkung, erwünschte
   Aktivitäten auszuführen.
4. Informieren Sie den Patienten über Symptome, bei denen der Patient medizinische Hilfe/Beurteilung in Anspruch nehmen muss.

Pflegediagnose 00085 (6.1.1.1.) nach der NANDA Taxonomie II

Körperliche Mobilität, beeinträchtigt

*Thematische Gliederung: **Aktivität und Ruhe***

Definition
Der Zustand, in dem ein Patient Einschränkungen bei eigenständigen, zielgerichteten Bewegungen des Körpers oder von Extremitäten erlebt.

Ätiologie (mögliche Ursachen)

❑ Medikamente und deren Nebenwirkungen
❑ Verordnete Bewegungseinschränkungen
❑ Missbehagen, Schmerzen
❑ Unzureichendes Wissen über den Wert/Sinn von körperlicher Bewegung
❑ Body Mass Index 75% über der altersgemäßen Norm
❑ Beeinträchtigte Wahrnehmung und beeinträchtigtes Denken
❑ Neuromuskuläre Beeinträchtigung *(Paresen, Plegien, MS etc.)*
❑ Muskuloskeletäre Beeinträchtigungen *(Frakturen, Kontrakturen, Muskelatrophie etc.)*
❑ Unlust sich zu bewegen (Aktivitätsintoleranz), fehlende Kraft und Ausdauer
❑ Niedergeschlagenheit oder Angst
❑ Kognitive Einschränkungen
❑ Verminderte Muskelkraft, Muskelkontrolle oder Muskelmasse
❑ Bewegungsvermeidender Lebensstil
❑ Falsche Ernährung, Mangelernährung
❑ Verminderte Knochenfestigkeit und -stabilität
❑ Entwicklungsverzögerung
❑ Steife Gelenke oder Kontrakturen
❑ Eingeschränkte kardiovaskuläre Ausdauer
❑ Veränderter Zellstoffwechsel
❑ Fehlende physische oder soziale Unterstützung durch die Umgebung
❑ Kulturelle Ansichten in Hinblick auf altersbezogene Aktivität
❑ *Bettruhe, Ruhigstellung einer Extremität*

Symptome (Merkmale, Kennzeichen)

aus der Sicht des Patienten

- ❏ *Fehlende Bereitschaft, sich zu bewegen*
- ❏ *Schmerzen*
- ❏ *Unbehagen*
- ❏ *Fehlende Motivation*
- ❏ *Angst*
- ❏ *Andere soziale Gründe*

aus der Sicht der Pflegeperson

- ❏ Instabile Haltung während der Ausführung von Routineaktivitäten des täglichen Lebens
- ❏ Eingeschränkte grobmotorische Fähigkeiten
- ❏ Eingeschränkte feinmotorische Fähigkeiten
- ❏ Unkoordinierte oder krampfartige Bewegungen *(Unfähigkeit, sich zielgerichtet zu bewegen)*
- ❏ Bewegungseinschränkung
- ❏ Schwierigkeiten beim Umdrehen
- ❏ Veränderter Gang (z. B. Gehgeschwindigkeit, Schwierigkeiten in Gang zu kommen, kleine Schritte, zittrige Beine, unsicheres Schwanken)
- ❏ Herabgesetzte Reaktionszeit
- ❏ Kurzatmigkeit während der Bewegung
- ❏ Bewegungsvermeidendes Verhalten (z. B. erhöhte Aufmerksamkeit für die Aktivitäten anderer, Kontrolle des Verhaltens anderer)
- ❏ Langsame Bewegungen
- ❏ Bewegungsinduzierter Tremor
- ❏ *Beeinträchtigte Koordination*
- ❏ *Eingeschränktes Bewegungsfeld (z. B. Blindheit)*

Einteilungsstufen des Selbstständigkeitsgrades eines Patienten

Schweregrad

00: **Selbstständig** (auch in der Verwendung von Hilfsmitteln), keine direkten Pflegeleistungen sind zu erbringen.

01: **Großteils selbstständig**, der Patient bedarf nur geringer Hilfestellung und/oder Anleitung, direkte Pflegeleistungen sind nur in geringem Ausmaß zu erbringen.

02: **Teilweise selbstständig** und teilweise auf Hilfestellung/Anleitung angewiesen; der Patient ist etwa zu 50% selbstständig, das Ausmaß der zu erbringenden direkten Pflegeleistung/Anleitung liegt ebenfalls bei etwa 50%.

03: **Geringfügig selbstständig**, der Patient beteiligt sich nur in geringem Ausmaß an der Aktivität und ist großteils auf Hilfestellung/Anleitung angewiesen, der Patient ist aber kooperativ.

04: **Unselbstständig/Abhängig;** der Patient ist nicht in der Lage, sich an der Aktivität zu beteiligen und ist vollständig abhängig; bzw. mehrmals täglich sind intensive Selbsthilfetrainings mit maximaler Unterstützung und Anleitung zu absolvieren; bzw. ein Patient wie in Grad 3, jedoch unkooperatives Verhalten bei der Pflege.

(Kodierung nach Jones E. et al.: Patientenklassifikation für Langzeitpflege: Handbuch, HEW, Publikationsnr. HRE-74-3107, November 1974; Überarbeitet vom Verein S.E.P.P. Juni 2000)

Patientenbezogene Pflegeziele

1. Der Patient bewahrt die Funktionstüchtigkeit des Bewegungsapparates (Beurteilung: Keine Kontrakturen, kein Spitzfuß usw.) und die intakte Haut (Beurteilung: keine Rötung, kein Dekubitus usw.).
2. Der Patient ist bereit, die Pflegetherapie aktiv zu unterstützen.
3. Der Patient ist in der Lage, die Situation, Risikofaktoren sowie die Pflegetherapie und Sicherheitsmaßnahmen zu verstehen.
4. Der Patient lernt (übt) Techniken und Verhaltensweisen, die eine Wiederaufnahme von Aktivitäten ermöglichen.

5. Der Patient führt Bewegungsübungen durch.
6. Der Patient bewahrt oder verbessert die Kraft oder Funktionsfähigkeit des betroffenen und/oder ausgleichenden Körperteils.

Maßnahmen

I. Ermitteln der Funktionsfähigkeit des Bewegungsapparates

1. Ermitteln Sie das Ausmaß der Bewegungseinschränkung mit Hilfe der oben empfohlenen Klassifikation.
2. Beobachten Sie die Bewegungen des Patienten sowie sein psychisches Verhalten bei Problemen aufgrund der Bewegungseinschränkung.
3. Achten Sie auf Komplikationen, die Einfluss auf die Bewegungseinschränkung haben (Kontrakturen, Dekubitus, Thrombosen, Schmerzen).
4. Ermitteln Sie die vorhandenen und erschließbaren Ressourcen des Patienten.
5. Vgl.:
   PD 00088   Gehen, beeinträchtigt
   PD 00089   Rollstuhlmobilität, beeinträchtigt
   PD 00090   Transfer, beeinträchtigt
   PD 00091   Mobilität im Bett, beeinträchtigt

II. Erkennen von ursächlichen/begünstigenden Faktoren

1. Achten Sie auf medizinische Diagnosen im Zusammenhang mit der Bewegungseinschränkung.
2. Beachten Sie Umstände wie Operationen, Frakturen, Amputationen, Drainagen und Infusionen, welche die Bewegungen einschränken.
3. Erfassen Sie das Ausmaß der Schmerzen aufgrund der Beschreibung des Patienten (Schmerzskala).
4. Beachten Sie die Bewegungseinschränkung im Zusammenhang mit dem Alter.

III. Förderung des Wiedererlangens der optimalen Funktionsfähigkeit und Verhütung von Komplikationen

1. Lagern Sie den Patienten regelmäßig und fachgerecht, wie es die individuelle Situation erfordert, um die Atmung zu erleichtern und einen Dekubitus zu vermeiden (Lagerungsplan).

2. Kontrollieren Sie die Zirkulation und Nervenfunktion der betroffenen Körperteile, z. B. Veränderung der Temperatur, Hautfarbe, Empfindungen und Bewegungen (vgl. *PD 00024 Durchblutungsstörung*).

3. Leiten Sie den Patienten im Gebrauch von Bettseitenteilen, Haltegriffen und anderen Hilfsmittel an.

4. Unterstützen Sie betroffene Körperteile mit Lagerungshilfsmittel (z. B. Polster, Keile, Fußstützen etc.).

5. Sorgen Sie für eine ausgewogene Ernährung in angenehmer Umgebung, appetitlich serviert (vgl. *PD 00002 Mangelernährung*).

6. Ermutigen Sie die Bezugspersonen, Essen und Lieblingsspeisen im Rahmen der Diätvorschriften mitzubringen.

7. Beachten Sie die Ausscheidungsgewohnheiten, um diese Funktionen aufrechtzuerhalten (vgl. *PD 00011 Verstopfung*).

8. Kontrollieren Sie die Urinausscheidung und schaffen Sie die Möglichkeit zur vollständigen Entleerung der Blase. Achten Sie auf Zeichen der Blaseninfektion, wie z. B. Farbe, Menge, Trübung des Urins (vgl. *PD 00016 Urinausscheidung, beeinträchtigt*).

9. Empfehlen Sie bei Bedarf eine ausreichende Trinkmenge (außer bei Kontraindikationen).

10. Führen Sie regelmäßig Prophylaxen durch, wie aktive und passive Übungen, vertiefte Atmung, Spitzfußprophylaxe, Kontrakturprophylaxe etc.

11. Sorgen Sie zeitgerecht vor den Aktivitäten für eine Schmerzmittelgabe laut ärztlicher Anordnung.

12. Achten Sie auf allgemeine Infektionszeichen, wie erhöhte Temperatur, Atemfrequenz, eitriges Sputum, Wundsekret etc. (vgl. *PD 00004 Infektion, hohes Risiko*).

13. Sorgen Sie für die tägliche individuelle Hautpflege. Massieren Sie Hautpflegemittel sanft ein, um die Durchblutung zu fördern (vgl. *PD 00046 Hautdefekt bestehend; PD 00047 Hautdefekt, hohes Risiko*).

14. Planen Sie zwischen Aktivitäten und Besuchen angemessene Ruhepausen ein, um die Müdigkeit zu reduzieren.

15. Sorgen Sie für eine angenehme Umgebung mit persönlichen Gegenständen.

16. Fördern Sie die Teilnahme an persönlicher Pflege und Freizeitaktivitäten (vgl. *PD 00097 Beschäftigungsdefizit*).

17. Achten Sie auf Abweichungen im Bewegungsmuster, die auftreten, wenn sich der Patient beobachtet und unbeobachtet

fühlt, besprechen Sie den Umgang mit dem dabei erkannten Problem.

18. Sorgen Sie entsprechend der individuellen Situation für Sicherheitsmaßnahmen (vgl. *PD 00038 Verletzung, hohes Risisko, PD 00155 Sturz, hohes Risisko*).

IV. Fördern des Wohlbefindens

1. Beziehen Sie den Patienten und Bezugspersonen in die Pflege ein, helfen Sie dabei, Probleme der Bewegungseinschränkung zu meistern.

2. Ermutigen Sie den Patienten/die Bezugsperson(en), sich so oft wie möglich an Entscheidungen zu beteiligen.

3. Ermitteln Sie den Bedarf an Hilfsmitteln, wie z.B. Gehhilfen, Schienen, Prothesen und erklären Sie deren Anwendung.

4. Instruieren Sie über Sicherheitsmaßnahmen entsprechend der individuellen Situation, wie z.B. Gebrauch von Heizkissen, Rollstuhlarretierung vor dem Transfer, Entfernen oder Sichern von Teppichen etc.

5. Regen Sie bei Bedarf die Konsultierung der Physio- und Ergotherapie an.

Pflegediagnose 00091 (6.1.1.1.6.) nach der NANDA Taxonomie II

Mobilität im Bett, beeinträchtigt

*Thematische Gliederung: **Aktivität und Ruhe***

Definition

Eingeschränkte Fähigkeit des Patienten, seine Körperposition im Bett selbstständig zu verändern.

Ätiologie (mögliche Ursachen)

(In Entwicklung durch die NANDA)

- *Unlust sich zu bewegen (Aktivitätsintoleranz), fehlende Kraft*
- *Schmerzen, Missbehagen*
- *Beeinträchtigte Wahrnehmung und beeinträchtigtes Denken*
- *Neuromuskuläre Beeinträchtigung (Paresen, Plegien, MS etc.)*
- *Muskuloskeletäre Beeinträchtigungen (Frakturen, Kontrakturen, Muskelatrophie etc.)*
- *Verminderte Muskelkraft, -kontrolle und/oder -masse*
- *Störungen des Bewegungsapparates*
- *Verordnete Bewegungseinschränkung*
- *Angst*
- *Niedergeschlagenheit*
- *Medikamente und deren Nebenwirkungen (Sedativa, Psychopharmaka etc.)*
- *Kulturelle Ansichten in Hinblick auf altersbezogene Aktivität*
- *Adipositas*
- *Fehlen von physischer oder sozialer Unterstützung durch die Umgebung*
- *Erhöhter Stoffwechsel*
- *Postoperativ*

Symptome (Merkmale, Kennzeichen)

aus der Sicht des Patienten

- *Fehlende Bereitschaft die Körperposition zu verändern*
- *Äußerung von Unbehagen*

aus der Sicht der Pflegeperson

❑ Unfähigkeit, sich von einer zur anderen Seite zu drehen
❑ Unfähigkeit, sich aus der Rückenlage aufzusetzen oder sich vom Sitzen in die Rückenlage zu begeben
❑ Unfähigkeit, selbstständig im Bett hoch zu rutschen
❑ Unfähigkeit, sich aus der Rückenlage auf den Bauch oder aus der Bauchlage in die Rückenlage zu drehen
❑ Unfähigkeit, sich aus der Rückenlage zum Langsitz aufzurichten oder sich vom Langsitz in die Rückenlage zu begeben

Schweregrad

00: **Selbstständig** (auch in der Verwendung von Hilfsmittel), keine direkten Pflegeleistungen sind zu erbringen.

01: **Großteils selbstständig**, der Patient bedarf nur geringer Hilfestellung und/oder Anleitung, direkte Pflegeleistungen sind nur in geringem Ausmaß zu erbringen.

02: **Teilweise selbstständig** und teilweise auf Hilfestellung/Anleitung angewiesen; der Patient ist etwa zu 50% selbstständig, das Ausmaß der zu erbringenden direkten Pflegeleistung/Anleitung liegt ebenfalls bei etwa 50%.

03: **Geringfügig selbstständig,** der Patient beteiligt sich nur in geringem Ausmaß an der Aktivität und ist großteils auf Hilfestellung/Anleitung angewiesen, der Patient ist aber kooperativ.

04: **Unselbstständig/Abhängig;** der Patient ist nicht in der Lage, sich an der Aktivität zu beteiligen und ist vollständig abhängig; bzw. mehrmals täglich sind intensive Selbsthilfetrainings mit maximaler Unterstützung und Anleitung zu absolvieren; bzw. ein Patient wie in Grad 3, jedoch unkooperatives Verhalten bei der Pflege.

(Klassifikation nach Jones E. et al.: Patientenklassifikation für Langzeitpflege: Handbuch, HEW, Publikationsnr. HRA-74-3107, Nov. 1974; Überarbeitet vom Verein S.E.P.P., Juni 2000)

Patientenbezogene Pflegeziele

1. Der Patient versteht die Notwendigkeit der Pflegetherapie und der Sicherheitsmaßnahmen und erkennt den Grad der Beeinträchtigung.
2. Der Patient bewahrt die Funktionstüchtigkeit des Bewegungsapparates (keine Kontrakturen, kein Spitzfuß, keine Thrombosezeichen etc.).
3. Der Patient bewahrt die intakte Haut (keine Rötung, kein Dekubitus etc.).
4. Der Patient kennt die Ursache der Bewegungseinschränkung.
5. Der Patient fordert Hilfe zur Lageveränderung ein.
6. Der Patient hat genügend Kraft für Lageveränderungen.
7. Der Patient ist bereit, die Pflegetherapie aktiv zu unterstützen.
8. Der Patient lernt, übt Techniken und Verhaltensweisen, die eine Wiederaufnahme von Aktivitäten ermöglichen.
9. Der Patient bewahrt und verbessert die Kraft und/oder Funktionsfähigkeit des betroffenen und/oder ausgleichenden Körperteils.
10. Der Patient führt Bewegungsübungen selbstständig durch.

Maßnahmen

I. Ermitteln der Funktionsfähigkeit des Bewegungsapparates

1. Ermitteln Sie das Ausmaß der Bewegungseinschränkung mit Hilfe der oben empfohlenen Klassifikation.
2. Beobachten Sie die Bewegungen des Patienten sowie sein psychisches Verhalten bei Problemen aufgrund der Bewegungseinschränkung.
3. Achten Sie auf Komplikationen, die Einfluss auf die Bewegungseinschränkung haben (Kontrakturen, Dekubitus, Thrombosen).
4. Ermitteln Sie die vorhandenen und erschließbaren Ressourcen des Patienten.
5. Vgl.:
   PD 00085 Körperliche Mobilität, beeinträchtigt
   PD 00088 Gehen, beeinträchtigt
   PD 00089 Rollstuhlmobilität, beeinträchtigt
   PD 00090 Transfer, beeinträchtigt

II. Erkennen von ursächlichen/begünstigenden Faktoren

1. Achten Sie auf medizinische Diagnosen im Zusammenhang mit der Bewegungseinschränkung.
2. Beachten Sie Umstände wie Operationen, Frakturen, Amputationen, Drainagen und Infusionen, welche die Bewegungen einschränken.
3. Erfassen Sie das Ausmaß der Schmerzen aufgrund der Beschreibung des Patienten (Schmerzskala).
4. Beachten Sie die Bewegungseinschränkung im Zusammenhang mit dem Alter.

III. Förderung des Wiedererlangens der optimalen Funktionsfähigkeit und Verhütung von Komplikationen

1. Lagern Sie den Patienten regelmäßig und fachgerecht, wie es die individuelle Situation erfordert, um die Atmung zu erleichtern, zur Dekubitusprophylaxe (Lagerungsplan) und um pathologischen Mustern vorzubeugen (bei Schlaganfallpatienten).
2. Überprüfen Sie vor jeder Mobilisation oder Lagerung den Bewegungsapparat auf Spastizität. Führen Sie gegebenenfalls die nötigen Pflegetherapien (Bobath-Konzept, NDT–Konzept [Scapula-Mobilisation etc.]) durch.
3. Erheben Sie das Dekubitusrisiko und sorgen Sie für angemessene Lagerungshilfen (Norton-Skala, Braden-Skala etc.).
4. Kontrollieren Sie die Zirkulation und Nervenfunktion der betroffenen Körperteile, z. B. Veränderungen der Temperatur, Hautfarbe, Empfindungen und Bewegungen (vgl. *PD 00024 Durchblutungsstörung*).
5. Leiten Sie den Patienten im Gebrauch von Bettseitenteilen, Haltegriffen und anderen Hilfsmittel an.
6. Unterstützen Sie betroffene Körperteile mit Lagerungshilfsmittel (z. B. Polster, Keile, Fußstützen etc.).
7. Sorgen Sie für eine Thromboseprophylaxe (Antithrombosestrümpfe etc.).
8. Sorgen Sie für eine ausgewogene Ernährung. Ermutigen Sie die Bezugspersonen, Essen und Lieblingsspeisen im Rahmen der Diätvorschriften mitzubringen.
9. Beachten Sie die Ausscheidungsgewohnheiten, um diese Funktionen aufrecht zu erhalten (vgl. *PD 00011 Verstopfung*).
10. Kontrollieren Sie die Urinausscheidung und schaffen Sie die

Möglichkeit zur vollständigen Entleerung der Blase. Achten Sie auf Zeichen der Blaseninfektion, wie z. B. Farbe, Menge, Trübung des Urins (vgl. *PD 00016 Urinausscheidung, beeinträchtigt*).

11. Empfehlen Sie bei Bedarf eine ausreichende Trinkmenge (außer bei Kontraindikationen!).
12. Führen Sie regelmäßig Prophylaxen durch, wie aktive Bewegungsübungen und passives Durchbewegen, atemstimulierende Einreibungen (Basale Stimulation), Spitzfußprophylaxe, Kontrakturenprophylaxe etc.
13. Sorgen Sie zeitgerecht vor den Aktivitäten für eine Schmerzmittelgabe laut ärztlicher Anordnung.
14. Achten Sie auf allgemeine Infektionszeichen, wie erhöhte Temperatur, Atemfrequenz, eitriges Sputum, Wundsekret etc. (vgl. *PD 00004 Infektion, hohes Risiko*).
15. Sorgen Sie für die tägliche individuelle Hautpflege. Massieren Sie Hautpflegemittel sanft ein, um die Durchblutung zu fördern (vgl. *PD 00046 Hautdefekt bestehend; PD 00047 Hautdefekt, hohes Risiko*).
16. Planen Sie zwischen Aktivitäten und Besuchen angemessene Ruhepausen ein, um die Müdigkeit zu reduzieren.
17. Sorgen Sie für eine angenehme Umgebung mit persönlichen Gegenständen.
18. Fördern Sie die Teilnahme an persönlicher Pflege und Freizeitaktivitäten (vgl. *PD 00097 Beschäftigungsdefizit*).
19. Achten Sie auf Abweichungen im Bewegungsmuster, die auftreten wenn sich der Patient beobachtet und unbeobachtet fühlt, besprechen Sie den Umgang mit dem dabei erkannten Problem.
20. Sorgen Sie entsprechend der individuellen Situation für Sicherheitsmaßnahmen (vgl. *PD 00038 Verletzung, hohes Risiko, PD 00155 Sturz, hohes Risiko*).
21. Planen Sie gegebenenfalls Zeit für Gespräche zur Entlastung des Patienten ein.

IV. Fördern des Wohlbefindens

1. Ermutigen Sie den Patienten/die Bezugsperson(en), sich so oft wie möglich an Entscheidungen zu beteiligen.
2. Informieren Sie über Sicherheitsmaßnahmen entsprechend der individuellen Situation, wie z. B. Gebrauch von Heizkissen, Bettseitenteilen etc.

3. Beziehen Sie den Patienten und die Bezugspersonen in die Pflege ein, helfen Sie dabei Probleme der Bewegungseinschränkung zu meistern (Lagerungen, Mobilisationstechniken etc.).
4. Ermitteln Sie den Bedarf an Hilfsmitteln, wie z. B. Schienen, Lagerungshilfen, Inkontinenzschutzhosen und erklären Sie deren Anwendung.
5. Regen Sie bei Bedarf die Konsultierung der Physio-, Ergotherapie oder der Sozialarbeiter an.
6. Unterstützen Sie die Patienten und/oder die Bezugspersonen bei der Beschaffung eines Pflegebettes oder sonstiger Hilfsmittel.

Pflegediagnose 00090 (6.1.1.1.5.) nach der NANDA Taxonomie II

Transfer, beeinträchtigt

Thematische Gliederung: *Aktivität und Ruhe*

Definition
Eingeschränkte Fähigkeit, sich unabhängig zwischen zwei Flächen (vom Bett zum Rollstuhl, Nachtstuhl oder in die Badewanne etc.) zu bewegen.

Ätiologie (mögliche Ursachen)
(In Entwicklung durch die NANDA)

- ❏ *Unlust sich zu bewegen (Aktivitätsintoleranz), fehlende Kraft und Ausdauer*
- ❏ *Schmerzen, Missbehagen*
- ❏ *Beeinträchtigte Wahrnehmung und beeinträchtigtes Denken*
- ❏ *Neuromuskuläre Beeinträchtigung (Paresen, Plegien, MS etc.)*
- ❏ *Muskuloskeletäre Beeinträchtigungen (Frakturen, Kontrakturen, Muskelatrophie etc.)*
- ❏ *Verminderte Muskelkraft, -kontrolle und/oder -masse*
- ❏ *Störungen des Bewegungsapparates*
- ❏ *Entwicklungsverzögerung*
- ❏ *Verordnete Bewegungseinschränkung (Ruhigstellung einer Extremität)*
- ❏ *Angst*
- ❏ *Niedergeschlagenheit*
- ❏ *Medikamente und deren Nebenwirkungen (Sedativa, Psychopharmaka etc.)*
- ❏ *Kulturelle Ansichten in Hinblick auf altersbezogene Aktivität*
- ❏ *Adipositas*
- ❏ *Fehlen von physischer oder sozialer Unterstützung durch die Umgebung*
- ❏ *Eingeschränkte cardiovaskuläre Ausdauer*
- ❏ *Erhöhter Stoffwechsel*
- ❏ *Bestimmte oder generelle Fehlernährung*
- ❏ *Dichteverlust der knöchernen Strukturen*

Symptome (Merkmale, Kennzeichen)

aus der Sicht des Patienten

❏ *Fehlende Bereitschaft einen Transfer durchzuführen*
❏ *Äußerung von Unbehagen*

aus der Sicht der Pflegeperson

❏ Unfähigkeit, sich vom Bett in den (Roll-) Stuhl und vom (Roll-) Stuhl ins Bett zu bewegen
❏ Unfähigkeit, sich auf und von einer Toilette oder einem Nachtstuhl zu bewegen
❏ Unfähigkeit, sich in die Badewanne oder in die Dusche zu begeben und wieder herauszusteigen
❏ Unfähigkeit, sich von unterschiedlichen Höhenniveaus hin und her zu bewegen
❏ Unfähigkeit, sich vom Rollstuhl in ein Auto und aus einem Auto in einen Rollstuhl zu begeben
❏ Unfähigkeit, sich vom Stuhl auf den Boden und vom Boden auf den Stuhl zu bewegen
❏ Unfähigkeit, sich aus dem Stehen auf den Boden und vom Boden in den Stand zu begeben
❏ *Unfähigkeit sich vom Bett/Sessel auf eine Transportliege und von einer Transportliege ins Bett/Sessel zu bewegen*
❏ *Unfähigkeit, sich aus dem Stehen in ein Auto und aus dem Auto in den Stand zu begeben*

Schweregrad

00: **Selbstständig** (auch in der Verwendung von Hilfsmittel), keine direkten Pflegeleistungen sind zu erbringen.

01: **Großteils selbstständig**, der Patient bedarf nur geringer Hilfestellung und/oder Anleitung, direkte Pflegeleistungen sind nur in geringem Ausmaß zu erbringen.

02: **Teilweise selbstständig** und teilweise auf Hilfestellung/Anleitung angewiesen; der Patient ist etwa zu 50% selbstständig, das Ausmaß der zu erbringenden direkten Pflegeleistung/Anleitung liegt ebenfalls bei etwa 50%.

03: **Geringfügig selbstständig,** der Patient beteiligt sich nur in geringem Ausmaß an der Aktivität und ist großteils auf Hilfestellung/Anleitung angewiesen, der Patient ist aber kooperativ.

04: **Unselbstständig/Abhängig;** der Patient ist nicht in der Lage, sich an der Aktivität zu beteiligen und ist vollständig abhängig; bzw. mehrmals täglich sind intensive Selbsthilfetrainings mit maximaler Unterstützung und Anleitung zu absolvieren; bzw. ein Patient wie in Grad 3, jedoch unkooperatives Verhalten bei der Pflege.

(Klassifikation nach Jones E. et al.: Patientenklassifikation für Langzeitpflege: Handbuch, HEW, Publikationsnr. HRA-74-3107, Nov. 1974; Überarbeitet vom Verein S.E.P.P. Juni 2000)

Patientenbezogene Pflegeziele

1. Der Patient ist motiviert beim Transfer aktiv mitzuarbeiten.
2. Der Patient kennt die Ursache der Bewegungseinschränkung und versteht die Notwendigkeit der Transfermaßnahmen.
3. Der Patient lernt (übt) Techniken und Verhaltensweisen, welche seine aktive Mitwirkung am Transfer fördern.
4. Der Patient kann den Transfer mit Hilfe von zwei Pflegepersonen durchführen.
5. Der Patient kann den Transfer mit Hilfe von einer Pflegeperson durchführen.
6. Der Patient kann den Transfer mit Hilfsmittel selbstständig durchführen.
7. Der Patient führt selbstständig den Transfer durch.

Maßnahmen

I. Ermitteln der Funktionsfähigkeit des Bewegungsapparates

1. Ermitteln sie das Ausmaß der Bewegungseinschränkung mit Hilfe der oben empfohlenen Klassifikation.
2. Beobachten Sie die Bewegungen des Patienten sowie sein psychisches Verhalten bei Problemen aufgrund der Bewegungseinschränkung.
3. Achten Sie auf Komplikationen, die Einfluss auf die Bewegungseinschränkung haben (Kontrakturen, Dekubitus, Thrombosen).

4. Ermitteln Sie die vorhandenen und erschließbaren Ressourcen des Patienten.

5. Vgl.:

PD 00085   *Körperliche Mobilität, beeinträchtigt*

PD 00088   *Gehen, beeinträchtigt*

PD 00089   *Rollstuhlmobilität, beeinträchtigt*

PD 00091   *Mobilität im Bett, beeinträchtigt*

II. Erkennen von ursächlichen/begünstigenden Faktoren

1. Achten Sie auf medizinische Diagnosen im Zusammenhang mit der Bewegungseinschränkung.

2. Beachten Sie Umstände wie Operationen, Frakturen, Amputationen, Drainagen und Infusionen, welche den Transfer beeinträchtigen.

3. Ermitteln Sie, ob der Transfer durch Medikamente beeinträchtigt ist.

4. Erfassen Sie das Ausmaß der Schmerzen aufgrund der Beschreibung des Patienten (Schmerzskala).

5. Ermitteln Sie das Ausmaß der Angst, die durch die Transfersituation auftreten kann.

6. Beachten Sie die Einschränkungen beim Transfer, die im Zusammenhang mit dem Alter auftreten.

7. Beachten Sie die Einschränkungen beim Transfer, die im Zusammenhang mit Wahrnehmungsstörungen und beeinträchtigtem Denken auftreten.

III. Förderung des Wiedererlangens der optimalen Funktionsfähigkeit und Verhütung von Komplikationen

1. Vergewissern Sie sich, dass die Vitalzeichen stabil sind, bevor der Transfer durchgeführt wird.

2. Informieren Sie den Patienten über Ziele und Maßnahmen des Transfers.

3. Verabreichen Sie Schmerzmittel lt. ärztlicher Anordnung.

4. Führen Sie mit dem Patienten Bewegungsübungen durch, um die Muskulatur, die Ausdauer und/oder den Gleichgewichtssinn zu trainieren.

5. Informieren Sie den Patienten über die einzelnen Schritte des Transfers (z. B. Patientengleiter, Patientenlifter, Badewannenlifter, Treppensteiger, Rampen etc.).

6. Leiten Sie den Patienten an, erstellte Übungsprogramme selbstständig durchzuführen.
7. Leiten Sie den Patienten im Gebrauch von Haltegriffen und anderen Hilfsmittel an.
8. Fördern Sie die aktive Mitarbeit des Patienten.
9. Informieren Sie den Patienten über erforderliche Transfers.
10. Sorgen Sie für Sicherheitsmaßnahmen entsprechen der individuellen Situation.
11. Sorgen Sie für notwendige Unterstützung beim Transfer (Pflegende, Physiotherapeuten, Hilfsmittel etc.).
12. Achten Sie während des Transfers auf Zeichen der Überforderung (Atemfrequenz, Unruhe, Schweißausbruch, Hautfarbe etc.).
13. Führen Sie den Transfer nach stationsspezifischen Konzepten durch (Bobath, Kinästhetik, NDT Konzept etc.).
14. Trainieren Sie mit dem Patienten den Transfer entsprechend seinen Möglichkeiten.
15. Planen Sie gegebenenfalls Zeit für Gespräche zur Entlastung des Patienten ein.

IV. Fördern des Wohlbefindens

1. Ermutigen Sie die Bezugsperson(en), sich so oft wie möglich am Transfer zu beteiligen.
2. Instruieren Sie Sicherheitsmaßnahmen entsprechend der individuellen Situation, wie z.B. Gebrauch von Rollstuhlarretierung vor dem Transfer, Sicherheit der Haltemöglichkeiten etc.
3. Leiten Sie die Bezugspersonen in Transfertechniken an.
4. Vermitteln Sie die Bezugspersonen zur Schulung von Transfertechniken an die Physiotherapeuten.
5. Ermitteln Sie den Bedarf an Hilfsmitteln, wie z.B. Gehhilfen, Schienen, Prothesen und erklären Sie deren Anwendung.
6. Regen Sie bei Bedarf die Konsultierung der Physio- und Ergotherapie an.

Pflegediagnose 00089 (6.1.1.1.4.) nach der NANDA Taxonomie II

Rollstuhlmobilität, beeinträchtigt

Thematische Gliederung: Aktivität und Ruhe

Definition
Eingeschränkte Fähigkeit, sich eigenständig mit einem Rollstuhl in der Umgebung zu bewegen.

Ätiologie (mögliche Ursachen)
(In Entwicklung durch die NANDA)

- ❏ *Fehlende Kraft und Ausdauer*
- ❏ *Schmerzen, Missbehagen*
- ❏ *Beeinträchtigte Wahrnehmung und beeinträchtigtes Denken*
- ❏ *Neuromuskuläre Beeinträchtigung (Paresen, Plegien, MS etc.)*
- ❏ *Muskuloskeletäre Beeinträchtigungen (Frakturen, Kontrakturen, Muskelatrophie etc.)*
- ❏ *Verminderte Muskelkraft, -kontrolle und/oder -masse*
- ❏ *Störungen des Bewegungsapparates*
- ❏ *Angst*
- ❏ *Niedergeschlagenheit*
- ❏ *Medikamente und deren Nebenwirkungen (Sedativa, Psychopharmaka etc.)*
- ❏ *Adipositas*
- ❏ *Fehlen von physischer oder sozialer Unterstützung durch die Umgebung*
- ❏ *Eingeschränkte cardiovaskuläre Ausdauer*
- ❏ *Erhöhter Stoffwechsel*
- ❏ *Fehlende Übung im Umgang mit dem Rollstuhl*
- ❏ *Nicht behindertengerechte bauliche Ausstattung der Umgebung*

Symptome (Merkmale, Kennzeichen)

aus der Sicht des Patienten

- ❏ *Fehlende Bereitschaft sich fortzubewegen*
- ❏ *Äußerung von Unbehagen*

aus der Sicht der Pflegeperson

❏ Eingeschränkte Fähigkeit, einen manuellen oder Elektrorollstuhl auf ebener oder unebener Fläche zu steuern

❏ Eingeschränkte Fähigkeit, einen manuellen oder Elektrorollstuhl auf ansteigender oder abschüssiger Strecke zu steuern

❏ Eingeschränkte Fähigkeit, einen manuellen oder Elektrorollstuhl zu bremsen und unter Kontrolle zu haben

❏ *Eingeschränkte Fähigkeit, einen Rollstuhl um eine Kurve zu steuern*

❏ *Eingeschränkte Fähigkeit, den Rollstuhl während eines Transfers zu bedienen*

Schweregrad

00: **Selbstständig** (auch in der Verwendung von Hilfsmitteln), keine direkten Pflegeleistungen sind zu erbringen.

01: **Großteils selbstständig**, der Patient bedarf nur geringer Hilfestellung und/oder Anleitung, direkte Pflegeleistungen sind nur in geringem Ausmaß zu erbringen.

02: **Teilweise selbstständig** und teilweise auf Hilfestellung/Anleitung angewiesen; der Patient ist etwa zu 50% selbstständig, das Ausmaß der zu erbringenden direkten Pflegeleistung/Anleitung liegt ebenfalls bei etwa 50%.

03: **Geringfügig selbstständig**, der Patient beteiligt sich nur in geringem Ausmaß an der Aktivität und ist großteils auf Hilfestellung/Anleitung angewiesen, der Patient ist aber kooperativ.

04: **Unselbstständig/Abhängig**; der Patient ist nicht in der Lage, sich an der Aktivität zu beteiligen und ist vollständig abhängig; bzw. mehrmals täglich sind intensive Selbsthilfetrainings mit maximaler Unterstützung und Anleitung zu absolvieren; bzw. ein Patient wie in Grad 3, jedoch unkooperatives Verhalten bei der Pflege.

(Klassifikation nach Jones E. et al.: Patientenklassifikation für Langzeitpflege: Handbuch, HEW, Publikationsnr. HRA-74-3107, Nov. 1974; Überarbeitet vom Verein S.E.P.P., Juni 2000)

Patientenbezogene Pflegeziele

1. Der Patient versteht die Notwendigkeit der Pflegetherapie und Sicherheitsmaßnahmen und erkennt den Grad der Beeinträchtigung.
2. Der Patient kennt die Ursache der Bewegungseinschränkung.
3. Der Patient hat genügend Kraft und Ausdauer, eine definierte Strecke mit dem Rollstuhl zu bewältigen.
4. Der Patient beherrscht die Handhabung des Rollstuhls und fühlt sich sicher.
5. Der Patient lernt (übt) Techniken und Verhaltensweisen, um den Rollstuhl sicher zu bedienen.
6. Der Patient fordert selbstständig Begleitung zur Sicherheit an.
7. Der Patient kann sich mit dem Rollstuhl selbstständig fortbewegen.
8. Der Patient reagiert auf Hindernisse situationsgerecht.

Maßnahmen

I. Ermitteln der Funktionsfähigkeit des Bewegungsapparates

1. Ermitteln sie das Ausmaß der Bewegungseinschränkung mit Hilfe der oben empfohlenen Klassifikation.
2. Beobachten Sie die Bewegungen des Patienten sowie sein psychisches Verhalten bei Problemen aufgrund der Bewegungseinschränkung.
3. Achten Sie auf Komplikationen, die Einfluss auf die Bewegungseinschränkung haben (neue Umgebung, neuer Rollstuhl, Verletzung, technische Mängel des Rollstuhles etc.).
4. Ermitteln Sie die vorhandenen und erschließbaren Ressourcen des Patienten.
5. Vgl.:
   PD 00085   Körperliche Mobilität, beeinträchtigt
   PD 00088   Gehen, beeinträchtigt
   PD 00090   Transfer, beeinträchtigt
   PD 00091   Mobilität im Bett, beeinträchtigt

II. Erkennen von ursächlichen/begünstigenden Faktoren

1. Achten Sie auf Erschöpfungszustände die zur Beeinträchtigung führen (Kraft, Ausdauer).

2. Achten Sie auf medizinische Diagnosen im Zusammenhang mit der Bewegungseinschränkung.
3. Beachten Sie Frakturen und Verletzungen, welche die Bewegung einschränken.
4. Ermitteln Sie, ob die Rollstuhlmobilität durch Medikamente (Drogen) beeinträchtigt ist.
5. Erfassen Sie das Ausmaß der Schmerzen aufgrund der Beschreibung des Patienten (Schmerzskala).
6. Ermitteln Sie das Ausmaß der Angst, die durch das Risiko eines Unfalls auftreten kann.
7. Beachten Sie die Einschränkungen beim Rollstuhlfahren, die im Zusammenhang mit dem Alter auftreten.
8. Beachten Sie die Einschränkungen beim Rollstuhlfahren, die im Zusammenhang mit Wahrnehmungsstörungen und beeinträchtigtem Denken auftreten.

III. Förderung des Wiedererlangens der optimalen Funktionsfähigkeit und Verhütung von Komplikationen

1. Informieren Sie über die Durchführung von Thromboseprophylaxen (Antithrombosestrümpfe, Massagen etc.).
2. Schätzen Sie das Dekubitusrisiko ein und führen Sie notwendige Prophylaxen durch (Sitzkissen etc.).
3. Gestalten Sie die Umgebung so, dass Dinge des persönlichen Gebrauches für den Patienten erreichbar sind.
4. Gestalten Sie die Umgebung des Patienten so, dass er selbstständig eine gewisse Strecke zurücklegen kann (Erfolgserlebnis).
5. Klären Sie den Patienten über den Grad seiner Beeinträchtigung und den daraus folgenden Risiken auf.
6. Informieren und instruieren Sie den Patienten in der Handhabung von Sicherheitsmaßnahmen und Hilfsmittel (Rufanlage, Rollstuhl, Haltegriffe, Badewannen-Lifter etc.).
7. Fördern Sie die aktive Mitarbeit des Patienten.
8. Sorgen Sie für die Verwendung von gutsitzenden, rutschfesten Schuhen (keine Sportschuhe bei Schlaganfallpatienten - Gummisohlen kleben am Boden).
9. Instruieren und üben Sie mit dem Patienten/den Bezugspersonen die Handhabung und die Wartung des Rollstuhles.
10. Üben Sie mit dem Patienten das Meistern von Hindernissen (Türen, Stufen, Randsteine, Lift etc.).

11. Achten Sie während des Übens auf Zeichen der Überforderung (Atemfrequenz, Unruhe, Schweißausbruch, Hautfarbe etc.).
12. Stellen Sie ein Gleichgewicht zwischen Ruhephasen und Aktivität her, um Überforderung zu vermeiden.
13. Planen Sie gemeinsam mit dem Patienten die Übungen unter Berücksichtigung seiner Ressourcen und individuellen Beeinträchtigungen.
14. Informieren Sie den Patienten über die einzelnen Schritte des Übungsprogramms.
15. Verabreichen Sie Schmerzmittel lt. ärztlicher Anordnung.
16. Führen Sie mit dem Patienten Bewegungsübungen (aktiv, passiv) durch, um die Muskulatur und/oder die Ausdauer zu trainieren.
17. Leiten Sie den Patienten an, erstellte Übungsprogramme selbstständig durchzuführen.
18. Sorgen Sie für Sicherheitsmaßnahmen entsprechen der individuellen Situation.
19. Sorgen Sie für eine sichere Umgebung und achten Sie darauf, dass Möbel und Gebrauchsgegenstände nicht zum Hindernis werden.
20. Planen Sie gegebenenfalls Zeit für Gespräche zur Entlastung des Patienten ein.

IV. Fördern des Wohlbefindens

1. Organisieren Sie einen therapeutischen Ausgang mit der Physio- oder Ergotherapeutin, um gegebenenfalls Maßnahmen für eine rollstuhlgerechte Adaptierung der Wohnung einzuleiten.
2. Bieten Sie dem Patienten und/oder den Bezugspersonen Entlastungsgespräche an, bei emotionalen – psychischen Reaktionen auf die Beeinträchtigung.
3. Ermutigen Sie die Bezugsperson(en), sich am Übungsprogramm zu beteiligen.
4. Instruieren Sie Sicherheitsmaßnahmen entsprechend der individuellen Situation, wie z.B. Bremsen etc.
5. Ermitteln Sie den Bedarf an Hilfsmitteln, wie z.B. Treppensteiger, Rampen und erklären Sie deren Anwendung.
6. Regen Sie bei Bedarf die Konsultierung der Physio- und Ergotherapie an.
7. Informieren Sie den Patienten über Möglichkeiten der Freizeitbeschäftigung, Sportmöglichkeiten, Vereine, Selbsthilfegruppen etc.

Pflegediagnose 00088 (6.1.1.1.3.) nach der NANDA Taxonomie II

Gehen, beeinträchtigt

*Thematische Gliederung: **Aktivität und Ruhe***

Definition
Eingeschränkte Fähigkeit, sich unabhängig in der Umgebung zu Fuß zu bewegen.

Ätiologie (mögliche Ursachen)
(In Entwicklung durch die NANDA)

- ❏ *Fehlende Kraft und Ausdauer*
- ❏ *Schmerzen (Claudicatio intermittens), Missbehagen*
- ❏ *Beeinträchtigte Wahrnehmung und beeinträchtigtes Denken*
- ❏ *Neuromuskuläre Beeinträchtigung (Paresen, Plegien, MS etc.)*
- ❏ *Muskuloskeletäre Beeinträchtigungen (Frakturen, Kontrakturen, Muskelatrophie etc.)*
- ❏ *Verminderte Muskelkraft, -kontrolle und/oder -masse*
- ❏ *Störungen des Bewegungsapparates*
- ❏ *Entwicklungsverzögerung*
- ❏ *Angst*
- ❏ *Niedergeschlagenheit*
- ❏ *Medikamente und deren Nebenwirkungen (Sedativa, Psychopharmaka etc.)*
- ❏ *Kulturelle Ansichten in Hinblick auf altersbezogene Aktivität*
- ❏ *Adipositas*
- ❏ *Eingeschränkte cardiovaskuläre Ausdauer*
- ❏ *Erhöhter Stoffwechsel*
- ❏ *Verminderte Knochenfestigkeit und -stabilität*
- ❏ *Steife Gelenke oder Muskelkontraktionen*
- ❏ *Fehlende physische oder soziale Unterstützung durch die Umgebung*
- ❏ *Ruhigstellung einer Extremität*

Symptome (Merkmale, Kennzeichen)

aus der Sicht des Patienten

❏ *Fehlende Bereitschaft zu gehen*
❏ *Äußerung von Unbehagen*

aus der Sicht der Pflegeperson

❏ Unfähigkeit, Treppen zu steigen
❏ Unfähigkeit, über eine erforderliche Strecke zu laufen
❏ Unfähigkeit, auf einer ansteigenden oder abschüssigen Strecke zu gehen
❏ Unfähigkeit, auf einer unebenen Fläche zu gehen
❏ Unfähigkeit, auf einer ebenen Fläche zu gehen
❏ Unfähigkeit, Richtungsänderungen vornehmen zu können
❏ *Gehgeschwindigkeit ist beeinträchtigt*

Schweregrad

00: **Selbstständig** (auch in der Verwendung von Hilfsmittel), keine direkten Pflegeleistungen sind zu erbringen.

01: **Großteils selbstständig**, der Patient bedarf nur geringer Hilfestellung und/oder Anleitung, direkte Pflegeleistungen sind nur in geringem Ausmaß zu erbringen.

02: **Teilweise selbstständig** und teilweise auf Hilfestellung/Anleitung angewiesen; der Patient ist etwa zu 50% selbstständig, das Ausmaß der zu erbringenden direkten Pflegeleistung/Anleitung liegt ebenfalls bei etwa 50%.

03: **Geringfügig selbstständig,** der Patient beteiligt sich nur in geringem Ausmaß an der Aktivität und ist großteils auf Hilfestellung/Anleitung angewiesen, der Patient ist aber kooperativ.

04: **Unselbstständig/Abhängig;** der Patient ist nicht in der Lage, sich an der Aktivität zu beteiligen und ist vollständig abhängig; bzw. mehrmals täglich sind intensive Selbsthilfetrainings mit maximaler Unterstützung und Anleitung zu absolvieren; bzw. ein Patient wie in Grad 3, jedoch unkooperatives Verhalten bei der Pflege.

(Klassifikation nach Jones E. et al.: Patientenklassifikation für Langzeitpflege: Handbuch, HEW, Publikationsnr. HRA-74-3107, Nov. 1974; Überarbeitet vom Verein S.E.P.P., Juni 2000)

Patientenbezogene Pflegeziele

1. Der Patient versteht die Notwendigkeit der Pflegetherapie und Sicherheitsmaßnahmen und erkennt den Grad der Beeinträchtigung.
2. Der Patient kennt die Ursache der Bewegungseinschränkung und versteht die Notwendigkeit der Gehübungen.
3. Der Patient lernt (übt) Techniken und Verhaltensweisen, welche seine aktive Mitwirkung fördern.
4. Der Patient kann mit Hilfe von zwei Pflegenden gehen.
5. Der Patient kann mit Hilfe von einer Pflegenden gehen.
6. Der Patient fordert selbstständig Begleitung zur Sicherheit beim Gehen an.
7. Der Patient kann mit Hilfsmittel selbstständig gehen.
8. Der Patient geht selbstständig.

Maßnahmen

I. Ermitteln der Funktionsfähigkeit des Bewegungsapparates

1. Ermitteln sie das Ausmaß der Bewegungseinschränkung mit Hilfe der oben empfohlenen Klassifikation.
2. Beobachten Sie die Bewegungen des Patienten sowie sein psychisches Verhalten bei Problemen aufgrund der Bewegungseinschränkung.
3. Achten Sie auf Komplikationen, die Einfluss auf die Bewegungseinschränkung haben (Gangrän, Thrombose, Verletzungen etc.).
4. Ermitteln Sie die vorhandenen und erschließbaren Ressourcen des Patienten.
5. Vgl.:
   PD 00085   *Körperliche Mobilität, beeinträchtigt*
   PD 00089   *Rollstuhlmobilität, beeinträchtigt*
   PD 00090   *Transfer, beeinträchtigt*
   PD 00091   *Mobilität im Bett, beeinträchtigt*

II. Erkennen von ursächlichen/begünstigenden Faktoren

1. Achten Sie auf Erschöpfungszustände die zur Beeinträchtigung beim Gehen führen (Kraft, Ausdauer).
2. Achten Sie auf medizinische Diagnosen im Zusammenhang mit der Bewegungseinschränkung.

3. Achten Sie auf entwicklungsbedingte Störungen in Verbindung mit der Gehbehinderung.
4. Beachten Sie Frakturen, Verletzungen und Amputationen, welche die Bewegung einschränken.
5. Ermitteln Sie, ob das Gehen durch Medikamente (Drogen) beeinträchtigt ist.
6. Erfassen Sie das Ausmaß der Schmerzen aufgrund der Beschreibung des Patienten (Schmerzskala).
7. Ermitteln Sie das Ausmaß der Angst, die durch das Risiko zu stürzen auftreten kann.
8. Beachten Sie die Einschränkungen beim Gehen, die im Zusammenhang mit dem Alter auftreten.
9. Beachten Sie die Einschränkungen beim Gehen, die im Zusammenhang mit Wahrnehmungsstörungen und beeinträchtigtem Denken auftreten.

III. Förderung des Wiedererlangens der optimalen Funktionsfähigkeit und Verhütung von Komplikationen

1. Vergewissern Sie sich, dass die Vitalzeichen stabil sind, bevor Gehübungen durchgeführt werden.
2. Klären Sie den Patienten über den Grad seiner Beeinträchtigung und den daraus folgenden Risiken auf.
3. Informieren und instruieren Sie den Patienten in der Handhabung von Sicherheitsmaßnahmen und Hilfsmittel (Rufanlage, Rollator, Handlauf, Krücken, Gehstock etc.).
4. Fördern Sie die aktive Mitarbeit des Patienten.
5. Sorgen Sie für die Verwendung von gutsitzenden, rutschfesten Schuhen.
6. Informieren, instruieren und üben Sie mit dem Patienten die Handhabung, die Wartung und das Gehen mit der Prothese.
7. Stellen Sie ein Gleichgewicht zwischen Ruhephasen und Aktivität her um Überforderung zu vermeiden.
8. Planen Sie gemeinsam mit dem Patienten die Gehübungen unter Berücksichtigung seiner Ressourcen und individuellen Beeinträchtigungen.
9. Trainieren Sie mit dem Patienten das Gehen entsprechend seiner Möglichkeiten.
10. Informieren Sie den Patienten über die einzelnen Schritte des Übungsprogramms.

11. Verabreichen Sie Schmerzmittel lt. ärztlicher Anordnung.
12. Führen Sie mit dem Patienten Bewegungsübungen (aktiv, passiv) durch, um die Muskulatur, die Ausdauer und/oder den Gleichgewichtssinn zu trainieren.
13. Leiten Sie den Patienten an, erstellte Übungsprogramme selbstständig durchzuführen.
14. Leiten Sie den Patienten im Gebrauch von Haltegriffen und anderen Hilfsmittel an.
15. Sorgen Sie für Sicherheitsmaßnahmen entsprechen der individuellen Situation.
16. Sorgen Sie für eine sichere Umgebung und achten Sie darauf, dass Möbel und Gebrauchsgegenstände nicht zum Hindernis werden.
17. Sorgen Sie für notwendige Unterstützung beim Gehen (Pflegende, Physiotherapeuten, Hilfsmittel etc.).
18. Achten Sie während des Gehens auf Zeichen der Überforderung (Atemfrequenz, Unruhe, Schweißausbruch, Hautfarbe etc.).
19. Führen Sie die Gehübungen nach stationsspezifischen Konzepten durch (Bobath, Kinästhetik, NDT Konzept etc.).
20. Planen Sie gegebenenfalls Zeit für Gespräche zur Entlastung des Patienten ein.

IV. Fördern des Wohlbefindens

1. Bieten Sie dem Patienten und/oder Bezugspersonen Entlastungsgespräche bei emotionalen – psychischen Reaktionen auf die Beeinträchtigung an.
2. Ermutigen Sie die Bezugsperson(en), sich am Übungsprogramm zu beteiligen.
3. Instruieren Sie Sicherheitsmaßnahmen entsprechend der individuellen Situation, wie z. B. Sicherheit der Haltemöglichkeiten etc.
4. Vermitteln Sie die Bezugspersonen zur Schulung von Gehtechniken an die Physiotherapeuten.
5. Unterweisen Sie die Bezugspersonen in der korrekten Unterstützung beim Gehen, um keine pathologische Reaktionen zu provozieren.
6. Ermitteln Sie den Bedarf an Hilfsmitteln, wie z. B. Gehhilfen, Schienen, Prothesen und erklären Sie deren Anwendung.
7. Regen Sie bei Bedarf die Konsultierung der Physio- und Ergotherapie an.

Pflegediagnose 00154 nach der NANDA Taxonomie II

Umhergehen, ruhelos

*Thematische Gliederung: **Aktivität und Ruhe***

Definition
Ein Zustand, bei dem ein Patient wiederholt ziellos umhergeht und durch das Überschreiten von Barrieren und Hindernissen einer Verletzungsgefahr ausgesetzt ist.

Ätiologie (mögliche Ursachen)

❏ Kognitive Beeinträchtigung, speziell Gedächtnis- und Erinnerungsbeeinträchtigungen
❏ Desorientiertheit
❏ Beeinträchtigtes räumliches Sehen
❏ Sprachstörungen (vor allem des Ausdrucks)
❏ Kortikale Atrophie
❏ Prämorbides Verhalten (z. B. extrovertiert, freundliche Persönlichkeit und prämorbide Demenz)
❏ Trennung von bekannten Orten und Menschen
❏ Sedierung
❏ Emotionaler Zustand (z. B. Frustration, Angst, Langeweile, Niedergeschlagenheit, Erregung)
❏ Über- oder unterstimulierende soziale oder physische Umgebung
❏ Physiologischer Zustand oder physiologische Bedürfnisse (z. B. Hunger, Durst, Schmerz, Harndrang, Verstopfung)
❏ Tageszeit

Symptome (Merkmale, Kennzeichen)

aus der Sicht der Pflegeperson

❏ Häufig oder andauernde Bewegung von Ort zu Ort, oftmaliges Aufsuchen desselben Ortes
❏ Beharrliches Umherwandern auf der Suche nach „Vermissten" oder unerreichbaren Personen oder Orten
❏ Wahlloses Herumgehen
❏ Herumgehen an unerlaubten oder privaten Orten

❑ Durch das Herumgehen kommt es zum unabsichtlichen Verlassen des Stations- und Krankenhausareals

❑ Langandauerndes Herumgehen ohne offensichtliches Ziel

❑ Gereiztes Auf- und Abgehen

❑ Unfähigkeit, wichtige Orientierungspunkte in vertrauter Umgebung zu erkennen

❑ Umherwandern, von dem der Patient nur schwer abzubringen oder umzudirigieren ist

❑ Pflegende beim Gehen nachahmen oder ihnen folgen

❑ Unbefugtes Betreten von gesperrten Bereichen

❑ Hyperaktivität

❑ Schweifendes, suchendes oder durchforschendes Verhalten

❑ Perioden des Herumgehens, unterbrochen durch Phasen der Bewegungslosigkeit (z. B. Sitzen, Stehen, Schlafen)

❑ Verlorengehen des Patienten

Patientenbezogene Pflegeziele

1. Der Patient erleidet keine Verletzungen.
2. Der Patient hält sich an die geplante Tagesstruktur.
3. Der Patient erfährt maximale Selbstständigkeit.
4. Der Patient zeigt weniger Phasen des ruhelosen Herumgehens.
5. Der Patient bleibt innerhalb der vereinbarten Grenzen.

Maßnahmen

I. Ermitteln des Ausmaßes der Beeinträchtigung

1. Ermitteln Sie das Ausmaß der kognitiven Veränderungen.
2. Erkennen Sie die Einstellung des Patienten/der Bezugsperson zur Beeinträchtigung.
3. Achten Sie auf medizinische Diagnosen im Zusammenhang mit der Beeinträchtigung.
4. Ermitteln Sie tageszeitliche Schwankungen bei der Beeinträchtigung des Patienten.
5. Ermitteln Sie, wie sehr der Patient sich selbst und/oder seine Umwelt gefährdet.
6. Ermitteln Sie die individuellen Gründe für die Beeinträchtigung.

II. Gestaltung des Umfeldes des Patienten, um Sicherheit zu gewährleisten

1. Sorgen Sie für eine sichere Umgebung des Patienten.
2. Sorgen Sie für angemessene Kleidung und passendes Schuhwerk des Patienten.
3. Statten Sie den Patient mit einem Identifizierungsarmband aus.
4. Vereinbaren Sie mit dem Patienten/der Bezugsperson eine individuelle Tagesstruktur, Beschäftigungs- oder Animationstherapie.
5. Fördern Sie alle Maßnahmen, die dazu beitragen, einen Realitätsbezug herzustellen (z. B. nicht mit ihm streiten, Aussagen ohne Realitätsbezug nicht zustimmen etc.).
6. Fördern Sie die Selbstpflegefähigkeiten des Patienten.
7. Ermutigen Sie Bezugspersonen zu weiteren Besuchen und dazu, dem Patienten vertraute Dinge mitzubringen.

III. Fördern des Wohlbefindens

1. Führen Sie wiederholt realitätsorientierte Gespräche mit dem Patienten.
2. Überprüfen Sie häufiger als sonst den Aufenthaltsort des Patienten und bringen Sie ihn nahe des Stützpunktes unter.
3. Führen Sie die geplanten Maßnahmen kontinuierlich (Zeitpunkt, Ablauf etc.) durch.
4. Schaffen Sie bei Mitpatienten/Bezugspersonen Verständnis für abweichendes Sozialverhalten und versuchen Sie zu vermitteln.
5. Verwenden Sie Pflegetechniken und -konzepte (Pflege nach Böhm, Entspannungsübungen, Basale Stimulation, speziell validierende Pflege etc.), die den Patienten anregen bzw. fördern.
6. Informieren Sie Bezugspersonen über Selbsthilfegruppen und sonstige soziale Einrichtungen.

Pflegediagnose 00123 (7.2.1.1.) nach der NANDA Taxonomie II

Halbseitige Vernachlässigung (neglect)

*Thematische Gliederung: **Aktivität und Ruhe***

Definition
Der Zustand eines Patienten, bei dem er eine Körperseite/einen Körperteil weder beachtet, noch wahrnimmt.

Ätiologie (mögliche Ursachen)

❏ Auswirkungen einer gestörten Wahrnehmungsfähigkeit (z. B. Hemianopsie)
❏ Neurologische Krankheit oder Trauma
❏ Einseitige Blindheit
❏ *Zerebrale Durchblutungsstörung*

Symptome (Merkmale, Kennzeichen)

aus der Sicht des Patienten

❏ *Lehnt die Existenz des betroffenen Körpergliedes oder der betroffenen Körperhälfte ab (der Patient hat das Gefühl, dass jener Körperteil gar nicht zu ihm gehört)*

aus der Sicht der Pflegeperson

❏ Anhaltende (andauernde) Unaufmerksamkeit gegenüber Reizen von der betroffenen Seite
❏ Schaut nicht zur betroffenen Seite
❏ Das Essen bleibt auf der betroffenen Seite auf dem Teller liegen
❏ Unzureichende persönliche Pflege
❏ Unangemessene Lagerung und/oder keine entsprechenden Vorsichtsmaßnahmen bezüglich der betroffenen Seite
❏ *Ignorieren der betroffenen Seite, (z. B. berührt die betroffene Seite nicht; ignoriert die Extremitäten der betroffenen Seite; gebraucht die betroffene Seite nicht ohne Aufforderung)*

Patientenbezogene Pflegeziele

1. Der Patient nimmt den betroffenen Körperteil bewusst wahr.
2. Der Patient erkennt Anpassungsmöglichkeiten/Schutzmaßnahmen für die individuelle Sicherheit.
3. Der Patient führt die persönliche Pflege entsprechend den eigenen Möglichkeiten aus.
4. Der Patient zeigt Verhaltensweisen, Änderungen der Lebensweise, die notwendig sind, um die körperliche Sicherheit zu fördern.
5. Der Patient bringt seine realistische Selbsteinschätzung zum Ausdruck.

Maßnahmen

I. Ermitteln des Ausmaßes der veränderten Wahrnehmung und der entsprechenden Beeinträchtigung

1. Ermitteln Sie das Ausmaß der visuellen Beeinträchtigung.
2. Erkennen Sie mögliche Faktoren, welche die halbseitige Vernachlässigung verstärken können.
3. Ermitteln Sie die sensorischen Empfindungen, Stimulus warm/kalt, stumpf/spitz, Wahrnehmung von Bewegung und Tiefensensibilität (Propriozeption).
4. Beobachten Sie das Verhalten des Patienten, um das Ausmaß der halbseitigen Vernachlässigung festzustellen.
5. Ermitteln Sie die Fähigkeit des Patienten, zwischen rechts und links zu unterscheiden.
6. Beobachten Sie die Funktionsfähigkeit im Zusammenhang mit der Beeinträchtigung. Vergleichen Sie diese mit der Selbsteinschätzung des Patienten.
7. Ermitteln Sie die Bedeutung des Verlustes/Störung/Veränderung für den Patienten.
8. Ermutigen Sie den Patienten seine Gefühle zu äußern und gehen Sie auf diese ein.
9. Ermitteln Sie die Auswirkungen der Beeinträchtigung auf die Aktivitäten des täglichen Lebens.

II. Fördern der Sicherheit des Patienten und seiner Umwelt

1. Schalten Sie störende Reize bei der Arbeit mit dem Patienten aus.
2. Stellen Sie Nachttisch und Gegenstände, die der Patient braucht

(z. B. Lichtschalter, Glocke, Telefon, Fernseher, Taschentücher, Getränke) auf die betroffene Körperseite. Führen Sie *immer* alle Aktivitäten von der betroffenen Seite durch, um sie dem Patienten bewusst zu machen.

3. Stellen Sie das Bett des Patienten so, dass er die Türe und das Eintreten von Personen über die betroffene Seite wahrnehmen kann.

4. Sprechen Sie den Patienten immer von der betroffenen Seite an, um die Wahrnehmung zu fördern.

5. Fördern Sie die Körperwahrnehmung des Patients (z. B. fordern Sie den Patienten auf, den Kopf zu drehen und den Blick über seine Umgebung wandern zu lassen, den betroffenen Körperteil zu berühren und zu ertasten).

6. Ermitteln Sie auf der betroffenen Körperseite Haltung/anatomische Ausrichtung (Körpersymmetrie), Druckstellen/Hautreizungen/Verletzungen und lageabhängige Ödeme.

7. Schützen Sie die betroffenen Körperteile vor Dekubitus/Verletzungen/Verbrennungen.

8. Achten Sie darauf, das „Schulter-Arm-Hand-Syndrom" zu vermeiden!

III. Fördern des Wohlbefindens

1. Stimulieren Sie die Wahrnehmung der betroffenen Körperseite bei jeder Pflegehandlung (perzeptiv/sensomotorisch).

2. Fordern Sie den Patienten auf, die betroffene Seite anzuschauen, anzufassen und mit ein zu beziehen.

3. Stimulieren Sie die betroffene Seite taktil (durch Berühren oder Streichen), anstelle von gleichzeitigem Stimulieren beider Seiten.

4. Besorgen Sie verschiedene Gegenstände von unterschiedlichem Gewicht, Beschaffenheit und Größe, die der Patient anfassen kann.

5. Helfen Sie dem Patienten, die betroffene Extremität sorgfältig zu positionieren. Leiten Sie ihn dazu an, die Extremität selbst zu positionieren und regelmäßig zu kontrollieren. Geben Sie Erinnerungshilfen anhand von visuellen Hinweisen.

6. Ermutigen Sie den Patienten, auch bei einem Fremdkörpergefühl den betroffenen Körperteil/die Körperseite zu akzeptieren.

7. Versuchen Sie mit Hilfe eines Spiegels die Sitzposition des Patienten zu verbessern und zu kontrollieren, falls er den betroffenen Körperteil über einen Spiegel wahrnehmen kann.

8. Verwenden Sie umschreibende Begriffe, um Körperteile zu bezeichnen, anstatt von rechts und links zu sprechen (z. B. „Heben Sie das betroffene Bein zum Kopf hin" und zeigen/berühren Sie das Bein).

9. Anerkennen und akzeptieren Sie Gefühle von Mutlosigkeit, Trauer und Wut (Phasen des Trauerns).

10. Ermutigen Sie den Patienten, die betroffene Seite zu akzeptieren.

11. Ermutigen Sie die Familienmitglieder und Bezugspersonen den Patienten nicht als invalid zu behandeln; lassen Sie den Patienten an Familienaktivitäten teilnehmen.

12. Unterstützen und fördern Sie die persönliche Pflege.

13. Fordern Sie den Patienten dazu auf, rehabilitative und patientenorientierte Dienstleistungen zu nutzen, um die Unabhängigkeit im Ausüben von Tätigkeiten zu erhöhen.

14. Informieren Sie über Selbsthilfegruppen.

Pflegediagnose 00009 (1.2.3.1.) nach der NANDA Taxonomie II

Dysreflexie, autonom

Thematische Gliederung: Aktivität und Ruhe

Definition

Der Zustand, bei dem ein Patient mit einer Rückenmarksverletzung in Höhe von/oder oberhalb von Th7 auf einen schädlichen Reiz eine lebensbedrohende, ungehemmte, autonome Reaktion des Nervensystems erlebt.

Ätiologie (mögliche Ursachen)

- ❏ Blasenüberdehnung
- ❏ Blähungen
- ❏ Hautreizungen
- ❏ Wissensdefizit des Patienten und der Betreuungsperson
- ❏ *Sexuelle Erregung*

Symptome (Merkmale, Kennzeichen)

aus der Sicht des Patienten

- ❏ Kopfschmerzen (ein diffuser Schmerz in unterschiedlichen Bereichen des Kopfes und nicht beschränkt auf einen Nervenbereich)
- ❏ Verschwommenes Sehen
- ❏ Thoraxschmerzen
- ❏ Frösteln
- ❏ Metallischer Mundgeschmack
- ❏ Nasenbluten
- ❏ Parästhesien
- ❏ Pilomotorischer Reflex (Gänsehaut nach Kühlung der Haut)

aus der Sicht der Pflegeperson

- ❏ Blässe (unterhalb der Rückenmarksverletzung)
- ❏ Paroxsysmale Hypertension (plötzlich auftretender periodisch

erhöhter Blutdruck bei einem systolischen Druck von mehr als 140 mmHg und diastolischen Druck von mehr als 90 mmHg)
- ❏ Rote Hautflecken (oberhalb der Rückenmarksverletzung)
- ❏ Bradykardie oder Tachykardie (Pulsfrequenz weniger als 60 oder mehr als 100 Schläge pro Minute)
- ❏ Schweißsekretion (oberhalb der Rückenmarksverletzung)
- ❏ Bindehautschwellung
- ❏ Horner-Syndrom (Pupillenverengung, partielles Herabhängen des Oberlides, Enophthalmus und manchmal eine fehlende Schweißsekretion auf der betroffenen Gesichtshälfte)
- ❏ *Dauererektion*

Patientenbezogene Pflegeziele

1. Der Patient/Pflegeperson erkennt Risikofaktoren.
2. Der Patient/Pflegeperson erkennt Zeichen/Symptome der Dysreflexie.
3. Der Patient/Pflegeperson wendet präventive/korrigierende Maßnahmen an.
4. Der Patient erlebt keine Anfälle einer Dysreflexie oder fordert medizinische Hilfe rechtzeitig an.

Maßnahmen

I. Ermitteln der ursächlichen, begünstigenden Faktoren

1. Ermitteln Sie, ob eine Blasenüberdehnung/Darmblähung, Blasenkrämpfe/Nierensteine oder Infektion vorhanden sind.
2. Beobachten Sie Haut/Gewebe auf Druckstellen.

II. Sorgen für eine Früherkennung und sofortige Maßnahmen

1. Sorgen Sie dafür, dass der Patient extreme Temperaturen/Zugluft meidet und instruieren Sie ihn entsprechend.
2. Überwachen Sie den Patienten engmaschig während Untersuchungen, bei denen eine Blasen- oder Darmmanipulation stattfindet.
3. Überwachen Sie den Patienten auf in Zusammenhang mit der Dysreflexie auftretende Beschwerden/Symptome (z. B. starke Kopfschmerzen, Thoraxschmerzen, verschwommenes Sehen, Gesichtsrötung, Übelkeit, metallischer Mundgeschmack, Horner-Syndrom).

4. Bringen Sie den Patienten in eine Oberkörperhochlagerung bis 45°, um den Blutdruck zu senken.
5. Beheben Sie den ursächlichen Reiz (z. B. bei einer Blasenüberdehnung/Darmblähung, Druck auf eine Hautstelle, extreme Temperatur).
6. Überwachen Sie während einer Krise häufig den Blutdruck. Sorgen Sie für regelmäßige Blutdruckkontrollen nach Abklingen der Symptome.
7. Verabreichen Sie nach ärztlicher Anordnung Medikamente zur Blockierung einer übermäßigen, autonomen Reizleitung, zur Normalisierung der Pulsfrequenz und zur Reduktion der Hypertension.
8. Tragen Sie nach ärztlicher Anordnung lokal anästhesierende Salben auf den Anus auf. Sorgen Sie nach Abklingen der Symptome für eine leichte Darmentleerung (Cave: Setzen eines Reizes beim Reinigungseinlauf).
9. Vermeiden Sie eine zu rasche Entleerung der Blase (Cave: Katheterismus).

III. Fördern des Wohlbefindens

1. Informieren Sie Patienten/Bezugsperson(en) über Warnzeichen und präventive Maßnahme.
2. Schulen Sie den Patienten/Bezugsperson(en) bei der Darm- und Blasenpflege, Prävention eines Hautdefektes, Pflege von bestehenden Hautdefekten, Prävention einer Infektion.
3. Schulen Sie die Bezugsperson(en)/Betreuungsperson(en), im Akutfall den Blutdruck zu messen.
4. Überprüfen Sie die korrekte Anwendung/Verabreichung der verordneten Medikamente.
5. Informieren Sie den Patienten/Bezugsperson(en) über Hilfen im Notfall (z. B. Hauskrankenpflege, ärztlicher Dienst, Rettungsdienst).

Pflegediagnose 00010 (1.2.3.2.) nach der NANDA Taxonomie II

Dysreflexie, autonom, hohes Risiko

*Thematische Gliederung: **Aktivität und Ruhe***

Definition
Der Zustand, bei dem ein Patient mit einer Rückenmarksverletzung oder Schädigung oberhalb Th6 (Auftreten bei Patienten mit Verletzungen in Höhe von T7 und T8) dem Risiko ausgesetzt ist, auf einen Reiz eine lebensbedrohende, ungehemmte, autonome Reaktion des sympathischen Nervensystems nach einem spinalen Schock zu erleben.

Risikofaktoren

Eine Verletzung/Läsion ab Th8 oder weiter oben und mindestens einer der folgenden schädlichen Reize:

Neurologische Reize

❏ Schmerzhafte/störende Reize unterhalb der Läsion

Urologische Reize

❏ Blasenüberdehnung
❏ Detrusor und Sphinkter wirken nicht zusammen
❏ Blasenspasmus
❏ Untersuchung und Operation
❏ Nebenhodenentzündung
❏ Harnwegsinfektion/Cystitits/Urethritis
❏ Nieren-/Blasensteine
❏ Katheterisierung

Gastrointestinale Reize

❏ Darmüberdehnung
❏ Kotstau
❏ Suppositorien
❏ Digitale Stimulation
❏ Verabreichung von Zäpfchen

- ❏ Einlauf/Klistier
- ❏ Haemorrhoiden
- ❏ Schmerzhafter Stuhlgang
- ❏ Obstipation
- ❏ Erkrankungen des Gastrointestinaltraktes (z. B. Magengeschwüre, ösophagealer Reflux, Gallensteine)
- ❏ Verstopfung
- ❏ Einläufe

Reizung über die Sexualorgane

- ❏ Menstruation
- ❏ Geschlechtsverkehr
- ❏ Schwangerschaft
- ❏ Wehen und Geburt
- ❏ Ovarialzyste
- ❏ Ejakulation

Reize über Muskel, Skelett oder Haut

- ❏ Hautreize (z. B. Decubitus, eingewachsene Zehennägel, Verbände, Verbrennungen, Ausschlag)
- ❏ Druck auf hervorstehende Knochen und Genitalien
- ❏ Veränderungen der Knochenstruktur
- ❏ Spasmen
- ❏ Knochenbrüche
- ❏ Bewegungsübungen
- ❏ Wunden
- ❏ Sonnenbrand

Temperaturreize

- ❏ Temperaturschwankungen
- ❏ Extreme Außentemperatur

Situationsbedingte Reize

- ❏ Lagerung
- ❏ Einengende Kleidung (z. B. Schuhe, Strümpfe, Strumpfband)
- ❏ Reaktion auf Medikamente (z. B. Sympathikomimetika, Vasokonstriktion, Schmerzmittelentzug, abschwellende Medikamente)

❑ Operation
❑ *Kompressionsverband*

Cardiopulmonale Reize

❑ Lungenembolie
❑ Tiefe Venenthrombose

Anmerkung

Eine Hoch-Risiko-Diagnose kann nicht durch Zeichen und Symptome belegt werden, da das Problem nicht aufgetreten ist und die Pflegemaßnahmen die Prävention bezwecken.

Patientenbezogene Pflegeziele

1. Der Patient/Pflegeperson/Bezugsperson kennt die Risikofaktoren.
2. Der Patient/Pflegeperson/Bezugsperson kennt die Gefahr der Dysreflexie.
3. Der Patient/Pflegeperson/Bezugsperson wendet präventive Maßnahmen an.
4. Der Patient erlebt keine Anfälle einer Dysreflexie.

Maßnahmen

I. Ermitteln der Risikofaktoren

1. Informieren Sie sich, ob Risikofaktoren für eine Dysreflexie vorliegen.
2. Vgl.:
   PD 00047   *Hautdefekt, hohes Risiko*
   PD 00046   *Hautdefekt, bestehend*
   PD 00011   *Verstopfung*
   PD 00023   *Harnverhalten*
   PD 00085   *Körperliche Mobilität, beeinträchtigt*
   PD 00004   *Infektion, hohes Risiko*
   PD 00008   *Wärmeregulation, unwirksam*

II. Durchführen von individuellen Präventionsmaßnahmen

1. Sorgen Sie dafür, dass der Patient keiner extremen Temperaturschwankung ausgesetzt ist und instruieren Sie ihn entsprechend.

2. Informieren Sie den Patienten/Bezugspersonen über mögliche Risikofaktoren.

3. Instruieren Sie den Patenten/Bezugspersonen bei der sicheren Durchführung der Präventionsmaßnahmen.

4. Überwachen Sie den Patienten während Untersuchungen, welche Risikoreize verursachen könnten.

5. Verabreichen Sie Medikamente (z. B. lokal anästhesierende Salben) laut ärztlicher Anordnung.

6. Achten Sie bei einem Reinigungseinlauf/Klistier darauf, keinen Reiz zu setzen.

7. Achten Sie darauf, dass keine zu rasche Entleerung der Blase stattfindet.

8. Informieren Sie den Patienten rechtzeitig über alle bevorstehenden Pflegehandlungen.

9. Lagern Sie den Patienten nach seinem individuellen Decubitusrisiko.

10. Achten Sie darauf, dass der Patient im Rahmen der Mobilisation nicht überfordert wird.

III. Fördern des Wohlbefindens

1. Achten Sie bei allen Pflegehandlungen auf eine besonders sensible Vorgangsweise.

2. Informieren Sie den Patienten/Bezugspersonen über Warnzeichen und präventive Maßnahmen.

3. Schulen Sie den Patienten/Bezugspersonen in Maßnahmen bei der Darm- und Blasenentleerung, in der Pflege von bestehenden Hautdefekten, der Prävention von Hautdefekten und in der Infektionsprävention.

4. Informieren Sie Patient/Bezugspersonen über pflegerische Hilfsmittel und deren Beschaffung.

5. Informieren Sie Patient/Bezugspersonen über Hilfsdienste im Notfall.

Pflegediagnosen 00102, 00108, 00109 und 00110 (6.5.1.) nach der NANDA Taxonomie II

Selbstpflegedefizit

PD 00102 Essen/Trinken
PD 00108 Waschen und Sauberhalten
PD 00109 Kleiden und pflegen der äußeren Erscheinung
PD 00110 Ausscheiden

Thematische Gliederung: Aktivität und Ruhe

Definition

Der Zustand, in dem ein Patient bei folgenden Aktivitäten beeinträchtigt ist: beim essen/trinken, sich waschen, auf die Toilette gehen, sich an- und auskleiden, sein Äußeres pflegen. Der Zustand kann vorübergehend, bleibend oder fortschreitend sein. Beachte: die persönliche Pflege kann auch im weiteren Sinne so definiert werden, dass sie gesundheitsfördernde Gewohnheiten, Selbstverantwortung, Lebensanschauung mit einschließt.
(Vgl. *PD 00098 Haushaltsführung beeinträchtigt; PD 00099 Gesundheitsverhalten, beeinträchtigt*)

Ätiologie (mögliche Ursachen)

❑ Barrieren in der Umwelt
❑ Allgemeine Schwäche
❑ Fehlende Motivation
❑ Angst
❑ Eingeschränkte Mobilität
❑ Eingeschränkte Transferfähigkeit
❑ Neuromuskuläre und/oder muskuloskeletäre Beeinträchtigung (Paresen, Plegien, Spastizität, Tremor, Kontrakturen etc.)
❑ Schmerz, Unbehagen
❑ Beeinträchtigte Koordination (beeinträchtigte körpereigene Wahrnehmung und/oder Störung des räumlichen Konzepts)
❑ Einschränkung der Wahrnehmung oder der kognitiven Leistungsfähigkeit

❏ *Desorientiertheit*
❏ *Wahrgenommene und/oder nicht wahrgenommene Beeinträchtigung*
❏ *Angeordnete Bettruhe*
❏ *Postoperative Erschöpfung und Schmerzen*
❏ *Hospitalisierung*
❏ *Verminderte geistige und intellektuelle Fähigkeiten*

Symptome (Merkmale, Kennzeichen)

aus der Sicht des Patienten

❏ *Fehlende Motivation*
❏ *Mangelndes Interesse*
❏ *Angst*
❏ *Schmerzen*
❏ *Unbehagen*

aus der Sicht der Pflegeperson

❏ *Verminderte Kraft, Schwäche*
❏ *Eingeschränkte Fähigkeit*
❏ *Ungenügende Durchführung ...*
❏ *Unselbstständigkeit lt. Klassifikation nach Jones*
❏ *Ablehnende Haltung*
❏ *Fehlende Bereitschaft*

Autorennotiz

Die angeführten Symptome aus der Sicht des Patienten und der Pflegeperson sollen zur genaueren Beurteilung der nachfolgenden Selbstpflegedefizite dienen.
Z. B. kann es mehrere Symptome geben: *mangelndes Interesse* Verpackungen zu öffnen, *zu schwach* Verpackungen zu öffnen, *Schmerzen ...*
Diese differenzierenden Begriffe sollen auf die individuellen Patientensituationen abgestimmt werden.

Selbstpflegedefizit:
00102 Essen/Trinken (Klassifikation 00-04 nach Jones)

❏ Unfähigkeit, Speisen zu schlucken

- ❏ Unfähigkeit, Nahrungsmittel für die Nahrungsaufnahme zuzubereiten
- ❏ Unfähigkeit, mit Kochgeräten und Besteck umzugehen
- ❏ Unfähigkeit, Nahrung zu kauen
- ❏ Unfähigkeit, Hilfsmittel einzusetzen
- ❏ Unfähigkeit, Speisen aus einem Gefäß auf den eigenen Teller zu portionieren
- ❏ Unfähigkeit, Speisen mundgerecht zu zerkleinern (Messer und Gabel zu benützen)
- ❏ Unfähigkeit, Flaschen/Dosen zu öffnen
- ❏ Unfähigkeit, eine sichere, verletzungsfreie Nahrungsaufnahme durchzuführen
- ❏ Unfähigkeit, Nahrung im Mund zu verarbeiten
- ❏ Unfähigkeit, Nahrungsmittel aus einem Gefäß zum Mund zu führen (Löffel Gabel)
- ❏ Unfähigkeit, eine Mahlzeit zu beenden
- ❏ Unfähigkeit, Nahrung in einer sozial akzeptierten Art und Weise zu sich zu nehmen
- ❏ Unfähigkeit, aus einem Glas zu trinken
- ❏ Unfähigkeit, ausreichend Nahrung zu sich zu nehmen
- ❏ *Unfähigkeit, Verpackungen zu öffnen*
- ❏ *Unfähigkeit, einfache Speisen zuzubereiten*
- ❏ *Unfähigkeit, mit Fertiggerichten umzugehen*
- ❏ *Unfähigkeit, mit Mikrowelle bzw. Elektroherd umzugehen*
- ❏ *Unfähigkeit, Gebäck aufzuschneiden*
- ❏ *Unfähigkeit, Brote oder Semmeln zu bestreichen bzw. zu belegen*
- ❏ *Unfähigkeit, Getränke einzuschenken*
- ❏ *Unfähigkeit, mit Trinkhilfen (Strohhalm/Spezialgefäße) umzugehen*

Selbstpflegedefizit:
00108 Waschen/Sauberhalten (Klassifikation 00-04 nach Jones)

- ❏ Unfähigkeit, sich den Körper oder Körperteile zu waschen
- ❏ Unfähigkeit, sich Wasser zu beschaffen oder zur Wasserquelle zu gelangen
- ❏ Unfähigkeit, Temperatur oder Fließgeschwindigkeit zu regeln
- ❏ Unfähigkeit, Badezusätze/Shampoo bereitzustellen, zu öffnen bzw. zu dosieren

❏ Unfähigkeit, sich abzutrocknen
❏ Unfähigkeit, in das Badezimmer zu gelangen
❏ *Unfähigkeit, selbst zu entscheiden, in angemessenen Zeitabständen oder bei Bedarf zu baden*
❏ *Unfähigkeit, in die Badewanne/Dusche zu steigen bzw. zu gelangen*
❏ *Unfähigkeit, sich die Haare zu waschen und zu trocknen*
❏ *Unfähigkeit, aus der Wanne/Dusche zu steigen*
❏ *Unfähigkeit, das Bad, die Dusche nach Benützung zu reinigen (ev. ad Haushaltsführung)*
❏ *Unfähigkeit, sich Hände und Gesicht bei Bedarf zu waschen*
❏ *Unfähigkeit, sich nass/trocken zu rasieren*
❏ *Unfähigkeit, sich die Zähne zu putzen*
❏ *Unfähigkeit, mit Prothesen umzugehen (Aufbewahrung, Reinigung, Einsetzen)*
❏ *Unfähigkeit, Intimpflege durchzuführen – Geruchsbildung, Unsauberkeit*
❏ *Unfähigkeit, sich zu frisieren*
❏ *Unfähigkeit, Nagelpflege durchzuführen*
❏ *Unfähigkeit, adäquate Hautpflege durchzuführen*
❏ *Unfähigkeit, sich zu schminken*

Selbstpflegedefizit:
00109 Kleiden/Pflegen der äußeren Erscheinung
(Klassifikation 00-04 nach Jones)

❏ Unfähigkeit, sich an- und auszukleiden
❏ Unfähigkeit, Zippverschluss und Knöpfe auf- und zuzumachen
❏ Unfähigkeit, Kleider bei Bedarf zu wechseln
❏ Unfähigkeit, den Oberkörper anzukleiden
❏ Unfähigkeit, den Unterkörper anzukleiden
❏ Unfähigkeit, passende Kleidung auszusuchen
❏ Unfähigkeit, Hilfsmittel zu verwenden
❏ Unfähigkeit, Socken/Strumpfhose an- und auszuziehen
❏ Unfähigkeit, ein zufriedenstellendes Erscheinungsbild zu wahren
❏ Unfähigkeit, Schuhe an- und auszuziehen
❏ *Unfähigkeit, Schuhbänder zu knüpfen/Klettverschlüsse zuzumachen*
❏ *Unfähigkeit, Unterwäsche an- und auszuziehen*

❏ *Unfähigkeit, sich in der richtigen Reihenfolge an- und auszuziehen*

Selbstpflegedefizit:
00110 Ausscheiden (Klassifikation 00-04 nach Jones)

❏ Unfähigkeit, die Toilette zu erreichen
❏ Unfähigkeit, den Leibstuhl zu erreichen
❏ Unfähigkeit, sich auf die Toilette zu setzen und/oder sich davon zu erheben
❏ Unfähigkeit, die Kleidung für das Ausscheiden aus- oder anzuziehen
❏ Unfähigkeit, die Kleidung wieder in Ordnung zu bringen
❏ Unfähigkeit, WC-Papier zu benutzen/sich zu säubern
❏ Unfähigkeit, die Spülung zu betätigen oder den Leibstuhl zu entleeren
❏ *Unfähigkeit, mit Inkontinenzhilfsmittel (Einlagen, Schutzhosen) umzugehen*
❏ *Unfähigkeit, sich auf den Leibstuhl zu setzen und/oder sich davon zu erheben*
❏ *Unfähigkeit, sich auf das Steckbecken hinauf und hinunter zu bewegen*

Einteilungsstufen des Selbstständigkeitsgrades eines Patienten

Schweregrad

00: **Selbstständig** (auch in der Verwendung von Hilfsmittel), keine direkten Pflegeleistungen sind zu erbringen.
01: **Großteils selbstständig**, der Patient bedarf nur geringer Hilfestellung und/oder Anleitung, direkte Pflegeleistungen sind nur in geringem Ausmaß zu erbringen.
02: **Teilweise selbstständig** und teilweise auf Hilfestellung/Anleitung angewiesen; der Patient ist etwa zu 50% selbstständig, das Ausmaß der zu erbringenden direkten Pflegeleistung/Anleitung liegt ebenfalls bei etwa 50%.
03: **Geringfügig selbstständig**, der Patient beteiligt sich nur in geringem Ausmaß an der Aktivität und ist großteils auf Hilfestellung/Anleitung angewiesen, der Patient ist aber kooperativ.

04: **Unselbstständig/Abhängig;** der Patient ist nicht in der Lage, sich an der Aktivität zu beteiligen und ist vollständig abhängig; bzw. mehrmals täglich sind intensive Selbsthilfetrainings mit maximaler Unterstützung und Anleitung zu absolvieren; bzw. ein Patient wie in Grad 3, jedoch unkooperatives Verhalten bei der Pflege.

(Klassifikation nach Jones E. et al.: Patientenklassifikation für Langzeitpflege: Handbuch, HEW, Publikationsnr. HRA-74-3107, Nov. 1974; Überarbeitet von Vereim S.E.P.P., Juni 2000)

Patientenbezogene Pflegeziele

1. Der Patient erkennt, in welchen Bereichen individuelle Schwächen und/oder Bedürfnisse vorhanden sind.
2. Der Patient spricht aus, Kenntnisse über gesundheitsfördernde Maßnahmen und Verhaltensweisen zu haben.
3. Der Patient wendet Methoden an oder verändert die Lebensweise, um die Anforderungen der persönlichen Pflege zu erfüllen.
4. Der Patient führt entsprechend den eigenen Möglichkeiten Aktivitäten zur persönlichen Pflege durch.
5. Der Patient erkennt persönliche Ressourcen und soziale Institutionen zur Hilfestellung.
6. Der Patient erreicht zunehmende (individuell anführen) Selbstständigkeit.

Maßnahmen

I. Ermitteln der ursächlichen/begünstigenden Faktoren

1. Stellen Sie fest, ob bestehende Selbstpflegedefizite durch eine medizinische Diagnose begründet sind (cerebral vaskulärer Insult, Multiple Sklerose, Alzheimer usw.).
2. Beachten Sie gleichzeitig auftretende medizinische Probleme, welche die Pflegebedürftigkeit beeinflussen können (z. B. Hypertonie, Herzkrankheiten, Mangelernährung, Schmerzen und/oder Medikamente).
3. Beachten Sie vorhandene ursächliche Faktoren, einschließlich Sprachbeeinträchtigungen, Sehvermögen, emotionale Stabilität.
4. Ermitteln Sie, welche Faktoren die aktive Teilnahme an der Therapie behindern (z. B. Informationsdefizit; zu wenig Zeit für Ge-

spräche; psychische und/oder intime familiäre Probleme, die schwierig mitzuteilen sind; die Befürchtung, dumm oder unwissend zu erscheinen; soziale oder ökonomische Probleme; Probleme bei der Arbeit oder zu Hause).

II. Ermitteln des Ausmaßes der Beeinträchtigung

1. Stellen Sie das Ausmaß der individuellen Beeinträchtigung fest (Vgl. *PD 00085 Körperliche Mobilität, beeinträchtigt*).
2. Beachten Sie die Entwicklungsstufen, auf der sich der Patient befindet (zurück- und weiterentwickelt). Überprüfen Sie die Gedächtnisleistung und das intellektuelle Vermögen.
3. Ermitteln Sie die individuellen Stärken und Fertigkeiten des Patienten.
4. Stellen Sie fest, ob das Defizit vorübergehend oder bleibend ist und ob eine Verbesserung oder Verschlechterung zu erwarten ist.

III. Unterstützen beim Verbessern im Umgang mit der Situation

1. Stellen Sie eine partnerschaftliche Beziehung zum Patienten her (Bezugsperson).
2. Fördern Sie die Beteiligung des Patienten an der Problemerfassung und Entscheidungsfindung.
3. Stellen Sie einen wirksamen, der individuellen Situation angepassten Pflegeplan auf; sehen Sie Aktivitäten vor, die möglichst den normalen Gewohnheiten des Patienten entsprechen.
4. Planen Sie Zeit für Gespräche mit dem Patienten/Bezugspersonen ein, um Faktoren festzustellen, welche die Beteiligung an der Pflege behindern.
5. Sorgen Sie für Gesprächsmöglichkeiten unter den Personen, die an der Pflege des Patienten beteiligt sind.
6. Leisten Sie Mithilfe bei motivationsfördernden und resozialisierenden Programmen, wo dies angezeigt ist.
7. Leisten Sie Mithilfe bei Rehabilitationsprogrammen, um die Fähigkeiten des Patienten zu verbessern.
8. Sorgen Sie dafür, dass der Patient seine Aktivitäten des täglichen Lebens unter Wahrung seiner Privatsphäre ausführen kann.
9. Lassen Sie dem Patienten genügend Zeit, damit er seine vorhandenen Fähigkeiten bestmöglich einsetzen kann.
10. Achten Sie darauf, unnötige Gespräche und Störungen zu vermeiden.

11. Geben Sie Unterstützung bei notwendigen Anpassungen, um die Aktivitäten des täglichen Lebens zu bewältigen. Beginnen Sie mit vertrauten, leicht zu bewältigenden Aufgaben, um den Patienten zu ermutigen.

12. Beschaffen Sie bei Bedarf Hilfsmittel (z. B. WC-Aufsatz/Griffe, Knopfhalter, Hilfsmittel zum Essen).

13. Informieren Sie über kräftesparende Techniken (z. B. sitzen anstatt stehen, ausreichende Pausen).

14. Führen Sie bei Bedarf ein Rehabilitationstraining durch.

15. Erstellen Sie in Absprache mit dem/der Diätassistent/in einen angemessenen Ernährungsplan mit ausreichender Flüssigkeitszufuhr.

16. Verabreichen Sie angeordnete Medikamente und überwachen Sie deren Wirkung und Nebenwirkung.

17. Führen Sie einen Hausbesuch durch, um die Umstände zu Hause zu ermitteln.

IV. Fördern des Wohlbefindens

1. Helfen Sie dem Patienten, sich seiner Rechte und Pflichten in Bezug auf Gesundheit/Gesundheitspflege bewusst zu werden und seine eigenen physischen, psychischen und intellektuellen Kräfte einzuschätzen.

2. Unterstützen Sie den Patienten bei Entscheidungen, die seine Gesundheit betreffen; helfen Sie mit, Maßnahmen zur persönlichen Pflege zu entwickeln und gesundheitsfördernde Ziele zu planen.

3. Sorgen Sie für eine kontinuierliche Evaluation des Förderprogramms unter Berücksichtigung des Fortschrittes und der erforderlichen Veränderungen.

4. Stimmen Sie das Programm so ab, dass der Patient Unterstützung erhält, sich bestmöglich an den Pflegeplan zu halten.

5. Ermutigen Sie den Patienten, ein Tagebuch über seine Fortschritte zu führen.

6. Schätzen Sie Sicherheitsrisiken ein (Vgl. *PD 00038 Verletzung, hohes Risiko*). Passen Sie Aktivitäten/Umgebung entsprechend an, um das Unfallrisiko herabzusetzen.

7. Verweisen Sie bei Bedarf an die Hauskrankenpflege, soziale Dienste, Physio- und/oder Ergotherapie, Rehabilitations- und Beratungsstellen, Gesundheitszentren.

8. Tauschen Sie die Informationen zur Therapie regelmäßig im multiprofessionellen Team aus.

9. Informieren Sie die Familie/Bezugspersonen über eine Ruhepause/weitere Pflegemöglichkeiten, die ihnen Ruhephasen in der Pflege ermöglichen (Urlaubsaufnahme im Pflegeheim/Geriatriezentren).

10. Unterstützen Sie die Familie bei einer Verlegung des Patienten in eine andere Institution.

11. Zeigen Sie situationsbezogene Gesprächsbereitschaft (Trauer, Zorn).

12. Vgl.:

PD 00069   *Bewältigungsformen (Coping) des Betroffenen, ungenügend*

PD 00073   *Bewältigungsformen (Coping) der Familie, behinderndes Verhalten*

PD 00074   *Bewältigungsformen (Coping) der Familie, mangelnde Unterstützung*

PD 00085   *Körperliche Mobilität, beeinträchtigt*

PD 00092   *Aktivitätsintoleranz*

PD 00125   *Machtlosigkeit*

PD 00035   *Körperschädigung, hohes Risiko*

PD 00038   *Verletzung, hohes Risiko*

PD 00119   *Selbstwertgefühl, chronisch gering*

PD 00120   *Selbstwertgefühl, situationsbedingt gering*

PD 00153   *Selbstwertgefühl, situationsbedingt gering, hohes Risiko*

Pflegediagnose 00098 (6.4.1.1.) nach der NANDA Taxonomie II

Haushaltsführung, beeinträchtigt

Thematische Gliederung: *Aktivität und Ruhe*

Definition
Unfähigkeit eines Patienten, selbstständig für eine sichere, gesundheitserhaltende unmittelbare Umgebung zu sorgen.

Ätiologie (mögliche Ursachen)

❏ Krankheit oder Verletzung des/der Betroffenen oder eines Familienmitgliedes
❏ Mangelnde Vertrautheit mit nachbarschaftlichen Ressourcen
❏ Fehlende Rollenbearbeitung/fehlendes Vorbild
❏ Wissensmangel
❏ Unzulängliche Familienorganisation oder -planung
❏ Unzureichende Unterstützungssysteme
❏ Beeinträchtigte kognitive oder emotionale Fähigkeiten
❏ Unzulängliche finanzielle Mittel

Symptome (Merkmale, Kennzeichen)

aus der Sicht des Patienten

❏ Patienten sprechen über die Schwierigkeit ihr Heim auf angemessene Art und Weise zu pflegen
❏ Patienten sprechen von bestehenden Schulden oder finanziellen Krisen
❏ Es wird um Hilfe in der Haushaltsführung gebeten

aus der Sicht der Pflegeperson

❏ Unordentliche Umgebung
❏ Ungewaschene oder nicht zur Verfügung stehende Kochutensilien, Kleider oder Bettwäsche
❏ Ansammlung von Schmutz, Nahrung oder Abfällen (z. B. hygienische Artikel)
❏ Üble abstoßende Gerüche

- ❏ Unangemessene Wohnungstemperatur
- ❏ Überforderte Familienmitglieder (erschöpft, ängstlich, *besorgt, beunruhigt*)
- ❏ Fehlen von notwendigen Materialien und Hilfen
- ❏ Vorhandensein von Ungeziefer oder Nagetieren
- ❏ Wiederholte hygienische Übelstände, Verseuchungen oder Infektionen

Patientenbezogene Pflegeziele

1. Der Patient erkennt die individuellen Faktoren, um eine sichere Umgebung zu bewahren.
2. Der Patient schaltet Gesundheits- und Sicherheitsrisiken aus.
3. Der Patient und die Bezugspersonen entwickeln einen Plan, um die Haushaltsführung zu verbessern und die Gesundheit zu erhalten.
4. Der Patient und die Bezugspersonen erkennen vorhandene Ressourcen und wenden sie wirksam an.

Maßnahmen

I. Erkennen der ursächlichen/begünstigenden Faktoren

1. Eruieren Sie die Ursache und das Ausmaß der Einschränkung.
2. Erfassen Sie die kognitiven und emotionalen Fähigkeiten.
3. Erkennen Sie Wissensmangel oder Fehlinformation.
4. Beurteilen Sie die Umgebung, um Selbstpflegefähigkeiten abzuklären.
5. Informieren Sie sich über Unterstützungsmöglichkeiten, die dem Patienten oder der Bezugsperson zur Verfügung stehen.
6. Ermitteln Sie finanzielle Ressourcen, um die Bedürfnisse der individuellen Situation abzudecken.

II. Unterstützen des Patienten/der Bezugsperson(en), eine sichere, gesundheitsfördernde Umgebung aufrechtzuerhalten

1. Koordinieren Sie vor der Entlassung des Patienten die interdisziplinäre Zusammenarbeit (Heimhilfe, soziale Dienste).
2. Helfen Sie Patient/Bezugsperson(en) einen Plan zu erstellen, um eine saubere, gesunde Umgebung zu erhalten (z. B. Aufteilen von Haushaltsarbeiten unter den Familienmitgliedern oder Beiziehung von sozialen Diensten und Nachbarschaftshilfe).

3. Helfen Sie Patient/Bezugsperson(en) bei der Auswahl und Anschaffung von Hilfsmitteln, um die Pflege zu erleichtern (Heber,
   Leibstuhl, Sicherheitsgriffe, Ergotherapie, soziale Dienste usw.).
4. Informieren Sie über die Möglichkeiten von finanzieller Hilfe.
5. Verschaffen Sie den Familienmitgliedern/Betreuern Gelegenheit
   ihre Pflegetätigkeit für eine gewisse Zeit zu unterbrechen (Entlas-
   tungshilfe durch Urlauberbetten, Hospizbetten).
6. Sorgen Sie bei Bedarf für Hausbesuche (Kontaktbesuche).

III. Fördern des Wohlbefindens

1. Stellen Sie fest, ob es Gefahren in der Umgebung gibt, welche sich
   negativ auf die Gesundheit auswirken.
2. Verhelfen Sie dem Patienten zu den, für die individuelle Situation
   notwendigen Informationen.
3. Ziehen Sie die soziale Umgebung des Patienten wenn möglich in
   die Langzeitpflegeplanung mit ein.
4. Stellen Sie fest, welche Ressourcen und Unterstützungshilfen im
   sozialen Umfeld vorhanden sind (erweiterte Familie, Nachbarn).
5. Vgl.:

   PD 00126   Wissensdefizit
   PD 00102   Selbstpflegedefizit: Essen/Trinken
   PD 00108   Selbstpflegedefizit: Waschen/Sauberhalten
   PD 00109   Selbstpflegedefizit: Kleiden/Pflegen der äußeren
   *   Erscheinung*
   PD 00110   Selbstpflegedefizit: Ausscheiden
   PD 00069   Bewältigungsformen (Coping) des Betroffenen,
   *   ungenügend;*
   PD 00073   Bewältigungsformen (Coping) der Familie,
   *   behinderndes Verhalten*
   PD 00074   Bewältigungsformen (Coping) der Familie,
   *   mangelnde Unterstützung*
   PD 00038   Verletzung, hohes Risiko

Pflegediagnose 00097 (6.3.1.1.) nach der NANDA Taxonomie II

Beschäftigungsdefizit

*Thematische Gliederung: **Aktivität und Ruhe***

Definition
Der Zustand, in dem ein Patient einen verminderten Antrieb, mangelndes Interesse oder Engagement für die Gestaltung von Freizeit und Erholung erlebt.

Ätiologie (mögliche Ursachen)

❑ Mangel an Beschäftigungsmöglichkeiten in der Umgebung (z. B. bei längerfristiger Hospitalisierung, häufigen und langdauernden Behandlungen)
❑ *Körperliche Einschränkungen, Bettlägerigkeit*
❑ *Situations-, entwicklungsbedingte Probleme*
❑ *Psychischer Zustand (z. B. Niedergeschlagenheit)*

Symptome (Merkmale, Kennzeichen)

aus der Sicht des Patienten

❑ Aussage des Patienten über gewohnte Hobbies, die im Spital nicht ausgeübt werden können oder durch körperliche Einschränkungen erschwert sind
❑ Aussage des Patienten über Langeweile; den Wunsch, etwas tun zu können (z. B. lesen usw.)

aus der Sicht der Pflegeperson

❑ *Unruhe, Weinen*
❑ *Zurückgezogenheit*
❑ *erhöhtes Schlafbedürfnis*
❑ *Feindseligkeit*
❑ *Fehlende Motivation, kann sich nicht aufraffen*
❑ *Hält sich nicht an Vereinbarungen*
❑ *Appetitlosigkeit*
❑ *Ständiges Essen*

Patientenbezogene Pflegeziele

1. Der Patient erkennt seine psychischen Reaktionen (z. B. Hoffnungs- und Hilflosigkeit, Wut, Niedergeschlagenheit) und versucht diese zu bewältigen.
2. Der Patient beschäftigt sich im Rahmen seiner Möglichkeiten mit Aktivitäten und ist damit zufrieden.

Maßnahmen

I. Ermitteln der ursächlichen/begünstigenden Faktoren

1. Prüfen Sie nach, wie sehr eine Benachteiligung durch die Umstände tatsächlich vorhanden ist.
2. Beachten Sie die Auswirkungen der Einschränkung/Krankheit auf die Lebensweise des Patienten. Vergleichen Sie sie mit dem Aktivitätszustand vor der Krankheit.
3. Ermitteln Sie mögliche Fähigkeiten und das Interesse, an Aktivitäten teilzunehmen (hindernde Faktoren z. B.: bestehende Niedergeschlagenheit, Zurückgezogenheit, Probleme der Mobilität, Verlust in der Sinneswahrnehmung).

II. Ermuntern des Patienten, an der Lösungssuche teilzunehmen

1. Akzeptieren Sie die Realität der Situation und die Gefühle des Patienten.
2. Bringen Sie aus der Vorgeschichte des Patienten bevorzugte Aktivitäten, Hobbies usw. in Erfahrung.
3. Halten Sie entsprechende Maßnahmen fest, um mit Begleitumständen umzugehen. (Vgl. *PD 00093 Müdigkeit; PD 00092 Aktivitätsintoleranz; PD 00085 Körperliche Mobilität, beeinträchtigt* usw.)
4. Sorgen Sie für körperliche und geistige Aktivitäten.
5. Fördern Sie abwechselnde Aktivitäten/Anregungen (z. B. Musik, Nachrichten, erzieherische Darbietungen – Fernsehen, Kassetten, Lesematerial oder Besuche, Spiele, Handarbeiten und Hobbies) und schalten Sie bei Bedarf Erholungsphasen/Ruhepausen ein. *Anmerkung:* Die Aktivitäten müssen dem Patienten persönlich etwas bedeuten!
6. Ermutigen Sie den Patienten bei der Planung und Auswahl der notwendigen und freiwilligen Aktivitäten mitzuhelfen.

7. Nehmen Sie keine Änderungen ohne Absprache mit dem Patienten vor. Es ist wichtig, Vereinbarungen mit dem Patienten zu treffen und sich daran zu halten.
8. Sorgen Sie, wenn möglich, für Umgebungswechsel.
9. Ermitteln Sie, was zur Mobilisierung nötig ist.
10. Sorgen Sie für regelmäßige Veränderungen in der unmittelbaren Umgebung des Patienten, wenn er diese nicht verlassen kann. Anschlagbretter entsprechend der Jahreszeit; farbliche Veränderungen; Möbelumstellungen; Bilder usw. können auf den Patienten anregend wirken. Berücksichtigen Sie Vorschläge des Patienten bei der Umgestaltung.
11. Schlagen Sie die Anschaffung von z. B. Vogelfutterstellen/-bädern oder Blumenfenstern, einem Terrarium/Aquarium vor, um die Anteilnahme und Beteiligung beim Erkennen der Vogelarten, Auswahl der Körner usw. zu fördern.
12. Akzeptieren Sie negative Gefühlsäußerungen, setzen Sie jedoch Grenzen bei aggressivem Austoben (Das Zugeständnis, Gefühle der Wut oder Hilflosigkeit auszudrücken, erlaubt eine beginnende Heilung).

III. Fördern des Wohlbefindens

1. Suchen Sie andere Möglichkeiten für sinnvolle Aktivitäten unter Berücksichtigung der Stärken/Fähigkeiten der Person.
2. Geben Sie Hinweise auf vorhandene Hilfsgruppen, Vereine, Dienstleistungsorganisationen.
3. Vgl.:
   PD 00125   Machtlosigkeit
   PD 00053   Soziale Isolation

Pflegediagnose 00095 (6.2.1.) nach der NANDA Taxonomie II

Schlafgewohnheiten, gestört

Thematische Gliederung: Aktivität und Ruhe

Definition

Eine zeitlich begrenzte Störung der Dauer und der Qualität des Schlafes (als natürliches, periodisches Aussetzen des Bewusstseins).

Ätiologie (mögliche Ursachen)

Psychologisch

- ❏ Grübeln vor dem Einschlafen
- ❏ Verhaltensmuster unter Tag *(Exzessives Schlafen am Tag)*
- ❏ An zu Hause denken (Heimweh)
- ❏ Körpertemperatur
- ❏ Temperament
- ❏ Diät
- ❏ Auftreten seit der Kindheit
- ❏ Ungenügende Schlafhygiene
- ❏ Verwendung von Aufputschmittel
- ❏ Unrhythmischer Lebenswandel
- ❏ Oftmaliger Wechsel des Wach/Schlaf-Rhythmus
- ❏ Niedergeschlagenheit
- ❏ Einsamkeit
- ❏ Durch- überqueren von Zeitzonen (Jetlag)
- ❏ Exposition gegenüber Tageslicht/Dunkelheit
- ❏ Sorgen und Vorwegnahme künftiger Ereignisse
- ❏ Schichtarbeit
- ❏ Syndrom der verfrühten/verzögerten Schlafphasen
- ❏ Verlust des Schlafpartners und sonstige Änderungen im Leben
- ❏ Krampfhaftes Bemühen einzuschlafen
- ❏ Menopause – hormonelle Veränderungen
- ❏ Biochemische Substanzen
- ❏ Furcht
- ❏ Getrenntsein von Bezugspersonen
- ❏ Normaler Tagesablauf stimmt nicht mit Biorhythmus überein

❏ Änderungen des Schlafverhaltens durch Alterungsprozess
❏ Angst
❏ Medikamente
❏ Furcht vor Schlaflosigkeit
❏ Angewöhnung unangepasster Wachheitsphasen
❏ Müdigkeit
❏ Langeweile
❏ *Psychologischer Stress (Angst, Überforderung)*
❏ *Inaktivität*
❏ *Angst vor Dunkelheit (Kinder)*
❏ *Soziale Umstände (z. B. Verpflichtungen zur Pflege von anderen, Eltern-Kind-Interaktion)*

Umweltbedingt

❏ Lärm
❏ Licht
❏ Unbequeme Betten
❏ Umgebungstemperatur und Luftfeuchtigkeit
❏ Durch andere verursachtes Aufwachen
❏ Exzessive Sinnesreize
❏ Freiheitsbeschränkende Maßnahmen
❏ Mangelnde Privatsphäre
❏ Schlafunterbrechung durch Therapien, Monitoring, Laborunter-suchungen
❏ Schlafpartner
❏ Üble Gerüche
❏ *Schlafen am Tag als Nebenwirkung von Medikamenten*

Eltern-Kind Beziehung

❏ Wach/Schlaf-Rhythmus der Mutter
❏ Eltern-Kind Interaktionen
❏ Emotionale Unterstützung für das Kind durch die Mutter

Physiologisch

❏ Harndrang, Inkontinenz
❏ Fieber
❏ Nausea
❏ Sekretstau
❏ Kurzatmigkeit

❏ Lagerung
❏ Gastroösophagealer Reflux
❏ *Krankheit (Durchfall, Übelkeit, Inkontinenz, Kurzatmigkeit, Angina pektoris, Hyperthyreose, Gastritis, Niedergeschlagenheit, angetriebenes Zustandsbild, psychotische Zustände)*
❏ *Schmerzen*

Symptome (Merkmale, Kennzeichen)

aus der Sicht des Patienten

❏ Früheres oder späteres Erwachen als erwünscht
❏ Verbale Äußerungen über Einschlafstörungen oder Durchschlafstörungen
❏ Verbale Äußerungen über das Gefühl, nicht ausgeruht zu sein
❏ Wiederholtes Aufwachen
❏ Einschlafen während Aktivitäten
❏ Unzufriedenheit mit dem Schlaf

aus der Sicht der Pflegeperson

❏ Selbstgewollte Abweichungen von den normalen Schlafgewohnheiten
❏ Einschlafphase dauert länger als 30 Minuten
❏ Aufwachen am frühen Morgen
❏ Erhöhter Anteil von Schlaf der Phase 1
❏ Geringere Schlafdauer, als dem Alter angemessen
❏ Häufiges Aufwachen in der Nacht (3x oder öfter)
❏ Verminderter Anteil von Schlaf der Phase 3 und 4 (z. B. verminderter Antrieb, starke Schläfrigkeit, verminderte Motivation)
❏ Verminderter Anteil des REM-Schlafes (REM-Rebound, Hyperaktivität, emotionale Labilität, Agitation und Impulsivität, *erhöhte Reizbarkeit*, atypische Schlafverlaufskurven)
❏ Verminderte Funktionsfähigkeit
❏ *Veränderungen im Verhalten, Funktion und/oder Auftreten (erhöhte Reizbarkeit, Desorientierung, Lustlosigkeit, Unruhe, Lethargie)*
❏ *Körperliche Zeichen von Müdigkeit (herabhängende Augenlider, leichter Tremor, dunkle Augenringe, Veränderungen der Körperhaltung, häufiges Gähnen)*
❏ *Konzentrationsstörungen*

Patientenbezogene Pflegeziele

1. Der Patient erkennt seine Schlafstörung.
2. Der Patient berichtet über eine optimale Balance zwischen Aktivität und Ruhe.
3. Der Patient kennt individuell geeignete Maßnahmen, um den Schlaf zu fördern.
4. Der Patient passt seine Lebensweise an seinen Biorhythmus an.
5. Der Patient berichtet über eine Verbesserung der Schlafgewohnheiten.
6. Der Patient berichtet über ein verbessertes Wohlbefinden und das Gefühl, ausgeruht zu sein.
7. Die Familie geht angemessen mit Durchschlafstörungen bei Kindern um.

Maßnahmen

I. Ermitteln der ursächlichen/begünstigenden Faktoren

1. Ermitteln Sie bestehende innere/äußere Faktoren, die zur Schlaflosigkeit beitragen können, z. B. chronische Schmerzen, Niedergeschlagenheit, verschiedene Krankheiten, Medikamentennebenwirkungen, Lärm, Alter (ältere Menschen brauchen meist weniger Schlaf).
2. Beachten Sie medizinische Diagnosen, wie Narkolepsie, Schlafapnoe, schlafinduzierte respiratorische Störungen, nächtliche Myoklonie usw.
3. Ermitteln Sie Störungen der Schlafgewohnheiten, die in Zusammenhang mit bestimmten Krankheiten stehen (z. B. Nykturie).
4. Ermitteln Sie Durchschlafstörungen, die Kinder betreffen: Schlafwandeln, Albträume und Bettnässen.
5. Beobachten Sie den allgemeinen psychischen Zustand und achten Sie auf individuelle Persönlichkeitsmerkmale.
6. Ermitteln Sie vor kurzem aufgetretene traumatische Ereignisse im Leben des Patienten (z. B. Todesfall in der Familie, Verlust des Arbeitsplatzes usw.).
7. Eruieren Sie den Konsum von Koffein, Energiedrinks, Alkohol und Drogen.

II. Beurteilen der Schlafgewohnheiten und -störungen

1. Ermitteln Sie die individuellen Schlafgewohnheiten durch Beobachten und/oder Rückmeldungen von Bezugspersonen, einschließlich der gewohnten Einschlafzeit, Rituale/Routine, Anzahl der Schlafstunden, Aufwachzeit und Umgebungsbedingungen.
2. Finden Sie heraus, ob der Patient schnarcht und in welcher Schlafposition dies auftritt.
3. Achten Sie auf subjektive/objektive Zeichen in Bezug auf die Schlafqualität.
4. Achten Sie auf Umstände, die den Schlaf unterbrechen und deren Häufigkeit.
5. Beachten Sie Veränderungen der gewohnten Schlafzeiten, z. B. andere Arbeitszeiten, andere Einschlafzeiten (Hospitalisation).
6. Beobachten Sie körperliche Ermüdungszeichen (z. B. Unruhe, Tremor der Hände, mühevolles Sprechen usw.).
7. Leisten Sie Mithilfe bei verschiedenen Untersuchungen/Abklärungen der Schlafgewohnheiten.

III. Unterstützen des Patienten, um optimale Schlafgewohnheiten zu erreichen

1. Versorgen Sie Kinder mit einem Nachtlicht und versichern Sie ihnen, dass Sie jederzeit in der Nähe und kontaktierbar sind.
2. Planen Sie nach Möglichkeit ungestörte Ruhephasen bei der Pflege ein und berücksichtigen Sie vor allem längere Schlafperioden in der Nacht.
3. Informieren Sie den Patienten, warum Überwachung der Vitalzeichen und/oder andere Pflegeverrichtungen notwendig sind.
4. Sorgen Sie für eine ruhige Umgebung und führen Sie wohltuende Maßnahmen zur Schlafvorbereitung durch.
5. Empfehlen Sie die Einschränkung von Schokolade und koffein-/alkoholhältigen Getränken, vor allem vor dem Schlafen.
6. Informieren Sie den Patienten, dass sich übermäßige Nahrungsaufnahme vor dem Schlafen nachteilig auswirken kann.
7. Schränken Sie die Flüssigkeitszufuhr am Abend ein, falls die Nykturie ein Problem ist.
8. Verabreichen Sie bei Bedarf Schmerzmedikamente.
9. Kontrollieren Sie die Wirkung und Nebenwirkungen medikamentöser Therapien.
10. Empfehlen Sie alternative Methoden gegen Schlaflosigkeit.

11. Besprechen Sie mit den Eltern die physiologischen/psychologischen Faktoren, die den Durchschlafstörungen des Kindes zugrunde liegen.
12. Sorgen Sie für eine möglichst angenehme Lagerung des Patienten.
13. Achten Sie darauf, dass tagsüber keine Ruhzeiten stattfinden.
14. Sorgen Sie für eine angenehme Raumtemperatur und frische Luft im Raum.
15. Bieten Sie bei Bedarf lokale Wärme an.
16. Führen Sie eine Entspannungsübung nach dem Modell des „Human factoring" durch.
17. Leiten Sie den Patienten zu einer Entspannungsübung nach Jakobson an.
18. Führen Sie eine beruhigende Teilwaschung durch.
19. Bieten Sie dem Patienten bei Bedarf die Möglichkeit eines Gesprächs.
20. Ermöglichen Sie dem Patienten individuelle Einschlafrituale (z. B. Tee, Musik hören etc.).

IV. Beratung und Anleitung des Patienten/Bezugspersonen

1. Unterstützen Sie den Patienten, ein individuelles Entspannungsprogramm zu erstellen. Demonstrieren Sie Entspannungstechniken (z. B. Biofeedback, Visualisierung, progressive Entspannung nach Jakobson).
2. Fordern Sie den Patienten dazu auf, an einem regelmäßigen Aktivitätsprogramm teilzunehmen.
3. Empfehlen Sie eine Spätmahlzeit ins Ernährungsprogramm aufzunehmen, um eine Schlafstörung durch Hunger zu vermeiden.
4. Schlagen Sie vor, das Bett nur für den Schlaf zu benutzen, nicht jedoch um zu arbeiten oder fernzusehen.
5. Empfehlen Sie Hilfsmittel, um Licht/Lärm auszuschalten (z. B. Augenbinden, Rollläden/Vorhänge, Ohropax, monotone Geräusche).
6. Helfen Sie dem Patienten, Zeitpläne zu erstellen, um die Leistungsspitze dem Biorhythmus anzupassen.
7. Unterstützen Sie den Patienten, mit Trauerprozessen fertig zu werden.
8. Schlagen Sie bei Bedarf die Überweisung an ein Schlaflabor zur Abklärung vor.

9. Schlagen Sie die Überweisung an eine Familienberatung für Eltern, deren Kinder Durchschlafstörungen haben, vor.
10. Vgl.:

PD 00146   Angst

PD 00148   Furcht

PD 00132   Schmerzen, akut

PD 00133   Schmerzen, chronisch

PD 00124   Hoffnungslosigkeit

Pflegediagnose 00096 (6.2.1.1.) nach der NANDA Taxonomie II

Schlafentzug

*Thematische Gliederung: **Aktivität und Ruhe***

Definition
Der Zustand, in dem der Patient über einen längeren Zeitraum keinen Schlaf hat (Schlaf ist definiert als durchgehendes, natürliches, periodisches Aussetzen des Bewusstseins).

Ätiologie (mögliche Ursachen)

- ❏ Längere physische Beeinträchtigung *(Schmerzen, körperliche Überanstrengung, Entzug, ...)*
- ❏ Längere psychische Beeinträchtigung *(psychotische Krankheiten, Getriebenheit, Entzug, ...)*
- ❏ Anhaltende nicht angemessene Schlafkultur
- ❏ Längerer Gebrauch pharmakologischer oder diätetischer Aufputschmittel
- ❏ Altersbezogener oder krankheitsbedingter Schlafphasenwechsel (Tag- Nacht- Umkehr)
- ❏ Unrhythmischer Lebenswandel
- ❏ Unangepasste Aktivitäten tagsüber
- ❏ Anhaltende Stimulation durch die Umwelt
- ❏ Nicht vertraute oder unbequeme Schlafumgebung über einen gewissen Zeitraum
- ❏ Schlafbehindernde elterliche Pflege
- ❏ Schlafapnoe
- ❏ Unwillkürliche Bewegung der Extremitäten (Muskelkrämpfe, choreatische Bewegungen, ...)
- ❏ Sundowner's Syndrome (gegen Abend zunehmende Unruhe)
- ❏ Narkolepsie
- ❏ Übermäßige Schläfrigkeit aufgrund des idiopathischen zentralen Nervensystems
- ❏ Schlafwandeln
- ❏ Furcht, Angst
- ❏ Nächtliches Einnässen
- ❏ Albträume

- Familiäre Schlafparalyse
- Schmerzhafte Erektion während des Schlafes
- Demenz
- *Berufliche Belastungen*
- *Schichtdienst mit häufigem Schichtwechsel*
- *Jetlag (Schlafstörung durch Wechsel der Zeitzone)*
- *Versorgung pflegeabhängiger Personen in der Nacht (Kinder, Angehörige, ...)*
- *Stoffwechselstörungen*
- *Hirnorganische Veränderungen (demenzielle Zustände)*

Symptome (Merkmale, Kennzeichen)

aus der Sicht des Patienten

- Äußerungen des Patienten nicht ausgeruht zu sein
- Herabgesetzte Funktionsfähigkeit
- Unwohlsein
- Müdigkeit
- Erhöhte Schmerzempfindlichkeit
- Lustlosigkeit
- Konzentrationsstörungen
- Spürbare Störungen (z. B. gestörte Körperempfindung, Wahnvorstellungen – Gefühl des Schwebens)
- Angst

aus der Sicht der Pflegeperson

- Schläfrigkeit tagsüber
- Lethargie
- Ruhelosigkeit
- Reizbarkeit
- Teilnahmslosigkeit
- Apathie
- Verlangsamte Reaktion
- Halluzinationen
- Akute Verwirrtheitszustände
- Vorübergehende Paranoia
- Erregung und Aggression
- Milder, flüchtiger Nystagmus
- Händezittern

Patientenbezogene Pflegeziele

1. Der Patient erkennt die ursächlichen Faktoren des Schlafentzugs.
2. Der Patient zeigt Verhaltensweisen, welche den ursächlichen Faktoren entgegenwirken.
3. Der Patient kennt individuell geeignete Maßnahmen, um das Schlafdefizit zu beheben.
4. Der Patient berichtet über eine Verbesserung seiner Schlafgewohnheiten.
5. Der Patient passt seine Lebensweise an sein Schlafbedürfnis an.
6. Der Patient berichtet über ein verbessertes Wohlbefinden und das Gefühl, ausgeruht zu sein.
7. Der Patient erlangt einen geregelten Tag-Nachtrhythmus.

Maßnahmen

I. Ermitteln der ursächlichen/begünstigenden Faktoren

1. Beachten Sie medizinische Diagnosen, die im Zusammenhang mit dem Schlafdefizit auftreten.
2. Ermitteln Sie bestehende innere und äußere Faktoren, die zum Schlafdefizit beitragen können (Schmerzen, ungewohnte Umgebung, umgekehrter Schlaf- Wachrhythmus, Stoffwechselstörung, ...).

II. Beurteilen des Schlafentzugs

1. Ermitteln Sie das tatsächliche Schlafausmaß des Patienten (Anzahl der Schlafstunden, Anzahl und Dauer der Schlafunterbrechungen).
2. Achten Sie auf Äußerungen des Patienten in Bezug auf das Schlafdefizit.
3. Beobachten Sie das Alltagsverhalten des Patienten (Zittern, Unruhe, Gereiztheit, Müdigkeit, ...).
4. Leisten Sie Mithilfe bei verschiedenen Untersuchungen/Abklärungen des Schlafentzugs.

III. Unterstützen des Patienten, um optimale Schlafgewohnheiten zu erreichen

1. Besprechen Sie mit dem Patienten die physiologischen/psychologischen Faktoren, welche dem Schlafentzug zugrunde liegen und bieten Sie entsprechende Unterstützung an.

2. Besprechen Sie mit dem Patienten die Auswirkung seines Schlafentzugs auf sein soziales Umfeld.

3. Planen Sie ausreichende Schlafperioden, damit der Schlafentzug behoben werden kann.

4. Helfen und unterstützen Sie den Patienten, seine Umgebung zu gestalten, so dass er sich wohl fühlt.

5. Sprechen Sie mit dem Patienten über individuelle Gewohnheiten, die zu einem erholsamen Schlaf führen und wenden Sie diese nach Möglichkeit an.

6. Sorgen Sie für eine ruhige Umgebung und führen Sie wohltuende Maßnahmen zur Schlafvorbereitung durch (Lüften, Ohropax, ...).

7. Informieren Sie den Patienten über alternative schlaffördernde Methoden (Wickel, Kompressen, Waschungen, Thermophor, Bachblüten, Feng Shui, ...).

8. Kontrollieren Sie die Wirkung und Nebenwirkungen medikamentöser Therapien.

9. Informieren Sie den Patienten über die Auswirkungen von Koffein, alkoholhältigen Getränken und sonstiger Aufputschmittel.

10. Informieren Sie den Patienten, dass sich übermäßige Nahrungsaufnahme vor dem Schlafen nachteilig auswirken kann.

IV. Beratung und Anleitung des Patienten/Bezugspersonen

1. Unterstützen Sie den Patienten, ein individuelles Entspannungsprogramm zu erstellen.

2. Demonstrieren Sie Entspannungstechniken (z.B. Biofeedback, Visualisierung, progressive Entspannung nach Jakobson).

3. Helfen Sie dem Patienten Zeitpläne zu erstellen, um die Leistungsspitze dem Biorhythmus anzupassen.

4. Fordern Sie den Patienten auf, an einem regelmäßigen Aktivitätsprogramm teilzunehmen.

5. Leiten Sie den Patienten an, einen Schlafkalender zu führen.

6. Empfehlen Sie Hilfsmittel, um Licht/Lärm auszuschalten (z. B. Augenbinde, Vorhänge, Ohropax).

7. Informieren Sie über die Möglichkeit einer Abklärung in einem Schlaflabor.

8. Vgl. *PD 00095 Schlafgewohnheiten, gestört*

Schlafen, Bereitschaft zur Verbesserung

Thematische Gliederung: *Aktivität und Ruhe*

Definition

Der Zustand einer natürlichen, regelmäßigen Aufhebung des Bewusstseins, der für entsprechende Erholung sorgt, einen gewünschten Lebensstil unterstützt und darüber hinaus verbessert werden kann.

Autorennotiz

Diese Pflegediagnose ist eine Gesundheitsdiagnose und kann bei Patienten angewendet werden, die den Wunsch nach Gesundheitsberatung zur Förderung und Erhaltung ihrer Gesundheit äußern. Es geht dabei um Patienten, die erfolgreich ihr Behandlungsprogramm durchführen, jedoch Informationen verlangen, wie sie zukünftig negative Einflüsse auf ihre Gesundheit voraussehen, bewältigen oder minimieren können.

Eine Gesundheitsdiagnose beinhaltet keine möglichen Ursachen, sondern Voraussetzungen (Merkmale, Kennzeichen, Symptome)!

Voraussetzungen

aus der Sicht der Pflegeperson

❏ Drückt Bereitschaft zur Verbesserung des Schlafes aus
❏ Die Schlafmenge und die REM-Schlafphase ist übereinstimmend mit den entwicklungsmäßigen Bedürfnissen
❏ Drückt nach dem Schlaf ein Gefühl des Ausgeruhtseins aus
❏ Folgt Schlafgewohnheiten, die Schlaf fördern
❏ Gelegentlicher oder seltener Gebrauch von schlafbeeinflussenden Medikamenten

Patientenbezogene Pflegeziele

1. Der Patient verbalisiert, mit gezielten Maßnahmen seine Schlafsituation zu verbessern.

2. Der Patient kennt individuell abgestimmte Maßnahmen, um den Schlaf zu fördern.
3. Der Patient berichtet über eine Verbesserung der Schlafgewohnheiten.
4. Der Patient fühlt sich ausgeruht und entspannt.

Maßnahmen

I. Ermitteln der hemmenden und fördernden Faktoren

1. Eruieren Sie die bisherigen Schlafgewohnheiten des Patienten.
2. Ermitteln Sie die durchschnittlichen Einschlafzeiten und die Dauer des Schlafes.
3. Erkundigen Sie sich beim Patienten über seine Tätigkeiten vor dem Einschlafen (Essen, Trinken, Lesen, sportliche Betätigung, Duschen etc.)
4. Ermitteln Sie die Stellung des Bettes im Raum (ev. energetische Störungen wie Wasseradern etc.) und die Art des Bettes bzw. der Matratze und des Bettrostes.
5. Erkundigen Sie sich über ev. Erkrankungen, die das Schlafen negativ beeinflussen (Herz-Kreislauferkrankungen, Erkrankungen der Atemwege, Erkrankungen des Bewegungsapparates etc.).

II. Unterstützen des Patienten zur Optimierung der Schlafsituation

1. Sorgen Sie für eine ruhige Umgebung und führen Sie wohltuende Maßnahmen zur Schlafvorbereitung durch.
2. Sorgen Sie für frische Luft, angenehme Raumtemperatur.
3. Leiten Sie zu Entspannungsübungen an, z. B. nach Jakobson.
4. Beraten Sie über alternative Einschlafhilfen (Wasseranwendungen, Schlaftees etc.).
5. Besprechen Sie mit dem Patienten schlafhemmende Substanzen wie Kaffee, Power-Drinks, Essen kurz vor dem Schlafengehen und empfehlen Sie ihm, die Einnahme zu unterlassen.
6. Betonen Sie die Wichtigkeit eines individuell angepassten Bettes und entsprechender Matratzen.
7. Ermöglichen Sie individuelle Einschlafrituale.

III. Fördern des Wohlbefindens

1. Unterstützen Sie den Patienten, ein individuelles Entspannungsprogramm zu erstellen.

2. Leiten Sie den Patienten zur Führung eines Schlafkalenders an.
3. Erwähnen Sie die Möglichkeit einer Abklärung in einem Schlaflabor.
4. Vgl.:

   PD 00095   Schlafgewohnheiten, gestört
   *PD 00096   Schlafent*zug

Pflegediagnose 00051 (2.1.1.1.) nach der NANDA Taxonomie II

Kommunikation, verbal, beeinträchtigt

Thematische Gliederung:
Alleinsein und soziale Interaktion

Definition
Der Zustand, bei dem ein Patient eine verminderte, verzögerte oder fehlende Fähigkeit hat, Sprache, Symbole und Zeichen der zwischenmenschlichen Kommunikation zu verstehen, zu verarbeiten, zu gebrauchen, weiterzugeben und zu verwenden.

Ätiologie (mögliche Ursachen)

- ❏ Verminderte Hirndurchblutung
- ❏ Kultureller Unterschied
- ❏ Psychische Hemmnisse (Psychose, fehlende Stimuli)
- ❏ Physische Hemmnisse (Tracheostoma, Intubation)
- ❏ Anatomischer Defekt (z.B. Gaumenspalte, Veränderungen des neuromuskulären, visuellen, auditiven oder phonetischen Systems)
- ❏ Gehirntumor
- ❏ Entwicklungs- oder altersbedingt
- ❏ Nebenwirkungen von Medikamenten
- ❏ Umweltbedingte Barrieren
- ❏ Fehlen wichtiger Bezugspersonen
- ❏ Veränderte Auffassungsgabe
- ❏ Mangel an Information
- ❏ Stress
- ❏ Veränderung der Selbstachtung oder Selbstannahme
- ❏ Physiologische Störungen
- ❏ Veränderungen des ZNS (z.B. Demenz)
- ❏ Schwächung der Skelettmuskulatur
- ❏ Emotionale Zustände
- ❏ *Medikamenten-/Drogenkonsum*
- ❏ *Stoffwechselstörungen*

Symptome (Merkmale, Kennzeichen)

aus der Sicht des Patienten

❏ Äußerung der Kommunikationsschwierigkeiten mit nonverbalen Mitteln
❏ Teilweises oder totales visuelles Defizit

aus der Sicht der Pflegeperson

❏ Absichtliche Verweigerung zu sprechen
❏ Will oder kann nicht sprechen
❏ Desorientierung in den drei Ebenen von Zeit, Raum und Person
❏ Spricht nicht die ortsübliche Sprache *(Dialekt, Fremdsprache)*
❏ Spricht nicht oder kann nicht sprechen
❏ Schwierigkeiten, zu sprechen und sich zu äußern
❏ Unangemessene Wortwahl
❏ Schwierigkeiten beim Formen von Wörtern oder Sätzen (z. B. Aphonie, Dysphasie, Apraxie, Dyslexie)
❏ Schwierigkeiten, Gedanken zu verbalisieren
❏ Stottern
❏ Undeutliche Aussprache *(verwaschene Sprache)*
❏ Atemnot
❏ Fehlender Augenkontakt oder Konzentrationsprobleme
❏ Schwierigkeiten zu verstehen und die üblichen Kommunikationsmuster beizubehalten
❏ Unfähigkeit oder Schwierigkeiten im Verwenden von Mimik und/oder Gestik

Patientenbezogene Pflegeziele

1. Der Patient versteht mitgeteilte Informationen und Instruktionen.
2. Der Patient spricht aus oder gibt zu erkennen, die Kommunikationsprobleme zu verstehen und damit umgehen zu können.
3. Der Patient eignet sich eine Kommunikationsform an, mit der Bedürfnisse und Gefühle mitgeteilt werden können (verbal, nonverbal).
4. Der Patient nimmt am Kommunikationstraining teil (z. B. Schweigen zulassen, Annehmen, Entspannen, Reflektieren, aktives Zuhören und Ich-Botschaften).

5. Die verbale und nonverbale Kommunikation des Patienten stimmt überein.
6. Der Patient erkennt und nutzt verfügbare Ressourcen, um die Kommunikation zu verbessern.

Maßnahmen

I. Ermitteln der ursächlichen/begünstigenden Faktoren

1. Ermitteln Sie, ob es sich um eine motorische oder sensorische Aphasie handelt: motorisch: expressiv – Verlust der Fähigkeit zur Sprachartikulation, sensorisch: rezeptiv, Unfähigkeit Wörter zu verstehen, globale Aphasie: gänzlicher Verlust des Sprachverständnisses und der Sprache.
2. Ermitteln Sie, ob eine Tracheotomie oder andere körperliche Hemmnisse für das eingeschränkte Sprechvermögen verantwortlich sind.
3. Informieren Sie sich, ob es in der medizinischen Anamnese Hinweise auf neurologische Erkrankungen, wie cerebralvaskulärer Insult, Tumor, Multiple Sklerose, Gehörverlust usw. gibt.
4. Ermitteln Sie die Art der Sprechstörung.
5. Achten Sie auf verändertes Verhalten (Trauer, Feindseligkeit, Verärgerung).
6. Achten Sie auf eine diagnostizierte Psychose (z. B. manisch depressiv, schizoides/affektives Verhalten).
7. Stellen sie fest, welche Sprache der Patient spricht sowie seinen soziokulturellen Hintergrund.
8. Informieren Sie sich über Ergebnisse von neurologischen Untersuchungen (EEG, CT usw.).
9. Erkennen Sie die psychische Reaktion auf die Sprachbehinderung und den Willen, andere Formen der Kommunikation herauszufinden.
10. Erkennen Sie die Umweltfaktoren, welche die Kommunikation behindern können (z. B. Lärmpegel usw.).

II. Unterstützen des Patienten, sich eine Kommunikationsform anzueignen, um Bedürfnisse, Wünsche, Ideen und Fragen auszudrücken

1. Organisieren Sie bei Bedarf einen Dolmetscher.

2. Platzieren Sie die wichtigsten Gegenstände in Reichweite des Patienten.
3. Bauen Sie eine Beziehung zum Patienten auf, achten Sie dabei aufmerksam auf verbale/nonverbale Aussagen des Patienten.
4. Erkennen Sie die Bedeutung der Wörter, die der Patient benutzt, sowie die Übereinstimmung von verbaler und nonverbaler Kommunikation.
5. Vergewissern Sie sich, ob Sie die nonverbalen Mitteilungen verstanden haben; interpretieren Sie nicht voreilig. Falls Sie den Patienten nicht verstehen, holen Sie Hilfe.
6. Halten Sie Augenkontakt (achten Sie auf soziokulturelle Gegebenheiten).
7. Kommunizieren Sie mit einfachen Wörtern und so klar wie möglich. Verwenden Sie auch nonverbale Kommunikationsmöglichkeiten (Schreibtafel, Computer usw.). Falls der Patient nur mit „ja" und „nein" antworten kann, stellen Sie entsprechende Fragen.
8. Vermitteln Sie eine ruhige, ungestresste Haltung. Lassen Sie dem Patienten genügend Zeit für die Antwort. Aphasie-Patienten können leichter sprechen, wenn sie ausgeruht und entspannt sind und wenn sie jeweils nur mit einer Person sprechen.
9. Informieren Sie sich über mögliche neue Therapieformen (z. B. Musiktherapie, Logopädie usw.).
10. Ermitteln Sie die Bedürfnisse des Patienten, bis eine wirksame Kommunikation aufgebaut ist.
11. Dokumentieren Sie erfolgreiche Kommunikationsmethoden.
12. Geben Sie einfache, offene und ehrliche Rückmeldungen, so dass sich der Patient an der Realität orientieren kann.
13. Sorgen Sie, falls nötig, für Umweltstimuli, um den Kontakt mit der Realität zu erhalten. Verhindern Sie eine angstauslösende Reizüberflutung, die das Problem verstärken könnte.
14. Machen Sie den Patienten auf die Diskrepanz seiner verbalen und nonverbalen Kommunikation aufmerksam. Achten Sie dabei auf ein bereits bestehendes Vertrauensverhältnis.
15. Sprechen Sie nie in Gegenwart des Patienten, ohne dass es für ihn verständlich ist (Patient reagiert mit Frust und Hilflosigkeit).

III. Fördern des Wohlbefindens

1. Besprechen Sie mit dem Patienten/Bezugsperson(en) die erhaltenen Informationen bezüglich Zustand, Prognose und Therapie.

Betonen Sie, dass der Sprachverlust nicht gleichzeitig Intelligenzverlust bedeutet.

2. Informieren Sie über individuelle Behandlungsmethoden.
3. Helfen Sie dem Patienten beim Erlernen und Anwenden von therapeutischen Kommunikationsregeln (z. B. Feedback, aktives Zuhören und Ich-Botschaften).
4. Beziehen Sie die Familie oder die Bezugspersonen so oft wie möglich in die Pflege- und Therapiemaßnahmen mit ein.
5. Informieren Sie über andere soziale Einrichtungen, Sprach- und Gruppentherapie usw.
6. Vgl.:

PD 00069 *Bewältigungsformen (Coping) des Betroffenen,*
ungenügend

PD 00073 *Bewältigungsformen (Coping) der Familie,*
behinderndes Verhalten

PD 00074 *Bewältigungsformen (Coping) der Familie,*
mangelnde Unterstützung

PD 00075 *Bewältigungsformen (Coping) der Familie,*
Bereitschaft zur Verbesserung

PD 00146 *Angst*

PD 00148 *Furcht*

Pflegediagnose 00157 nach der NANDA Taxonomie II

Kommunikation, Bereitschaft zur Verbesserung

Thematische Gliederung: Alleinsein und soziale Interaktion

Definition
Ein Zustand des Informations- und Ideenaustausches mit anderen, der ausreicht, um die Bedürfnisse und Lebensziele des Einzelnen zu bewältigen und der darüber hinaus gestärkt werden kann.

Autorennotiz

Diese Pflegediagnose ist eine Gesundheitsdiagnose und kann bei Patienten angewendet werden, die den Wunsch nach Gesundheitsberatung zur Förderung und Erhaltung ihrer Gesundheit äußern. Es geht dabei um Patienten, die erfolgreich ihr Behandlungsprogramm durchführen, jedoch Informationen verlangen, wie sie zukünftig negative Einflüsse auf ihre Gesundheit voraussehen, bewältigen oder minimieren können.

Eine Gesundheitsdiagnose beinhaltet keine möglichen Ursachen, sondern Voraussetzungen (Merkmale, Kennzeichen, Symptome)!

Voraussetzungen

aus der Sicht der Pflegeperson

❏ Drückt den Willen aus, die Kommunikation zu verbessern
❏ Ist fähig, eine Sprache zu sprechen oder zu schreiben
❏ Formt Wörter, Phrasen und Sprache
❏ Äußert Gedanken und Gefühle
❏ Verwendet und interpretiert entsprechend nonverbale Zeichen
❏ Drückt Zufriedenheit aus über die Fähigkeit an Informationen und Ideen anderer teilzuhaben

Patientenbezogene Pflegeziele

1. Der Patient zeigt grundsätzlich Interesse an Kommunikationstechniken.
2. Der Patient kennt Kriterien zur Verbesserung der Kommunikation.
3. Der Patient erkundigt sich über Möglichkeiten, seine Gesprächsführung zu verbessern.
4. Der Patient beteiligt sich an einem Kommunikationstraining.
5. Der Patient erkennt und nützt seine Ressourcen.

Maßnahmen

I. Ermitteln des individuellen Interesses/des Lernbedarfs

1. Stellen Sie fest, wie sich der Patient beim Kommunizieren verhält.
2. Ermitteln Sie die Motivationsfaktoren des Patienten hinsichtlich einer Verbesserung der Gesprächsführungstechniken.

II. Unterstützung bei der Durchführung

1. Motivieren Sie den Patienten in seinem Vorhaben.
2. Beraten Sie den Patienten bei der Auswahl von Kommunikationshilfen.
3. Nehmen Sie sich Zeit für spezifische Übungen.
4. Unterstützen Sie den Patienten bei der Suche nach geeigneten Gesprächspartnern.
5. Ermitteln Sie Zeichen von Anspannung oder Stress.
6. Regen Sie bei Bedarf die Konsultation von Logopäden an.
7. Binden Sie die Bezugspersonen in die Kommunikationsübungen ein.

III. Fördern des Wohlbefindens

1. Ermutigen Sie den Patienten bei seinem Vorhaben.
2. Geben Sie dem Patienten ein ehrliches Feedback und üben Sie konstruktive Kritik.
3. Helfen Sie dem Patienten dabei, sich für seine Bemühungen zu belohnen.
4. Machen Sie den Patienten auf seine Fortschritte aufmerksam.
5. Vgl.:
   PD 00051   Kommunikation, verbal, beeinträchtigt

Pflegediagnose 00052 (3.1.1.) nach der NANDA Taxonomie II

Soziale Interaktion, beeinträchtigt

Thematische Gliederung:
Alleinsein und soziale Interaktion

Definition
Der Zustand, bei dem ein Patient in ungenügender, übermäßiger oder unwirksamer Art an sozialen Kontakten beteiligt ist.

Ätiologie (mögliche Ursachen)

❏ Wissensdefizit oder beeinträchtigte Fähigkeit, die Möglichkeiten zu nutzen, welche die Anteilnahme an der Gemeinschaft fördern
❏ Therapeutische Isolation
❏ Soziokulturelle Unterschiede
❏ Eingeschränkte körperliche Mobilität *(z. B. neuromuskuläre Krankheit)*
❏ Umweltbedingte Einschränkungen *(Wohnverhältnisse, Verlust des Arbeitsplatzes)*
❏ Kommunikationsbarrieren *(z. B. Kopfverletzung, Schlaganfall, neurologische Zustände, Psychosen, Medikamente, Psychiatrische Veränderungen, Suchtkrankheit)*
❏ Veränderte Denkprozesse
❏ Fehlen von Bezugspersonen
❏ Störung des Selbstbildes

Symptome (Merkmale, Kennzeichen)

aus der Sicht des Patienten

❏ Aussagen über die Unfähigkeit, ein zufriedenstellendes Gefühl der Zugehörigkeit, der Anteilnahme, des Interesses zu erleben
❏ Spricht über Unbehagen in sozialen Situationen
❏ Aussagen der Familie über veränderte Interaktionsgewohnheiten

aus der Sicht der Pflegeperson

❏ Beobachtete Anwendung erfolgloser Verhaltensweisen bei sozialen Interaktionen
❏ Gestörte Interaktion mit Freunden, Familie und/oder anderen Personen
❏ Erkennen von Unbehagen in sozialen Situationen
❏ Beobachtete Unfähigkeit ein zufriedenstellendes Gefühl der Zugehörigkeit, der Anteilnahme, des Interesses zu erleben

Patientenbezogene Pflegeziele

1. Der Patient spricht aus, dass ihm die Faktoren, welche die sozialen Interaktionen verursachen oder fördern, bewusst sind.
2. Der Patient erkennt und spricht über kritische Verhaltensweisen gegenüber anderen.
3. Der Patient zeigt eine normale Interaktion zwischen sich und den Bezugspersonen.
4. Der Patient beteiligt sich an positiven Veränderungen im sozialen Verhalten und in zwischenmenschlichen Beziehungen.
5. Der Patient erkennt realistische Bedürfnisse und kommuniziert in einem angemessenen Verhalten.
6. Der Patient zeigt eine gesteigerte Interaktion mit anderen.
7. Der Patient lernt neue Verhaltensweisen, welche eine erfolgreiche Interaktion ermöglichen.

Maßnahmen

I. Ermitteln der ursächlichen/begünstigenden Faktoren

1. Besprechen Sie mit dem Patienten die Sozialanamnese, um festzustellen, wann Veränderungen im sozialen Verhalten oder in Beziehungen aufgetreten sind (z. B. Verlust oder längerfristige Krankheit einer Bezugsperson, Stellenverlust, Statusänderungen [hierarchisch oder finanziell], ungenügende Bewältigungsformen und Anpassung an eine Entwicklungsphase im Leben [Ehe, Geburt, Adoption]).
2. Informieren Sie sich über die medizinische Anamnese und achten Sie dabei auf Stressoren (z. B. Schlaganfall, Multiple Sklerose, Morbus Alzheimer), psychische Krankheiten (z. B. Schizophrenie), Medikamente/Suchtmittel und Behinderungen durch Unfälle.

3. Beachten Sie die soziokulturellen Gegebenheiten und daraus resultierende Veränderungen (ethnische/religiöse Praktiken).
4. Informieren Sie sich bei Familie, Bezugspersonen, Freunden, Mitarbeitern über beobachtete Verhaltensänderungen.
5. Ermitteln Sie, welche Sozialverhaltensmuster in der Familie bestehen.
6. Ermutigen Sie den Patienten, Gefühle des Unbehagens über soziale Situationen auszudrücken und beobachten Sie etwaige ursächliche Faktoren oder wiederkehrende Muster.

II. Erkennen des Ausmaßes der Beeinträchtigung

1. Bauen Sie eine therapeutische Beziehung auf und sorgen Sie für positive Wertschätzung des Betroffenen, aktives Zuhören und einen geschützten Rahmen, um sich mitteilen zu können.
2. Fordern Sie den Patienten auf, seine Probleme und Interpretationen zu verbalisieren. Hören Sie aktiv zu, um Zeichen der Hoffnungslosigkeit, Machtlosigkeit, Furcht, Angst, Trauer, Wut, Gefühle des Ungeliebtseins oder des nicht Liebenswertseins, Probleme mit der sexuellen Identität, gezielten oder ungezielten Hass zu erkennen.
3. Erkennen und beschreiben Sie möglichst objektiv soziale und zwischenmenschliche Verhaltensweisen, achten Sie dabei auf Sprachmuster, Körpersprache im therapeutischen Umfeld und in den normalen Lebensumständen (in der Familie, bei der Arbeit, im sozialen Umfeld, in der Freizeit).
4. Erkennen Sie Fähigkeiten des Patienten zur Bewältigung von Problemen und seine Abwehrmechanismen.
5. Erkennen Sie, ob der Patient das Opfer von destruktivem Verhalten ist, oder aber, ob sein Agieren gegen sich selbst und/oder gegen andere gerichtet ist (vgl. *PD 00138 Gewalttätigkeit gegen andere, hohes Risiko*).
6. Beziehen Sie den neurologisch beeinträchtigten Patienten, wenn möglich, in individuelle und/oder Gruppeninteraktionen mit ein.

III. Unterstützung des Patienten/Bezugspersonen, die beeinträchtigten sozialen/zwischenmenschlichen Interaktionen zu erkennen und positive Veränderungen zu bewirken

1. Geben Sie dem Patienten/den Bezugspersonen Gelegenheit, mühevolle Situationen aufzuzeigen.

2. Stellen Sie ein Vertrauensverhältnis zum Patienten her und bauen Sie eine therapeutische Beziehung auf (Bezugsbetreuung).

3. Beziehen Sie den Patienten und die Bezugspersonen in die Pflegeplanung mit ein und lassen Sie dem Patienten einen Entscheidungsfreiraum.

4. Vergleichen Sie Verhaltensweisen, die von Betreuern/Mitarbeitern beobachtet worden sind.

5. Helfen Sie dem Patienten bei Verhaltensweisen, die geändert werden sollen, Prioritäten zu setzen.

6. Finden Sie mit dem Patienten Möglichkeiten heraus, Veränderungen bei den sozialen Interaktionen/Verhaltensweisen zu bewirken. Nutzen Sie dabei vorhandene Ressourcen.

7. Beteiligen Sie sich an Rollenspielen von sozialen Situationen und besprechen Sie die notwendigen Veränderungen.

8. Geben Sie direkt und sofort positive Rückmeldungen bei positiven sozialen Verhaltensweisen und Interaktionen. Involvieren Sie alle Personen, die an der Pflege des Patienten beteiligt sind: Familienmitglieder, Bezugspersonen und Therapiegruppen.

9. Arbeiten Sie mit dem Patienten daran, grundlegende negative Selbstbilder zu korrigieren, um Barrieren bei positiven sozialen Interaktionen zu mildern.

10. Informieren Sie über die Möglichkeiten einer Familientherapie. (Soziale Verhaltensweisen und zwischenmenschliche Beziehungen betreffen nicht nur den Einzelnen.)

IV. Fördern des Wohlbefindens

1. Helfen Sie dem Patienten die Verantwortung für das eigene Verhalten zu tragen. Fordern Sie den Patienten bei Bedarf dazu auf, empfundene Emotionen bei sozialen Interaktionen niederzuschreiben und besprechen sie diese Notizen.

2. Unterstützen Sie den Patienten, positive soziale Fähigkeiten zu entwickeln (Rollenspiele, positive Bestätigung, Üben von Fähigkeiten in Begleitung, positive Rückmeldungen).

3. Informieren Sie sich über Veranstaltungen, an denen der Patient später zur Förderung von positiven Verhaltensweisen, die er anstreben möchte, teilnehmen kann (Sprachkurse, Malen, ...).

4. Unterstützen Sie eine laufende Familien- oder Individualtherapie, nach Absprache mit dem Betreuungsteam.

Pflegediagnose 00053 (3.1.2.) nach der NANDA Taxonomie II

Soziale Isolation

Thematische Gliederung:
Alleinsein und soziale Interaktion

Definition
Ein Zustand des Alleinseins, den ein Patient als von anderen verursacht empfindet und negativ und bedrohlich erlebt.

Ätiologie (mögliche Ursachen)

*Faktoren, die dazu beitragen, dass keine zufriedenstellenden Bezie-
hungen aufrechterhalten werden können:*

❏ Veränderung im Geisteszustand
❏ Unfähigkeit, zufriedenstellende soziale Beziehungen einzugehen
❏ Nicht akzeptierte soziale Verhaltensweisen und Wertvorstellun-
   gen
❏ Unzureichende persönliche Ressourcen
❏ Faktoren, die einer Entwicklung von zufriedenstellenden Bezie-
   hungen entgegenwirken (Verzögerung beim Vollziehen von Ent-
   wicklungsschritten)
❏ Veränderungen der äußeren Erscheinung, körperliche Verände-
   rungen *(Ileostoma, Verbrennungen, ...)*
❏ Veränderter Zustand des Wohlbefindens
❏ Mangel an Interesse
❏ *Veränderter Gesundheitszustand*
❏ *Traumatische Vorkommnisse oder Ereignisse*

Symptome (Merkmale, Kennzeichen)
aus der Sicht des Patienten

❏ Äußerung von Gefühlen des Alleingelassenwerdens
❏ Äußerung des Gefühls abgelehnt zu werden
❏ Äußerung von Interessen, die nicht der Altersstufe oder Ent-
   wicklungsstufe entsprechen
❏ Ungenügender oder fehlender Lebenssinn/-inhalt

❏ Anerkennung von Wertvorstellungen in seinem engeren sozialen Umfeld, ist aber unfähig die allgemeinen Normen der Gesellschaft anzunehmen (z. B. Unfähigkeit, die Erwartung anderer zu erfüllen)
❏ Äußerung des Gefühls, Außenseiter zu sein
❏ Fühlt sich in der Öffentlichkeit unsicher

aus der Sicht der Pflegeperson

❏ Fehlen von Bezugspersonen, Unterstützung der Familie, Freunde, Gesellschaft
❏ Vermittelt negative Verhaltensweisen (verbal und nonverbal)
❏ Verschlossenheit, reserviert
❏ Unkommunikatives Verhalten
❏ Zeigen nicht akzeptierter Verhaltensweisen
❏ Sucht das Alleinsein oder existiert in einer Subkultur
❏ Wiederholte, sinnlose Handlungen
❏ Gedankenversunkenheit
❏ Kein Augenkontakt
❏ Unpassende oder unreife Interessen und Aktivitäten bezüglich Altersstufe oder Entwicklungsstufe
❏ Offensichtliche körperliche und/oder geistige Behinderung oder veränderter Zustand des Wohlbefindens
❏ Gefühlsarmut

Patientenbezogene Pflegeziele

1. Der Patient spricht über die Gründe der Isolation und beteiligt sich an der Entwicklung eines Plans, die sozialen Aktivitäten zu steigern.
2. Der Patient erkennt Ursachen und Handlungsweisen, um die Isolation zu durchbrechen.
3. Der Patient spricht die Bereitschaft aus, mit anderen Beziehungen aufzunehmen/einzugehen.
4. Der Patient nimmt an Aktivitäten und Programmen teil.
5. Der Patient zeigt ein erhöhtes Selbstwertgefühl.

Maßnahmen

I. Ermitteln der ursächlichen/begünstigenden Faktoren

1. Erkennen Sie Risikofaktoren (z. B. ältere Menschen, Jugendliche, Mangel an Sprachkenntnissen, kulturelle Unterschiede, finanziell/bildungsmäßige Benachteiligte, Leiden an einer körperlichen, geistigen oder chronischen Krankheit).
2. Erkennen Sie Hemmnisse für soziale Kontakte (z. B. körperliche Immobilität, eingeschränkte Sinne wie bei Schwerhörigkeit, Inkontinenz).
3. Unterscheiden Sie Isolation von Einsamkeit und Alleinsein, die annehmbar oder freiwillig ist.
4. Erkennen Sie Faktoren im Leben des Patienten, die das Gefühl der Hilflosigkeit begünstigen können (z. B. Verlust eines Partners/Elternteils).
5. Hören Sie auf Bemerkungen des Patienten bezüglich Gefühlen des Isoliertseins.
6. Erkennen Sie Gefühle des Patienten in Bezug auf sich selbst, Gefühle, die Situation unter Kontrolle zu haben, Gefühle der Hoffnung und Bewältigungsfähigkeiten.
7. Erkennen Sie die Beziehungen im sozialen Netz des Patienten (Vorhandensein eines Familienverbandes).
8. Stellen Sie fest, ob Suchtmittel konsumiert werden.
9. Erkennen Sie isolationsfördernde Verhaltensweisen (z. B. übermäßiger Schlaf, Tagträumen, Alkohol-/Drogenmissbrauch).
10. Überprüfen Sie die Anamnese auf traumatische Ereignisse (vgl. *PD 00141 Posttraumatische Reaktion*).

II. Fördern der Umstände, die das Isolationsgefühl des Patienten günstig beeinflussen

1. Schaffen Sie eine vertrauensvolle therapeutische Beziehung (Bezugsbetreuung).
2. Nutzen Sie vorhandene Ressourcen im Spital (Laienhelfer, Sozialarbeiter, Seelsorge).
3. Sprechen Sie mit dem Patienten über seine Situation, hören Sie dabei auf Äußerungen von Sorgen.
4. Erstellen Sie mit dem Patienten einen Aktionsplan. Erkennen Sie mögliche Ressourcen (Selbstfürsorgemöglichkeiten in den Aktivitäten des täglichen Lebens).

5. Ermitteln Sie andere unterstützende Personen und beziehen Sie diese mit ein.
6. Ermöglichen Sie dem Patienten, andere Personen mit ähnlichen bzw. gemeinsamen Interessen kennen zu lernen.
7. Geben Sie positive Rückmeldungen, wenn der Patient auf andere Personen zugeht.
8. Sorgen Sie, wenn nötig, für einen Platz in einem geschützten Umfeld.
9. Helfen Sie dem Patienten Lösungen zu finden, um eine auferlegte Isolation zu erleichtern (z. B. bei übertragbaren Krankheiten, einschließlich der gefährdeten Person).
10. Fördern Sie vermehrte Kontakte (Besuchszeiten erweitern, Telefon, Briefe, Ausgänge mit dem Patienten).
11. Sorgen Sie für eine stimulierende Umgebung (z. B. offene Vorhänge, Bilder, Fernsehen und Radio, Spazieren gehen, in den Tagraum bringen, Ortswechsel).
12. Erkennen Sie mögliche Ressourcen bei Fremdsprachigkeit (z. B. Dolmetscher, Zeitungen, Radioprogramme).
13. Besprechen und planen Sie Verhaltensänderungen (Änderungen der Lebensumstände und des Lebensstils) außerhalb des Krankenhauses.

III. Fördern des Wohlbefindens

1. Unterstützen Sie den Patienten Fähigkeiten zu erlernen (z. B. Problemlösungsverfahren, kommunikative und soziale Fähigkeiten, Selbstwertgefühl, Aktivitäten).
2. Ermutigen und unterstützen Sie den Patienten beim Besuch von Kursen (z. B. Malkurse, Sport, Berufsausbildung, sexuelle Beratung usw.).
3. Helfen Sie dem Patienten zwischen Isolation und freiwilligem Alleinsein zu unterscheiden, um nicht in einen unerwünschten Zustand zu geraten.
4. Beteiligen Sie den Patienten an Programmen, welche auf die Prävention erkannter Ursachen von Isolation ausgerichtet sind (z. B. Dienstleistungen für Senioren, täglicher Telefonkontakt, Wohngemeinschaften, Haustiere, Tagesheime, kirchliche Ressourcen, Besuchsdienst, Kaffeehausbesuche).
5. Involvieren Sie Kinder und Jugendliche in Programme/Aktivitäten, um die Sozialisation und den Kontakt zu Gleichaltrigen zu fördern.

Pflegediagnose 00054 (3.1.3.) nach der NANDA Taxonomie II

Einsamkeit, hohes Risiko

Thematische Gliederung:
Alleinsein und soziale Interaktion

Definition
Der subjektive Zustand, bei dem der Patient gefährdet ist, eine unbestimmte Verstimmung zu erleben oder sich alleine oder alleingelassen zu fühlen.

Risikofaktoren

Pathophysiologisch

- ❏ *Physische Beeinträchtigung (z. B. Lähmung, Amputation)*
- ❏ *Krebs (z. B. verunstaltende Operation an sichtbaren Körperstellen)*
- ❏ *Fettleibigkeit*
- ❏ *Emotionale Beeinträchtigung (z. B. Angstzustände, Niedergeschlagenheit, Paranoia, Phobien)*
- ❏ *Inkontinenz*
- ❏ *Psychiatrische Erkrankungen (z. B. Schizophrenie, Persönlichkeitsstörungen)*
- ❏ *Schwächende Krankheiten*
- ❏ *Infektiöse Krankheiten (z. B. AIDS)*

Behandlungsbedingt

- ❏ *Therapeutische Isolation (z. B. Immunsupprimierte Patienten nach Chemotherapie, TBC)*

Situationsbedingt (persönlich und umweltbedingt)

- ❏ Gefühlsmäßige Hemmung (affektive Deprivation)
- ❏ Soziale Isolation
- ❏ Mentale Hemmnisse (mentale Deprivation)
- ❏ Physische Isolation
- ❏ *Pensionsschock*

❏ *Verlust einer Bezugsperson (z. B. Tod, Scheidung)*
❏ *Armut, Arbeitslosigkeit, Aufenthalt in einer Institution*
❏ *Wechsel in einen anderen Kulturkreis (unbekannte Sprache, Religion)*
❏ *Suchterkrankungen (Alkohol, Drogen)*
❏ *Anpassungsunfähigkeit*
❏ *Von der Gesellschaft nicht akzeptiertes Verhalten*
❏ *Unfähigkeit, gewohnte Transportmittel in Anspruch zu nehmen*
❏ *Isolierte Erziehung bei Kindern (überfürsorgliche, nicht integrative Erziehungsmethoden) oder übertragbare Krankheiten*

Anmerkung

Eine Hoch-Risiko-Diagnose kann nicht durch Zeichen und Symptome belegt werden, da das Problem nicht aufgetreten ist und die Pflegemaßnahmen die Prävention bezwecken.

Patientenbezogene Pflegeziele

1. Der Patient erkennt die Ursachen für die Gefahr der Einsamkeit.
2. Der Patient bewahrt seine Fähigkeit, gewohnte Kontakte zum sozialen Umfeld aufrechtzuerhalten.
3. Der Patient nimmt an Aktivitäten und Programmen teil.
4. Der Patient zeigt keine Zeichen der Einsamkeit.

Maßnahmen

I. Ermitteln von möglichen ursächlichen/begünstigenden Faktoren

1. Ermitteln Sie die individuellen Risikofaktoren.
2. Stellen Sie fest, ob die Risikofaktoren vorübergehend oder bestehend sind.
3. Beurteilen Sie, ob sich der Patient seiner Risikofaktoren bewusst ist.

II. Ermitteln von individuellen, präventiven und verbessernden Maßnahmen

1. Unterstützen Sie den Patienten bei der Bewältigung seiner Trauerarbeit nach Verlust einer Bezugsperson.

2. Bestätigen Sie dem Patienten die Normalität des Kummers.
3. Ermutigen Sie den Patienten, über Gefühle der Einsamkeit zu sprechen.
4. Binden Sie Bezugsperson(en) in die Betreuung des Patienten ein (Kontaktaufnahme).
5. Geben Sie Rückmeldung darüber, wie sich der Patient anderen Menschen gegenüber verhält.
6. Vgl.: *PD 00052 Soziale Interaktion, beeinträchtigt*
7. Informieren Sie den Patienten über diverse Transportmöglichkeiten (Behindertentransport, Club handicap, Behindertenfahrzeuge etc.).
8. Ermitteln Sie Tätigkeiten, welche der Patient in Zeiten der Gefahr von Einsamkeit durchführen kann (Spielerrunde, Vereine etc.).
9. Informieren Sie Patienten mit sensorischen Einschränkungen über alternative Kommunikationsmöglichkeiten (z. B. Telefon-Verstärker).
10. Vgl.: *PD 00051 Kommunikation, verbal, beeinträchtigt*
11. Informieren und beraten Sie den Patienten bei der Bewältigung von ästhetischen Problemen (z. B. Stoma, Inkontinenz, Fettleibigkeit).
12. Fördern Sie den Kontakt zu Mitpatienten.

III. Fördern des Wohlbefindens

1. Informieren Sie den Patienten über Selbsthilfegruppen und soziale Institutionen (z. B. Besuchsdienste, Vereine usw.).
2. Besprechen Sie vorhersehbare Auswirkungen der Pensionierung des Patienten (z. B. Pflege von Freundschaften außerhalb der Arbeit, Freizeitaktivitäten, Tagesstrukturierung usw.).

Pflegediagnose 00055 (3.2.1.) nach der NANDA Taxonomie II

Rollenerfüllung, unwirksam

Thematische Gliederung:
Alleinsein und soziale Interaktion

Definition

Eine Situation, in der die Verhaltens- und Kommunikationsmuster eines Patienten nicht dem situativen Kontext oder den Normen und Erwartungen entsprechen, die von der Umwelt an den Patienten gestellt werden.

Beeinträchtigung der Fähigkeit des Patienten, die gewohnten sozialen, beruflichen oder familiären Rollen zu übernehmen.

Ätiologie (mögliche Ursachen)

Sozial

- ❏ Unzureichende oder unangemessene Eingliederung im Gesundheitswesen
- ❏ Berufliche Anforderungen
- ❏ Entwicklungsstufe, Jugend
- ❏ Zu wenig Anerkennung
- ❏ Armut
- ❏ Familiärer Konflikt
- ❏ Unzureichende Unterstützung
- ❏ Mangelnde Rollensozialisation (z.B. Rollenmodell, Erwartungen, Verantwortungen)
- ❏ Geringer sozialwirtschaftlicher Status
- ❏ Stress und Konflikt
- ❏ Häusliche Gewalt
- ❏ Fehlende Ressourcen

Wissen

- ❏ Unzureichende Rollenvorbereitung (z.B. Rollenwechsel, verminderte Geschicklichkeit, fehlende Bestätigung, keine Erprobung der Rolle)

❏ Fehlendes Wissen über die Rolle
❏ Rollenwechsel
❏ Fehlende Möglichkeit für Rollenprobe
❏ Entwicklungsveränderungen
❏ Unrealistische Erwartungen an die Rolle
❏ Ausbildungsstand
❏ Fehlendes oder unzureichendes Rollenmodell
❏ Fehlendes Wissen über Rollenfertigkeit

Physiologisch

❏ Unzureichende oder unangemessene Eingliederung im Gesundheitswesen
❏ Drogenmissbrauch
❏ Geisteskrankheit
❏ Veränderungen des Körperbildes
❏ Physische Erkrankungen
❏ Kognitive Defizite
❏ Veränderungen des Gesundheitszustandes (z. B. physische Gesundheit, Körperbild, Selbstwertgefühl, geistige Gesundheit, Wahrnehmung, Art des Lernens, neurologische Gesundheit)
❏ Niedergeschlagenheit
❏ Niedriges Selbstwertgefühl
❏ Schmerz
❏ Müdigkeit

Symptome (Merkmale, Kennzeichen)

aus der Sicht des Patienten

❏ Mangelnde Unterstützung der Umwelt bei der Rollenerfüllung
❏ Diskriminierung
❏ Häusliche Gewalt
❏ Belästigung
❏ Veränderte Rollenwahrnehmung
❏ Rollenbelastung
❏ Pessimismus
❏ Verwirrung in Bezug auf die Rolle
❏ Machtlosigkeit
❏ Beeinträchtigte Bewältigungsformen
❏ Angst

- ❏ Überlastung durch die Rolle
- ❏ Unzufriedenheit mit der Rolle
- ❏ *Ungewissheit*

aus der Sicht der Pflegeperson

- ❏ Veränderung im Wahrnehmen der gewohnten Verpflichtungen
- ❏ Verleugnen der Rolle
- ❏ Inadäquate Anpassung an Veränderungen der Rolle
- ❏ Veränderungen der Verantwortlichkeitsbereiche
- ❏ Systemkonflikt
- ❏ Unzureichendes Selbstmanagement (Selbstkontrolle)
- ❏ Rollenambivalenz
- ❏ Unzureichende Motivation
- ❏ Geringes Selbstbewusstsein
- ❏ Unzureichende Fähigkeiten und Kompetenz für die Rolle
- ❏ Mangelnde Kenntnisse über die Rolle
- ❏ Unangebrachte Entwicklungserwartungen
- ❏ Rollenkonflikte (Unentschlossenheit, Entscheidungsschwäche)
- ❏ Niedergeschlagenheit
- ❏ Veränderte Wahrnehmung der Rolle durch die Umwelt
- ❏ Veränderung der körperlichen Fähigkeiten/Gegebenheiten, um die Rolle wieder einzunehmen
- ❏ Unpassende Rahmenbedingungen für die Ausübung der Rolle
- ❏ *Fehlende Wahrnehmung der veränderten Rolle*

Patientenbezogene Pflegeziele

1. Der Patient drückt seine Gefühle bezüglich des Rollenkonfliktes aus.
2. Der Patient spricht über seine veränderte Rolle und akzeptiert sie.
3. Der Patient äußert Einsicht in die Rollenerwartungen/-verpflichtungen.
4. Der Patient bespricht mit der Familie die veränderte Situation.
5. Der Patient stellt realistische Ziele für die Anpassung an die neue Rolle/den Rollenwechsel auf.

Maßnahmen

I. Ermitteln der ursächlichen/begünstigenden Faktoren

1. Beobachten Sie Verhaltensreaktionen während der Interaktion mit der Familie.
2. Ermitteln Sie die Art der Rollenstörung (z. B. entwicklungsbedingt [vom Jugendlichen zum Erwachsenen] bzw. situationsbedingt [von der Erwerbstätigkeit in die Pension, von Gesundheit zur Krankheit]).
3. Ermitteln Sie die Rolle des Patienten im Familienverband.
4. Ermitteln Sie, wie sich der Patient in seiner Funktion innerhalb der gewohnten Lebensumstände erlebt (Mann, Frau).
5. Ermitteln Sie soziokulturelle Faktoren im Zusammenhang mit der Geschlechtsrolle (z. B. Mutterrolle ...).

II. Unterstützen des Patienten, mit der bestehenden Situation umzugehen

1. Schaffen Sie ein Vertrauensverhältnis zum Patienten (Bezugspflege), damit er seine Sorgen (z. B.: Sexualität) und Probleme mitteilen kann.
2. Besprechen Sie die Wahrnehmung der Situation aus der Sicht des Patienten.
3. Nehmen Sie eine positive Haltung gegenüber dem Patienten ein. Übertragen Sie dem Patienten Verantwortung bei der Planung und Durchführung der Maßnahmen, ohne ihn zu überfordern. Geben Sie positive Rückmeldungen.
4. Entwickeln Sie Strategien mit dem Patienten, Bezugspersonen und Pflegepersonen, um mit den Rollenveränderungen im soziokulturellen Bereich besser umzugehen.
5. Anerkennen Sie den Trauerprozess im Zusammenhang mit dem Rollenwechsel und helfen Sie dem Patienten mit Gefühlen umzugehen (z. B. Zorn).

III. Fördern des Wohlbefindens

1. Ermöglichen Sie dem Patienten Zugang zu Informationen, um für Rollenveränderungen, die auftreten können, zu lernen.
2. Akzeptieren Sie den Patienten in seiner veränderten Rolle.
3. Verweisen Sie an Selbsthilfegruppen, Berufsberatung, soziale Einrichtungen, entsprechend den individuellen Bedürfnissen.

Pflegediagnose 00056 (3.2.1.1.1.) nach der NANDA Taxonomie II

Elterliche Pflege, beeinträchtigt

Thematische Gliederung:
Alleinsein und soziale Interaktion

Definition
Der Zustand, bei dem die erziehenden Person(en) sich unfähig fühlen, eine Umwelt zu schaffen, zu erhalten oder wieder herzustellen, in der ein Kind optimal wachsen und sich entwickeln kann. (Die Anpassung an die Elternrolle ist im allgemeinen ein normaler Reifeprozess, der von Seiten der Pflege präventive Maßnahmen zur Verhinderung von potentiellen Problemen und zur Gesundheitserziehung erfordert, falls er nicht stattfindet.)

Ätiologie (mögliche Ursachen)

Sozioökonomische Faktoren

- ❏ Fehlender Zugang zu Ressourcen
- ❏ Soziale Isolation
- ❏ Fehlende Ressourcen
- ❏ Schlechte Wohnverhältnisse
- ❏ Fehlender Familienzusammenhalt
- ❏ Nicht adäquate Kinderpflege
- ❏ Mangel an Transportmöglichkeiten
- ❏ Arbeitslosigkeit oder Jobprobleme
- ❏ Belastung/Überforderung durch Rollenanforderungen
- ❏ Ehelicher Konflikt, abnehmende Zufriedenheit
- ❏ Elternschaft wird nicht als Wert angenommen
- ❏ Änderungen im Familienverband
- ❏ Niedriger sozioökonomischer Status
- ❏ Ungeplante oder ungewollte Schwangerschaft
- ❏ Bestehender Stresszustand (finanzielle, rechtliche, kürzlich erlebte Krise, kulturelle Veränderung *[z. B. Umzug aus einem anderen Land, andere Nationalität]*)
- ❏ Fehlendes oder mangelhaftes Rollenvorbild für Elternschaft
- ❏ Alleinerziehender Elternteil
- ❏ Mangelnde Unterstützung durch soziales Netzwerk

- ❏ Kindesvater nicht verfügbar
- ❏ Missbrauch in der Anamnese der erziehenden Person(en)
- ❏ Missbrauchendes Verhalten der erziehenden Person(en) in der Anamnese
- ❏ Finanzielle Schwierigkeiten
- ❏ Unwirksame Bewältigungsstrategien
- ❏ Armut
- ❏ Geringes Problemlösungsvermögen
- ❏ Unfähigkeit, die Bedürfnisse des Kindes vor die eigenen zu stellen
- ❏ Geringes Selbstvertrauen
- ❏ Ortswechsel
- ❏ Rechtliche Schwierigkeiten

Informationsbezogene Faktoren

- ❏ Mangelndes Wissen zur Gesundheitserhaltung bei Kindern
- ❏ Mangelndes Wissen über die notwendigen elterlichen Fähigkeiten
- ❏ Unrealistische Erwartungen an sich selbst, das Kind oder den Partner
- ❏ Kognitive Einschränkungen
- ❏ Mangelndes Wissen über den kindlichen Entwicklungsprozess
- ❏ Unfähigkeit, Signale des Kindes zu erkennen und darauf zu reagieren
- ❏ Niedriger Ausbildungsstand
- ❏ Geringe kommunikative Fähigkeiten
- ❏ Häufiger Einsatz körperlicher Strafen

Physiologische Faktoren

- ❏ Physische Krankheit

Kindesbezogene Faktoren

- ❏ Frühgeburt
- ❏ Krankheit
- ❏ Anhaltende Trennung von den Eltern
- ❏ Unerwünschtes Geschlecht des Kindes
- ❏ Aufmerksamkeitsdefizit, Hyperaktivitäts-Syndrom
- ❏ Schwieriges Temperament des Kindes

- ❏ Trennung von den Eltern bei der Geburt
- ❏ Kind entspricht nicht den Erwartungen der Eltern
- ❏ Ungeplantes oder ungewolltes Kind
- ❏ Angeborene Einschränkungen oder Entwicklungsverzögerung
- ❏ Mehrfachgeburten
- ❏ Veränderte Wahrnehmung

Psychologische Faktoren

- ❏ Suchtmittelmissbrauch oder -abhängigkeit (Anamnese)
- ❏ Behinderungen
- ❏ Niedergeschlagenheit
- ❏ Schwierige Geburt/Entbindung
- ❏ Jugendliches Alter, Prozess des Erwachsenwerdens
- ❏ Psychische Krankheiten in der Anamnese
- ❏ Große Anzahl von Kindern oder kurz hintereinander geborene Kinder
- ❏ Schlafentzug oder Schlafstörungen
- ❏ Fehlende oder verzögerte pränatale Versorgung
- ❏ Trennung vom Kind
- ❏ *Störung im Aufbau der Beziehung (z. B. von Seiten der Mutter, der Eltern oder anderer Personen)*
- ❏ *Existenzielle physische/psychische Bedrohung des eigenen Lebens*

Symptome (Merkmale, Kennzeichen)

aus der Sicht der Eltern

- ❏ Schlechte schulische Leistungen des Kindes
- ❏ *Kind äußert keine Angst vor der Trennung von den Eltern (fehlende Trennungsangst)*
- ❏ Zurückweisung oder Feindseligkeit gegenüber dem Kind
- ❏ Äußerungen über die Unfähigkeit, für die Bedürfnisse des Kindes zu sorgen
- ❏ Äußerungen über fehlende Kontrolle über das Kind
- ❏ Negative Äußerungen über das Kind
- ❏ Aussagen über Probleme mit der Elternrolle und Frustration
- ❏ Resignation
- ❏ Unsichere oder fehlende Bindung zum Kind

❏ *Ständig geäußerte Enttäuschung über das Geschlecht oder die körperlichen Merkmale des Säuglings/Kindes*
❏ *Ablehnung der körperlichen Ausscheidungen des Säuglings/ Kindes*

aus der Sicht der Pflegeperson

❏ Häufige Unfälle/Krankheiten
❏ Verlassen der Familie
❏ Häufigkeit körperlicher und psychischer Traumata, Missbräuche
❏ Fehlende Anhänglichkeit des Kindes
❏ Fehlen von Verhaltensweisen, die eine elterliche Bindung bezeugen
❏ Unangemessene erzieherische Maßnahmen
❏ Verhaltensstörungen des Kindes
❏ Geringe soziale Kompetenz
❏ Wachstums- und Entwicklungsverzögerung beim Kind
❏ Unangebrachte Verhaltensweisen bei der Fürsorge *(Toilettentraining, Ruhe und Schlaf, Essen eingeben)*
❏ Fehlende Flexibilität, um mit den Anforderungen des Kindes oder einer Situation zurecht zu kommen
❏ Ungenügende Fertigkeiten für die Pflege des Kindes
❏ Regelmäßiges Bestrafen des Kindes
❏ Unzusammenhängende Pflegemaßnahmen
❏ Kindesmisshandlungen *oder böswilliges Verlassen aus der Vorgeschichte bekannt*
❏ Unzureichende Sorge, um die Gesundheit des Kindes zu erhalten
❏ Unsichere Wohnverhältnisse
❏ Ungenügende visuelle, taktile, auditive Reize
❏ Wechselnde Verhaltensmuster
❏ Vernachlässigung des Kindes
❏ Mangelnde Liebkosungen
❏ Ungenügende Kommunikation zwischen Eltern und Kind
❏ *Unaufmerksamkeit gegenüber den Bedürfnissen des Säuglings/ Kindes*
❏ *Fehlende Identifikation mit den Verhaltensmerkmalen des Säuglings/Kindes*
❏ *Termine für die Gesundheitsfürsorge für sich selbst und den Säugling/das Kind werden nicht eingehalten*
❏ *Kind wird von mehreren Personen betreut, ohne Rücksichtnahme auf seine Bedürfnisse*

Patientenbezogene Pflegeziele

1. Die Eltern äußern realistische Kenntnisse und Erwartungen an die Elternrolle.
2. Die Eltern erkennen und sprechen über ihre Probleme bei der Erziehung.
3. Die Eltern erkennen eigene Stärken, individuelle Bedürfnisse und Möglichkeiten/Ressourcen.
4. Die Eltern zeigen angemessene Verhaltensweisen im Umgang mit Ärger und Frustration, ohne das Kind seelisch oder körperlich zu verletzen.
5. Das Kind hat keine Verletzungen, ist im Verhalten unauffällig, weist eine normale altersentsprechende Entwicklung auf und fürchtet sich nicht vor den Eltern.

Maßnahmen

I. Ermitteln der ursächlichen/begünstigenden Faktoren

1. Erkennen Sie die momentane Situation und leiten Sie Informationen darüber weiter, wenn die Sicherheit des Kindes gefährdet ist.
2. Erkennen Sie relevante Faktoren, die bei den Ursachen aufgelistet sind.
3. Beurteilen Sie die Beziehungen in der Familie und ermitteln Sie die individuellen Bedürfnisse der einzelnen Mitglieder.
4. Achten Sie auf die Familienverhältnisse.
5. Ermitteln Sie die Fähigkeit des Elternteils/der Eltern, die elterliche Pflege zu übernehmen. Berücksichtigen Sie die intellektuellen, seelischen und körperlichen Stärken und Schwächen des Betroffenen.
6. Achten Sie auf Probleme des Kindes (z. B. unangepasstes Verhalten, Autismus usw.).
7. Achten Sie auf die Beziehung zwischen Eltern und Kind.

II. Planen der Pflege, um Fähigkeiten zur elterlichen Pflege zu entwickeln und Bedürfnisse der Familienmitglieder zu erfüllen

1. Schaffen Sie eine Atmosphäre, in der Beziehungen aufgebaut und die Bedürfnisse jedes Beteiligten erfüllt werden können.
2. Betonen Sie die positiven Aspekte, bewahren Sie eine positive

Haltung gegenüber den Fähigkeiten der Eltern und den Möglichkeiten zur Besserung der Situation.

3. Ermutigen Sie die Eltern, ihre Gefühle zu zeigen.
4. Stellen Sie fest, welcher Elternteil weniger Zeit für das Kind aufwendet und binden Sie ihn/sie wenn möglich in die Problemlösung ein.
5. Helfen Sie den Eltern, Ruhephasen einzuplanen.
6. Unterweisen Sie die Eltern in Spiele, die die Entwicklung des Kindes fördern.
7. Informieren Sie die Eltern über Zeichen und Symptome der Erkrankung des Kindes und über die Wichtigkeit von sensorischer Stimulation in der Entwicklung.
8. Integrieren Sie die Eltern in die tägliche Pflege des Kindes und informieren Sie sie über deren Bedeutung.

III. Fördern des Wohlbefindens

1. Involvieren Sie alle verfügbaren Familienmitglieder in den Lernprozess.
2. Verhelfen Sie den Eltern zu Informationen (Zeiteinteilung, Setzen von Grenzen und Methoden zum Stressabbau).
3. Informieren Sie über Unterstützungssysteme, die der Situation entsprechen.
4. Nehmen Sie sich Zeit, den Eltern zuzuhören.
5. Ermutigen Sie die Eltern, Elternbildungskurse zu besuchen und unterstützen Sie den Aufbau von Fähigkeiten zur Kommunikation und Problemlösung.
6. Sprechen Sie von elterlicher Pflege und nicht von Fähigkeiten der Mutter/des Vaters.
7. Ermutigen Sie die Eltern, positive Möglichkeiten zur Erfüllung ihrer eigenen Bedürfnisse zu finden (z. B. Kino, Essen gehen, Zeiteinteilung für eigene Interessen).
8. Informieren Sie über entsprechende Hilfsgruppen.
9. Vgl.:
   PD 00069   *Bewältigungsformen (Coping) des Betroffenen, ungenügend*
   PD 00073   *Bewältigungsformen (Coping) der Familie, behinderndes Verhalten*
   PD 00074   *Bewältigungsformen (Coping) der Familie, mangelnde Unterstützung*

PD 00138   *Gewalttätigkeit gegen andere, hohes Risiko*
PD 00119   *Selbstwertgefühl, chronisch gering*
PD 00120   *Selbstwertgefühl, situationsbedingt gering*
PD 00153   *Selbstwertgefühl, situationsbedingt gering,*
           hohes Risiko

Pflegediagnose 00057 (3.2.1.1.2.) nach der NANDA Taxonomie II

Elterliche Pflege, beeinträchtigt, hohes Risiko

Thematische Gliederung:
Alleinsein und soziale Interaktion

Definition

Der Zustand, bei dem die erziehende(n) Person(en) gefährdet sind, sich unfähig zu fühlen, eine Umwelt zu schaffen, zu erhalten oder wieder herzustellen, in der ein Kind optimal wachsen und sich entwickeln kann. (Die Anpassung an die Elternrolle ist im Allgemeinen ein normaler Reifeprozess, der von Seiten der Pflege präventive Maßnahmen zur Verhinderung von potentiellen Problemen und zur Gesundheitserziehung erfordert, falls er nicht stattfindet.)

Risikofaktoren

Sozial

❏ Eheliche Konflikte, schwindende Zufriedenheit mit der Ehe
❏ Missbrauch in der Anamnese
❏ Ungenügende Fähigkeiten zur Problemlösung
❏ Überlastung durch die (Eltern)rolle
❏ Soziale Isolation
❏ Rechtliche Schwierigkeiten
❏ Fehlender Zugang zu Ressourcen
❏ Fehlende Wertschätzung der Elternschaft
❏ Ortswechsel
❏ Armut
❏ Schlechte Wohnverhältnisse
❏ Fehlender Zusammenhalt der Familie
❏ Fehlendes oder unzureichendes Vorbild für die Elternrolle
❏ Nicht einbezogener Vater
❏ Bekanntes missbrauchendes Verhalten
❏ Finanzielle Schwierigkeiten
❏ Niedrige Selbstachtung

❏ Mangel an Ressourcen
❏ Ungeplante oder ungewollte Schwangerschaft
❏ Nicht angemessene Organisation der Kinderpflege
❏ Unangepasste Bewältigungsstrategien
❏ Schlechte sozioökonomische Verhältnisse
❏ Fehlende Transportmöglichkeiten
❏ Änderungen im Familienverband
❏ Arbeitslosigkeit
❏ Probleme am Arbeitsplatz
❏ Alleinerziehender Elternteil
❏ Fehlendes soziales Netzwerk
❏ Unfähigkeit, die Bedürfnisse des Kindes vor die eigenen zu stellen
❏ Stress

Wissen

❏ Geringes Bildungsniveau
❏ Unrealistische Erwartungen an das Kind
❏ Wissensdefizit zur Erfüllung der elterlichen Aufgaben
❏ Schlechte kommunikative Fähigkeiten
❏ Bevorzugte Anwendung körperlicher Bestrafung
❏ Unfähigkeit, Signale des Kindes zu erkennen und auf sie zu reagieren
❏ Kognitive Einschränkungen
❏ Fehlendes Wissen zur Erhaltung der Gesundheit des Kindes
❏ Fehlendes Wissen über die kindliche Entwicklung
❏ Fehlende kognitive Bereitschaft für die Elternschaft

Physiologisch

❏ Physische Krankheit

Säugling/Kind

❏ Mehrfachschwangerschaften
❏ Behinderung oder verzögerte Entwicklung
❏ Krankheit
❏ Veränderte Wahrnehmung
❏ Kind entspricht nicht den Erwartungen der Eltern
❏ Ungeplantes oder ungewolltes Kind
❏ Frühgeburt

❏ Kind hat nicht das gewünschte Geschlecht
❏ Schwieriges Temperament
❏ Aufmerksamkeitsdefizit, Hyperaktivitäts-Syndrom
❏ Anhaltende Trennung von den Eltern
❏ Trennung von den Eltern bei der Geburt

Psychologisch

❏ Trennung vom Kind
❏ Große Anzahl von Kindern oder kurz hintereinander geborene Kinder
❏ Behinderung
❏ Schlafentzug oder Schlafstörungen
❏ Schwierige Wehen oder Geburt
❏ Jugendliches Alter, Prozess des Erwachsenwerdens
❏ Niedergeschlagenheit
❏ Mentale Krankheiten in der Anamnese
❏ Fehlen oder verzögerte pränatale Versorgung
❏ Suchtmittelmissbrauch oder -abhängigkeit (Anamnese)
❏ *Störung im Aufbau der Beziehung (z. B. von Seiten der Mutter, der Eltern oder anderer Personen)*
❏ *Körperlicher und psychosozialer Missbrauch der erziehenden Person(en)*
❏ *Existenzielle physische/psychische Bedrohung des eigenen Lebens*
❏ *Bestehender Stresszustand (finanzielle, rechtliche, kürzlich erlebte Krise, kulturelle Veränderung [z. B. Umzug aus einem anderen Land, andere Nationalität])*

Anmerkung

Eine Hoch-Risiko-Diagnose kann nicht durch Zeichen und Symptome belegt werden, da das Problem nicht aufgetreten ist und die Pflegemaßnahmen die Prävention bezwecken.

Patientenbezogene Pflegeziele

1. Die Eltern sprechen aus, sich der individuellen Risikofaktoren bewusst zu sein.
2. Die Eltern zeigen Veränderungen im Verhalten und in der Le-

bensweise, um das Risiko herabzusetzen und die Risikofaktoren zu reduzieren oder auszuschalten.

3. Die Eltern nehmen an Aktivitäten, Seminaren und Therapien zur Förderung der persönlichen Reife teil.
4. Vgl. für weitere Ziele und Maßnahmen *PD 00056 Elterliche Pflege, beeinträchtigt.*

Pflegediagnose 00058 (3.2.1.1.2.1.) nach der NANDA Taxonomie II

Eltern/Kindbeziehung, beeinträchtigt, hohes Risiko

Thematische Gliederung:
Alleinsein und soziale Interaktion

Definition
Risiko der Unterbrechung des Interaktionsprozesses zwischen Eltern/Bezugspersonen und Kind, der für die Entwicklung einer beschützenden, fürsorglichen, wechselseitigen Beziehung erforderlich ist.

Risikofaktoren

❏ Physische Barrieren
❏ Ängste in Verbindung mit der Elternrolle
❏ Unfähigkeit der Eltern, ihre eigenen Bedürfnisse zu befriedigen
❏ Drogenabhängigkeit
❏ Frühgeborener/kranker Säugling/krankes Kind, der/das aufgrund einer veränderten Verhaltensorganisation unfähig ist, wirkungsvoll einen elterlichen Kontakt aufzunehmen
❏ Fehlende Privatsphäre
❏ Unfähigkeit der Eltern, persönliche Bedürfnisse zu befriedigen
❏ Eltern-Kind-Trennung
❏ *Frühgeborenes Kind*
❏ *Soziale Situation*
❏ *Ablehnung des Kindes*
❏ *Erkrankung eines oder beider Elternteile*

Anmerkung

Eine Hoch-Risiko-Diagnose kann nicht durch Zeichen und Symptome belegt werden, da das Problem nicht aufgetreten ist und die Pflegemaßnahmen die Prävention bezwecken.

Patientenbezogene Pflegeziele

1. Die Eltern beschreiben notwendige Pflegehandlungen und können diese ausführen.
2. Die Eltern sprechen ihre Zuneigung dem Kind gegenüber aus und zeigen sie ihm (sie wissen, wie sie das Kind halten müssen, lachen und sprechen mit dem Kind und suchen den Augenkontakt).
3. Die Eltern äußern den Wunsch, Verantwortung bei der Pflege des Kindes zu übernehmen.
4. Die Eltern sprechen Zukunftspläne aus, in dem das Kind eine zentrale Rolle hat.

Maßnahmen

I. Ermitteln von möglichen Risikofaktoren

1. Ermitteln Sie die Einstellung zur vorangegangenen Schwangerschaft (ungewollt/gewollt).
2. Ermitteln Sie, ob die Entbindung ohne Komplikationen erfolgt ist (persönlicher Energieaufwand und Bedeutung für die Mutter).
3. Ermitteln Sie, inwieweit Schmerzen oder Erschöpfung ein derzeitiges Problem für die Mutter darstellen.
4. Eruieren Sie, inwieweit ein unterstützendes System vorhanden ist (Großeltern, Ehemann, Freunde).
5. Informieren Sie sich über das eventuelle Nichtvorhandensein einer positiven Vorbildrolle (z. B. eigene Eltern).
6. Ermitteln Sie inadäquates Copingverhalten einer oder beider Elternteile (Drogenabhängigkeit, Alkoholiker).
7. Ermitteln Sie Probleme in der Ehe (getrennt, geschieden, Gewalttätigkeit), welche die Eltern-Kind-Beziehung gefährden können.
8. Eruieren Sie, welchen Einfluss der Wechsel von der arbeitenden Frau zur Mutterrolle hat.
9. Ermitteln Sie, ob schwerwiegende Krankheiten in der Familie vorhanden sind.
10. Ermitteln Sie, inwieweit Risikofaktoren beim Kind vorhanden sind (Frühgeburt, Krankheit).

II. Eliminieren und reduzieren von Einflussfaktoren

1. Achten Sie bei vorhandener Krankheit, Schmerzen und/oder Er-

schöpfungszuständen der Mutter darauf, inwieweit Aktivitäten durchführbar sind.

2. Ermöglichen Sie der Mutter eine ungestörte Schlafperiode von wenigstens zwei Stunden während des Tages und vier Stunden während der Nacht.
3. Stellen Sie einen Bezug zum derzeitigen Missbehagen her.

III. Ermitteln von Rollenbildern (fehlende Erfahrungen bezüglich Elternrolle, Mutterrolle)

1. Bringen Sie in Erfahrung, welche Einstellung die Patientin der eigenen Mutter gegenüber hat und welche Gefühle damit verbunden sind.
2. Unterstützen Sie die Patientin dabei, jemanden zu finden, der eine positive Mutterrolle hat und bitten Sie diese Person um Hilfestellung.
3. Planen Sie mit der Patientin ein Lernprogramm während des Krankenhausaufenthaltes.

IV. Ermitteln des persönlichen Unterstützungssystems

1. Ermitteln Sie die Unterstützungssysteme der Eltern und erkennen Sie Stärken und Schwächen.
2. Ermitteln Sie die Notwendigkeit von Beratung.
3. Ermutigen Sie die Eltern, Gefühle bezüglich vorhandener Erfahrungen und Zukunftsängste auszusprechen.
4. Versuchen Sie den Eltern ein aktiver Zuhörer zu sein und akzeptieren Sie ihre Meinung.
5. Beobachten Sie die elterlichen Interaktionen am Säugling.
6. Schaffen Sie Gelegenheit/Unterstützung für das „Bonding" (Herstellen einer Mutter-Kind-Beziehung im Sinne von „Urvertrauen fördern").
7. Fördern Sie das „Bonding" in der Zeit nach der Entbindung.
8. Ermutigen Sie die Mutter, den Säugling zu halten, fördern Sie den Haut-zu-Haut-Kontakt, halten Sie den Raum warm oder benützen Sie eine wärmende Decke für das Kind.
9. Unterstützen Sie die Mutter beim Stillen und geben Sie Anleitung (*vgl. PD 00106 Stillen, erfolgreich*).
10. Zögern Sie die Gonoblenorrhoe-Prophylaxe hinaus, um den Augenkontakt nicht zu behindern.
11. Gewähren Sie der Familie möglichst viel Zeit miteinander zu

verbringen, mit möglichst wenig Unterbrechungen durch das Personal.

12. Ermutigen Sie den Vater, den Säugling zu halten und dabei an sich zu nehmen.

V. Erleichtern des „Bonding" nach der Geburtsphase

1. Achten Sie bei der Mutter regelmäßig auf Zeichen der Erschöpfung.
2. Bieten Sie der Mutter ein offenes Rooming-in an und besprechen Sie mit ihr die Bedeutung der Säuglingspflege und grenzen Sie ein, welchen Bereich die Mutter übernehmen kann.
3. Besprechen Sie die zukünftige Rolle des Vaters in der Säuglingspflege (wenn gewünscht, besprechen Sie welche Aktivitäten der Vater in der Pflege übernehmen kann).

VI. Unterstützen der Eltern in der Elternrolle

1. Beachten Sie Äußerungen über wiederholte Beschwerden und Entbindungserfahrungen.
2. Lassen Sie Gefühlsäußerungen zu und akzeptieren Sie diese.
3. Eruieren Sie die persönlichen Stärken und Schwächen der Eltern.
4. Deuten Sie die kindlichen Empfindungen und Reaktionen und erklären Sie diese den Eltern.
5. Bauen Sie speziell für Familien mit Risikofaktoren ein System der Nachsorge auf (Hauskrankenpflege, Familienhilfe, Telefonnummern).
6. Wenn die unmittelbare Trennung des Säuglings von den Eltern wegen Frühgeburt oder Krankheit erfolgen musste, setzen Sie alternative Handlungen zwecks „Bonding" (z. B. Foto des Kindes, Stimme der Mutter, ...).
7. Ermöglichen Sie den Eltern, das Kind sobald als möglich zu sehen und es zu berühren.
8. Ermutigen Sie den Vater zu Besuchen auf der Neonatologie/Intensivstation.
9. Ermöglichen Sie so bald als möglich einen Mutter-Kind-Besuch und fördern Sie telefonische Kontakte mit den Kinderpflegepersonen, wenn kein Besuch möglich ist.
10. Veranlassen Sie eine Unterstützungshilfe für zu Hause, um die anfänglichen Probleme bewältigen zu können (Hauskrankenpflege, Familienhilfe).

11. Besorgen Sie Informationsmaterial über die Säuglingspflege, welches für die Eltern hilfreich sein kann.

VII. Fördern des Wohlbefindens (unterweisen, unterstützen, beraten, ausbilden)

1. Unterweisen Sie die Eltern in Interaktionen mit dem Säugling.
2. Unterstützen Sie die Stärken jedes Elternteils.
3. Fördern Sie jeden Elternteil in jenem Bereich, wo er unsicher ist.
4. Bieten Sie Unterweisung bei der Kinderpflege an.
5. Demonstrieren Sie praktische Hinweise und audiovisuelle Hilfen, wenn es die Zeit erlaubt.
6. Vermitteln sie Wissen bezüglich Größe und Entwicklungsstand des Kindes und bieten Sie weiterführende Information an.
7. Helfen Sie den Eltern, die Zeichen und den Charakter des Kindes zu verstehen.
8. Organisieren Sie Informationsmaterialien und Broschüren betreffend Kinderpflege und Elternrolle.
9. Verweisen Sie die Eltern auf geeignete Organisationen und Selbsthilfegruppen.

Pflegediagnose 00164 nach der NANDA Taxonomie II

Elterliche Pflege, Bereitschaft zur Verbesserung

Thematische Gliederung:
Alleinsein und soziale Interaktion

Definition

Die erziehende(n) Person(en) zeigen ein Verhalten, das dazu geeignet ist, eine Umgebung zu schaffen, in der ein Kind oder andere abhängige Person(en) wachsen und sich entwickeln können, wobei dieses Verhalten noch verbessert werden kann.

Autorennotiz

Diese Pflegediagnose ist eine Gesundheitsdiagnose und kann bei Patienten angewendet werden, die den Wunsch nach Gesundheitsberatung zur Förderung und Erhaltung ihrer Gesundheit äußern. Es geht dabei um Patienten, die erfolgreich ihr Behandlungsprogramm durchführen, jedoch Informationen verlangen, wie sie zukünftig negative Einflüsse auf ihre Gesundheit voraussehen, bewältigen oder minimieren können.

Eine Gesundheitsdiagnose beinhaltet keine möglichen Ursachen, sondern Voraussetzungen (Merkmale, Kennzeichen, Symptome)!

Voraussetzungen

aus der Sicht der Pflegeperson

❏ Drückt Bereitschaft aus, das elterliche Verhalten zu verbessern
❏ Kinder oder andere abhängige Person(en) sind mit dem Umfeld zu Hause zufrieden
❏ Erkennbare emotionale und stillschweigende Unterstützung der Kinder oder abhängigen Person(en); sichtbare Bindung und Zuneigung

❏ Den physischen und emotionalen Bedürfnissen der Kinder oder anderer abhängiger Personen(en) wird entsprochen
❏ Realistische Erwartungen an Kinder oder abhängige Person(en)

Patientenbezogene Pflegeziele

1. Die Eltern äußern realistische Erwartungen betreffend Verbesserungspotentiale.
2. Die Eltern zeigen Verhaltensweisen, die eine erziehungs- und entwicklungsfördernde Atmosphäre ermöglichen.
3. Die Eltern setzen ihre persönlichen Ressourcen ein.
4. Die Eltern organisieren Personen/Einrichtungen zur Umsetzung ihrer Erziehungsziele.
5. Das Kind erlebt eine gesunde körperliche und seelische Entwicklung.

Maßnahmen

I. Ermitteln der fördernden Faktoren

1. Ermitteln Sie die intrafamiliären Beziehungen.
2. Beobachten Sie die Beziehung zwischen den Elternteilen und zwischen Eltern und Kind.
3. Versuchen Sie die Meinung/Einstellung des Kindes zu eruieren.

II. Unterstützen der Beziehungssituation

1. Nehmen Sie die Probleme des Kindes ernst.
2. Zeigen Sie Einfühlungsvermögen zu den altersabhängigen Problemen des Kindes.
3. Schaffen Sie eine Atmosphäre, in der Beziehungen aufgebaut und die Bedürfnisse jedes Beteiligten erfüllt werden können.
4. Beraten Sie die Eltern über erziehungs- und entwicklungsfördernde Maßnahmen.
5. Ermutigen Sie die Beteiligten ihre Gefühle zu äußern.
6. Unterstützen Sie bei der Planung von Ruhephasen.
7. Wenden Sie verhaltenstherapeutische Elemente an, wie Lernen am Erfolg, Einsetzen von Verstärkern etc.

III. Fördern des Wohlbefindens

1. Verhelfen Sie den Eltern zu Informationen über fördernde Erziehungsmethoden.
2. Informieren Sie über Unterstützungssysteme und Einrichtungen (z. B. Lernpsychologe, Heilpädagogik).
3. Versuchen Sie Überforderungszeichen der Betroffenen zu erkennen und sprechen Sie diese an.
4. Unterstützen Sie Fähigkeiten zur Verbesserung der Kommunikation.
5. Informieren Sie über entsprechende Hilfsorganisationen.
6. Vgl.:

   PD 00069   *Bewältigungsformen (Coping) des Betroffenen, ungenügend*

   PD 00073   *Bewältigungsformen (Coping) der Familie, behinderndes Verhalten*

   PD 00074   *Bewältigungsformen (Coping) der Familie, mangelnde Unterstützung*

   PD 00056   *Elterliche Pflege, beeinträchtigt*

   PD 00057   *Elterliche Pflege, beeinträchtigt, hohes Risiko*

Pflegediagnose 00060 (3.2.2.) nach der NANDA Taxonomie II

Familienprozess, verändert

Thematische Gliederung:
Alleinsein und soziale Interaktion

Definition
Der Zustand, bei dem in einer Familie Änderungen der Beziehungen oder in den Funktionen eintreten.

Ätiologie (mögliche Ursachen)

❑ Machtwechsel in der Familie
❑ Wechsel der Familienrollen
❑ Wechsel des Gesundheitszustandes eines Familienmitglieds
❑ Entwicklungsbedingte Krise und/oder Veränderung
❑ Situationsbedingte Krise und/oder Veränderung
❑ Ungezwungenes oder formales Agieren mit der Familie
❑ Veränderungen des sozialen Status der Familie
❑ Veränderungen des finanziellen Status der Familie
❑ *Situationsbedingter Wechsel oder Krise (z. B. wirtschaftliche/soziale Krise, Rollenwechsel, Krankheit)*
❑ *Entwicklungsbedingter Wechsel oder Krise (z. B. Verlust oder Hinzukommen eines Familienmitglieds, hohe emotionale Belastung durch die Betreuung eines kranken Familienmitgliedes)*

Symptome (Merkmale, Kennzeichen)

aus der Sicht der Familie

❑ Veränderungen
   – der Machtverhältnisse
   – der zugewiesenen Aufgaben
   – der Effektivität, mit der Aufgaben erfüllt werden
   – der gegenseitigen Unterstützung
   – des Daseins füreinander
   – der Verhaltensmuster und Rituale
   – des Verhaltens zum Stressabbau

- des Ausdrückens von Konflikten und/oder Isolation von den familiären Ressourcen
- der somatischen Beschwerden
- des Ausdrückens bei Konflikten in der Familie

❏ *Die Familienmitglieder sind im Unklaren darüber, wie sie sich verhalten sollen und bekunden Schwierigkeiten, die Situation zu meistern*

❏ *Veränderungen im Umgang mit Konflikten in der Familie*

❏ *Die Familie beteiligt sich nicht an der sozialen Umgebung*

❏ *Die Eltern respektieren gegenseitig ihre Ansichten über Kindererziehung nicht*

❏ *Unfähigkeit, die eigenen Gefühle oder die der Familienmitglieder auszudrücken oder anzunehmen*

❏ *Die Familie ist/war den Aufgaben in Vergangenheit und Gegenwart nicht gewachsen*

❏ *Schwierigkeiten, klare Botschaften zu senden oder zu empfangen*

❏ *Unangemessene oder mangelhaft übertragene Familienregeln, Rituale, Symbole, Glaubenseinstellungen und Weltanschauungen*

aus der Sicht der Pflegeperson

❏ Veränderungen
- der zugeteilten Aufgaben
- der Beteiligung an Problemlösungsprozessen
- der Beteiligung an Entscheidungsprozessen
- der Kommunikationsmuster
- des Daseins für gegenseitige Unterstützung
- der Zufriedenheit mit der Familie

❏ *Das Familiensystem ist nicht fähig, die physischen/emotionalen/geistigen Bedürfnisse seiner Mitglieder zu erfüllen*

❏ *Nicht hinterfragte Überlieferungen in der Familie, z. B. Traditionen, Rituale (Veränderung in der Ausführung der zugeteilten Aufgaben, Veränderungen in der gegenseitigen Unterstützung)*

❏ *Unfähigkeit, sich in Gemeinschaften einzufügen (Arbeitslosigkeit, keine Sozialkontakte)*

❏ *Verarmte Kommunikation*

❏ *Die Familie zeigt keinen Respekt für Individualität und Autonomie ihrer Mitglieder*

❏ *Starre Funktionen und Rollen*

❏ *Unfähigkeit der Familie, sich der Veränderung anzupassen oder mit der traumatischen Situation umzugehen*
❏ *Die Familie ist unfähig, angemessen Hilfe anzunehmen*
❏ *Die Familie ist nicht fähig, das Sicherheitsbedürfnis der Familienmitglieder zu erfüllen*

Patientenbezogene Pflegeziele

1. Die Familienmitglieder sprechen über ihre Gefühle, Sorgen und Befürchtungen.
2. Die Familienmitglieder beteiligen sich an Problemlösungsprozessen, um geeignete Maßnahmen zur Bewältigung der Situation oder Krise zu finden.
3. Die Familienmitglieder richten ihre Kräfte gezielt auf die Problemlösung aus.
4. Die Familienmitglieder sprechen aus, die Krankheit/Verletzung/ Behandlung/Prognose zu verstehen.
5. Die Familienmitglieder ermutigen das erkrankte Mitglied, die Situation auf seine Weise zu bewältigen, um eine größere Unabhängigkeit zu erlangen.
6. Die Familienmitglieder kennen und nutzen die vorhandenen Unterstützungseinrichtungen in ihrer sozialen Umgebung.

Maßnahmen

I. Ermitteln der ursächlichen/begünstigenden Faktoren entsprechend der individuellen Situation

1. Erkennen Sie vorhandene pathophysiologische Prozesse, Erkrankungen, Verletzungen und Entwicklungskrisen.
2. Erkennen Sie das gegenwärtige Entwicklungsstadium der Familie (z.B. Heirat, Geburt eines Kindes, Kinder, die das Elternhaus verlassen usw.).
3. Achten Sie auf die Zusammensetzung der Familie (Eltern, Kinder, männlich/weiblich, Großfamilie).
4. Erkennen Sie das Kommunikationsmuster in der Familie: Werden Gefühle ausgesprochen? Unbefangen? Wer spricht mit wem? Wer trifft (für wen) Entscheidungen? Wer kommt wann zu Besuch? Wie läuft die Interaktion zwischen den Familienmitgliedern?

5. Erkennen Sie die Abgrenzung unter den Familienmitgliedern. Identifizieren sich die Mitglieder mit der Familie?
6. Ermitteln Sie die Rollenerwartung der Familienmitglieder. Welche Stellung hat das erkrankte Familienmitglied (z. B. hauptverantwortliche Person für Erziehung/Einkommen) und wie wirkt sich die Krankheit auf die Rolle der anderen aus?
7. Erkennen Sie die Fähigkeiten und Erwartungen zur elterlichen Pflege.
8. Beurteilen Sie, ob die Kräfte gezielt zur Problemlösung eingesetzt werden.
9. Hören Sie auf Aussagen der Hilflosigkeit (z. B. „Ich weiß nicht, was ich tun soll.").
10. Beachten Sie soziokulturelle oder religiöse Faktoren.

II. Unterstützen der Familie im Umgang mit der Situation/Krise

1. Informieren Sie über Unterstützungssysteme außerhalb der Familie.
2. Nehmen Sie die beobachteten Schwierigkeiten ernst. Weisen Sie darauf hin, dass Konflikte zu erwarten sind.
3. Lassen Sie den Ausdruck von Gefühlsregungen zu.
4. Betonen Sie die Wichtigkeit eines offenen Dialoges unter den Familienmitgliedern.
5. Behandeln Sie die Familienangehörigen auf einfühlsame und respektvolle Weise. Geben Sie, wenn nötig, mündliche und schriftliche Informationen. Wiederholen Sie diese bei Bedarf.
6. Erkennen und fördern Sie bekannte, erfolgreich angewendete Bewältigungsformen.
7. Fördern Sie regelmäßige Kontakte unter den Familienangehörigen.
8. Ermutigen Sie die Familie an interdisziplinären Gesprächen teilzunehmen.
9. Beteiligen Sie die Familie, entsprechend ihren Interessen/ihrer Wahl, an Gemeinschaftsaktivitäten.

III. Fördern des Wohlbefindens

1. Informieren Sie über die Anwendung von Bewältigungstechniken (z. B. Entspannungsübungen).
2. Informieren Sie über Lernhilfen, um Informationen zu vermitteln, die der Familie bei der Lösung der gegenwärtigen Krise helfen.

3. Verweisen Sie bei Bedarf an soziale Einrichtungen (z. B. Elternberatung, krankheitsspezifische Hilfsgruppen wie Diabetes-, Multiple Sklerose Gesellschaft, Seelsorge, psychologische Beratung/ Familientherapie).

4. Unterstützen Sie die Familie, Situationen zu erkennen, die Furcht/ Angst auslösen.

   Vgl.:

   PD 00146   Angst

   PD 00148   Furcht

   PD 00138   Gewalttätigkeit gegen andere, hohes Risiko

   PD 00140   Gewalttätigkeit gegen sich, hohes Risiko

5. Beteiligen Sie die Familie an der Entlassungsplanung und an der gemeinsamen Zielsetzung.

Familienprozess, verändert (alkoholismusbedingt)

Thematische Gliederung:
Alleinsein und soziale Interaktion

Definition
Der Zustand, bei dem die psychosozialen, geistigen und physiologischen Funktionen der Familieneinheit chronisch desorganisiert sind. Dieser Zustand führt zu Konflikten, Leugnen von Problemen, Widerstand gegen Problemlösungen sowie zu einer Reihe von sich selbst erneuernden Krisen.

Ätiologie (mögliche Ursachen)
- Alkoholabusus
- Genetische Prädisposition
- Mangel an Problemlösungsfähigkeiten
- Unangemessene Bewältigungsmuster
- Alkoholismus in der Familiengeschichte, Behandlungsresistenz
- Biochemische Einflussfaktoren
- Zur Sucht neigende Persönlichkeit

Symptome (Merkmale, Kennzeichen)

aus der Sicht der Familie

Rollen und Beziehungen
- Widersprüchliche Erziehung/geringes Verständnis der elterlichen Unterstützung/Fürsorge
- Störung der Intimsphäre

Gefühle
- Unsicherheit
- Anhaltende Verstimmung, Zorn
- Misstrauen

❏ Verletzen und Verletzbarkeit
❏ Ablehnung
❏ Unterdrückte Gefühle
❏ Verantwortlichkeit für das Verhalten des Alkoholikers
❏ Schamgefühl, Gram, Verlegenheit
❏ Gefühl, unverstanden, verlassen, ungeliebt zu sein
❏ Machtlosigkeit
❏ Wut/unterdrückter Zorn
❏ Angst, Anspannung oder Stress
❏ Emotionale Isolation/Einsamkeit
❏ Frustration
❏ Schuld
❏ Hoffnungslosigkeit
❏ Schmerz
❏ Vermindertes Selbstwertgefühl/Wertlosigkeit
❏ Feindseligkeit
❏ Mangelnde Identifikation
❏ Furcht
❏ Verlorenheit
❏ Sich emotional von anderen kontrolliert fühlen
❏ Gefühl nicht verstanden zu werden
❏ Launenhaftigkeit
❏ Aufgegeben zu sein
❏ Anders als die anderen zu sein
❏ Ungeliebt sein
❏ Widersprüchliche Zuneigungs- und Mitleidsgefühle
❏ Verwirrtheit
❏ Misserfolge
❏ Niedergeschlagenheit
❏ Unzufrieden

aus der Sicht der Pflegeperson

Rollen und Beziehungen

❏ Verschlechterung von familiären Verhältnissen, gestörte Familiendynamik
❏ Ineffektive Kommunikation zwischen Ehepartnern, Eheprobleme
❏ Verändertes Rollenverhalten/Störung der Familienrollen
❏ Beeinträchtigte Kommunikation

❏ Chronische Familienprobleme
❏ Familiäre Verleugnung
❏ Fehlende Zugehörigkeit
❏ Pflichten werden vernachlässigt
❏ Fehlen von Fähigkeiten, die für Beziehungen notwendig sind
❏ Unfähigkeit, auf die Bedürfnisse der Familienmitglieder einzugehen, um sich besser zu verstehen und um sich weiterzuentwickeln
❏ Gestörte Familienrituale
❏ Familie ist unfähig den Sicherheitsbedürfnissen ihrer Mitglieder zu entsprechen
❏ Wirtschaftliche Probleme
❏ Familie zeigt keinen Respekt für die Individualität und Autonomie ihrer Mitglieder
❏ Dreiecksbeziehungen
❏ Ablehnung

Verhalten

❏ Unfähigkeit, angemessene Hilfe zu akzeptieren und anzunehmen
❏ Unzulängliches Verstehen oder Kenntnis über Alkoholismus
❏ Unzureichende Fähigkeiten der Problemlösung
❏ Manipulation
❏ Rationalisierung oder Verleugnen der Probleme
❏ Beschuldigendes, kritisierendes Verhalten
❏ Unfähigkeit, auf die emotionalen Bedürfnisse der Familienmitglieder einzugehen
❏ Alkoholmissbrauch
❏ Versprechen werden gebrochen
❏ Abhängigkeit
❏ Beeinträchtigte Kommunikation
❏ Schwierigkeiten, mit intimen Beziehungen umzugehen
❏ Suche nach Möglichkeiten um das Alkohol trinken beizubehalten
❏ Unangemessene Ausdrucksform der eigenen Verärgerung, Wut
❏ Isolation
❏ Unfähigkeit, den spirituellen Bedürfnissen der Familienmitglieder nachzukommen
❏ Unfähigkeit tiefe Gefühle auszudrücken oder zu akzeptieren
❏ Unfähigkeit, mit traumatischen Ereignissen fertig zu werden

- ❑ Unfähigkeit zu versuchen sich zu ändern
- ❑ Unreife
- ❑ Strenge Selbstbeurteilung
- ❑ Lügen
- ❑ Fehlende Konfliktbewältigung
- ❑ Fehlende Verlässlichkeit
- ❑ Nikotinsucht
- ❑ Orientierung in Richtung Abbau von Spannungen, anstatt zu versuchen, Ziele zu erreichen
- ❑ Suche nach Anerkennung und Bestätigung
- ❑ Schwierigkeiten Spaß zu haben
- ❑ Auf-/Erregung
- ❑ Chaos
- ❑ Paradoxe, widersprüchliche Kommunikation
- ❑ Verringerter körperlicher Kontakt
- ❑ Störungen im schulischen Verhalten der Kinder
- ❑ Konzentrationsschwierigkeiten
- ❑ Eskalierende Konflikte
- ❑ Unfähigkeit, sich Veränderungen anzupassen/Schwierigkeiten mit Lebensübergängen
- ❑ Spezielle Familienbegegnungen sind von Alkohol überschattet
- ❑ Beherrschende(s) Kommunikation/Bemühen, die Macht an sich zu reißen
- ❑ Selbstbeschuldigungen
- ❑ Stressverbundene körperliche Krankheit
- ❑ Abhängigkeit von Substanzen (andere als Alkohol)
- ❑ Ungelöste Trauer
- ❑ Verbale Beschimpfung des Lebensgefährten oder der Eltern
- ❑ *Agitiertheit*
- ❑ *Kontrollverlust beim Trinken*
- ❑ *Schuldzuweisungen*
- ❑ *Unsicherheit*

Familienbezogene Pflegeziele

1. Die Familienmitglieder sprechen über das Vorhandensein des Alkoholproblems (Abhängigkeit, Co-Abhängigkeit).
2. Die Familienmitglieder erkennen destruktive Verhaltensmuster.
3. Die Familienmitglieder beschreiben mögliche/vorhandene Ressourcen.

4. Die Familienmitglieder sind bereit, kurzfristige und langfristige Ziele zu planen und notwendige Schritte zu setzen.
5. Die Familienmitglieder erkennen das Bedürfnis nach Unterstützung und nehmen diese an.

Maßnahmen

I. Ermitteln der ursächlichen/begünstigen Faktoren

1. Erkennen Sie vorhandene pathophysiologische Prozesse, Erkrankungen, Verletzungen und Entwicklungskrisen.
2. Erkennen Sie das gegenwärtige Entwicklungsstadium der Familie (z. B. Heirat, Geburt eines Kindes, Kinder, die das Elternhaus verlassen usw.).
3. Achten Sie auf die Zusammensetzung der Familie (Eltern, Kinder, männlich/weiblich, Großfamilie).
4. Erkennen Sie das Kommunikationsmuster in der Familie: Werden Gefühle ausgesprochen? Unbefangen? Wer spricht mit wem? Wer trifft Entscheidungen? Für wen? Wer kommt zu Besuch? Wann? Wie läuft die Interaktion zwischen den Familienmitgliedern ab?
5. Erkennen Sie die Abgrenzung unter den Familienmitgliedern. Identifizieren sich die Mitglieder mit der Familie?
6. Ermitteln Sie die Rollenerwartung der Familienmitglieder. Welche Stellung hat das Mitglied, das krank ist (z. B. hauptverantwortliche Person für Erziehung/Einkommen) und wie wirkt sich die Krankheit auf die Rolle der anderen aus?
7. Erkennen Sie die Fähigkeiten und Erwartungen zur elterlichen Pflege.
8. Beurteilen Sie, ob die Kräfte gezielt zur Problemlösung eingesetzt werden.
9. Hören Sie auf Aussagen der Hilflosigkeit (z. B. „Ich weiß nicht, was ich tun soll.").
10. Beachten Sie soziokulturelle oder religiöse Faktoren.

II. Unterstützen der Familie im Umgang mit der Situation/Krise

1. Informieren Sie über Unterstützungssysteme außerhalb der Familie.
2. Nehmen Sie die beobachteten Schwierigkeiten ernst. Weisen Sie darauf hin, dass Konflikte zu erwarten sind.

3. Lassen Sie den Ausdruck von Gefühlsregungen zu.
4. Betonen Sie die Wichtigkeit eines offenen Dialoges unter den Familienmitgliedern.
5. Behandeln Sie die Familienangehörigen auf einfühlsame und respektvolle Weise. Geben Sie, wenn nötig, mündliche und schriftliche Informationen. Wiederholen Sie diese bei Bedarf.
6. Erkennen Sie und fördern Sie bekannte, erfolgreich angewendete Bewältigungsformen.
7. Fördern Sie regelmäßige Kontakte unter den Familienangehörigen.
8. Ermutigen Sie die Familie an interdisziplinären Gesprächen teilzunehmen.
9. Beteiligen Sie die Familie, entsprechend ihren Interessen/ihrer Wahl, an Gemeinschaftsaktivitäten.
10. Ermutigen Sie den Patienten/die Familie an einer Therapie teilzunehmen (Entzug, Entwöhnung, Familientherapie usw.).

III. Fördern des Wohlbefindens

1. Informieren Sie über die Anwendung von Bewältigungstechniken (z. B. Entspannungsübungen).
2. Informieren Sie über Lernhilfen, um Informationen zu vermitteln, die der Familie bei der Lösung der gegenwärtigen Krise helfen.
3. Verweisen Sie bei Bedarf an soziale Einrichtungen (z. B. Elternberatung, krankheitsspezifische Hilfsgruppen wie Anonyme Alkoholiker, Alkoholberatungsstellen, Diabetes-, Multiple Sklerose Gesellschaft, Seelsorge, psychologische Beratung/Familientherapie).
4. Unterstützen Sie die Familie, Situationen zu erkennen, die Furcht/Angst auslösen (vgl. *PD 00146 Angst; PD 00148 Furcht*).
5. Beteiligen Sie die Familie an der Entlassungsplanung und an der gemeinsamen Zielsetzung.
6. Informieren Sie über Therapiemöglichkeiten.

Pflegediagnose 00159 nach der NANDA Taxonomie II

Familienprozess, Bereitschaft zur Verbesserung

Thematische Gliederung:
Alleinsein und soziale Interaktion

Definition
Ein Zustand von intakten Familienfunktionen, der das Wohlbefinden der Familienmitglieder unterstützt und der gestärkt werden kann.

Autorennotiz

Diese Pflegediagnose ist eine Gesundheitsdiagnose und kann bei Patienten angewendet werden, die den Wunsch nach Gesundheitsberatung zur Förderung und Erhaltung ihrer Gesundheit äußern. Es geht dabei um Patienten, die erfolgreich ihr Behandlungsprogramm durchführen, jedoch Informationen verlangen, wie sie zukünftig negative Einflüsse auf ihre Gesundheit voraussehen, bewältigen oder minimieren können.

Eine Gesundheitsdiagnose beinhaltet keine möglichen Ursachen, sondern Voraussetzungen (Merkmale, Kennzeichen, Symptome)!

Voraussetzungen

aus der Sicht der Pflegeperson

- ❏ Drückt Bereitschaft aus, die Familiendynamik zu verbessern
- ❏ Familiäre Aufgaben entsprechen den physischen, sozialen und psychologischen Bedürfnisse der Familienmitglieder
- ❏ Aktivitäten unterstützen Sicherheit und Wachstum/Entwicklung von Familienmitgliedern
- ❏ Passende (adäquate) Kommunikation
- ❏ Verwandtschaftliche Beziehungen sind grundsätzlich positiv gemeinschaftlich ausgerichtet, familiäre Aufgaben werden wahrgenommen

❏ Familiäre Rollen sind flexibel und dem Entwicklungsstand angepasst
❏ Respekt vor Familienmitgliedern ist vorhanden
❏ Die Familie passt sich den Veränderungen an
❏ Grenzen der Familienmitglieder sind erhalten
❏ Die Familie verfügt zur Bewältigung der täglichen Aktivitäten über ausreichend Energie
❏ Strapazierfähigkeit der Familie ist vorhanden
❏ Es besteht eine funktionierende Balance zwischen Autonomie und Zusammenhalt

Patientenbezogene Pflegeziele

1. Die Familienmitglieder bringen ihre Sorgen, Befürchtungen und Ängste zum Ausdruck.
2. Die Familienmitglieder suchen aktiv nach Problemlösungsstrategien.
3. Die Familienmitglieder möchten Ergebnisse, mit denen alle Beteiligten und Betroffenen zufrieden sind.
4. Die Familienmitglieder bemühen sich, die Interessen eines erkrankten Familienmitglieds zu berücksichtigen und seine Ressourcen zu fördern.
5. Die Familienmitglieder kennen Unterstützungseinrichtungen und Selbsthilfeorganisationen und nutzen diese im Bedarfsfall.

Maßnahmen

I. Ermitteln der hemmenden und fördernden Faktoren

1. Ermitteln Sie die gegenwärtige familiäre Situation (besondere Ereignisse wie Hochzeiten, Trennungen, Geburten, Todesfälle, ...).
2. Eruieren Sie die Positionen der einzelnen Familienmitglieder im familiären Kontext.
3. Ermitteln Sie den Zusammenhalt der einzelnen Familienmitglieder.
4. Beurteilen Sie die derzeitigen Problemlösungsstrategien.
5. Achten Sie auf Zeichen der Überforderung.

II. Unterstützen der Familienmitglieder bei den Familienprozessen

1. Nehmen Sie Probleme der Familienmitglieder ernst und begegnen Sie ihnen mit einer verständnisvollen Grundhaltung.
2. Versuchen Sie Verständnis für emotionale Regungen aufzubringen, aber lenken Sie die Gespräche auf eine sachliche Ebene.
3. Versuchen Sie, dass dominante Familienmitglieder Verständnis aufbringen für schwächere oder weniger dominante Familienmitglieder.
4. Beachten Sie soziokulturelle oder religiöse Faktoren.
5. Sprechen Sie mögliche Konflikte offen an und versuchen Sie gemeinsame Problemlösungsstrategien zu entwickeln.

III. Fördern des Wohlbefindens

1. Informieren Sie über Unterstützungssysteme außerhalb der Familie.
2. Betonen Sie die Notwendigkeit eines ehrlichen Umgangs miteinander.
3. Fördern Sie regelmäßige Kontakte unter den Familienmitgliedern.
4. Organisieren Sie Adressen von Hilfsorganisationen.
5. Vgl.:
   PD 00060   Familienprozess, verändert
   PD 00061   Rolle als Pflegende, Belastung
   PD 00062   Rolle als Pflegende, Belastung, hohes Risiko
   PD 00063   Familienprozess, verändert (alkoholismusbedingt)

Pflegediagnose 00064 (3.2.3.1.) nach der NANDA Taxonomie II

Elternrollenkonflikt

Thematische Gliederung:
Alleinsein und soziale Interaktion

Definition
Ein Zustand, bei dem sich ein oder beide Elternteile aufgrund einer Krise in einem Konflikt befinden und der Elternrolle nicht gerecht werden.

Ätiologie (mögliche Ursachen)

❑ Veränderung des Ehestandes
❑ Spezielle Pflegebedürftigkeit eines Kindes in der elterlichen Wohnung (z. B. Apnoe-Überwachung, Drainagen, parenterale Ernährung)
❑ Beeinträchtigung des Familienlebens aufgrund des pflegebedürftigen Kindes (z. B. Therapien, Pflegeperson, fehlende Erholungsmöglichkeiten)
❑ Spezielle Vorschriften von Pflegezentren
❑ Eltern-Kindtrennung aufgrund einer chronischen Krankheit
❑ Einschüchterung durch invasive oder einschränkende Maßnahmen (z. B. durch Isolation, Intubation)

Symptome (Merkmale, Kennzeichen)

aus der Sicht der Eltern

❑ Die Eltern äußern Besorgnis/Gefühle über Unzulänglichkeiten bei der Versorgung der körperlichen und emotionalen Bedürfnissen des Kindes während eines Spitalaufenthaltes oder zu Hause
❑ Die Eltern äußern Sorgen über Veränderungen der Elternrolle, im Zusammenleben, bei der Kommunikation, Gesundheit in der Familie
❑ Die Eltern äußern Sorgen, die Kontrolle über Entscheidungen, die das Kind betreffen, zu verlieren

❏ Die Eltern äußern Gefühle von Schuld, Ärger, Furcht, Angst und/
oder Frustration über die Auswirkung der Krankheit des Kindes
auf das Familienleben

aus der Sicht der Pflegeperson

❏ Offensichtliche Beeinträchtigung bei den alltäglichen pflegeri-
schen Verpflichtungen
❏ Widerwillen, auch bei Ermutigung und Unterstützung, die ge-
wohnten pflegerischen Aufgaben zu erfüllen
❏ Eltern/Elternteile zeigen Schuldgefühle, Gefühle von Zorn,
Furcht, Angst und/oder Frustration über die Auswirkung der
Krankheit des Kindes auf den Familienprozess

Patientenbezogene Pflegeziele

1. Der Patient/Elternteil spricht aus, die Situation und die erwartete Rolle des Elternteils/Kindes zu verstehen.
2. Der Patient/Elternteil teilt Gefühle über die Krankheit des Kin-
des/Situation und ihre Auswirkung auf das Familienleben mit.
3. Der Patient/Elternteil zeigt der Elternrolle angemessenes Verhalten (Wärme, Zuneigung).
4. Der Patient/Elternteil beteiligt sich an der täglichen Versorgung
und Pflege des Kindes.
5. Der Patient/Elternteil geht konstruktiv mit der veränderten Situation um.

Maßnahmen

I. Ermitteln der ursächlichen/begünstigenden Faktoren

1. Ermitteln Sie die Ereignisse der individuellen Situation (Einstellungen, Ängste, Sorgen der Eltern).
2. Finden Sie heraus, wie viel die Eltern über den Entwicklungsstand
des Kindes wissen und welche Erwartungen sie an die Zukunft
stellen.
3. Beachten Sie die gegenwärtigen Bewältigungsstrategien jedes Betroffenen und wie früher mit Problemen umgegangen worden ist.
4. Achten Sie auf Anzeichen einer physischen oder psychischen
Überlastung der Eltern.

5. Stellen Sie fest, ob Substanzen (z. B. Alkohol oder Medikamente/Drogen) eingenommen werden, die auf die Fähigkeit des Betroffenen, mit der Situation umzugehen, Einfluss haben können.
6. Stellen Sie fest, ob weitere Unterstützung im Familienverband oder durch andere Hilfssysteme vorhanden ist.

II. Unterstützen der Eltern beim Umgang mit der gegenwärtigen Krise

1. Ermutigen Sie den Elternteil, frei über die Gefühle (negative Gefühle, Angst, Feindseligkeit) zu sprechen. Setzen Sie dabei unangepasstem Verhalten Grenzen.
2. Verhelfen Sie den Eltern zu Informationen über die individuelle Situation (Entwicklung und Veränderung durch die Erkrankung).
3. Beteiligen Sie die Eltern an Pflegehandlungen (Lagewechsel, Mobilisation) und Entscheidungen.
4. Fördern Sie die Kommunikation zwischen Eltern und Kind.
5. Informieren Sie über die Möglichkeit von Entspannungsmethoden, um Situationen und Krisen zu bewältigen (z. B. Eltern spazieren schicken).
6. Informieren und unterweisen Sie die Eltern in erforderliche therapeutische und pflegerische Maßnahmen.
7. Unterstützen Sie die Eltern, die korrekte Verabreichung von Medikamenten und Therapien zu erlernen.

III. Fördern des Wohlbefindens

1. Regen Sie Überlegungen für die Gestaltung der Zukunft an.
2. Fördern Sie die Teilnahme an Weiterbildungsmöglichkeiten entsprechend den individuellen Bedürfnissen (z. B. Elternbildungskurse).
3. Verweisen Sie auf soziale Einrichtungen (Jugendberatungsstellen, jugend-psychologische Familientherapie).
4. Vgl. *PD 00056 Elterliche Pflege, beeinträchtigt* für weitere Maßnahmen

Pflegediagnose 00138 (9.2.2.) nach der NANDA Taxonomie II

Gewalttätigkeit gegen andere, hohes Risiko

Thematische Gliederung: Alleinsein und soziale Interaktion

Definition
Der Zustand, bei dem ein Risiko besteht, dass ein Patient Verhaltensweisen erlebt, die eine körperliche, emotionale und/oder sexuelle Gefahr für andere darstellen. *(Die „Verletzung" kann von Vernachlässigung bis zu Misshandlung oder gar Tod reichen und sowohl psychischer wie physischer Natur sein.)*

Risikofaktoren

Körpersprache

- ❏ Steife Haltung
- ❏ Ballen der Fäuste und Zusammenbeißen der Kiefer
- ❏ Hyperaktivität
- ❏ Auf- und Abgehen
- ❏ Atemlosigkeit
- ❏ Einnehmen einer drohenden Haltung
- ❏ *Erhöhte motorische Aktivität (auf und ab gehen, Aufregung, Reizbarkeit, Erregung)*

Frühere Gewalttätigkeit gegen andere

- ❏ Schlagen und/oder Treten anderer Personen
- ❏ Bespucken und/oder Kratzen anderer Personen
- ❏ Werfen mit Gegenständen nach anderen Personen
- ❏ Beißen von anderen Personen
- ❏ Versuchte und/oder durchgeführte Vergewaltigung einer anderen Person
- ❏ Sexuelle Belästigung anderer Personen
- ❏ Entleerung von Blase oder Darm auf andere Personen

Frühere Drohungen mit Gewalt

❏ Verbale Drohungen gegen Eigentum
❏ Verbale Drohungen gegen Personen
❏ Soziale Drohungen
❏ Verfluchen
❏ Verfassen von Drohbriefen
❏ Drohende Gesten
❏ Sexuelle Drohungen

Frühere unsoziales Verhalten

❏ Stehlen
❏ Aufdringliches und hartnäckiges Ausborgen von Dingen
❏ Beharrliches Einfordern von Privilegien
❏ Aufdringliches Unterbrechen von Besprechungen
❏ Verweigern der Nahrungsaufnahme
❏ Verweigern von Medikamenten
❏ Ignorieren von Anweisungen

Frühere, indirekte Gewaltanwendung

❏ Herunterreißen der Kleidung
❏ Abreißen von Gegenständen, die an der Wand hängen
❏ Beschreiben der Wände
❏ Auf den Boden urinieren, den Darm auf den Boden entleeren
❏ Mit den Füßen stampfen
❏ Wutanfälle
❏ Durch die Gänge rennen
❏ Schreien
❏ Werfen von Gegenständen
❏ Einschlagen von Fenstern
❏ Türen zuwerfen
❏ Sexuelle Angebote

Neurologische Beeinträchtigungen

❏ Positives EEG, CT, MRI
❏ Neurologische Befunde
❏ Schädeltrauma
❏ Anfallsleiden

Kognitive Beeinträchtigungen

- ❏ Lernschwierigkeiten
- ❏ Aufmerksamkeitsdefizit
- ❏ Eingeschränkte intellektuelle Fähigkeiten

Aus der Anamnese

- ❏ Sexuelle Misshandlung in der Kindheit
- ❏ Augenzeuge von familiärer Gewalt
- ❏ Grausamkeiten gegenüber Tieren
- ❏ Brandstiftung
- ❏ Prä-/perinatale Komplikationen oder Abnormalitäten
- ❏ Alkohol-/Suchtmittelkonsum oder -entzug
- ❏ Pathologische Intoxikation

Psychotische Symptome

- ❏ Auditive und/oder visuelle Halluzinationen, die Befehle erteilen
- ❏ Paranoide Wahnvorstellungen
- ❏ Lose, schweifende und unlogische Denkprozesse
- ❏ *Psychopatische Persönlichkeit*
- ❏ *Katatonischer/manischer Erregungszustand*
- ❏ *Stillpsychose*
- ❏ *Verdächtigungen, paranoide Ideen, Wahnvorstellungen, Halluzinationen*

Verkehrsdelikte mit motorisierten Verkehrsmitteln

- ❏ Wiederholte Übertretung der Verkehrsregeln
- ❏ Verwendung eines motorisierten Verkehrsmittels, um Angst zu verbreiten
- ❏ Suizidales Verhalten
- ❏ Impulsivität
- ❏ Verfügbarkeit/Besitz von Waffen
- ❏ *Demenzielles Zustandsbild*
- ❏ *Panische Zustände, Zornausbrüche*
- ❏ *Organisches Durchgangssyndrom*
- ❏ *Toxische Reaktionen auf Medikamente (einschließlich Suchtmittel/Alkohol)*
- ❏ *Hirnorganisches Syndrom*
- ❏ *Entwicklungsbedingte, negative Vorbilder*

❏ *Hormonelle Störung (z. B. Postmenopausesyndrom)*
❏ *Postpartale Niedergeschlagenheit*
❏ *Unfähigkeit, Gefühle in Worte zu fassen*
❏ *Provokatives Verhalten (streitsüchtig, unzufrieden, übertriebene Reaktionen, überempfindlich)*
❏ *Furcht vor sich selbst oder anderen*
❏ *Verletzliches Selbstwertgefühl*
❏ *Zorn*
❏ *Wiederholung von Äußerungen (dauernde Klagen, Bitten und Forderungen)*
❏ *Erhöhter Angstzustand*
❏ *Niedergeschlagenheit (aktive, aggressive Handlungen)*
❏ *Aggressive Handlungen (Zerstörung von Gegenständen im unmittelbaren Umfeld)*
❏ *Feindselige, bedrohliche Äußerungen*
❏ *Ansammeln von Gegenständen, die als Waffe benutzt werden können*
❏ *Scheinbar ausweglose Situationen*

Anmerkung

Eine Hoch-Risiko-Diagnose kann nicht durch Zeichen und Symptome belegt werden, da das Problem noch nicht aufgetreten ist und die Pflegemaßnahmen die Prävention bezwecken.

Patientenbezogene Pflegeziele

1. Der Patient setzt keine aggressiven Handlungen.
2. Der Patient ist sich der Realität der Situation bewusst.
3. Der Patient spricht aus und versteht wann, weshalb und unter welchen Umständen dieses Verhalten auftritt.
4. Der Patient erkennt die auslösenden Faktoren.
5. Der Patient zeigt erhöhtes Selbstwertgefühl.
6. Der Patient beteiligt sich an der Pflege und erfüllt die eigenen Bedürfnisse auf selbstbewusste Weise.
7. Der Patient behält die Selbstkontrolle, die sich durch entspannte Körperhaltung, gewaltfreies Verhalten ausdrückt.
8. Der Patient kanalisiert die Feindseligkeit in sozial akzeptables Verhalten.
9. Der Patient nützt die Ressourcen und das soziale Netz auf wirksame Art.

Maßnahmen

I. Ermitteln der ursächlichen/begünstigenden Risikofaktoren

1. Ermitteln Sie die ursächliche Dynamik der Situation gemäß der erwähnten Risikofaktoren.
2. Achten Sie auf Frühzeichen, wie Verzweiflung/erhöhte Angst (z. B. Reizbarkeit, mangelnde Kooperation, forderndes Verhalten, Körperhaltung/Ausdruck).
3. Erkennen Sie Zustände, die möglicherweise die Fähigkeit, das eigene Verhalten unter Kontrolle zu halten, beeinträchtigen (z. B. akutes/chronisches hirnorganisches Syndrom, medikamenteninduzierte, postoperative und nach Krampfanfällen auftretende Verwirrung; psychomotorische Krampfanfälle).
4. Informieren Sie sich über Laborresultate (z. B. Blutalkoholgehalt, Blutzucker, arterielle Blutgasanalyse, Elektrolyte, Nierenfunktionswerte).
5. Ermitteln Sie Gegenstände/Möglichkeiten, mit denen Gewaltakte verübt werden können.
6. Erkennen Sie die Bewältigungsformen des Patienten.
7. Erkennen Sie Risikofaktoren und beachten Sie Hinweise, die auf Kindesmisshandlungen/Vernachlässigung hinweisen: unerklärbare, häufige Verletzungen, schlechte Entwicklung.

II. Unterstützen des Patienten zur Selbstkontrolle

1. Bauen Sie eine therapeutische Beziehung zwischen Pflegeperson/Patient auf. Sorgen Sie – wenn möglich – für eine kontinuierliche Betreuung durch eine Bezugsperson.
2. Begegnen Sie dem Patienten mit positiver Wertschätzung. Denken Sie daran, dass sich der Patient möglicherweise nicht unter Kontrolle hat, vor allem wenn er/sie unter dem Einfluss von Suchtmitteln steht (einschließlich Alkohol).
3. Wahren Sie Distanz und berühren Sie den Patienten nicht, wenn sich aus der Situation erkennen lässt, dass er/sie keine Nähe erträgt (z. B. nach einem Trauma).
4. Erkennen Sie, dass die Handlungen des Patienten eine Reaktion auf die eigene Furcht (er fürchtet sich vor eigenem Verhalten, Kontrollverlust), auf Abhängigkeit und Ohnmachtsgefühle sein können.

5. Nehmen Sie sich Zeit dem Patienten zuzuhören, anerkennen Sie die Realität seiner Gefühle und ermutigen sie ihn darüber zu sprechen.

6. Geben Sie dem Patienten so viel eigene Kontrollmöglichkeit, wie die individuelle Situation es zulässt.

7. Akzeptieren Sie den Zorn des Patienten, ohne mit Emotionen zu reagieren.

8. Gewähren Sie dem Patienten zornige Gefühle auf annehmbare Weise zu äußern und lassen Sie ihn wissen, dass das Pflegeteam da ist, um ihm zu helfen.

9. Bleiben Sie ruhig und setzen Sie klar und bestimmt Grenzen.

10. Sagen Sie dem Patienten, wann die Grenzen erreicht sind, damit er die eigenen Handlungen kontrollieren kann.

11. Helfen sie dem Patienten angemessenere Lösungen/Verhaltensweisen zu erkennen (z. B. körperliche Aktivitäten/Entspannungsübungen).

12. Sorgen Sie für eine sichere und ruhige Umgebung. Bei Gefahr im Verzug reagieren Sie mit entsprechenden Sicherheitsmaßnahmen. Bei akut notwendigen Beschränkungen informieren Sie umgehend den Arzt.

13. Nähern Sie sich dem ängstlichen/aggressiven Patienten mit positiver Haltung, halten Sie angemessenen Augenkontakt und sprechen Sie mit beruhigender Stimme.

14. Geben Sie Richtlinien für Handlungen, die der Patient ausführen kann und vermeiden Sie negative Formulierungen wie „das darf man nicht".

15. Halten Sie Distanz von einem Patienten, der um sich schlägt/zuschlägt und leiten Sie Maßnahmen zur Kontrolle der Situation ein.

16. Verabreichen Sie verordnete Medikamente.

17. Seien Sie ehrlich bei der Information und im Umgang mit dem Patienten.

18. Helfen Sie dem Patienten zwischen Realität und Halluzinationen/Wahnvorstellungen zu unterscheiden.

19. Geben Sie positive Rückmeldungen bei Bemühungen des Patienten.

20. Überwachen Sie die medikamentöse Therapie und dokumentieren Sie die Wirkung.

21. Beachten Sie Todesphantasien.

III. Unterstützen des Patienten/Bezugsperson(en) mit der bestehenden Situation besser umzugehen

1. Richten Sie die Maßnahmen auf die betroffene(n) Person(en) aus.
2. Wahren Sie eine ruhige, sachliche, wertfreie Haltung.
3. Besprechen Sie die Situation mit der misshandelten Person.
4. Erkennen Sie Faktoren (Gefühle/Ereignisse), die zu gewaltsamen Verhaltensweisen geführt haben.
5. Helfen Sie dem Betroffenen zu verstehen, dass Gefühle des Zorns und der Rache angemessen sind, in der Situation ausgedrückt aber nicht ausgelebt werden dürfen (weil die psychischen Reaktionen sehr ähnlich sein können; vgl. *PD 00141 Posttraumatische Reaktion*).
6. Helfen Sie der misshandelten Person neue Bewältigungsstrategien zu erlernen, um zukünftige Vorfälle zu vermeiden.
7. Ermitteln Sie verfügbare Ressourcen (soziale Dienststellen, Frauenhäuser).
8. Informieren Sie die Bezugspersonen über eventuell durchgeführte Beschränkungen.

IV. Förderung des Bewusstseins für die eigene Sicherheit innerhalb des Pflegeteams und Setzen von Überwachungsmaßnahmen für Hochrisikopatienten

1. Besprechen Sie spezifische Maßnahmen im Falle aggressiven Verhaltens.
2. Fordern Sie zusätzliches Personal/Sicherheitsbeamte (Polizei) an.
3. Treten Sie bestimmt und sicher auf.
4. Halten Sie direkten, andauernden Augenkontakt.
5. Sprechen Sie mit leiser, aber bestimmter Stimme.
6. Geben Sie dem Patienten das Gefühl, dass Sie die Situation im Griff haben.
7. Halten Sie Beschränkungsmittel bereit.
8. Stellen Sie einen psychiatrischen Notfallplan auf (Alarmanlage, Rufanlage usw.).
9. Sorgen Sie für Sicherheit der Mitpatienten.

V. Fördern des Wohlbefindens

1. Beteiligen Sie den Patienten entsprechend der Situation an der Pflegeplanung; ermöglichen Sie ihm, seine Bedürfnisse in die Stationsaktivitäten zu integrieren.

2. Helfen Sie dem Patienten sich selbstsicher, statt unsicher oder aggressiv zu verhalten.
3. Besprechen Sie mit der(n) Bezugsperson(en) die Gründe für das Verhalten des Patienten.
4. Planen Sie Strategien als Hilfestellung für die Eltern, damit sie lernen ihre Elternrolle wirksamer zu erfüllen (z. B. Elternbildungskurse, sinnvoller Umgang mit Frustrationen usw.).
5. Stellen Sie fest, welches soziale Netz vorhanden ist (z. B. Familie/Freunde, kirchliche Vertreter usw.).
6. Informieren Sie über Selbsthilfegruppen und psychosoziale Dienste.
7. Vgl.:

   PD 00056　*Elterliche Pflege, beeinträchtigt*
   PD 00074　*Bewältigungsformen (Coping) der Familie,*
   　　　　　　mangelnde Unterstützung
   PD 00069　*Bewältigungsformen (Coping) des Betroffenen,*
   　　　　　　ungenügend
   PD 00141　*Posttraumatische Reaktion*
   PD 00142　*Vergewaltigungssyndrom*

Pflegediagnose 00151 nach der NANDA Taxonomie II

Selbstverstümmelung

Thematische Gliederung:
Alleinsein und soziale Interaktion

Definition
Der Zustand bei dem ein Patient sich ohne Selbstmordabsicht absichtlich Schaden zufügt, der zu direkter Gewebeschädigung und zur Lösung der inneren Anspannung führt.

Ätiologie (mögliche Ursachen)

❑ Psychotischer Zustand (imperative Stimmen)
❑ Unfähigkeit Spannung verbal auszusprechen
❑ Sexueller Missbrauch in der Kindheit
❑ Gewalt zwischen Erziehungspersonen (Eltern)
❑ Scheidung der Eltern
❑ Alkoholismus in der Familie
❑ Familiäre Vorgeschichte von selbstzerstörenden Verhaltensweisen
❑ Gleichaltrige, die sich selbst verletzen
❑ Isolierung/Absonderung von Gleichaltrigen
❑ Perfektionismus
❑ Substanzmissbrauch
❑ Essstörungen
❑ Sexuelle Identitätskrise
❑ Geringes oder wechselndes Selbstwertgefühl
❑ Instabiles Körperbild
❑ Labiles Verhalten (Stimmungsschwankungen)
❑ Anamnestisch bekannte Unfähigkeit, Lösungen zu planen oder langfristige Folgen abzusehen
❑ Manipulatives Verhalten, um ein Naheverhältnis zu Anderen zu erreichen
❑ Chaotische/gestörte zwischenmenschliche Beziehungen
❑ Emotional gestörte und/oder misshandelte Kinder
❑ Verlust eines Elternteils

❏ Erlebt Dissoziation oder Entfremdung (Depersonalisation)
❏ Wachsende, unerträgliche Spannung
❏ Impulsivität
❏ Unwiderstehliches Verlangen nach Selbstverstümmelung
❏ Braucht Stressabbau
❏ Erkrankung oder Chirurgischer Eingriff (Operation) in der Kindheit
❏ Nicht adäquate Erziehung durch Pflegeeltern, in Gruppen oder in Institutionen
❏ Gefängnisaufenthalt
❏ Charakter-Persönlichkeitsstörung
❏ Entwicklungsstörung, Autismus, geistige Behinderung
❏ Vorgeschichte von Selbstverletzungsverhalten
❏ Niedergeschlagenheit, Ablehnung, Selbsthass, Trennungssorge, Schuldgefühle, Entfremdung
❏ Gestörte Kommunikation zwischen Eltern und Jugendlichen
❏ Mangel an einer Vertrauensperson in der Familie

Symptome (Merkmale, Kennzeichen)

aus der Sicht der Pflegeperson

❏ Schnittwunden und Kratzer am Körper
❏ Manipulieren an Wunden
❏ Selbst zugefügte Verbrennungen (z.B. mit Radiergummi, Zigaretten)
❏ Einnehmen/Einatmen gefährlicher Substanzen/Gegenstände
❏ Beißen
❏ Abschürfen
❏ Durchtrennen
❏ Einführen von Gegenständen in Körperöffnung(en)
❏ Schlagen
❏ Abschnüren eines Körperteiles

Patientenbezogene Pflegeziele

1. Der Patient spricht über vorhandene negative Gefühle zu seiner Person und zur Situation.
2. Der Patient spricht aus, die Gründe für sein Verhalten zu verstehen.

3. Der Patient bestätigt das Risiko für Gewalt gegen sich selbst.
4. Der Patient erkennt auslösende Faktoren/erregten Zustand, der dem Ereignis vorangeht und teilt dies rechtzeitig mit.
5. Der Patient berichtet über ein erhöhtes Selbstwertgefühl.
6. Der Patient stimmt einem Therapievertrag zu.
7. Der Patient nimmt bei Spannungszuständen Kontakt mit Pflegepersonen auf.
8. Der Patient zeigt Selbstkontrolle, die sich einerseits in nachlassenden Selbstverstümmelungs-Episoden und andererseits in der Anwendung von Alternativmethoden im Umgang mit den Gefühlen äußert.

Maßnahmen

I. Ermitteln der ursächlichen/begünstigenden Faktoren

1. Achten Sie auf Zeichen früherer Selbstverstümmelungsversuche, z. B. Schnittwunden, Kratzer, Hämatome.
2. Ermitteln Sie Zustände, welche die Fähigkeit das eigene Verhalten zu kontrollieren, beeinträchtigen (z. B. Borderline-Syndrom, psychotischer Zustand, Wahnvorstellungen, Halluzinationen, geistige Behinderung, Autismus, fehlender Realitätsbezug, Verwirrtheit).
3. Achten Sie auf Wertvorstellungen, kulturelle/religiöse Gepflogenheiten, die einen Zusammenhang mit dem Verhalten haben können.
4. Ermitteln Sie, ob Suchtmittelkonsum/-missbrauch besteht.
5. Ermitteln Sie bestehende Persönlichkeitsmerkmale (z. B. impulsiv, unberechenbar, nicht angemessene Verhaltensweisen, starke oder unkontrollierte Wut).
6. Achten Sie auf das Ausmaß der Beeinträchtigung im sozialen und beruflichen Umfeld.
7. Ermitteln Sie ein bestehendes Suizidrisiko.

II. Das Umfeld des Patienten gestalten, um Sicherheit zu gewährleisten

1. Helfen Sie dem Patienten, Gefühle und Verhaltensweisen zu erkennen, die dem Drang nach Selbstverstümmelung vorangehen.
2. Sorgen Sie für äußere Kontrollen/feste Grenzen, um das Bedürfnis nach Selbstverstümmelung zu mindern.

3. Beteiligen Sie den Patienten am Pflegeprozess, um persönliche Grenzen neu festzulegen.

4. Vereinbaren Sie mit dem Patienten einen Therapievertrag, in dem er Ihnen zusichert, sich für eine bestimmte Zeit oder an der Station keine Verletzungen zuzufügen.

5. Ermutigen Sie den Patienten dabei, Gefühle zu erkennen und auszusprechen.

6. Überwachen Sie bei Bedarf den Patienten, um die Sicherheit zu erhöhen.

7. Helfen Sie bei der Erstellung eines Therapiekonzeptes mit.

8. Achten Sie auf Gefühle der Teammitglieder (Frustration, Wut, Abwehr, Missachtung, Verzweiflung und Machtlosigkeit, Gefühl, den Patienten „retten" zu müssen). Es kann sein, dass der Patient das Team manipuliert/spaltet. Dies kann Abwehrgefühle hervorrufen und einen daraus resultierenden Konflikt verursachen. Diese Gefühle müssen erkannt und offengelegt werden, sowohl Team als auch Patient müssen offen damit umgehen.

9. Gestalten Sie ein offenes Gesprächsklima, in dem Probleme klar und offen zwischen Teammitgliedern und Patienten ausgesprochen werden.

III. Fördern einer Ausrichtung auf positive Handlungen

1. Fördern Sie die Teilnahme des Patienten am Pflegeprozess.

2. Unterstützen Sie den Patienten, ein sicheres, anstatt unsicheres/autoaggressives Verhalten zu erlernen.

3. Besprechen Sie mit dem Patienten Alternativen zu autoaggressiven Verhaltensreaktionen (Sport, Spiele) und bieten Sie dies an.

4. Fördern Sie gesundes Verhalten, indem Konsequenzen und Ergebnisse der momentanen Handlungsweise erkannt werden. Stellen Sie dem Patienten z. B. folgende Fragen: „Erreichen Sie hiermit das, was Sie wollen?", „Inwiefern führt dieses Verhalten zum Ziel?"

5. Wenden Sie Maßnahmen an, die sowohl auf der kognitiven, wie auch auf der Erfahrungsebene dem Patienten helfen, das Leben wieder in den Griff zu bekommen.

6. Ermutigen Sie den Patienten an Gruppentherapien, Beschäftigungs- und Arbeitstherapien teilzunehmen.

IV. Fördern des Wohlbefindens

1. Besprechen Sie den Therapievertrag mit dem Patienten und das Vorgehen bei Anzeichen unerwünschten Verhaltens.
2. Geben Sie positive Rückmeldungen an den Patienten bei Therapieerfolgen.
3. Ermitteln Sie, ob geeignete Unterstützungsmöglichkeiten vorhanden sind.
4. Ermitteln sie, welche Lebensumstände der Patient nach der Entlassung haben wird. Möglicherweise ist Hilfe beim Umsetzen von Veränderungen zur Vermeidung eines Rückfalls erforderlich.
5. Informieren Sie über weiterführende Gruppentherapie(n), Möglichkeiten der Krisenintervention (Telefonnummern).
6. Beziehen Sie die Familie/Bezugspersonen in die Entlassungsberatung ein.
7. Vgl.:
   PD 00146   *Angst*
   PD 00119   *Selbstwertgefühl, chronisch gering*
   PD 00052   *Soziale Interaktion beeinträchtigt*

Selbstverstümmelung, hohes Risiko

Thematische Gliederung:
Alleinsein und soziale Interaktion

Definition
Der Zustand, bei dem ein Patient in Gefahr ist, sich (ohne Selbstmordabsicht) absichtlich Schaden zuzufügen, der zu direkter Gewebeschädigung und zur Lösung der inneren Anspannung führt.

Risikofaktoren

- ❏ Psychotischer Zustand (imperative Stimmen)
- ❏ Unfähigkeit, Spannung verbal auszusprechen
- ❏ Sexueller Missbrauch in der Kindheit
- ❏ Gewalt zwischen Erziehungspersonen (Eltern)
- ❏ Scheidung der Eltern
- ❏ Alkoholismus in der Familie
- ❏ Familiäre Vorgeschichte von selbstzerstörenden Verhaltensweisen
- ❏ Prozess des Erwachsenwerdens
- ❏ Gleichaltrige, die sich selbst verletzen
- ❏ Isolierung/Absonderung von Gleichaltrigen
- ❏ Perfektionismus
- ❏ Substanzmissbrauch
- ❏ Essstörungen
- ❏ Sexuelle Identitätskrise
- ❏ Geringes oder wechselndes Selbstwertgefühl
- ❏ Instabiles Körperbild
- ❏ Labiles Verhalten (Stimmungsschwankungen)
- ❏ Anamnestisch bekannte Unfähigkeit, Lösungen zu planen oder langfristige Folgen abzusehen
- ❏ Manipulatives Verhalten, um ein Naheverhältnis zu Anderen zu erreichen
- ❏ Chaotische/gestörte zwischenmenschliche Beziehungen
- ❏ Emotional gestörte und/oder misshandelte Kinder

❏ Gefühl einer Bedrohung durch tatsächlichen oder potenziellen Verlust einer Beziehungsperson
❏ Verlust eines Elternteils
❏ Erlebt Dissoziation oder Entfremdung (Depersonalisation)
❏ Wachsende, unerträgliche Spannung
❏ Impulsivität
❏ Mangelndes Coping
❏ Unwiderstehliches Verlangen nach Selbstverstümmelung
❏ Braucht Stressabbau
❏ Erkrankung oder Chirurgischer Eingriff (Operation) in der Kindheit
❏ Erziehung durch Pflegeeltern, in Gruppen oder in Institutionen
❏ Gefängnisaufenthalt
❏ Charakter-/Persönlichkeitsstörung
❏ Borderline-Persönlichkeitsstörungen
❏ Unfähigkeit, Probleme lösen zu können
❏ Entwicklungsstörung, Autismus, geistige Behinderung
❏ Vorgeschichte von Selbstverletzungsverhalten
❏ Niedergeschlagenheit, Gefühl der Ablehnung, Selbsthass, Trennungssorge, Schuldgefühle, Entfremdung
❏ *Gestörte Kommunikation zwischen Eltern und Jugendlichen*
❏ *Mangel an einer Vertrauensperson in der Familie*

Anmerkung

Eine Hoch-Risiko-Diagnose kann nicht durch Zeichen und Symptome belegt werden, da das Problem nicht aufgetreten ist und die Pflegemaßnahmen die Prävention bezwecken.

Patientenbezogene Pflegeziele

1. Der Patient spricht über vorhandene negative Gefühle zu seiner Person und zur Situation.
2. Der Patient spricht aus, die Gründe für sein Verhalten zu verstehen.
3. Der Patient bestätigt das Risiko für Gewalt gegen sich selbst.
4. Der Patient erkennt auslösende Faktoren/erregten Zustand, der dem Ereignis vorangeht und teilt dies rechtzeitig mit.
5. Der Patient berichtet über ein erhöhtes Selbstwertgefühl.
6. Der Patient stimmt einem Therapievertrag zu.

7. Der Patient zeigt Selbstkontrolle, die sich einerseits in nachlassenden Selbstverstümmelungs-Episoden und andererseits in der Anwendung von Alternativmethoden im Umgang mit den Gefühlen äußert.

Maßnahmen

I. Ermitteln der ursächlichen/begünstigenden Faktoren

1. Ermitteln Sie die Hintergründe der individuellen Situation, wie bei den Risikofaktoren vermerkt. Achten Sie auf frühere Selbstverstümmelungsversuche, z. B. Schnittwunden, Kratzer, Hämatome.
2. Ermitteln Sie Zustände, welche die Fähigkeit das eigene Verhalten zu kontrollieren, beeinträchtigen (z. B. psychotischer Zustand, Wahnvorstellungen, Halluzinationen, geistige Behinderung, Autismus, fehlender Realitätsbezug, Verwirrtheit).
3. Achten Sie auf Wertvorstellungen, kulturelle/religiöse Gepflogenheiten, die einen Zusammenhang mit dem Verhalten haben können.
4. Ermitteln Sie, ob Suchtmittelkonsum/-missbrauch besteht.
5. Ermitteln Sie bestehende Persönlichkeitsmerkmale (z. B. impulsiv, unberechenbar, nicht angemessene Verhaltensweisen, starke oder unkontrollierte Wut).
6. Achten Sie auf das Ausmaß der Beeinträchtigung im sozialen und beruflichen Umfeld.
7. Ermitteln Sie ein bestehendes Suizidrisiko.

II. Das Umfeld des Patienten gestalten, um Sicherheit zu gewährleisten

1. Helfen Sie dem Patienten, Gefühle und Verhaltensweisen zu erkennen, die dem Drang nach Selbstverstümmelung vorangehen.
2. Sorgen Sie für äußere Kontrollen/feste Grenzen, um das Bedürfnis nach Selbstverstümmelung zu mindern.
3. Beteiligen Sie den Patienten am Pflegeprozess, um persönliche Grenzen neu festzulegen.
4. Vereinbaren Sie mit dem Patienten einen Therapievertrag, in dem er Ihnen zusichert, sich für eine bestimmte Zeit oder an der Station keine Verletzungen zuzufügen.

5. Ermutigen Sie den Patienten dabei, Gefühle zu erkennen und auszusprechen.
6. Überwachen Sie bei Bedarf den Patienten, um die Sicherheit zu erhöhen.
7. Helfen Sie bei der Erstellung eines Therapiekonzeptes mit.
8. Achten Sie auf Gefühle der Teammitglieder (Frustration, Wut, Abwehr, Missachtung, Verzweiflung und Machtlosigkeit, Gefühl, den Patienten „retten" zu müssen). Es kann sein, dass der Patient das Team manipuliert/spaltet. Dies kann Abwehrgefühle hervorrufen und einen daraus resultierenden Konflikt verursachen. Diese Gefühle müssen erkannt und offengelegt werden, sowohl Team als auch Patient müssen offen damit umgehen.
9. Gestalten Sie ein offenes Gesprächsklima, in dem Probleme klar und offen zwischen Teammitgliedern und Patienten ausgesprochen werden.

III. Fördern einer Ausrichtung auf positive Handlungen

1. Fördern Sie die Teilnahme des Patienten am Pflegeprozess.
2. Unterstützen Sie den Patienten, ein sicheres, anstatt unsicheres/aggressives Verhalten zu erlernen.
3. Besprechen Sie mit dem Patienten Alternativen zu aggressiven Verhaltensreaktionen (Sport, Spiele) und bieten Sie dies an.
4. Fördern Sie gesundes Verhalten, indem Konsequenzen und Ergebnisse der momentanen Handlungsweise erkannt werden. Stellen Sie dem Patienten z. B. folgende Fragen: „Erreichen Sie hiermit das, was Sie wollen?", „Inwiefern führt dieses Verhalten zum Ziel?"
5. Wenden Sie Maßnahmen an, die sowohl auf der kognitiven, wie auch auf der Erfahrungsebene dem Patienten helfen, das Leben wieder in den Griff zu bekommen.
6. Ermutigen Sie den Patienten an Gruppentherapien, Beschäftigungs- und Arbeitstherapien teilzunehmen.

IV. Fördern des Wohlbefindens

1. Besprechen Sie den Therapievertrag mit dem Patienten und das Vorgehen bei Anzeichen unerwünschten Verhaltens.
2. Geben Sie positive Rückmeldungen an den Patienten bei Therapieerfolgen.
3. Ermitteln Sie, ob geeignete Unterstützungsmöglichkeiten vorhanden sind.

4. Ermitteln sie, welche Lebensumstände der Patient nach der Entlassung haben wird. Möglicherweise ist Hilfe beim Umsetzen von Veränderungen zur Vermeidung eines Rückfalls erforderlich.
5. Informieren Sie über weiterführende Gruppentherapie(n), Möglichkeiten der Krisenintervention (Telefonnummern).
6. Beziehen Sie die Familie/Bezugspersonen in die Entlassungsberatung ein.
7. Vgl.:

    PD 00146   *Angst*
    PD 00119   *Selbstwertgefühl, chronisch gering*
    PD 00052   *Soziale Interaktion, beeinträchtigt*

Pflegediagnose 00140 (9.2.2.2.) nach der NANDA Taxonomie II

Gewalttätigkeit gegen sich, hohes Risiko

Thematische Gliederung:
Alleinsein und soziale Interaktion

Definition
Der Zustand, bei dem ein Patient Verhaltensweisen zeigt, die eine körperliche, emotionale und/oder sexuelle Gefahr für ihn selbst darstellen. *(Die „Verletzung" kann von Vernachlässigung bis zu Misshandlung oder gar Tod reichen und sowohl psychischer wie physischer Natur sein.)*

Risikofaktoren

Verhalten

❑ Selbstzerstörerisches Verhalten oder aktive aggressive suizidale Handlungen bzw. vorangegangene Suizidversuche
❑ Konkreter Selbstmordplan (mit eindeutig tödlichem Ausgang und unter Angabe der Methode und verfügbaren Mittel)
❑ Verfassen verzweifelter Liebesbotschaften
❑ Zornige Botschaften an Personen, von denen der Patient zurückgewiesen wurde
❑ Verschenken persönlicher Gegenstände
❑ Abschließen einer hohen Lebensversicherung
❑ Autoerotische sexuelle Handlungen
❑ *Suizidales Verhalten*
❑ *Ansammeln von Gegenständen, die als Waffe benutzt werden*
❑ *Provokatives Verhalten (streitsüchtig, unzufrieden, übertriebene Reaktionen, überempfindlich)*
❑ *Körpersprache (geballte Fäuste, gespannter Gesichtsausdruck, angespannte Körperhaltung, zitternde Stimme, allgemeine Angespanntheit, die auf intensives Bemühen um Selbstkontrolle hinweisen)*
❑ *Aggressive Handlungen (Zerstörung von Gegenständen im unmittelbaren Umfeld)*

❏ *Erhöhte motorische Aktivität (auf und ab gehen, Aufregung, Reizbarkeit, Erregung)*
❏ *Rückzug in sich selbst (regressives Verhalten)*

Verbale Äußerungen

❏ Äußerung von Selbstmordfantasien (wiederholt und nachdrücklich)
❏ Sprechen über den Tod
❏ Äußerungen, wie „ohne mich sind alle besser dran"
❏ Fragen nach der tödlichen Dosis von Medikamenten
❏ *Unfähigkeit, Gefühle in Worte zu fassen*
❏ *Wiederholung von Äußerungen (dauernde Klagen, Bitten und Forderungen)*
❏ *Feindselige, bedrohliche Äußerungen*
❏ *Verdächtigungen, paranoide Ideen, Wahnvorstellungen, Halluzinationen*
❏ *Bringt Ausweglosigkeit zum Ausdruck*

Emotionaler Zustand

❏ Hoffnungslosigkeit
❏ Verzweiflung
❏ Erhöhter Angstzustand
❏ Panik
❏ Zorn
❏ Feindseligkeit
❏ *Niedergeschlagenheit (aktive, aggressive, suizidale Handlungen)*
❏ *Panische Zustände, Zornausbrüche*
❏ *Katatonischer/manischer Erregungszustand*
❏ *Furcht vor sich selbst oder anderen*
❏ *Verletzliches Selbstwertgefühl*

Psychischer Zustand

❏ Ausgeprägte Niedergeschlagenheit
❏ Alkohol- und Drogenmissbrauch
❏ Psychopathische Persönlichkeit
❏ *Postpartale Niedergeschlagenheit*
❏ *Stillpsychose*
❏ *Alkohol-/Suchtmittelkonsum oder -entzug*

Physischer Zustand

❏ Hypochondrisch
❏ Chronische oder terminale Erkrankung
❏ *Demenzielles Zustandsbild*
❏ *Organisches Durchgangssyndrom*
❏ *Toxische Reaktionen auf Medikamente (einschließlich Sucht-mittel/Alkohol)*
❏ *Hirnorganisches Syndrom*
❏ *Hormonelle Störung (z. B. Postmenopausesyndrom)*

Familiärer Hintergrund

❏ Chaotische und/oder konfliktreiche Familiensituation
❏ Selbstmord in der Familiengeschichte
❏ Alleinstehend (Single, verwitwet, geschieden)
❏ *Misshandlung in der Familie*

Sexuelle Orientierung

❏ Bisexualität (aktiv)
❏ Homosexualität (nicht ausgelebt)

Persönliche Ressourcen

❏ Verminderte Leistungsfähigkeit
❏ Eingeschränktes Verständnis der Umwelt
❏ Affekte verflacht oder wenig kontrolliert
❏ Alter (zwischen 15–19 Jahren und über 45 Jahre)
❏ *Wahrnehmungseinengung die Umwelt betreffend*

Soziale Ressourcen

❏ Schlechte zwischenmenschliche Beziehungen
❏ Soziale Isolation
❏ Uninteressierte Familie
❏ Konfliktreiche zwischenmenschliche Beziehungen
❏ Arbeitslosigkeit, kürzlicher Verlust des Arbeitsplatzes
❏ Berufsstand (leitende Position, Selbstständigkeit, Hilfsarbeiter)
❏ *Entwicklungsbedingte, negative Vorbilder*

Anmerkung

Eine Hoch-Risiko-Diagnose kann nicht durch Zeichen und Symptome belegt werden, da das Problem nicht aufgetreten ist und die Pflegemaßnahmen die Prävention bezwecken.

Patientenbezogene Pflegeziele

1. Der Patient kann Gedanken bezüglich Selbstverletzungen äußern.
2. Der Patient setzt keine autoaggressiven Handlungen.
3. Der Patient ist sich der Realität der Situation bewusst.
4. Der Patient spricht aus und versteht wann, weshalb und unter welchen Umständen dieses Verhalten auftritt.
5. Der Patient erkennt die auslösenden Faktoren.
6. Der Patient zeigt erhöhtes Selbstwertgefühl.
7. Der Patient beteiligt sich an der Pflege und erfüllt die eigenen Bedürfnisse auf selbstbewusste Weise.
8. Der Patient behält die Selbstkontrolle, die sich durch entspannte Körperhaltung, gewaltfreies Verhalten ausdrückt.
9. Der Patient kanalisiert die Feindseligkeit in sozial akzeptables Verhalten.
10. Der Patient nützt die Ressourcen und das soziale Netz auf wirksame Art.

Maßnahmen

I. Ermitteln der ursächlichen/begünstigenden Risikofaktoren

1. Ermitteln Sie die ursächliche Dynamik der Situation gemäß der erwähnten Risikofaktoren.
2. Achten Sie auf Frühzeichen, wie Verzweiflung/erhöhte Angst (z. B. Reizbarkeit, mangelnde Kooperation, forderndes Verhalten, Körperhaltung/Ausdruck).
3. Erkennen Sie Zustände, die möglicherweise die Fähigkeit, das eigene Verhalten unter Kontrolle zu halten, beeinträchtigen (z. B. akutes/chronisches hirnorganisches Syndrom, medikamenteninduzierte, postoperative und nach Krampfanfällen auftretende Verwirrung, psychomotorische Krampfanfälle).
4. Informieren Sie sich über Laborresultate (z. B. Blutalkoholgehalt,

Blutzucker, arterielle Blutgasanalyse, Elektrolyte, Nierenfunktionswerte).

5. Beachten Sie Zeichen einer Selbstmordabsicht (Losigkeitssyndrom – „es ist alles sinnlos", „ich bin wertlos"), Selbstmordversuche, Anhäufung von toxischen Substanzen.

6. Beachten Sie suizidales Verhalten in der Familien-Anamnese.

7. Ermitteln Sie Selbstmordabsicht durch direkte Befragung. Erkennen Sie die Realität an, dass Selbstmord eine Wahl sein kann.

8. Ermitteln Sie Gegenstände/Möglichkeiten, mit deren Hilfe Selbstmord verübt werden kann.

9. Erkennen Sie die Bewältigungsformen des Patienten.

10. Ermitteln Sie Risikofaktoren und beachten Sie Hinweise, die auf Kindesmisshandlungen/Vernachlässigung des Patienten hinweisen: unerklärbare, häufige Verletzungen, schlechte Entwicklung.

II. Unterstützen des Patienten zur Selbstkontrolle

1. Bauen Sie eine therapeutische Beziehung zwischen Pflegeperson/Patient auf. Sorgen Sie – wenn möglich – für eine kontinuierliche Betreuung durch eine Bezugsperson.

2. Begegnen Sie dem Patienten mit positiver Wertschätzung. Denken Sie daran, dass sich der Patient möglicherweise nicht unter Kontrolle hat, vor allem wenn er/sie unter dem Einfluss von Suchtmitteln steht (einschließlich Alkohol).

3. Wahren Sie Distanz und berühren Sie den Patienten nicht, wenn sich aus der Situation erkennen lässt, dass er/sie keine Nähe erträgt (z. B. nach einem Trauma).

4. Erkennen Sie, dass die Handlungen des Patienten eine Reaktion auf die eigene Furcht (er fürchtet sich vor eigenem Verhalten, Kontrollverlust), auf Abhängigkeit und Ohnmachtsgefühle sein können.

5. Nehmen Sie sich Zeit dem Patienten zuzuhören, erkennen Sie die Realität seiner Gefühle an und ermutigen Sie ihn darüber zu sprechen.

6. Geben Sie dem Patienten so viel eigene Kontrollmöglichkeit, wie die individuelle Situation es zulässt.

7. Akzeptieren Sie den Zorn des Patienten, ohne mit Emotionen zu reagieren.

8. Gewähren Sie dem Patienten zornige Gefühle auf annehmbare Weise zu äußern, und lassen Sie ihn wissen, dass das Pflegeteam da ist, um ihm zu helfen.

9. Bleiben Sie ruhig und setzen Sie klar und bestimmt Grenzen.
10. Sagen Sie dem Patienten, wann die Grenzen erreicht sind, damit er die eigenen Handlungen kontrollieren kann.
11. Helfen sie dem Patienten angemessenere Lösungen/Verhaltensweisen zu erkennen (z. B. körperliche Aktivitäten/Entspannungsübungen).
12. Sorgen Sie für eine sichere und ruhige Umgebung. Bei Gefahr im Verzug reagieren Sie mit entsprechenden Sicherheitsmaßnahmen. Bei notwendigen Beschränkungen informieren Sie umgehend den Arzt.
13. Nähern Sie sich dem ängstlichen/aggressiven Patienten mit positiver Haltung, halten Sie angemessenen Augenkontakt und sprechen Sie mit beruhigender Stimme.
14. Geben Sie Richtlinien für Handlungen, die der Patient ausführen kann, und vermeiden Sie negative Formulierungen wie „das darf man nicht".
15. Verabreichen Sie verordnete Medikamente.
16. Seien Sie ehrlich bei der Information und im Umgang mit dem Patienten.
17. Helfen Sie dem Patienten zwischen Realität und Halluzinationen/Wahnvorstellungen zu unterscheiden.
18. Geben Sie positive Rückmeldungen bei Bemühungen des Patienten und bestätigen Sie vorhandene Stärken.
19. Überwachen Sie die medikamentöse Therapie und dokumentieren Sie die Wirkung.
20. Beachten Sie Todesphantasien und besprechen Sie dies im Behandlungsteam.

III. Unterstützen des Patienten/Bezugsperson(en) mit der bestehenden Situation besser umzugehen

1. Richten Sie die Maßnahmen auf die betroffene(n) Person(en) aus.
2. Wahren Sie eine ruhige, sachliche, wertfreie Haltung.
3. Erkennen Sie Faktoren (Gefühle/Ereignisse), die zu gewaltsamen Verhaltensweisen geführt haben.
4. Informieren Sie die Bezugspersonen wie sich ein bevorstehender Selbstverletzungslevel erkennen lässt.
5. Informieren Sie die Bezugspersonen wie man mit angemessenen Interventionen unterstützen kann.

IV. Förderung des Bewusstseins für die eigene Sicherheit innerhalb des Pflegeteams und Setzen von Überwachungsmaßnahmen für Hochrisikopatienten

1. Besprechen Sie spezifische Maßnahmen im Falle autoaggressiven Verhaltens.
2. Fordern Sie zusätzliches Personal/Sicherheitsbeamte (Polizei) an.
3. Schränken Sie den Gebrauch von Glas, Nagelfeilen, Rasierern, Dosen, Plastiktaschen, Feuerzeugen, elektrischer Ausstattung, Gürtel, Kleiderhaken, Messer, Pinzetten, Alkohol, Waffen ein.
4. Verabreichen Sie Mahlzeiten unter Observation.
5. Stellen Sie beim Verabreichen von Medikamenten sicher, dass alle Medikamente geschluckt werden.
6. Führen Sie Personenchecks laut Anordnung durch.
7. Schränken Sie den Aufenthalt des Patienten nach den Richtlinien des Unterbringungsgesetzes und nach Anordnung des Arztes auf ihre Abteilung ein. Stellen Sie bei Aufenthalten außerhalb der Station vom Personal jemanden bei.
8. Informieren Sie Besucher über die Einschränkung von Gegenständen.
9. Führen Sie regelmäßige Zimmerdurchsuchungen laut Anordnung durch.
10. Führen Sie nach Anordnung Einschränkungen der Bewegungsfreiheit durch.
11. Verständigen Sie nach ärztlicher Anordnung Polizei und Angehörige bei Entweichung des Patienten.
12. Informieren Sie das gesamte Personal von der Selbstmordgefährdung des Patienten.
13. Treffen Sie Vereinbarungen in Form eines Therapievertrages (schriftlich, mündlich).

V. Fördern des Wohlbefindens

1. Beteiligen Sie den Patienten entsprechend der Situation an der Pflegeplanung; ermöglichen Sie ihm, seine Bedürfnisse in die Stationsaktivitäten zu integrieren.
2. Helfen Sie dem Patienten sich selbstsicher, statt unsicher oder aggressiv zu verhalten.
3. Besprechen Sie mit der(n) Bezugsperson(en) die Gründe für das Verhalten des Patienten.

4. Planen Sie Strategien als Hilfestellung für die Eltern, damit sie lernen ihre Elternrolle wirksamer zu erfüllen (z. B. Elternbildungskurse, sinnvoller Umgang mit Frustrationen usw.).
5. Führen Sie gemäß dem Therapievertrag gesundheitsfördernde Maßnahmen durch (Entspannungsübungen, Visualisierungstechniken, sportliche Betätigung).
6. Stellen Sie fest, welches soziale Netz vorhanden ist (z. B. Familie/Freunde, kirchliche Vertreter usw.).
7. Informieren Sie über Selbsthilfegruppen, Kriseninterventionszentren und psychosoziale Dienste.
8. Unterstützen Sie den Patienten über präsuizidale Zeichen oder andere autoaggressive Zeichen zu sprechen und Gegenstrategien zu entwickeln.
9. Vgl. :

   PD 00056   *Elterliche Pflege, beeinträchtigt*
   PD 00074   *Bewältigungsformen (Coping) der Familie,*
   mangelnde Unterstützung
   PD 00069   *Bewältigungsformen (Coping) des Betroffenen,*
   ungenügend
   PD 00141   *Posttraumatische Reaktion*
   PD 00142   *Vergewaltigungssyndrom*

Pflegediagnose 00150 nach der NANDA Taxonomie II

Suizid, hohes Risiko

Thematische Gliederung:
Alleinsein und soziale Interaktion

Definition
Der Zustand, bei dem der Patient dem Risiko ausgesetzt ist, sich selbst eine lebensbedrohliche Körperschädigung zuzufügen.

Risikofaktoren

Verhaltensbezogen

- ❏ Suizidversuche in der Anamnese
- ❏ Impulsivität
- ❏ Kauf einer Schusswaffe
- ❏ Sammeln von Medikamenten
- ❏ Verfassen oder Abänderung eines Testaments
- ❏ Weggeben von Eigentum oder Besitztümer
- ❏ Plötzliche euphorische Genesung nach einer Niedergeschlagenheit
- ❏ Markante Veränderung des Verhaltens, der Einstellung, der schulischen Leistungen

Verbal

- ❏ Droht, sich selbst zu töten
- ❏ Äußert sterben zu wollen, allem ein Ende zu setzen

Situationsbedingt

- ❏ Lebt alleine
- ❏ Ruhestand
- ❏ Umzug
- ❏ Institutionalisierung
- ❏ Wirtschaftliche Unsicherheit
- ❏ Verlust der Unabhängigkeit – der Autonomie
- ❏ Schusswaffe im Haushalt

❏ Heranwachsende Jugendliche in einer nicht traditionellen Umgebung (Jugendstrafvollzug, Gefängnis, offener Strafvollzug, Heim)

Psychologisch

❏ Suizid in der Familie
❏ Alkohol- und Suchtmittelgebrauch und -missbrauch
❏ Psychiatrische Erkrankung/Störung (z. B. Niedergeschlagenheit, Schizophrenie, bipolare Erkrankung)
❏ Missbrauch in der Kindheit
❏ Schuld
❏ Lesbische oder homosexuelle Jugendliche (Identitätskrisen)

Demografisch

❏ Alter: ältere Menschen, junge männliche Erwachsene, Jugendliche
❏ Gesellschaftlich benachteiligte Gruppen
❏ Geschlecht: männlich
❏ Geschieden, verwitwet

Körperlich

❏ Körperliche Krankheit
❏ Krankheit im Endstadium
❏ Chronische Schmerzen

Sozial

❏ Verlust wichtiger Beziehungen
❏ Zerstörtes Familienleben
❏ Kummer, Trauerfall
❏ Fehlendes Unterstützungssystem
❏ Einsamkeit
❏ Hoffnungslosigkeit
❏ Hilflosigkeit
❏ Soziale Isolation
❏ Rechtliche oder disziplinäre Probleme
❏ Häufung von Suizidfällen

Anmerkung

Eine Hoch-Risiko-Diagnose kann nicht durch Zeichen und Symptome belegt werden, da das Problem nicht aufgetreten ist und die Pflegemaßnahmen die Prävention bezwecken.

Patientenbezogene Pflegeziele

1. Der Patient erkennt individuelle Risikofaktoren.
2. Der Patient spricht über seine Gefühle (Wut, Angst, Ärger, Zorn, Einsamkeit, Hoffnungslosigkeit, ...).
3. Der Patient nimmt von sich aus Kontakt zu Betreuungspersonen auf.
4. Der Patient beteiligt sich am Stationsgeschehen.
5. Der Patient zeigt lebensbejahende Verhaltensmuster.
6. Der Patient gibt für sein weiteres Vorgehen realistische Perspektiven an.
7. Der Patient distanziert sich von Suizidgedanken.

Maßnahmen

I. Ermitteln der ursächlichen/begünstigenden Risikofaktoren

1. Schätzen Sie das Suizidrisiko mit Hilfe einer Risikoskala ein.
2. Achten Sie auf Zeichen des präsuizidalen Syndroms (z. B. nach Erwin Ringel).

II. Unterstützen des Patienten zur Selbstkontrolle

1. Bauen Sie eine therapeutische Beziehung zwischen Pflegeperson/Patient auf. Sorgen Sie – wenn möglich – für eine kontinuierliche Betreuung durch eine Bezugsperson.
2. Begegnen Sie dem Patienten mit positiver Wertschätzung. Denken Sie daran, dass sich der Patient möglicherweise nicht unter Kontrolle hat.
3. Wahren Sie Distanz und berühren Sie den Patienten nicht, wenn sich aus der Situation erkennen lässt, dass er/sie keine Nähe erträgt (z. B. nach einem Trauma).
4. Erkennen Sie, dass die Handlungen des Patienten eine Reaktion

auf die eigene Furcht (er fürchtet sich vor eigenem Verhalten, Kontrollverlust), auf Abhängigkeit und Ohnmachtsgefühle sein können.

5. Nehmen Sie sich Zeit dem Patienten zuzuhören, erkennen Sie die Realität seiner Gefühle an und ermutigen Sie ihn darüber zu sprechen.

6. Geben Sie dem Patient so viel eigene Kontrollmöglichkeit, wie die individuelle Situation es zulässt.

7. Akzeptieren Sie den Zorn des Patient, ohne mit Emotionen zu reagieren.

8. Gewähren Sie dem Patienten zornige Gefühle auf annehmbare Weise zu äußern, und lassen Sie ihn wissen, dass das Pflegeteam da ist, um ihm zu helfen.

9. Bleiben Sie ruhig und setzen Sie klar und bestimmt Grenzen.

10. Sagen Sie dem Patienten, wann die Grenzen erreicht sind, damit er die eigenen Handlungen kontrollieren kann.

11. Helfen sie dem Patienten angemessenere Lösungen/Verhaltensweisen zu erkennen (z. B. körperliche Aktivitäten/Entspannungsübungen).

12. Sorgen Sie für eine sichere und ruhige Umgebung. Bei Gefahr im Verzug reagieren Sie mit entsprechenden Sicherheitsmaßnahmen. Bei notwendigen Beschränkungen informieren Sie umgehend den Arzt.

13. Nähern Sie sich dem suizidalen Patienten mit positiver Haltung, halten Sie angemessenen Augenkontakt und sprechen Sie mit beruhigender Stimme.

14. Geben Sie Richtlinien für Handlungen, die der Patient ausführen kann, und vermeiden Sie negative Formulierungen wie „Das darf man nicht!".

15. Verabreichen Sie verordnete Medikamente.

16. Seien Sie ehrlich bei der Information und im Umgang mit dem Patienten.

17. Helfen Sie dem Patienten zwischen Realität und Halluzinationen/Wahnvorstellungen zu unterscheiden.

18. Geben Sie positive Rückmeldungen bei Bemühungen des Patienten und bestätigen Sie vorhandene Stärken.

19. Überwachen Sie die medikamentöse Therapie und dokumentieren Sie die Wirkung.

20. Beachten Sie Todesphantasien und besprechen Sie dies im Behandlungsteam.

21. Sprechen Sie bei Verdacht den Patienten gezielt auf Suizidgedanken an.

III. Unterstützen des Patienten/Bezugsperson(en) mit der bestehenden Situation besser umzugehen

1. Richten Sie die Maßnahmen auf die betroffene(n) Person(en) aus.
2. Wahren Sie eine ruhige, sachliche, wertfreie Haltung.
3. Erkennen Sie Faktoren (Gefühle/Ereignisse), die zu suizidalen Verhaltensweisen geführt haben.
4. Informieren Sie die Bezugspersonen, wie sich ein bevorstehender Suizidversuch erkennen lässt.
5. Informieren Sie die Bezugspersonen, wie man mit angemessenen Interventionen unterstützen kann.

IV. Förderung des Bewusstseins für die eigene Sicherheit innerhalb des Pflegeteams und Setzen von Überwachungs maßnahmen für Hochrisikopatienten

1. Besprechen Sie spezifische Maßnahmen im Falle autoaggressiven Verhaltens.
2. Vermeiden Sie den Gebrauch von Glas, Nagelfeile, Rasierer, Dosen, Plastiktaschen, Feuerzeug, elektrischer Ausstattung, Gürtel, Kleiderhaken, Messer, Pinzetten, Alkohol, Waffen.
3. Stellen Sie beim Verabreichen von Medikamenten sicher, dass alle Medikamente geschluckt werden.
4. Führen Sie Personen-Checks laut Anordnung durch.
5. Schränken Sie den Aufenthalt des Patienten nach den Richtlinien des Unterbringungsgesetzes und nach Anordnung des Arztes auf ihre Abteilung ein. Stellen Sie bei Aufenthalten außerhalb der Station vom Personal jemanden bei.
6. Informieren Sie Besucher über die Einschränkung von Gegenständen.
7. Führen Sie regelmäßige Zimmerdurchsuchungen laut Anordnung durch.
8. Vergewissern Sie sich über den Aufenthaltsort des Patienten.
9. Führen Sie nach Anordnung Einschränkungen der Bewegungsfreiheit durch.
10. Verständigen Sie nach ärztlicher Anordnung Polizei und Angehörige bei Entweichung des Patienten.
11. Informieren Sie das gesamte Personal von der Selbstmordgefährdung des Patienten.

12. Treffen Sie Vereinbarungen in Form eines Therapievertrages (schriftlich, mündlich).

V. Fördern des Wohlbefindens

1. Beteiligen Sie den Patienten entsprechend der Situation an der Pflegeplanung; ermöglichen Sie ihm, seine Bedürfnisse in die Stationsaktivitäten zu integrieren.
2. Helfen Sie dem Patienten sich selbstsicher, statt unsicher oder autoaggressiv zu verhalten.
3. Besprechen Sie mit der(n) Bezugsperson(en) die Gründe für das Verhalten des Patienten.
4. Planen Sie Strategien als Hilfestellung für die Eltern, damit sie lernen ihre Elternrolle wirksamer zu erfüllen (z. B. Elternbildungskurse, sinnvoller Umgang mit Frustrationen usw.).
5. Führen Sie gemäß dem Therapievertrag gesundheitsfördernde Maßnahmen durch (Entspannungsübungen, Visualisierungstechniken, sportliche Betätigung).
6. Stellen Sie fest, welches soziale Netz vorhanden ist (z. B. Familie/Freunde, kirchliche Vertreter usw.).
7. Informieren Sie über Selbsthilfegruppen, Kriseninterventionszentren und psychosoziale Dienste.
8. Unterstützen Sie den Patienten über präsuizidale Zeichen oder andere autoaggressive Zeichen zu sprechen und Gegenstrategien zu entwickeln.
9. Vgl.:

   PD 00056   *Elterliche Pflege, beeinträchtigt*
   PD 00074   *Bewältigungsformen (Coping) der Familie, mangelnde Unterstützung*
   PD 00069   *Bewältigungsformen (Coping) des Betroffenen, ungenügend*
   PD 00153   *Selbstwertgefühl, situationsbedingt gering, hohes Risiko*
   PD 00141   *Posttraumatische Reaktion*
   PD 00142   *Vergewaltigungssyndrom*
   PD 00140   *Gewalttätigkeit gegen sich, hohes Risiko*

Pflegediagnose 00142 (9.2.3.1.) nach der NANDA Taxonomie II

Vergewaltigungssyndrom

Thematische Gliederung:
Alleinsein und soziale Interaktion

Definition
Durch sexuelle Gewalt verursachtes körperliches und emotionales Trauma eines Patienten.

Beachte: Dieses Syndrom beinhaltet die folgenden drei Untergruppen: Vergewaltigungssyndrom; Vergewaltigungssyndrom, gesteigerte Reaktion und Vergewaltigungssyndrom, stille Reaktion. Im Text wird jede als eigene Pflegediagnose geführt.

Ätiologie (mögliche Ursachen)

❏ Berichteter oder bewiesener sexueller Übergriff

Symptome (Merkmale, Kennzeichen)

❏ Desorganisiertheit
❏ Änderungen in den Beziehungen
❏ Konfusion
❏ Physisches Trauma (z. B. Blutergüsse, Gewebeirritationen)
❏ Selbstmordversuche
❏ Leugnen
❏ Schuldgefühle
❏ Paranoia
❏ Gefühl der Demütigung
❏ Beschämung
❏ Aggression
❏ Muskelanspannung oder Spasmen
❏ Stimmungsschwankungen
❏ Unselbstständigkeit
❏ Machtlosigkeit

❏ Albträume und Schlafstörungen
❏ Sexuelle Störungen
❏ Rachegefühle
❏ Phobien
❏ Verlust des Selbstvertrauens
❏ Unfähigkeit Entscheidungen zu treffen
❏ Selbstvorwürfe
❏ übermäßige Aufmerksamkeit
❏ Verwundbarkeit
❏ Missbrauch von Substanzen
❏ Niedergeschlagenheit
❏ Hilflosigkeit
❏ Ärger
❏ Sorgen
❏ Agitiertheit
❏ Schamgefühle
❏ Schock
❏ Furcht

Akute Phase

❏ *Psychische Reaktionen (Wut, Ablehnung, emotionaler Schock, Angst alleine zu sein, Beschämung, Furcht vor körperlicher Gewalt und Tod, Demütigung, Rachegefühle, Selbstvorwürfe)*
❏ *Mehrfache körperliche Symptome (gastrointestinale Beschwerden, Missbehagen im Urogenitalbereich (Schmerzen, Juckreiz), Muskelverspannung, Muskelschmerzen, Störung der Schlafgewohnheiten)*
❏ *Sexuelle Reaktionen (Misstrauen gegenüber Männern, wenn das Opfer eine Frau war; Änderung des Sexualverhaltens)*

Langzeitphase

❏ *Alle Merkmale aus der akuten Phase können bestehen bleiben*
❏ *Psychische Reaktionen (Albträume und Phobien, Angst, Niedergeschlagenheit)*
❏ *Veränderung der Lebensweise (Suche nach Unterstützung in der Familie, bei anderen sozialen Einrichtungen; Aufbau von Widerständen)*

Patientenbezogene Pflegeziele

1. Der Patient spricht seine Gefühle und Ängste aus, spricht über den sexuellen Übergriff.
2. Der Patient spricht über ein gesteigertes Sicherheitsgefühl und ein erhöhtes Wohlbefinden.
3. Der Patient spricht ein positives Selbstbild aus.
4. Der Patient stellt fest, dass das Ereignis nicht aufgrund von eigenem Verschulden geschehen ist. Er/sie erkennt Verhaltensweisen/Situationen, die kontrolliert werden können, um das Risiko einer Wiederholung zu vermindern.
5. Der Patient kennt Unterstützungssysteme und nützt sie bei Bedarf.
6. Der Patient befasst sich mit den praktischen Aspekten (z. B. Gerichtsvorladung usw.).
7. Der Patient zeigt angemessene Veränderungen der Lebensweise (z. B. Berufs-/Wohnortswechsel) nach Notwendigkeit und sucht/erhält bei Bedarf Hilfestellung von Bezugspersonen.
8. Der Patient interagiert mit Einzelnen/in Gruppen in wünschenswerter und akzeptabler Weise.

Maßnahmen

I. Ermitteln des Traumas und der individuellen Reaktion

1. Ermitteln Sie Ihre eigenen Gefühle in Bezug auf die Vergewaltigungsproblematik, bevor Sie mit dem/der Betroffenen in Beziehung treten.
2. Versuchen Sie Informationen über die körperliche Verletzung zu erhalten, und ermitteln Sie stressbedingte Symptome, wie Benommenheit, Kopfschmerzen, Engegefühl in der Brust, Übelkeit, Herzklopfen usw.
3. Ermitteln Sie psychische Reaktionen: Wut, Schock, akute Angst, Verwirrung, Verneinung. Beachten Sie Lachen, Weinen, ruhiges oder aufgeregtes, aufgebrachtes Verhalten, Äußerungen über Nicht-Wahrhaben-Wollen und/oder Selbstvorwürfe.
4. Bestimmen Sie das Ausmaß der psychischen Reaktionen.
5. Ermitteln Sie, ob das Ereignis vorbestehende oder bestehende Zustände (körperliche und psychische) reaktiviert hat, welche die Haltung des Patienten in Bezug auf das Trauma beeinflussen.

6. Ermitteln Sie Beziehungsstörungen mit anderen Personen (z. B. Familienmitglieder, Freunde, Mitarbeiter, Bezugspersonen usw.).
7. Beobachten Sie Zeichen einer zunehmenden Angst (z. B. Schweigen, Stottern, Unruhe).
8. Erkennen Sie die Entwicklung phobischer Reaktionen gegenüber alltäglichen Gegenständen (z. B. Messer) und Situationen (z. B. das Läuten der Türglocke, sich in Menschenmengen bewegen usw.).
9. Ermitteln Sie das Ausmaß von gestörten Bewältigungsformen (z. B. Konsum von Suchtmitteln, von Selbstmordgedanken/Mordabsichten, merkliche Veränderung des sexuellen Verhaltens).

II. Unterstützen des Patienten beim Umgang mit der bestehenden Situation

Akute Phase

1. Bleiben Sie beim Patienten.
2. Verabreichen Sie die verordneten Medikamente.
3. Beachten Sie die Melde- bzw. Anzeigepflicht.
4. Helfen Sie beim Erstellen des Polizeiberichtes, beim Sammeln von Beweismaterial (Beweiskette), beschriften Sie jeden Gegenstand und verwahren Sie die Gegenstände auf korrekte Weise.
5. Schaffen Sie eine Atmosphäre, in der sich die/der Betroffene frei über die Gefühle und Ängste äußern kann, einschließlich der Sorgen über die Beziehung zu Bezugspersonen und deren Reaktion. Planen Sie ausreichend Zeit dafür ein.
6. Unterstützen Sie den Patienten durch Zuhören. (Akzeptieren Sie es, wenn der Patient nicht sprechen möchte. Anmerkung: Dies kann auf eine „stille Reaktion" hindeuten.)
7. Bieten Sie Hilfestellung in praktischen Belangen.
8. Beachten und helfen Sie dem Patienten, Eigenkräfte auf eine positive Weise zu nutzen.
9. Ermitteln Sie Personen, die dem Patienten helfen können.

Postakute Phase

1. Lassen Sie den Patienten das Ereignis auf seine/ihre Weise verarbeiten und forcieren Sie diesbezüglich nichts.
2. Hören Sie auf Äußerungen über Angst vor Menschenmassen und vor Männern/Frauen.

Langzeitphase

1. Planen Sie weiterhin Zeit ein, um dem Patienten zuzuhören, was ihn beschäftigt.
2. Achten Sie auf fortbestehende, psychosomatische Beschwerden.
3. Lassen Sie Gefühle zu (kann sich nach der akuten Phase fortsetzen). Drängen Sie den Patienten nicht zu einem raschen Durchleben seiner/ihrer Gefühle.
4. Bieten Sie Hilfe zur Selbsthilfe an.
5. Lassen Sie den Patienten weiterhin nach seinem Rhythmus Fortschritte machen.
6. „Gestatten" Sie dem Patienten, den Zorn gegenüber dem Täter/der Situation auf seine/ihre Weise auszudrücken und damit umzugehen.
7. Halten Sie das Gespräch auf der Gefühlsebene, anstatt das Ereignis zu intellektualisieren.
8. Geben Sie Hilfestellungen bei Sorgen über die Auswirkungen des Ereignisses, wie Gerichtsvorladung, Schwangerschaft, Krankheit, Beziehung zur Bezugsperson usw.
9. Informieren Sie über professionelle Beratungsstellen, Krisenintervention und Selbsthilfegruppen.

III. Fördern des Wohlbefindens

1. Informieren Sie Patienten, mit welchen Reaktionen er/sie während den einzelnen Phasen rechnen muss. Lassen Sie den Patienten wissen, dass dies normale Reaktionen sind. Drücken Sie sich neutral aus, z. B. „Es ist möglich, dass Sie ...".
2. Helfen Sie dem Patienten, Faktoren zu erkennen, die möglicherweise eine risikoreiche Situation hervorgerufen haben und wie er diese in den Griff bekommen könnte, um sich in Zukunft davor zu schützen. Vermeiden Sie Werturteile.
3. Besprechen Sie vom Patienten erwogene Veränderungen der Lebensweise und deren Einfluss auf die Genesung.
4. Ermutigen Sie den Patienten ein psychiatrisches Konsilium zu beanspruchen, wenn er übermäßig gewalttätig, untröstlich ist oder keine Zeichen des Fortschrittes sichtbar sind. Die Teilnahme an einer Gruppe kann hilfreich sein.
5. Informieren Sie über Familien-/Eheberatung.
6. Vgl.:
PD 00125 Machtlosigkeit

PD 00069   *Bewältigungsformen (Coping) des Betroffenen,*
           ungenügend
PD 00135   *Trauern, unbewältigt*
PD 00136   *Trauern, vorzeitig*
PD 00146   *Angst*
PD 00148   *Furcht*

Vergewaltigungssyndrom, gesteigerte Reaktion

Thematische Gliederung: Alleinsein und soziale Interaktion

Definition

Trauma eines Patienten, das sich nach einer Vergewaltigung oder versuchten Vergewaltigung entwickelt, bei dem er/sie starke Veränderungen im Verhalten, im seelischen Gleichgewicht und in der Arbeitsfähigkeit aufweist. Das Syndrom schließt eine akute Desorganisation in der Lebensweise des Opfers und einen längeren Prozess der Reorganisation ein.

Ätiologie (mögliche Ursachen)

(In Entwicklung durch die NANDA)

❑ *Berichteter oder bewiesener sexueller Übergriff*

Symptome (Merkmale, Kennzeichen)

❑ Veränderungen im Lebensstil (z. B. Wechsel des Wohnortes, wiederholte Albträume, Phobien, verstärkte Suche nach Unterstützung durch die Familie, Bedürfnis nach verstärkter Unterstützung im sozialen Netzwerk)
❑ Psychische Reaktionen (Wut, Ablehnung, emotionaler Schock, Angst alleine zu sein, Beschämung, Furcht vor körperlicher Gewalt und Tod, Demütigung, Rachegefühle, Selbstvorwürfe)
❑ Mehrfache körperliche Symptome (gastrointestinale Beschwerden, Missbehagen im Urogenitalbereich *(Schmerzen, Juckreiz)*, Muskelverspannung, Muskelschmerzen, Störung der Schlafgewohnheiten)
❑ Reaktivierte Symptome von früheren Zuständen (z. B. körperliche Erkrankungen, psychische Krankheit)
❑ Alkohol- und/oder andere Suchtmittelabhängigkeit

❏ *Sexuelle Reaktionen (Misstrauen gegenüber Männern, wenn das Opfer eine Frau war; Änderung des Sexualverhaltens)*

Patientenbezogene Pflegeziele

Siehe *PD 00142 Vergewaltigungssyndrom*

Maßnahmen

Siehe *PD 00142 Vergewaltigungssyndrom*

Vergewaltigungssyndrom, stille Reaktion

Thematische Gliederung:
Alleinsein und soziale Interaktion

Definition

Trauma eines Patienten, das sich nach einer Vergewaltigung oder versuchten Vergewaltigung entwickelt, wobei der Patient niemand von der Vergewaltigung erzählt und sein/ihr Gefühl für sich behält. Das Syndrom schließt eine akute Desorganisation in der Lebensweise des Opfers und einen längeren Prozess der Reorganisation ein.

Ätiologie (mögliche Ursachen)
(In Entwicklung durch die NANDA)

❑ *Berichteter oder bewiesener sexueller Übergriff*

Symptome (Merkmale, Kennzeichen)

❑ Zunehmende Angst in Gesprächen (z. B. Blockaden von Assoziationen, längere Schweigephasen, geringfügiges Stottern, körperliches Leiden)
❑ Plötzliches Auftreten von phobischen Reaktionen
❑ Keine verbalen Äußerungen über die Vergewaltigung
❑ Abrupte Veränderungen in Beziehungen zu Männer
❑ Vermehrte Albträume
❑ Berichtete Veränderungen im sexuellen Verhalten

Patientenbezogene Pflegeziele

Siehe *PD 00142 Vergewaltigungssyndrom*

Maßnahmen

Siehe *PD 00142 Vergewaltigungssyndrom*

Pflegediagnose 00059 (3.2.1.2.1.) nach der NANDA Taxonomie II

Sexualität, beeinträchtigt

Thematische Gliederung:
Alleinsein und soziale Interaktion

Definition
Der Zustand, bei dem ein Patient eine Veränderung der sexuellen Funktion erlebt, die als unbefriedigend, nicht lohnenswert und unangemessen empfunden wird.

Ätiologie (mögliche Ursachen)

- Fehlinformationen oder Wissensdefizit
- Verletzlichkeit
- Wertekonflikt – moralischer Konflikt
- Psychosozialer Missbrauch (schädliche, nachteilige Beziehungen)
- Körperlicher Missbrauch
- Fehlende Intimsphäre
- Ineffektive oder fehlende Vorbilder *(Fehlen der Fähigkeiten Gefühle auszudrücken oder zu zeigen)*
- Veränderte Körperstruktur oder -funktion (Schwangerschaft, kurz zurückliegende Geburt, Medikamente/Suchtmittel, Operationen, Anomalien, Krankheitsprozess, Verletzung, Bestrahlung, *Libidoverlust, Störung der sexuellen Reaktion [z. B. frühzeitige Ejakulation], Dyspareunie [Schmerzen beim Geschlechtsverkehr])*
- fehlende Bezugsperson
- Biopsychosoziale Veränderung der Sexualität *(Biologische, psychische und soziale Veränderung der Sexualität)*

Symptome (Merkmale, Kennzeichen)

aus der Sicht des Patienten

- Konflikte im Zusammenhang mit Wertvorstellungen
- Unfähigkeit, die erwünschte Zufriedenheit im Bereich der Sexualität zu erlangen

❑ Der Patient spricht über die Probleme
❑ Veränderungen beim Erlangen der sexuellen Befriedigung
❑ Der Patient spricht über aktuelle oder wahrgenommene Einschränkungen aufgrund einer Erkrankung oder einer Therapie
❑ Suche nach Bestätigung der eigenen Attraktivität
❑ Veränderungen beim Erlangen der wahrgenommenen Geschlechtsrolle

aus der Sicht der Pflegeperson

❑ Veränderung des Interesses an der eigenen Person und am sozialen Umfeld (wichtige Bezugspersonen)
❑ Veränderung in der Beziehung zum Partner

Patientenbezogene Pflegeziele

1. Der Patient/Partner verfügt und spricht über anatomische und physiologische Kenntnisse der Geschlechtsorgane.
2. Der Patient/Partner nimmt Unterstützungs- und Beratungsmöglichkeiten wahr.
3. Der Patient spricht über die individuellen Gründe der sexuellen Probleme.
4. Der Patient erkennt Faktoren im Zusammenhang mit den Lebensumständen, welche die Störung begünstigen.
5. Der Patient erkennt annehmbare sexuelle Praktiken und Alternativen, um seiner Sexualität Ausdruck zu geben.
6. Der Patient bespricht mit Bezugspersonen seine Sorgen bezüglich Körperbild, Geschlechtsrolle, sexueller Attraktivität.

Maßnahmen

I. Ermitteln der ursächlichen/begünstigenden Faktoren

1. Nehmen Sie bei Bedarf eine Sexualanamnese auf, einschließlich des normalen Verhaltensmusters, der Libido, sowie auch die Art des Betroffenen, darüber zu sprechen.
2. Ermöglichen Sie dem Patienten, sein Problem mit eigenen Worten zu schildern.
3. Achten Sie auf Kommentare des Patienten. Sexuelle Sorgen werden oft durch Humor und/oder leichtfertige Bemerkungen überdeckt.

4. Ermitteln Sie den Informationsstand des Patienten (anatomische, physiologische Veränderungen und derzeitige Auswirkung auf die momentane Situation).
5. Ermitteln Sie gegenwärtige Stressfaktoren in der individuellen Situation. Diese Faktoren können derart angsterregend sein, dass sie Niedergeschlagenheiten oder andere psychische Reaktionen verursachen, die körperliche Symptome bewirken.
6. Besprechen Sie soziokulturelle Faktoren/Wertvorstellungen/ Konflikte.
7. Ermitteln Sie vorbestehende Probleme, die in die gegenwärtige Situation hineinspielen können (z. B. Eheprobleme/beruflicher Stress/Rollenkonflikte usw.).
8. Erkennen Sie pathophysiologische Prozesse und ihre Auswirkungen (Krankheit, OP, Verletzungen).
9. Ermitteln Sie Medikamenten-/Suchtmittelgebrauch.
10. Achten Sie auf das Verhalten, wenn dies in Zusammenhang mit körperlichen Veränderungen steht (z. B. Schwangerschaft, Fettleibigkeit, Amputation, Mastektomie usw.).
11. Vermeiden Sie Werturteile, weil sie dem Patienten nicht helfen mit der Situation fertig zu werden. (Die Pflegeperson muss sich ihrer Gefühle und Reaktionen auf die Gefühlsäußerungen und/ oder Sorgen des Patienten bewusst sein.)

II. Unterstützung des Patienten/Bezugspersonen die Situation zu bewältigen

1. Sorgen Sie für eine nicht wertende, vertrauensvolle Atmosphäre, in der es dem Patienten möglich ist über seine Probleme und Gefühle zu sprechen.
2. Stellen Sie es dem Patienten frei über dieses Thema zu sprechen.
3. Verhelfen Sie dem Patienten zu Informationen über seinen Zustand (Selbsthilfegruppe, Literatur).
4. Stellen Sie fest, was der Patient wissen will, und passen Sie die Informationen den Bedürfnissen an.
5. Ermutigen Sie den Patienten über seine Sorgen zu sprechen und akzeptieren Sie seine Äußerungen.
6. Helfen Sie dem Patienten bei der Bewusstmachung und Bewältigung seines Problems (Trauerphase).
7. Ermutigen Sie den Patienten, seine Gedanken/Sorgen mit dem Partner zu teilen.

8. Sorgen Sie für eine Intimsphäre, um eine ungestörte Gesprächsführung zu ermöglichen.
9. Empfehlen Sie dem Patienten/den Bezugspersonen, seine Probleme mit alternativen Sexualpraktiken zu lösen.
10. Verhelfen Sie dem Patienten bei Bedarf zu Informationen über korrigierende Maßnahmen, Wiederherstellungschirurgie (z. B. Penis-/Brustimplantation).
11. Verweisen Sie bei Bedarf an entsprechende Institutionen (Sexualtherapie, Familienberatungsstellen, Pflegeexperten, gynäkologische Beratungsstellen).

III. Fördern des Wohlbefindens

1. Sorgen Sie bei Bedarf für eine Aufklärung über Sexualität und Erklärung der normalen sexuellen Funktion.
2. Fördern Sie den fortlaufenden Dialog und nutzen Sie Lernsituationen im gegebenen Moment.
3. Beschaffen Sie Unterlagen zu den individuellen Problemen, die der Patient in Ruhe durchlesen kann.
4. Vermitteln Sie weitere Auskunftsstellen (z. B. Stoma-Beratung, Selbsthilfegruppen).

Pflegediagnose 00065 (3.3.) nach der NANDA Taxonomie II

Sexualverhalten, unwirksam

Thematische Gliederung:
Alleinsein und soziale Interaktion

Definition
Der Zustand, bei dem ein Patient Besorgnis über seine Sexualität äußert.

Ätiologie (mögliche Ursachen)

❑ Fehlen von wichtigen Bezugspersonen
❑ Konflikte bezüglich sexueller Orientierung oder variierender Neigungen
❑ Furcht vor Schwangerschaft, Furcht vor ansteckenden Krankheiten
❑ Beeinträchtigte Beziehung mit einem Partner
❑ Ineffektive oder nicht vorhandene Rollenvorbilder
❑ Wissens-/Fähigkeitsdefizit bezüglich alternativer Reaktionen auf gesundheitsbezogene Veränderungen, veränderte Körperfunktionen oder -strukturen, Krankheit oder medizinische Behandlung
❑ Fehlende Intimsphäre
❑ *Mangelnde Aufklärung über Sexualität*
❑ *Soziale, kulturelle oder religiöse Normen, herabgesetzte soziale Fertigkeiten*

Symptome (Merkmale, Kennzeichen)

aus der Sicht des Patienten

❑ Mitgeteilte Schwierigkeiten, Einschränkungen oder Veränderungen im Sexualverhalten oder bei sexuellen Aktivitäten

aus der Sicht der Pflegeperson

❑ *Zurückweisen von sozialen Interaktionen, Abbruch von Beziehungen*

❏ *Emotionale Reaktionen und/oder verändertes Verhalten (Ärger, regressives Verhalten, Niedergeschlagenheit, Verweigerung von Therapien)*

Patientenbezogene Pflegeziele

1. Der Patient/Partner verfügt und spricht über anatomische und physiologische Kenntnisse der Geschlechtsorgane.
2. Der Patient/Partner nimmt Unterstützungs- und Beratungsmöglichkeiten wahr.
3. Der Patient/Partner spricht aus, die sexuellen Einschränkungen, Schwierigkeiten oder Veränderungen, die aufgetreten sind, zu kennen und zu verstehen.
4. Der Patient und der Partner äußern, dass sie sich im gegenwärtigen (veränderten) Zustand, gegenseitig akzeptieren.
5. Der Patient/Partner zeigt verbesserte Kommunikations- und Beziehungsfähigkeit.
6. Der Patient/Partner kennt geeignete Methoden zur Empfängnisverhütung.

Maßnahmen

I. Ermitteln der ursächlichen/begünstigenden Faktoren

1. Ermitteln Sie Gefühle, Ängste und Fragen zur Sexualität im Zusammenhang mit dem derzeitigen Gesundheitszustand.
2. Nehmen Sie bei Bedarf die Sexualanamnese auf, einschließlich der Wahrnehmung normaler Funktion, Wortwahl (zur Ermittlung der grundlegenden Kenntnisse). Achten Sie auf besorgte Äußerungen über die sexuelle Identität.
3. Erkennen Sie den Stellenwert von Sex sowie eine Beschreibung des Problems in Worten des Patienten. Achten Sie auf Bemerkungen des Patienten/der Bezugsperson. Sexuelle Sorgen werden oft durch Sarkasmus, Humor oder abschätzige Bemerkungen überdeckt.
4. Beachten Sie soziale, kulturelle und religiöse Werte und Konflikte.
5. Erkennen Sie Stressfaktoren im Umfeld des Patienten, die Angst oder psychologische Reaktionen verursachen können (Machtprobleme mit Bezugspersonen, erwachsene Kinder, Altern, Arbeit, Potenzverlust).

6. Bringen Sie Kenntnisse über die Auswirkungen von veränderten Körperfunktionen/-einschränkungen, hervorgerufen durch Krankheit und/oder medikamentöse Therapie in Erfahrung.

7. Erheben Sie die Suchtanamnese (Medikamente, rezeptfreie und illegale Suchtmittel, Alkohol).

8. Erkennen Sie Befürchtungen im Zusammenhang mit dem Sexualverhalten (Schwangerschaft, durch Geschlechtsverkehr übertragbare Krankheiten, Vertrauens-, Glaubensfragen, Unsicherheit bezüglich der sexuellen Neigung, veränderte sexuelle Leistung).

9. Ermitteln Sie, wie der Patient seine veränderte sexuelle Aktivität oder sein Verhalten interpretiert (eine Möglichkeit, Kontrolle ausüben zu können, Erleichterung von Angstgefühlen, Vergnügen, Fehlen eines Partners).

10. Achten Sie auf verändertes Verhalten, ob dies einen Zusammenhang mit körperlichen Veränderungen oder dem Verlust eines Körperteils hat (z. B. Schwangerschaft, Amputation, Gewichtsverlust oder -zunahme).

11. Erkennen Sie Zusammenhänge altersspezifischer Probleme (Pubertät, im jungen Erwachsenenalter, Menopause, Älterwerden).

12. Vermeiden Sie Werturteile. *Anmerkung*: die Pflegeperson muss sich ihrer eigenen Gefühle und Reaktionen auf die Äußerungen und/oder Sorgen des Patienten bewusst sein und diese unter Kontrolle halten.

II. Unterstützen des Patienten/der Bezugspersonen, mit der Situation umzugehen

1. Sorgen Sie für eine nicht wertende, vertrauensvolle Atmosphäre, in der es dem Patienten möglich ist über seine Probleme und Gefühle zu sprechen.

2. Stellen Sie es dem Patienten frei über dieses Thema zu sprechen.

3. Verhelfen Sie dem Patienten zu Informationen über die individuelle Situation und ermitteln Sie diesbezügliche Bedürfnisse und Wünsche.

4. Ermutigen Sie Patient/Bezugspersonen über die individuelle Situation zu sprechen und seine Gefühle auszudrücken.

5. Besprechen Sie alternative Formen des sexuellen Ausdrucks, die für beide Partner annehmbar sind.

6. Besprechen und informieren Sie über Möglichkeiten mit indivi-

duellen technischen Hilfen umzugehen (z. B. Uro-, Ileo-, Kolosto-
miesäcken, Urinableitungssystemen).

7. Erheben Sie den Informationsstand des Patienten bei geplanten
Medikationen oder OP-Eingriffen.

III. Fördern des Wohlbefindens

1. Geben Sie zu Problemen, die vom Patienten genannt werden, Informationen oder vermitteln Sie zu anderen Professionen (Arzt,
Psychotherapeut ...).
2. Führen Sie einen fortlaufenden Dialog mit dem Patienten und den
Bezugspersonen, soweit dies die Situation erfordert.
3. Besprechen Sie bei Bedarf Methoden/Wirksamkeit/Nebenwirkun-
gen der Empfängnisverhütung.
4. Verweisen Sie bei Bedarf an soziale Einrichtungen und Selbsthilfegruppen.
5. Informieren Sie über mögliche, individuelle Psychotherapie.
6. Vgl. *PD 00059 Sexualität, beeinträchtigt*

Pflegediagnose 00004 (1.2.1.1.) nach der NANDA Taxonomie II

Infektion, hohes Risiko

Thematische Gliederung:
Abwendung von Gefahren

Definition
Der Zustand, bei dem ein Patient einem erhöhten Risiko ausgesetzt ist, von Krankheitserregern infiziert zu werden.

Risikofaktoren

❏ Invasive Eingriffe
❏ Ungenügende Kenntnisse, um sich vor pathogenen Keimen zu schützen
❏ Trauma
❏ Gewebeschäden und gesteigerte Umweltbelastung
❏ Ruptur der Fruchtblase
❏ Pharmazeutische Wirkstoffe (z. B. Immunsuppressoren)
❏ Ungenügende erworbene Immunität
❏ Ungenügende sekundäre Abwehrmechanismen (z. B. erniedrigtes Hämoglobin, Leukopenie, unterdrückte Entzündungsreaktion) und Immunsuppression
❏ Ungenügende primäre Abwehrmechanismen (verletzte Haut, traumatisiertes Gewebe, Verminderung der Flimmerhaarbewegung, Ansammlung von Körperflüssigkeiten, Veränderung des pH-Wertes, veränderte Peristaltik)
❏ Chronische Erkrankung
❏ Zunehmende umweltbedingte Gefährdung
❏ Mangelernährung
❏ *Intubation*

Anmerkung

Eine Hoch-Risiko-Diagnose kann nicht durch Zeichen und Symptome belegt werden, da das Problem nicht aufgetreten ist und die Pflegemaßnahmen die Prävention bezwecken.

Patientenbezogene Pflegeziele

1. Der Patient spricht aus, die individuellen ursächlichen Faktoren zu kennen.
2. Der Patient nennt Maßnahmen, um das Infektionsrisiko herabzusetzen.
3. Der Patient ist frei von nosokomialen Infektionen während des Behandlungszeitraumes.
4. Der Patient zeigt durch die von ihm gesetzten Maßnahmen und seine Veränderungen in der Lebensweise, dass er für eine sichere Umgebung sorgt.
5. Der Patient hat eine normale Wundheilung, keine Rötungen und ist afebril.

Maßnahmen

I. Ermitteln der ursächlichen/begünstigenden Faktoren

1. Achten Sie auf Risikofaktoren, die eine Infektion begünstigen (z. B. beeinträchtigte Abwehr, Hautdefekt, umweltbedingte Gefährdungen).
2. Achten Sie bei arteriellen und venösen Zugängen, Drainagen, Nähten, Wunden, Endotrachealtuben, Tracheostoma auf Zeichen einer Infektion.
3. Beobachten und dokumentieren Sie nach chirurgischen Eingriffen den Zustand der Haut im Gebiet von Drähten, Klammern usw. Achten Sie dabei auf Entzündungsreaktionen und Sekretionen.
4. Achten Sie auf Zeichen/Symptome einer Infektion: Fieber, Schüttelfrost, kalter Schweiß, veränderte Bewusstseinslage, positive Blutkulturen, Schmerzen.
5. Entnehmen Sie nach ärztlicher Anordnung Material für bakteriologische Untersuchungen.

II. Vermindern/Beheben der bestehenden Risikofaktoren

1. Betonen Sie die Wichtigkeit der korrekten Händehygiene beim gesamten Pflegepersonal, zwischen Pflegeverrichtungen/Patienten als Hauptmaßnahme zur Vermeidung von Hospitalismus und Infektionen/Kontaminationen.
2. Achten Sie auf sterile Verhältnisse/Techniken (z. B. beim Einlegen von i.v. Kanülen, Blasenkathetern, intratrachealen Absaugen ...).

3. Führen Sie die Wundreinigung nach Standard (stationsspezifisch) durch.
4. Fordern Sie den Patienten auf, tief durchzuatmen, auszuhusten, die Lage zu ändern, um das Bronchialsekret zu mobilisieren.
5. Informieren und instruieren Sie den Patienten über die Anwendung von Atemhilfsmittel (z. B. IPPB).
6. Helfen Sie bei Untersuchungen (z. B. Wund-/Gelenkspunktionen, Inzision und Drainage von Abszessen, Bronchoskopie) mit.
7. Kontrollieren Sie Besucher/Pflegepersonen, um Patienten mit verminderter Abwehr zu schützen.
8. Schaffen Sie ein keimarmes Milieu, um gefährdete Patienten vor Infektionen zu schützen (Isolation).
9. Schützen Sie Wundgebiete (Verbände, Gipse) mit geeigneten Materialien, um eine Kontamination zu verhindern (Intimtoilette).
10. Sorgen Sie für eine präoperative Dusche/Hautreinigung.
11. Überwachen Sie die medikamentöse Therapie (z. B. Antibiotika-Verabreichung, Spülung bei Osteomyelitis/Wundinfekt, lokale Antibiotika-Applikation).
12. Achten Sie darauf, dass gesunde Areale nicht mit infektiösen Arealen in Berührung kommen (Herpes Zoster).
13. Benutzen Sie bei der Wundpflege Handschuhe als Selbstschutz/Schutz vor Übertragungen und viralen Krankheiten (z. B. Herpes simplex, Hepatitis B, AIDS).
14. Sorgen Sie für ausreichende Flüssigkeitszufuhr.
15. Sorgen Sie für regelmäßige Katheter-/Intimpflege.

III. Fördern des Wohlbefindens

1. Instruieren Sie den Patienten präoperativ, um die Gefahr einer postoperativen Infektion zu vermindern (z. B. Atemübungen als Pneumonie-Prophylaxe, Wundpflege, Meiden von Kontakten mit infektiösen Patienten).
2. Instruieren Sie den Patienten/Bezugsperson(en) wie Hautläsionen behandelt werden, um das Ausbreiten einer Infektion zu vermeiden.
3. Informieren Sie Patienten mit sexuell übertragbaren Krankheiten, das Verhalten bei intimen Partnerkontakten mit dem Arzt zu besprechen, um so eine weitere Ausbreitung zu vermeiden.
4. Unterstützen Sie Aufklärungskampagnen, die darauf abzielen, das Bewusstsein für die Ausbreitung/Prävention von übertragbaren

Krankheiten, Suchtmittelmissbrauch usw. zu schärfen. Machen Sie auf vorhandene Hilfsmittel/Möglichkeiten aufmerksam.

5. Weisen Sie auf Impfkampagnen für Kinder hin.

6. Unterrichten Sie den Patienten über mögliche Symptome und Kennzeichen einer Infektion, um diese rechtzeitig behandeln zu können.

7. Klären Sie den Patienten/Bezugsperson(en) über die richtige Einnahme der Medikamente auf.

8. Besprechen Sie mit dem Patienten, in welchen Situationen und aus welchem Grund, Sie Fachpersonen über ihre Krankheit informieren müssen (z. B. prophylaktische Verabreichung von Antibiotika beim Zahnarztbesuch bei Patienten mit rheumatischem Fieber, Information der Fußpflegefachperson bei Patienten mit Diabetes).

9. Informieren Sie den Patienten über die Bedeutung des Rauchens in Bezug auf Infektionen der Atemwege.

Pflegediagnose 00005 (1.2.2.1.) nach der NANDA Taxonomie II

Körpertemperatur, verändert, hohes Risiko

Thematische Gliederung:
Abwendung von Gefahren

Definition
Der Zustand, bei dem ein Patient ein hohes Risiko hat, die Körpertemperatur nicht mehr innerhalb der normalen Grenzen zu halten.

Risikofaktoren

❏ Veränderung des Stoffwechsels
❏ Krankheit oder Verletzung, welche die Temperaturregulation beeinflussen *(Systemische oder lokalisierte Infektionen, Neoplasmen, Tumore, kollagene/vaskuläre Erkrankungen, neurologische Störungen)*
❏ Medikamente, die eine Vasokonstriktion/Vasodilatation, *Stoffwechselveränderung oder Sedierung* bewirken (Gebrauch oder Überdosis gewisser Medikamente oder Folge von Narkosewirkung)
❏ Der Umgebungstemperatur nicht entsprechende Kleidung
❏ Inaktivität oder extreme Aktivität
❏ Alters-/Gewichtsextreme *(Pädiatrie/Geriatrie)*
❏ Dehydratation
❏ Sedierung
❏ Wechselnde oder extreme Umgebungstemperaturen (kalt/kühl oder warm/heiß)

Anmerkung

Eine Hoch-Risiko-Diagnose kann nicht durch Zeichen und Symptome belegt werden, da das Problem nicht aufgetreten ist und die Pflegemaßnahmen die Prävention bezwecken.

Patientenbezogene Pflegeziele

1. Der Patient kann eine normale Körpertemperatur aufrechterhalten.
2. Der Patient oder die Bezugspersonen sprechen individuelle Risikofaktoren und Maßnahmen aus und verstehen diese auch.
3. Der Patient oder die Bezugspersonen zeigen durch ihr Verhalten, dass die Körpertemperatur überwacht und angemessen aufrechterhalten werden kann.

Maßnahmen

I. Ermitteln der ursächlichen/begünstigenden Faktoren

1. Erkennen Sie, inwieweit die gegenwärtige Erkrankung die Folge von Umgebungsfaktoren, Operation, Infektion oder Verletzung ist.
2. Informieren Sie sich über Laborwerte (z. B. Infektionsnachweis, Medikamentenblutspiegel).
3. Achten Sie auf das Alter des Patienten (z. B. Neonatologie, Pädiatrie und Geriatrie).
4. Ermitteln Sie den Allgemeinzustand und den Ernährungszustand des Patienten.

II. Verhindern einer abnormen Temperaturveränderung

1. Kontrollieren/erhalten Sie die Umgebungstemperatur. Sorgen Sie bei Bedarf für wärmende/kühlende Maßnahmen.
2. Kontrollieren Sie bei Bedarf die Körpertemperatur (z. B.: alle 8 Stunden).
3. Stellen Sie in Absprache mit dem Arzt die normale Körpertemperatur wieder her und halten Sie diese aufrecht (vgl. *PD 00006 Körpertemperatur, erniedrigt, PD 00007 Körpertemperatur, erhöht*).
4. Informieren Sie bei Bedarf über soziale Dienste (Notschlafstellen, Obdachlosenheime, Sozialamt).

III. Fördern des Wohlbefindens

1. Besprechen Sie Zeichen, Symptome und individuelle Risikofaktoren einer Unterkühlung oder Überwärmung mit dem Patienten oder den Bezugspersonen.

2. Instruieren Sie den Patienten oder die Bezugspersonen, wie man sich vor Risikofaktoren schützen kann (z. B. warme/heiße bzw. kühle/kalte Umgebung, unsachgemäße Einnahme von Medikamenten, Medikamentenüberdosierungen, ungeeignete Kleidung/Unterkunft/Ernährung).
3. Prüfen Sie, wie nicht geplante Temperaturveränderungen verhütet werden können (z. B. Unterkühlung als Folge von übermäßiger Kühlung bei der Fiebersenkung oder zu warm gehaltene Umgebung für einen Patienten, der nicht mehr schwitzen kann).

Pflegediagnose 00006 (1.2.2.2.) nach der NANDA Taxonomie II

Körpertemperatur, erniedrigt

Thematische Gliederung:
Abwendung von Gefahren

Definition

Der Zustand, bei dem die Körpertemperatur eines Patienten unter dem normalen Wert liegt.

Ätiologie (mögliche Ursachen)

- ❑ Aufenthalt in kühler oder kalter/*nasser* Umgebung *(d. h. ihr länger ausgesetzt sein, Liegen in kaltem Wasser, künstliche Hypothermie/kardiopulmonaler Bypass)*
- ❑ Medikamente, die eine Vasodilatation bewirken
- ❑ Mangelernährung
- ❑ Ungenügende Kleidung
- ❑ Erkrankungen oder Verletzung
- ❑ Trocknen der Haut in kühler Umgebung
- ❑ Verminderter Stoffwechsel
- ❑ Schädigung des Hypothalamus
- ❑ Alkoholkonsum
- ❑ Altersextreme *(Pädiatrie, Geriatrie)*
- ❑ Unfähigkeit oder eingeschränkte Fähigkeit zu frösteln
- ❑ Inaktivität
- ❑ *Vasodilatation (z. B. bei Sepsis, Medikamentenüberdosierung)*

Symptome (Merkmale, Kennzeichen)

aus der Sicht des Patienten

- ❑ Körpertemperatur sinkt unter normalen Wert
- ❑ Frösteln

aus der Sicht der Pflegeperson

- ❑ Blässe *(geringfügig)*

- ❑ Kühle Haut
- ❑ Zyanotisches Nagelbett
- ❑ Hypertension
- ❑ Piloerektion *(Gänsehaut)*
- ❑ Verlangsamte kapillare Füllung
- ❑ Tachykardie
- ❑ *Müdigkeit, Apathie, Verwirrtheit*
- ❑ *Körpertemperatur 35°C: verlangsamter Puls, erhöhte Atemfrequenz, eingeschränktes Urteilsvermögen, Gedächtnisverlust*
- ❑ *Körpertemperatur 34,4–32°C: sämtliche Vitalzeichen sind vermindert, Reizbarkeit des Myokards/Arrhythmien, Muskelsteife, kein Frösteln, schläfrig*
- ❑ *Kerntemperatur 29,5°C: keine messbaren Vitalzeichen, Herzfrequenz spricht nicht auf medikamentöse Therapie an, zyanotisch, erweiterte Pupillen, leblos*

Patientenbezogene Pflegeziele

1. Der Patient hält die Körpertemperatur innerhalb der normalen Werte.
2. Der Patient zeigt keine Zeichen einer Komplikation, wie z.B. Herzversagen, Ateminsuffizienz, Pneumonie, Thromboembolien.
3. Der Patient versteht wie er einer Unterkühlung vorbeugen kann.
4. Der Patient erkennt die zugrundeliegende Ursache und begünstigende Faktoren, die er beeinflussen kann.
5. Der Patient zeigt durch sein Verhalten, dass er die normale Körpertemperatur aufrecht erhalten kann.

Maßnahmen

I. Ermitteln der ursächlichen/begünstigenden Faktoren

1. Beachten Sie zugrunde liegende Ursachen (z.B. Aufenthalt im Freien bei kaltem Wetter, Kontakt mit kaltem Wasser, Therapie der Hyperthermie).
2. Beachten Sie begünstigende Faktoren: Alter des Patienten (Frühgeburt, Kind, ältere Person), gleichzeitige/bestehende medizinische Probleme (z.B. Hirnstammverletzung, Ertrinkungsunfall, Sepsis, Hypothyreoidismus, Alkoholintoxikation), Ernährungszustand, Wohnverhältnisse/Beziehungsnetz (z.B. alter dementer Patient, der alleine lebt).

II. Verhindern einer weiteren Abnahme der Körpertemperatur

1. Entfernen Sie nasse einengende Kleidungsstücke.
2. Wickeln Sie den Patienten in Decken, ziehen Sie zusätzliche Kleidung an, legen Sie Säuglinge unter spezielle Wärmelampen.
3. Vermeiden Sie Strahler oder Wärmeflaschen, um ein zu rasches Anwärmen zu verhindern.
4. Sorgen Sie für warme Getränke.
5. Vermeiden Sie Zugluft.

III. Beurteilung der Auswirkungen der erniedrigten Körpertemperatur

1. Verwenden Sie Thermometer, die unter 34°C anzeigen.
2. Achten Sie auf Begleitgeräusche bei der Atmung. Atemfrequenz, Atemzugvolumen sind bei erniedrigtem Stoffwechsel und respiratorischer Azidose vermindert.
3. Auskultieren Sie die Lungen, achten Sie auf Begleitgeräusche (Lungenödem, Pneumonie und Lungenembolie sind mögliche Komplikationen einer Hypothermie).
4. Überwachen Sie Herzfrequenz und -rhythmus. Kältestress bewirkt Veränderungen im Herzreizleitungssystem. Die Folge kann eine Bradykardie sein (die nicht auf Atropin anspricht) oder ein Vorhofflimmern, ein atrioventrikulärer Block, eine ventrikuläre Tachykardie. Anmerkung: Ein Kammerflimmern tritt meistens auf, wenn die Kerntemperatur auf 28°C oder darunter sinkt.
5. Überwachen Sie den Blutdruck. Achten Sie dabei auf einen Blutdruckabfall aufgrund einer Vasokonstriktion und einem Flüssigkeitsverlust ins Gewebe, bedingt durch einen Kälteschaden, der die Permeabilität des Kapillarsystems beeinflusst.
6. Legen Sie bei Bedarf eine Flüssigkeitsbilanz an. (Oligurie/Nierenversagen können als Folge verlangsamter Nierendurchblutung und/oder hypothermischer, osmotischer Diurese auftreten.)
7. Beachten Sie die Auswirkungen auf das zentrale/periphere Nervensystem (z.B. Veränderungen des Gemütszustandes, verlangsamtes Denken, Amnesie, vollständige geistige Umnachtung, Lähmungen [bei 31°C], erweiterte Pupillen [bei 30°C], flaches EEG [bei 20°C]).
8. Informieren Sie sich über die Laborresultate, wie z.B. arterielle Blutgasanalysen (respiratorische oder metabolische Azidose),

Elektrolyte, Gesamtblutbild (erhöhter Hämatokrit, Leukozyten-zahl vermindert), Herzenzyme (Myokardinfarkt kann durch Elektrolytverschiebungen, Ausschüttung von Katecholaminen, Hypoxie oder Azidose verursacht werden), Gerinnungsstatus, Blutzucker, Medikamentenspiegel (kumulativer Effekt der Medikamente).

IV. Fördern des Wiedererlangens der optimalen Funktionsfähigkeit und Verhinderung von Komplikationen

1. Unterstützen Sie therapeutische Maßnahmen, um die Körpertemperatur zu erhöhen (z. B. erwärmte intravenöse Lösungen und Lavagen [Magen, Bauchhöhle, Blase] mit erwärmter Lösung oder kardiopulmonalem Bypass, falls angezeigt).

2. Achten Sie darauf, dass die Körpertemperatur nicht schneller als 1–2° C pro Stunde erhöht, um eine plötzliche Vasodilatation/Blutdruckabfall/erhöhte metabolische Belastung des Herzens zu vermeiden (Schock durch zu rasche Aufwärmung).

3. Fördern Sie die Oberflächenerwärmung mit Hilfe von warmen Decken, warmer Umgebungstemperatur. Anmerkung: Bei der akuten Hypothermie ist es wichtig, dass die Körpertemperatur vor der Oberflächenerwärmung erhöht wird, um zu vermeiden, dass durch Shunts von kaltem Blut die Kerntemperatur erneut sinkt.

4. Schützen Sie Haut und Gewebe durch Umlagern, tragen Sie bei Bedarf Lotionen/Salben auf und meiden Sie den direkten Kontakt mit Heizapparaten/-decken. (Als Folge der beeinträchtigten Zirkulation kann eine schwere Gewebeschädigung entstehen.)

5. Sorgen Sie für Ruhe, fassen Sie den Patienten behutsam an (Gefahr von Kammerflimmern).

6. Beginnen Sie bei der Herzmassage mit einer Frequenz von 30 Stößen pro Minute (akute Hypothermie verursacht eine verlangsamte Reizleitung und ein unterkühltes Herz spricht evtl. nicht auf Medikamente, Schrittmacherbehandlung und Defibrillation an).

7. Achten Sie auf freie Atemwege und assistieren Sie, falls notwendig, bei der Intubation.

8. Verabreichen Sie auf Anordnung Sauerstoff.

9. Schalten Sie die Hyperthermiedecke ab, wenn die Kerntemperatur 1–2° C unterhalb der erwünschten Temperatur liegt, um eine Hyperthermie zu vermeiden.

10. Überwachen Sie die Wirkung der verabreichten Infusionen (ein unterkühltes Herz kann ein erhöhtes Volumen nur verlangsamt kompensieren).
11. Überwachen Sie die Wirkung der verordneten Medikamente, denn durch Erwärmung verbessert sich die Organfunktion, die endokrinen Störungen werden korrigiert, so dass der Organismus vermehrt auf die früher verabreichten Medikamente anspricht).
12. Verabreichen Sie Flüssigkeiten vorsichtig, um eine Überbelastung zu vermeiden.
13. Unterstützen Sie den Patienten bei Atemübungen/Aushusten/ Lagewechsel und Bewegungsübungen zur Erhaltung der Gelenksbeweglichkeit.
14. Vermeiden Sie einengende Kleider/Fixationen, um eine Zirkulationsstörung zu verhindern.
15. Sorgen Sie für Stützstrümpfe.
16. Sorgen Sie für ausgewogene, hochkalorische Ernährung, um die Glykogenreserve wiederherzustellen und einen guten Ernährungszustand zu erreichen.
17. Informieren Sie den Patienten wiederholt über die Behandlungsschritte, aufgrund der verminderten Aufnahmefähigkeit.

V. Fördern des Wohlbefindens

1. Verhelfen Sie dem Patienten/Bezugsperson(en) zu Informationen über die Notfallmaßnahmen bei Unterkühlung und deren Vorbeugung.
2. Besprechen Sie die Ursachen der Hypothermie mit dem Patienten.
3. Besprechen Sie Frühsymptome/Zeichen einer beginnenden Unterkühlung (z. B. Bewusstseinsveränderungen, Somnolenz, veränderte Koordinationsfähigkeit, verwaschene Sprache).
4. Stellen Sie fest, welche Faktoren der Patient beeinflussen kann, wie z. B. Schutz vor Umgebungseinflüssen, Risiko einer Kälteempfindlichkeit.

Pflegediagnose 00007 (1.2.2.3.) nach der NANDA Taxonomie II

Körpertemperatur, erhöht

Thematische Gliederung:
Abwendung von Gefahren

Definition
Ein Zustand, bei dem die Körpertemperatur eines Patienten über den normalen Wert erhöht ist.

Ätiologie (mögliche Ursachen)

- ❏ Erkrankung oder Verletzung
- ❏ Erhöhter Stoffwechsel
- ❏ Übermäßige Aktivität
- ❏ Medikamente/Narkose
- ❏ Unfähigkeit oder eingeschränkte Fähigkeit zu schwitzen
- ❏ Einer heißen Umgebung ausgesetzt sein
- ❏ Dehydratation
- ❏ Unpassende Kleidung

Symptome (Merkmale, Kennzeichen)

aus der Sicht des Patienten

- ❏ Zunahme der Körpertemperatur über den normalen Wert
- ❏ *Schmerzen (Kopfschmerzen, Gliederschmerzen)*
- ❏ *Appetitverlust*

aus der Sicht der Pflegeperson

- ❏ Krampfanfälle
- ❏ Gerötete Haut
- ❏ Erhöhte Atemfrequenz
- ❏ Tachykardie
- ❏ Warme Haut
- ❏ *Instabiler Blutdruck*
- ❏ *Muskelsteife*

❏ *Angst, Unruhe, Verwirrtheit*
❏ *Verstärkte Schweißsekretion, Dehydratation*

Patientenbezogene Pflegeziele

1. Der Patient weist eine Körpertemperatur innerhalb der normalen Werte auf.
2. Der Patient hat eine ausgeglichene Flüssigkeitsbilanz.
3. Der Patient zeigt keine Zeichen einer Komplikation (z. B. irreversible Hirnschäden, neurologische Ausfälle, akute Niereninsuffizienz).
4. Der Patient erkennt die zugrundeliegende Ursache/begünstigende Faktoren/Wichtigkeit der Therapie und Symptome/Kennzeichen, die eine weitere Abklärung oder Intervention erfordern.
5. Der Patient zeigt durch sein Verhalten, dass er die normale Körpertemperatur aufrechterhalten kann.
6. Der Patient hat keine Krampfanfälle.

Maßnahmen

I. Ermitteln der ursächlichen/begünstigenden Faktoren

1. Stellen Sie fest, welches die zugrundeliegende Ursache ist.
2. Beachten Sie das Alter des Patienten (z. B. bei sehr jungen Kindern besteht in erhöhtem Maße die Gefahr eines bleibenden Schadens).

II. Ermitteln der Auswirkungen der erhöhten Körpertemperatur

1. Kontrollieren Sie die Körpertemperatur. Beachten Sie: Die rektale Temperaturmessung entspricht am genauesten der Kerntemperatur. Beachten Sie auch spezielle Methoden bei Frühgeburten.
2. Beachten Sie die neurologischen Reaktionen, Bewusstseinszustand/Orientierung, Reaktion auf Reize, Pupillenreaktion, Auftreten von Krampfanfällen.
3. Überwachen Sie den Blutdruck und – sofern vorhanden – den arteriellen Mitteldruck (MAP), pulmonalarteriellen Druck (PAP), Wedge-Druck (PCWP), zentralvenösen Druck (ZVD). Es ist möglich, dass zentrale Hypertension auftritt.
4. Überwachen Sie Herzfrequenz und -rhythmus. Arrhythmien und Änderungen des EKG können aufgrund von Elektrolytverschie-

bungen, Dehydratation, spezifischer Wirkung der Katecholamine und direkter Auswirkung der Hyperthermie auf das Blut und das kardiale Gewebe auftreten.

5. Überwachen Sie die Atmung. Zu Beginn kann eine Hyperventilation auftreten, die kompensatorische Atmung kann jedoch allmählich durch Krampfanfälle und einen erhöhten Stoffwechsel (Schock und Azidose) beeinträchtigt werden.

6. Achten Sie auf Atemgeräusche.

7. Legen Sie bei Bedarf eine Flüssigkeitsbilanz an.

8. Beachten Sie das Auftreten/Fehlen von Schwitzen. (Der Körper kann durch Verdunstung, Wärmeleitung und Diffusion die Wärmeabgabe steigern.) Anmerkung: Die Verdunstung wird durch hohe Luftfeuchtigkeit und hohe Umgebungstemperatur vermindert, ebenso durch körperliche Faktoren, welche die Fähigkeit zu schwitzen herabsetzen (z. B. durch gestörte Funktion der Schweißdrüsen, Durchtrennung des Rückenmarks, zystische Fibrose, Exsikkose, Vasokonstriktion).

9. Informieren Sie sich über Laborresultate, z. B. arterielle Blutgasanalysen, Elektrolyte, Herz- und Leberenzyme (ein Anstieg der Herz- und Leberenzyme kann auf eine Gewebeschädigung hinweisen), Blutzucker, Urinanalyse (Myoglobinurie, Proteinurie und Hämoglobinurie können Zeichen einer Gewebenekrose sein) und den Gerinnungsstatus (es besteht die Möglichkeit einer intravasalen Gerinnungsstörung).

III. Fördern des Wiedererlangens der optimalen Funktionsfähigkeiten und der Verhütung von Komplikationen

1. Verabreichen Sie nach Verordnung fiebersenkende Medikamente.

2. Sorgen Sie für die Abkühlung der Körperoberfläche durch
   - Entkleidung (Wärmeverlust durch Wärmestrahlung und -leitung)
   - Kühle Umgebung und/oder Ventilatoren (Wärmeabgabe durch Wärmetransport)
   - Eiswasser-/Alkohol-/lauwarme Waschungen (Wärmeabgabe durch Verdunsten und Wärmeleitung)
   - Lokale Eispackungen, v. a. in der Leisten- und Achselgegend (Gebiete, die gut durchblutet sind) und/oder Anwendung einer Hypothermiedecke.

3. Sorgen Sie für frische Luft und verabreichen Sie nach Anordnung Sauerstoff.

4. Gleichen Sie Flüssigkeitsverluste durch Erhöhung der Zufuhr aus.

5. Bedecken Sie kalte Extremitäten mit Socken/Handschuhen/ Tüchern (z. B. bei Verwendung einer Hypothermiedecke).

6. Schalten Sie die Hypothermiedecke ab, sobald die Kerntemperatur 1–2° C oberhalb der erwünschten Temperatur ist, weil diese noch weiter abfallen kann.

7. Sorgen Sie für die Sicherheit des Patienten (z. B. Freihalten der Atemwege, gepolsterte Bettgitter, Kälteschutz bei Verwendung einer Hypothermiedecke, Beachtung der Sicherheitsvorschriften von Geräten).

8. Verabreichen Sie angeordnete Medikamente, Ersatzflüssigkeiten und Elektrolyte und überwachen Sie deren Wirkung.

9. Ermöglichen Sie dem Patienten Bettruhe, um Stoffwechsel/Sauerstoffbedarf herabzusetzen.

10. Sorgen Sie auf Anordnung für hochkalorische Ernährung, Sondenkost oder parenterale Ernährung, um den erhöhten Stoffwechsel zu berücksichtigen.

11. Sorgen Sie für eine kühle Umgebung und/oder Ventilatoren.

12. Legen Sie zur Wärmeabgabe Wadenwickel an.

IV. Fördern des Wohlbefindens

1. Stellen Sie fest, welche Faktoren der Patient beeinflussen kann, wie etwa Behandlung des zugrundeliegenden Krankheitsgeschehens (z. B. Schilddrüsenmedikamente), Hitzeschutz (z. B. passende Kleidung, Einschränkung der Aktivität, Arbeiten im Freien auf kühlere Tageszeit verschieben) und familiäre Faktoren (z. B. ist die maligne Hyperthermie als Narkosereaktion oft familiär bedingt).

2. Besprechen Sie die Wichtigkeit einer vermehrten Flüssigkeitszufuhr, um der Dehydratation vorzubeugen.

3. Beachten Sie Zeichen/Symptome von Hyperthermie (z. B. gerötete Haut [flush]; Anstieg der Körpertemperatur, Zunahme von Atem- und Herzfrequenz). Diese Zeichen erfordern Sofortmaßnahmen.

4. Raten Sie von heißen Bädern/Saunabesuchen ab (z. B. bei Patienten mit Herzkrankheiten, während der Schwangerschaft, wegen der Gefahr einer Kreislaufüberbelastung bzw. Schädigung des Fötus).

Pflegediagnose 00008 (1.2.2.4.) nach der NANDA Taxonomie II

Wärmeregulation, unwirksam

Thematische Gliederung:
Abwendung von Gefahren

Definition
Schwankungen der Körpertemperatur zwischen Hypo- und Hyperthermie.

Ätiologie (mögliche Ursachen)

❏ Alter
❏ Schwankungen der Umgebungstemperatur
❏ Unreife
❏ Trauma oder Krankheit *(Schädel-Hirntraumen, intrakraniale Prozesse, Gehirnoperationen)*
❏ *Frühgeburt, Altern (z. B. Fehlen/ Verlust von Fettgewebe)*
❏ *Störungen des Hypothalamus*
❏ *Veränderungen des Thyroxin- und Katecholaminspiegels*
❏ *Veränderungen des Stoffwechsels*
❏ *Chemische Reaktionen bei der Muskelkontraktion*

Symptome (Merkmale, Kennzeichen)

aus der Sicht des Patienten

❏ Körpertemperaturschwankungen über/unter dem normalen Bereich

aus der Sicht der Pflegeperson

❏ Kühle Haut
❏ Zyanotisches Nagelbett
❏ Gerötete, erwärmte Haut
❏ Erhöhter Blutdruck
❏ Erhöhte Atemfrequenz
❏ Blässe

❏ Piloerektion (Gänsehaut)
❏ Anfälle/Krämpfe
❏ Schüttelfrost (milder)
❏ Verlangsamte kapillare Füllung
❏ Tachykardie
❏ Vgl. Symptome bei *PD 00006 Körpertemperatur, erniedrigt; PD 00007 Körpertemperatur, erhöht*

Patientenbezogene Pflegeziele

1. Der Patient versteht die individuellen Ursachen für seine ungenügende Wärmeregulation und die nötigen Maßnahmen zur Normalisierung.
2. Der Patient zeigt Methoden/Verhaltensweisen, um die Situation zu verbessern.
3. Der Patient zeigt eine Körpertemperatur zwischen 36,4° und 37°C.

Maßnahmen

I. Ermitteln der Ursache

1. Helfen Sie mit bei der Klärung der möglichen Ursache(n) (z.B. durch die Informationssammlung bezüglich der gegenwärtigen Symptome, Zusammenhang mit Anamnese/Familienanamnese, Mithilfe bei der medizinischen Diagnostik).

II. Maßnahmen zur Korrektur/Behandlung der zugrundeliegenden Ursache

1. Vgl. Maßnahmen bei *PD 00006 Körpertemperatur, erniedrigt; PD 00007 Körpertemperatur, erhöht.*
2. Verabreichen Sie verordnete Flüssigkeiten, Elektrolyte und Medikamente.
3. Bereiten Sie den Patienten für Therapien vor und helfen Sie bei deren Durchführung mit, um die zugrundeliegende Ursache zu behandeln (z.B. durch chirurgische Behandlung, Chemotherapie, Antibiotika usw.).

III. Fördern des Wohlbefindens

1. Ermitteln Sie die ursächlichen/begünstigenden Faktoren bei Bedarf mit dem Patienten/Bezugsperson(en).
2. Verhelfen Sie dem Patienten zu Informationen in Bezug auf Krankheitsverlauf, momentane Therapien und eventueller Vorsichtsmaßnahmen nach der Entlassung.
3. Vgl. Beratung bei *PD 00006 Körpertemperatur, erniedrigt; PD 00007 Körpertemperatur, erhöht.*

Pflegediagnose 00035 (1.6.1.) nach der NANDA Taxonomie II

Körperschädigung, hohes Risiko

Thematische Gliederung:
Abwendung von Gefahren

Definition
Ein Zustand, bei dem ein Mensch dem erhöhten Risiko einer Körperschädigung ausgesetzt ist, als Folge von internen oder externen Bedingungen/Einflüssen, die mit den Anpassungsfähigkeiten und Abwehrkräften des Betroffenen in einer Wechselbeziehung stehen.

Autorennotiz

Diese Pflegediagnose hat sechs Unterkategorien: *Aspiration, hohes Risiko; Vergiftung, hohes Risiko; Erstickung, hohes Risiko; Verletzung, hohes Risiko; Sturz, hohes Risiko; Suizid, hohes Risiko.* Falls die Pflegeperson isolierte Maßnahmen nur für eine Unterkategorie identifizieren kann, wird die spezielle Pflegediagnose z. B. *PD 00037 Vergiftung, hohes Risiko* verwendet.

Risikofaktoren

Äußere (umweltbedingte) Faktoren

- ❏ Art der Verkehrs- und Transportmittel
- ❏ Menschen oder Überträger (z. B. nosokomiale Faktoren; Personal; kognitive, affektive, psychomotorische Faktoren)
- ❏ Physikalisch: Aufbau, Infrastruktur und Anordnung des Wohnortes, Bauweise von Gebäuden und Einrichtungen *(Im Haushalt durch Anordnung der Wohnung, Stiegen, rutschige Böden, ungesicherte elektrische Leitungen, zu wenig Beleuchtung, unaufmerksame Helfer etc.)*
- ❏ Mangelernährung (Vitamine, Art der Ernährung etc.)
- ❏ Biologisch (Immunisierungsgrad der Bevölkerung, Mikroorganismen)

❏ Chemisch (Schadstoffe, Gifte, Drogen, Medikamente, phar-
mazeutische Mittel, Alkohol, Koffein, Nikotin, Kosmetika, Färb-
stoffe, Konservierungsstoffe)
❏ *Dehydratation (vorwiegend im Sommer, Patient trinkt zu we-
nig)*
❏ *Beeinträchtigung durch Medikamente, z. B.: Sedativa, Diure-
tika, Antihypertensiva, Vasodilatatoren etc.*
❏ *Durch Verwendung von Krücken, Rollstuhl etc.*
❏ *Andauernde Bettruhe*
❏ *Unsichere Gehsteige*
❏ *Unsicheres Schuhwerk*
❏ *Vorgeschichte vorhergehender Verletzungen (z. B. Stürze, Un-
fälle)*
❏ *Entwicklungsbedingt*
❏ *Mangel an Aufsicht bei Kindern*

Innere (individuelle) Faktoren

❏ Psychisch (psychomotorische Unruhe, Halluzinationen, Des-
orientierung, panische Angst)
❏ Mangelernährung
❏ Extreme Blutbildveränderungen (Leukozytose/Leukopenie, ver-
änderte Gerinnungsfaktoren, Thrombozytopenie, Sichelzellen-
anämie, Thalassämie, vermindertes Hämoglobin)
❏ Immun- oder Autoimmunreaktionen
❏ Biochemisch, regulatorische Funktion (sensorische Dysfunktion)
❏ Gewebehypoxie
❏ Entwicklungsbedingtes Alter (physisch, psychisch)
❏ Physisch (Hautläsion, veränderte Mobilität, *instabile Vitalzei-
chen*)
❏ *Motorische, sensorische und/oder kognitive Defizite im Alter*
❏ *Veränderte cerebrale Funktionen, z. B.: Gewebehypoxie, Schwin-
del, Synkopen*
❏ *Wahrnehmungsstörungen*
❏ *Ermüdung, Erschöpfung*
❏ *Veränderte Mobilität, z. B.: Gleichgewichtsstörungen, unsiche-
rer Gang, Amputation, Arthritis, M. Parkinson etc.*
❏ *Anfallsleiden*
❏ *Orthosthase*
❏ *Abwehrschwäche (z. B. durch konsumierende Erkrankung)*

❏ *Substanzentzug*
❏ *Beeinträchtigung oder Verlust des Kurzzeitgedächtnisses*
❏ *Stress*

Anmerkung

Eine Hoch-Risiko-Diagnose kann nicht durch Zeichen und Symptome belegt werden, da das Problem nicht aufgetreten ist und die Pflegemaßnahmen die Prävention bezwecken.

Patientenbezogene Pflegeziele

1. Der Patient kennt die Risikofaktoren.
2. Der Patient erleidet keine Körperschädigung.
3. Der Patient setzt Maßnahmen, um eine Körperschädigung zu vermeiden.
4. Der Patient zeigt Verhaltensweisen, Änderungen in der Lebensweise, um die Risikofaktoren zu vermindern und sich vor Verletzung zu schützen.
5. Der Patient demonstriert ein sicherheitsbewusstes Verhalten.

Maßnahmen

Bei dieser Pflegediagnose ist es offensichtlich, dass es viele Überschneidungen mit anderen Diagnosen gibt. Wir haben uns dafür entschieden, allgemeine Maßnahmen vorzustellen, obwohl es Gemeinsamkeiten gibt.

Vergleichen Sie auch:
PD 00037   *Vergiftung, hohes Risiko*
PD 00036   *Erstickung, hohes Risiko*
PD 00038   *Verletzung, hohes Risiko*
PD 00155   *Sturz, hohes Risiko*
PD 00150   *Suizid, hohes Risiko*
PD 00039   *Aspiration, hohes Risiko*
PD 00042   *Latexallergische Reaktion, hohes Risiko*
PD 00085   *Körperliche Mobilität, beeinträchtigt*
PD 00130   *Denkprozess, verändert*
PD 00122   *Sinneswahrnehmungen, gestört*
PD 00098   *Haushaltsführung, beeinträchtigt*

PD 00002 *Mangelernährung*
PD 00046 *Hautdefekt, bestehend*
PD 00047 *Hautdefekt, hohes Risiko*
PD 00030 *Gasaustausch, beeinträchtigt*
PD 00024 *Durchblutungsstörung*
PD 00004 *Infektion, hohes Risiko*
PD 00138 *Gewalttätigkeit gegen andere, hohes Risiko*
PD 00140 *Gewalttätigkeit gegen sich, hohes Risiko*
PD 00056 *Elterliche Pflege, beeinträchtigt*
PD 00057 *Elterliche Pflege, beeinträchtigt, hohes Risiko*

I. Ermitteln des Ausmaßes/der Ursache des individuellen Risikos

1. Beachten Sie Alter und Geschlecht (Kinder, junge Erwachsene, alte Menschen und Männer sind einem erhöhten Risiko ausgesetzt).
2. Ermitteln Sie Entwicklungsstand, Entscheidungsfähigkeit, Zurechnungsfähigkeit, Kompetenz des Patienten.
3. Ermitteln Sie den Wissensstand über Sicherheitsvorkehrungen, Verhütung von Verletzung und die Motivation, Gefahren im Haus, bei der Arbeit und unterwegs zu vermeiden.
4. Ermitteln Sie eine mögliche Misshandlung durch Bezugspersonen.
5. Beachten Sie den sozialen Status.
6. Ermitteln Sie die körperliche Kraft, grob- und feinmotorische Koordination.

II. Mithilfe beim Beseitigen von Faktoren, die zur Körperschädigung führen können

1. Informieren Sie den Patienten über die Räumlichkeiten, die Rufanlage, und versichern Sie sich, dass er sie verwendet, um Sie zur Unterstützung zu rufen.
2. Beobachten Sie den Patienten in den ersten Nächten häufiger.
3. Sorgen Sie für eine Beleuchtung in der Nacht.
4. Stellen Sie das Bett während der Nacht niedrig und verwenden Sie bei Bedarf Bettgitter.
5. Instruieren Sie die Verwendung von rutschfesten Schuhen, Krücken, Rollstuhl, Gehhilfen etc.
6. Informieren Sie den Patienten/Bezugspersonen über mögliche Nebenwirkungen von Medikamenten (Schwindel etc.).

III. Fördern des Wohlbefindens

1. Besprechen Sie mit den Eltern die ständige Notwendigkeit der Beaufsichtigung von Kleinkindern und die Kontrolle von Babysittern.

2. Beraten Sie mit den Eltern, wie sie sich mit Kindern auf Straßen, im Freibad, am Spielplatz, beim Radfahren, bei Feuer, gegenüber Fremden und Tieren verhalten sollen.

3. Beraten Sie die Eltern, wie sie ihr Heim „kindersicher" gestalten können.

4. Verhelfen Sie dem Patienten zu Informationen über Krankheiten/Zustände, die zu einer erhöhten Verletzungsgefahr führen können.

5. Informieren Sie über Maßnahmen/Sicherheitsvorrichtungen, um eine sichere Umgebung/individuelle Sicherheit zu fördern.

6. Informieren Sie ältere Patienten über Maßnahmen bei Orthostase (langsame Lageveränderungen, tagsüber im Lehnstuhl anstatt im Bett, längeres Stehen vermeiden, heiße Bäder vermeiden, ausreichend trinken etc.).

7. Instruieren/fördern Sie die Anwendung von Methoden, um Stress zu reduzieren/auszuhalten und Emotionen, wie Wut, Feindseligkeit auszudrücken.

8. Besprechen Sie die Wichtigkeit der Selbstkontrolle bei Zuständen/Emotionen, die eine Verletzung begünstigen können (z. B. Müdigkeit, Wut, Reizbarkeit).

9. Empfehlen Sie dem Patienten, rutschsichere Matten und Handgriffe im Bad, Handläufe am Gang anzubringen.

10. Empfehlen Sie die Teilnahme an Selbsthilfeprogrammen, um das Selbstvertrauen zu erhöhen (z. B. Selbstbehauptungstraining).

11. Besprechen Sie den Bedarf/die Möglichkeiten der Betreuung (z. B. vor/nach der Schule, Tageskliniken/-heimen für Behinderte/Betagte).

12. Ermitteln Sie die Einstellungen und Erwartungen von Betreuungspersonen gegenüber Kindern, geistig Behinderten und/oder betagten Familienmitgliedern.

13. Informieren Sie bei Bedarf über andere Hilfsstellen (z. B. Beratung/Psychotherapie, Elternbildungskurse).

14. Fördern Sie Aufklärungskampagnen auf Gemeindeebene, die darauf abzielen, das Bewusstsein für Sicherheitsmaßnahmen zu erhöhen und auf vorhandene Hilfsstellen, die dem einzelnen zugänglich sind, hinzuweisen.

15. Fördern Sie in der Gemeinde das Bewusstsein in Bezug auf Probleme der Gebäudekonstruktion/Einrichtungen sowie Verkehrsmittel und Arbeitsbedingungen.
16. Ermitteln Sie die Ressourcen in der Gemeinde/bei Nachbarn und Freunden, um bedürftigen Menschen zu helfen, Wartungsarbeiten zu erledigen (z. B. Treppen und Wege von Eis befreien usw.).

Selbstschutz, unwirksam

Thematische Gliederung:
Abwendung von Gefahren

Definition
Die herabgesetzte Fähigkeit eines Patienten sich vor Krankheiten oder Verletzungen zu schützen.

Ätiologie (mögliche Ursachen)

- ❏ Abnorme Blutwerte (Leukopenie, Thrombozytopenie, Anämie, Gerinnungsstörung)
- ❏ Ungenügende Ernährung und Flüssigkeitszufuhr
- ❏ Altersextreme
- ❏ Medikamentöse Therapien (Chemotherapie, Kortikosteroidtherapie, Immunsuppression, Antikoagulation, Thrombolyse)
- ❏ Alkoholmissbrauch, Suchtmittelmissbrauch
- ❏ Therapien (chirurgische Operationen, Bestrahlung)
- ❏ Krankheiten (z. B. Karzinom oder immunologische Störungen)

Symptome (Merkmale, Kennzeichen)

aus der Sicht des Patienten

- ❏ Neurosensorische Veränderungen
- ❏ Schlaflosigkeit
- ❏ Erschöpfung
- ❏ Müdigkeit
- ❏ Schwäche
- ❏ Juckreiz
- ❏ Appetitlosigkeit
- ❏ Anorexie (Mangelernährung)

aus der Sicht der Pflegeperson

- ❏ Verringertes Anpassungsvermögen bei Stress

❏ Verzögerte Wundheilung
❏ Veränderte Blutgerinnung
❏ Atemnot
❏ Geschwächte Abwehrkraft
❏ Unruhe, Immobilität
❏ Hautdefekte
❏ Schwitzen
❏ Unterkühlung
❏ Desorientierung
❏ Husten

Anmerkung

Der Sinn dieser Diagnose liegt darin, bestimmte Merkmale anderer Pflegediagnosen zusammenzufassen und so bestehende Einflussfaktoren anderer Pflegediagnosen in der Planung zu berücksichtigen. Die Pflegeziele und Maßnahmen müssen speziell auf die bestehenden, individuell möglichen Faktoren abgestimmt werden.

Vgl. folgende Pflegediagnosen:

Altersextreme

PD 00005   *Körpertemperatur verändert, hohes Risiko*
PD 00130   *Denkprozess, verändert*
PD 00122   *Sinneswahrnehmungen, gestört*
PD 00035   *Körperschädigung, hohes Risiko*
PD 00036   *Erstickung, hohes Risiko*
PD 00037   *Vergiftung, hohes Risiko*

Abnorme Blutwerte

PD 00027   *Flüssigkeitsdefizit*
PD 00024   *Durchblutungsstörung*
PD 00030   *Gasaustausch, beeinträchtigt*
PD 00004   *Infektion, hohes Risiko*

Ungenügende Ernährung

PD 00002   *Mangelernährung*
PD 00004   *Infektion, hohes Risiko*

PD 00130   Denkprozess, verändert
PD 00035   Körperschädigung, hohes Risiko

Alkoholmissbrauch

PD 00032   Atemvorgang, beeinträchtigt
PD 00027   Flüssigkeitsdefizit
PD 00001   Überernährung
PD 00002   Mangelernährung
PD 00039   Aspiration, hohes Risiko
PD 00035   Körperschädigung, hohes Risiko
PD 00130   Denkprozess, verändert

Pflegediagnose 00037 (1.6.1.2.) nach der NANDA Taxonomie II

Vergiftung, hohes Risiko

Thematische Gliederung:
Abwendung von Gefahren

Definition

Erhöhtes Risiko eines Patienten, Medikamenten oder gefährlichen Substanzen in toxischen Dosen ausgesetzt zu sein oder diese versehentlich einzunehmen.

Risikofaktoren

Äußere (umweltbedingte) Faktoren

❏ Ungeschützter Kontakt mit Schwermetallen oder Chemikalien
❏ Gefährliche Substanzen, die in Reichweite von Kindern oder verwirrten Personen aufgestellt und aufbewahrt werden, *oder in nicht gekennzeichneten Gebinden aufbewahrt werden (z. B. Reinigungsmittel in Limonadenflaschen)*
❏ Vorhandensein giftiger Pflanzen, Pilze
❏ Vorhandensein von Luftschadstoffen
❏ Farbe, Lack usw. in schlecht belüfteten Bereichen oder ohne sicheren Schutz
❏ Abbröckelnde, abblätternde Farbe oder Gips in der Nähe von kleinen Kindern
❏ Chemische Verseuchung von Nahrungsmitteln und Wasser
❏ Zugang zu illegalen Drogen, die möglicherweise mit giftigen Zusätzen versetzt sind
❏ Größere Mengen von chemischen Substanzen im Haus
❏ Medikamente und andere potenziell gefährliche Produkte, die in nicht verriegelten Kästen Kindern oder verwirrten Personen zugänglich sind

Innere (individuelle) Faktoren

❏ Aussage über fehlende Schutzmaßnahmen am Arbeitsort
❏ Reduziertes Sehvermögen

❏ Mangelhafte Sicherheitserziehung oder Medikamenten-/Drogen-
  aufklärung
❏ Fehlen von korrekten Vorsichtsmaßnahmen
❏ Unzulängliche finanzielle Mittel
❏ Kognitive oder emotionale Schwierigkeiten
❏ *Mangel an Aufsicht bei Kindern*

Anmerkung

Eine Hoch-Risiko-Diagnose kann nicht durch Zeichen und Symptome belegt werden, da das Problem nicht aufgetreten ist und die Pflegemaßnahmen die Prävention bezwecken.

Patientenbezogene Pflegeziele

1. Der Patient erleidet keine Vergiftung.
2. Der Patient spricht aus, die Gefahren einer Vergiftung zu verstehen.
3. Der Patient erkennt Risiken, die zur versehentlichen Vergiftung
   führen können.
4. Der Patient behebt umweltbedingte Gefahrenherde, die erkannt
   worden sind.
5. Der Patient unternimmt notwendige Schritte/Änderungen der
   Lebensweise, um die Sicherheit der Umgebung zu erhöhen.

Maßnahmen

I. Ermitteln der ursächlichen/begünstigenden Faktoren

1. Ermitteln Sie innere/äußere Risikofaktoren in der Umgebung des
   Patienten, einschließlich Allergene/Schadstoffe, die seinen Zustand beeinflussen können.
2. Ermitteln Sie das Wissen des Patienten über Sicherheitsrisiken
   von Suchtmitteln/Umweltgefahren.
3. Ermitteln Sie, ob legale/illegale Suchtmittel gebraucht werden
   (z. B. Alkohol, Haschisch, Heroin, rezeptpflichtige/nicht rezept-
   pflichtige Medikamente usw.).

II. Mithilfe beim Beseitigen von Faktoren, die zur versehentlichen Vergiftung führen können

1. Empfehlen Sie Sicherheitsverschlüsse und/oder das Einschließen von Medikamenten, Reinigungsmitteln, Farben/Lösungsmitteln usw.
2. Kennzeichnen Sie die Medikamente für Sehbehinderte.
3. Kontrollieren Sie öfters die korrekte Einnahme der Medikamente, evtl. müssen die Medikamente für geistig behinderte oder sehbehinderte Menschen vorbereitet werden.
4. Sorgen Sie für Informationen über Wirkungen und Nebenwirkungen der Medikamente durch den Arzt.
5. Empfehlen Sie die Rückgabe von verfallenen/nicht benötigten Medikamenten.
6. Melden Sie Verstöße gegen Gesundheit/Sicherheit an die entsprechende Behörde (z. B. Gesundheitsamt, Sicherheitsvertrauensperson).
7. Reparieren/ersetzen Sie gefährliche Haushaltsgegenstände, beseitigen Sie die Mängel (z. B. Aufbewahrung von Lösungsmittel in Mineralwasserflaschen, Abbröckeln/-blättern von Farbe oder Gips).

III. Fördern des Wohlbefindens

1. Helfen Sie bei Ausbildungsprogrammen auf Gemeindeebene mit, um Personen zu beraten, wie sie Risikofaktoren in ihrer eigenen Umgebung erkennen und verringern können.
2. Beraten Sie die Eltern über Sicherheitsvorkehrungen bei Lagerung von gefährlichen Substanzen/Medikamenten.
3. Besprechen Sie mit den Eltern die ständige Notwendigkeit der Beaufsichtigung von Kleinkindern und die Kontrolle von Babysittern.
4. Informieren Sie den Patienten/Bezugspersonen über Medikamentennebenwirkungen.
5. Klären Sie den Patienten über Gefahren im Freien auf, sowohl im Wohngebiet, wie auch am Ferienort, z. B. über Vegetation (Tollkirschen, Pollen).
6. Empfehlen Sie die regelmäßige Kontrolle von Brunnen-/Quellwasser.
7. Beachten Sie die Vorschriften von Gesundheitsbehörden.

8. Beachten Sie Meldungen der Medien über Luftverschmutzung (z. B. Pollen-Index, Schadstoffwerte).
9. Erstellen Sie eine Liste mit den wichtigsten Telefonnummern für den Fall einer Vergiftung (z. B. Toxikologisches Institut, Vergiftungszentrale).
10. Empfehlen Sie Medikamente/Chemikalien mit Sicherheitsklebern zu bezeichnen, um vor gefährlichen Substanzen zu warnen.
11. Empfehlen Sie für den Notfall die Anschaffung von Notfallsmedikamenten nach Verordnung des Arztes.
12. Informieren Sie Suchtpatienten über Entwöhnungsprogramme, klinikinterne/-externe Rehabilitation, Beratung, Hilfsgruppen und Psychotherapie.

Pflegediagnose 00038 (1.6.1.3.) nach der NANDA Taxonomie II

Verletzung, hohes Risiko

Thematische Gliederung:
Abwendung von Gefahren

Definition
Erhöhtes Risiko eines Patienten, eine unbeabsichtigte Körperverletzung (z. B. Wunde, Verbrennung, Fraktur) zu erleiden.

Autorennotiz

Bei erhöhtem Risiko des Patienten, sich eine Verletzung zuzufügen, die unabhängig von seinen Anpassungsfähigkeiten und seiner körpereigenen Abwehr ist, vgl. *PD 00035 Körperschädigung, hohes Risiko.*

Risikofaktoren

Äußere (umweltbedingte) Faktoren (Liste nicht vollständig)

- ❏ Nachbarschaft mit hoher Kriminalitätsrate und dafür anfälliger Klient
- ❏ Pfannen, deren Stiele die Frontseite des Herdes überragen
- ❏ Ungeschützt aufbewahrte Messer
- ❏ Unangepasste Rufmöglichkeit für bettlägrige Patienten
- ❏ Falsche Aufbewahrung brennbarer Stoffe oder Korrosionsmittel (z. B. Streichhölzer, ölige Lappen, Laugen)
- ❏ Leicht entflammbare Kinderspielsachen oder Kleidung
- ❏ Ungesicherte/verstellte Gehwege
- ❏ Hohes Bettniveau
- ❏ Große, vom Dach hängende Eiszapfen
- ❏ Kein oder falscher Gebrauch von Sicherheitsgurten
- ❏ Zu lange Exposition in Sonne, Solarium, Radiotherapie
- ❏ Überladene Steckdosen
- ❏ Überlastete Sicherung
- ❏ Spielen oder Arbeiten in der Nähe von Fahrwegen (z. B. Einfahrten, kleine Straßen, Bahngeleise)

❏ Spielen mit Feuerwerk oder Schießpulver
❏ Nicht verschlossen aufbewahrte Waffen oder Munition
❏ Kontakt mit rasch rotierenden Maschinenteilen, Förderbändern oder Rollen
❏ Abfall oder Flüssigkeit am Boden/im Treppenhaus
❏ Gebrauch defekter Geräte
❏ Baden in sehr heißem Wasser (z.B. unüberwachtes Baden von kleinen Kindern)
❏ Badewanne ohne Handgriff oder Gleitschutz
❏ Kinder, die mit Streichhölzern, Kerzen, Zigaretten, scharfkantigem Spielzeug spielen
❏ Kinder, die ohne Schutzgitter oberhalb einer Treppe spielen
❏ Kinder, die ohne geeignete Sicherung auf dem Vordersitz des Autos mitfahren
❏ Verspätete Zündung des Gasbrenners oder Ofens
❏ Kontakt mit extremer Kälte
❏ Fettreste auf dem Herd
❏ Fahren eines defekten Fahrzeuges
❏ Fahren nach Konsum alkoholischer Getränke oder Drogen
❏ Fahren mit überhöhter Geschwindigkeit
❏ Betreten verdunkelter Räume
❏ Experimentieren mit Chemikalien oder Benzin
❏ Umgang mit gefährlichen Maschinen
❏ Defekte Stecker, ausgefranste elektrische Kabel oder defekte Haushaltsgeräte
❏ Kontakt mit Säuren oder Basen
❏ Wackelndes oder fehlendes Treppengeländer
❏ Gebrauch wackeliger Leitern oder Stühle
❏ Gebrauch von gesprungenem Geschirr/Gläsern
❏ Tragen von Plastikschürzen oder wallender Kleidung in der Nähe von offenen Flammen
❏ Nicht abgeschirmte Feuerstellen oder Heizkörper
❏ Unsicherer Fensterschutz in Wohnungen mit Kleinkindern
❏ Scherkräfte durch raue Leintücher oder Befreiungsversuche aus Fixationen
❏ Gebrauch von dünnen oder durchgescheuerten Topflappen (oder Handschuhtopflappen)
❏ Unbefestigte elektrische Leitungen
❏ Kein oder falsches Tragen von Helmen bei motorisierten Zweiradfahrern oder bei Kleinkindern auf Fahrrädern

❏ Explosionsgefahr bei Gaslecks
❏ Unsichere Straßenverhältnisse
❏ Rutschige Böden (nass oder zu viel gewachst)
❏ Rauchen im Bett oder in der Nähe von Sauerstoff
❏ Schnee oder Eis auf Treppen, Gehsteigen; nicht befestigte Teppiche
❏ Fahren ohne notwendige Sehhilfen
❏ *Ungewohnte Umgebung*

Innere (individuelle) Faktoren

❏ Fehlende Ausbildung in Sicherheitsbelangen/fehlende Sicherheitsvorkehrungen
❏ Unzureichende finanzielle Mittel, um Sicherheitsausrüstungen zu kaufen oder Reparaturen durchzuführen
❏ Vorgeschichte vorhergehender Verletzungen (z. B. Stürze, Unfälle)
❏ Fehlende Sicherheitsvorrichtungen
❏ Sensorische Einschränkungen (Sehsinn, Gehörsinn, Tastsinn, Lagesinn, Temperatursinn)
❏ Beeinträchtigte Mobilität (durch z. B. Muskelschwäche, Lähmungen, Gleichgewichtsstörungen, Koordinationsstörungen, Bewegungseinschränkungen)
❏ Kognitive oder emotionale Schwierigkeiten
❏ Verminderte grob- und feinmotorische Koordination
❏ Schwächezustand
❏ verminderte Hand/Augenkoordination

Anmerkung

Eine Hoch-Risiko-Diagnose kann nicht durch Zeichen und Symptome belegt werden, da das Problem nicht aufgetreten ist und die Pflegemaßnahmen die Prävention bezwecken.

Patientenbezogene Pflegeziele

1. Der Patient erkennt und vermindert potenzielle Risikofaktoren in seiner Umgebung.
2. Der Patient zeigt entsprechende Änderungen in der Lebensweise, um das Verletzungsrisiko zu verringern.

3. Der Patient erkennt Ressourcen zur Förderung einer sicheren Umgebung.
4. Der Patient erkennt die Notwendigkeit, Hilfe anzunehmen/anzufordern, um Unfälle/Verletzungen zu vermeiden.

Maßnahmen

I. Ermitteln der Risikofaktoren

1. Ermitteln Sie die Risikofaktoren bezüglich der individuellen Situation und das Ausmaß der Gefährdung.
2. Beachten Sie Alter, Geisteszustand, Geschicklichkeit und/oder Beeinträchtigung der Beweglichkeit der betroffenen Person.
3. Ermitteln Sie Risikofaktoren im Umfeld des Patienten.
4. Informieren Sie sich über den Wissensstand des Patienten/Bezugsperson.
5. Erheben Sie die Anzahl der Unfälle in einer gegebenen Zeitspanne, Umstände des Unfalls: Tageszeit, sich fortsetzende Beschäftigungen, im Gange befindliche Aktivitäten, anwesende Personen.
6. Beachten Sie den Zusammenhang zwischen Stress und Unfallhergang.
7. Ermitteln Sie potenzielle Risikofaktoren (z. B. Lärmpegel/Gebrauch von Lärmschutz, verschiedene Dämpfe und ihre Einwirkungszeit).
8. Beachten Sie Zeichen/Symptome von endokrinen Störungen/Elektrolytverschiebungen (z. B. Hypomagnesiämie, Hypokalziämie, Flüssigkeitsdefizit), die zu Verwirrtheitszuständen, Tetanie, Spontanfrakturen etc. führen können.
9. Achten Sie auf Vorhandensein/Möglichkeit einer Hypothermie (z. B. beabsichtigt [Operation] oder unbeabsichtigt).
10. Achten Sie auf Wirkungen und Nebenwirkungen von verordneten Medikamenten.

II. Treffen von Sicherheitsvorkehrungen entsprechend der individuellen Situation

1. Helfen Sie dem Patienten, sich in seiner Umgebung zu orientieren.
2. Beschaffen Sie für bettlägerige Patienten sowohl für zu Hause als auch im Spital eine Rufmöglichkeit. Demonstrieren Sie ihre

Handhabung und sorgen Sie dafür, dass sie sich stets in Griff nähe befindet und funktionstüchtig ist.

3. Stellen Sie das Bettniveau möglichst tief.
4. Arretieren Sie die Räder an Betten/fahrbaren Möbelstücken.
5. Helfen Sie bei Aktivitäten und beim Transfer.
6. Sorgen Sie für die Verwendung von gut sitzenden, rutschfesten Schuhen.
7. Demonstrieren Sie den Gebrauch von Gehhilfen.
8. Sorgen Sie für eine Überwachung des Patienten beim Rauchen.
9. Gewährleisten Sie eine korrekte Entsorgung von potenziell gefährlichen Gegenständen (z. B. Nadeln, Lanzetten/Klingen).
10. Benutzen Sie freiheitseinschränkende Maßnahmen nur nach Absprache mit dem ärztlichen Dienst und dokumentieren Sie diese ausführlich.
11. Vgl.:

PD 00085   *Körperliche Mobilität, beeinträchtigt*
PD 00046   *Hautdefekt, bestehend*
PD 00122   *Sinneswahrnehmungen, gestört*
PD 00130   *Denkprozess, verändert*
PD 00119   *Selbstwertgefühl, chronisch gering*
PD 00120   *Selbstwertgefühl, situationsbedingt gering*
PD 00153   *Selbstwertgefühl, situationsbedingt gering, hohes Risiko*

III. Hilfeleistung bei Behandlung/Heilung der Verletzung

1. Sorgen Sie für die, in der jeweiligen Situation erforderlichen Lagerung (z. B. nach Staroperation, zur Ruhigstellung von Frakturen).
2. Sorgen Sie bei Bedarf für eine ruhige, reizarme Umgebung (z. B. Tetanie, autonome Hyperreflexie).
3. Sorgen Sie dafür, dass der Patient postoperativ eine normale Körpertemperatur erreicht.
4. Beraten Sie bei Bedarf unfallgefährdete, selbstzerstörerische Patienten über entsprechende Beratungsstellen/Psychotherapie.

IV. Fördern des Wohlbefindens

1. Informieren Sie den Patienten/Bezugspersonen über die Wichtigkeit eines langsamen Lagewechsels bei bestehenden Gleichgewichts-, Koordinationsstörungen oder orthosthatischer Hypotonie.

2. Empfehlen Sie Aufwärm-/Dehnübungen vor sportlichen Aktivitäten.

3. Verweisen Sie auf Informationen und Broschüren über Unfallverhütung (z. B. Allgemeine Unfallversicherungsanstalt).

4. Informieren Sie über Brandschutzmaßnahmen (z. B. Feueralarmübungen, Installation von Rauchmeldern, jährliche Kaminreinigung, Kauf von nicht schnell entflammbarer Kleidung, Sicherheitsmaßnahmen beim Abbrennen von Feuerwerken).

5. Besprechen Sie mit den Eltern, wie das Problem der Beaufsichtigung der Kinder nach der Schule/während der Arbeitszeit gelöst werden könnte.

6. Besprechen Sie Umgebungsveränderungen, die notwendig sind, um Unfälle zu verhüten (das Kennzeichnen von Glastüren mit Aufklebern, Herabsetzen der Boilertemperatur, ausreichende Beleuchtung im Treppenhaus, Sicherheitsvorkehrungen für Bad und Toilette).

7. Ermitteln Sie, welche staatlichen und/oder privaten Ressourcen vorhanden sind (z. B. finanzielle Hilfe bei notwendigen Änderungen/Verbesserungen/ Anschaffungen).

8. Informieren Sie über Selbsthilfegruppen (z. B. Nachbarschaftshilfe, Nottelefon).

Pflegediagnose 00155 nach der NANDA Taxonomie II

Sturz, hohes Risiko

Thematische Gliederung:
Abwendung von Gefahren

Definition
Das erhöhte Risiko eines Menschen einen Sturz zu erleiden, der zu physischen Verletzungen führen kann.

Risikofaktoren

Erwachsene

- ❏ Anamnestisch bekanntes Sturzgeschehen
- ❏ Verwendung eines Rollstuhls und anderer Hilfsmittel (z. B. Rollator, Gehstock, Krücken)
- ❏ Hohes Alter
- ❏ Single
- ❏ Beinprothesen
- ❏ Mangelhaftes Schuhwerk

Physiologisch

- ❏ Akute Erkrankung
- ❏ Postoperative Situation
- ❏ Hypertonie
- ❏ Hypotonie
- ❏ Beeinträchtigung des Sehens und/oder Hörens
- ❏ Arthritis
- ❏ Orthostatischer Blutdruckabfall
- ❏ Beeinträchtigtes Gleichgewicht (z. B. Schwindel)
- ❏ Schlaflosigkeit
- ❏ Schwäche
- ❏ Erschöpfung
- ❏ Gefäßerkrankungen
- ❏ Akuter Harn- und Stuhldrang oder Inkontinenz
- ❏ Durchfall

- ❑ Verminderte Kraft in den Extremitäten
- ❑ Blutzuckerveränderungen
- ❑ Beeinträchtigte körperliche Mobilität
- ❑ Beeinträchtigtes Gehen
- ❑ Wahrnehmungsbeeinträchtigung
- ❑ Neuropathie
- ❑ Anfallsleiden

Kognitiv

- ❑ Beeinträchtigter Geisteszustand (z. B. Desorientiertheit, Delirium, Demenz, beeinträchtigte Realitätseinschätzung)

Medikamentennebenwirkungen

- ❑ Antihypertonika
- ❑ ACE-Hemmer
- ❑ Diuretika
- ❑ Trizyklische Antidepressiva
- ❑ Anxiolytika
- ❑ Narkotika
- ❑ Hypnotika oder Tranquilizer
- ❑ Strahlen- und Chemotherapie
- ❑ Alkoholkonsum

Umgebung/Umfeld

- ❑ Witterung
- ❑ Bodenbeschaffenheit, Unebenheiten (z. B. nasse Böden, Eis)
- ❑ Hindernisse ("Stolperfallen")
- ❑ Unzureichende Beleuchtung
- ❑ Fehlende rutschfeste Unterlagen und/oder Haltegriffe in den Nassräumen
- ❑ Freiheitseinschränkende Maßnahmen (z. B. Bettenseitenteile)

Kinder

- ❑ Jünger als zwei Jahre
- ❑ Fehlende Sicherheitsmaßnahmen (z. B. Türe bei Treppen, Fenstersicherung, Fixierungen etc.)
- ❑ Fehlende Beaufsichtigung durch die Eltern
- ❑ Fehlende Selbstkontrolle

Anmerkung

Eine Hoch-Risiko-Diagnose kann nicht durch Zeichen und Symptome belegt werden, da das Problem nicht aufgetreten ist und die Pflegemaßnahmen die Prävention bezwecken.

Patientenbezogene Pflegeziele

1. Der Patient erkennt die Gefahr und vermindert die individuellen Risikofaktoren.
2. Der Patient trägt dazu bei, das Sturzrisiko zu verringern.
3. Der Patient erkennt die Notwendigkeit Hilfe anzunehmen/anzufordern, um Stürze zu vermeiden.
4. Der Patient erkennt und nützt die vorhandenen Ressourcen um sich vor Stürzen zu schützen.

Maßnahmen

I. Ermitteln der Risikofaktoren

1. Ermitteln Sie die Risikofaktoren bezüglich der individuellen Situation und das Ausmaß der Gefährdung.
2. Beachten Sie Alter, Geisteszustand, Geschicklichkeit und/oder Beeinträchtigung der Beweglichkeit der betroffenen Person.
3. Ermitteln Sie Risikofaktoren im Umfeld des Patienten.
4. Informieren Sie sich über den Wissensstand und die Ressourcen des Patienten/der Bezugsperson, bezüglich Sicherheitsanforderungen und Sturzprävention.
5. Erheben Sie die Anzahl der Unfälle in einer gegebenen Zeitspanne, Umstände des Unfalls: Tageszeit, sich fortsetzende Beschäftigungen, im Gange befindliche Aktivitäten, anwesende Personen.
6. Beachten Sie den Zusammenhang zwischen Stress und Unfallhergang.
7. Beachten Sie Zeichen/Symptome von akuten und chronischen Krankheiten, die zu Stürzen führen können.
8. Achten Sie auf Wirkungen und Nebenwirkungen von verordneten Medikamenten.

II. Treffen von Sicherheitsvorkehrungen entsprechend der individuellen Situation

1. Helfen Sie dem Patienten, sich in seiner Umgebung zu orientieren.
2. Beschaffen Sie für bettlägerige Patienten sowohl zu Hause als auch im Spital eine Rufmöglichkeit. Demonstrieren Sie ihre Handhabung und sorgen Sie dafür, dass sie sich stets in Griffnähe befindet und funktionstüchtig ist.
3. Stellen Sie das Bettniveau möglichst tief.
4. Arretieren Sie die Räder an Betten/fahrbaren Möbelstücken.
5. Helfen Sie bei sämtlichen Aktivitäten, die beim jeweiligen Zustand des Patienten gefährlich werden können (z. B. Aufstehen, Körperpflege, Zubereitung der Mahlzeiten).
6. Sorgen Sie für die Verwendung von gut sitzenden, rutschfesten Schuhen.
7. Informieren Sie über den Zweck und zeigen Sie den richtigen Gebrauch und die Aufbewahrung von Hilfsmitteln, wie Gehhilfen und Krücken.
8. Sorgen Sie für eine Überwachung des Patienten beim Rauchen.
9. Gewährleisten Sie eine korrekte Entsorgung von potenziell gefährlichen Gegenständen (z. B. Nadeln, Lanzetten/Klingen).
10. Gestalten Sie die Umgebung des Patienten sicher.
11. Benutzen Sie freiheitseinschränkende Maßnahmen nur nach Absprache mit dem ärztlichen Dienst und dokumentieren Sie diese ausführlich.

III. Fördern des Wohlbefindens

1. Informieren Sie den Patienten/Bezugspersonen über die Wichtigkeit eines langsamen Lagewechsels bei bestehenden Gleichgewichts-, Koordinationsstörungen oder orthostatischer Hypotonie.
2. Informieren, schulen und beraten Sie Patient und Bezugspersonen über Risiken und mögliche Sicherheitsmaßnahmen.
3. Verweisen Sie auf Informationen und Broschüren über Unfallverhütung (z. B. Allgemeine Unfallversicherungsanstalt).
4. Besprechen Sie mit den Eltern, wie das Problem der Beaufsichtigung der Kinder nach der Schule/während der Arbeitszeit gelöst werden könnte.
5. Besprechen Sie Umgebungsveränderungen, die notwendig sind,

um Stürze zu verhüten (ausreichende Beleuchtung, Sicherheits-vorkehrungen für Bad und Toilette).

6. Ermitteln Sie, welche staatlichen und/oder privaten Ressourcen vorhanden sind (z. B. finanzielle Hilfe bei notwendige Änderungen/ Verbesserungen/ Anschaffungen).

7. Informieren Sie über Selbsthilfegruppen (z. B. Nachbarschaftshilfe, Nottelefon).

Perioperativ positionierte Verletzungen, hohes Risiko

Thematische Gliederung:
Abwendung von Gefahren

Definition
Der Zustand, bei dem der Patient aufgrund einer erforderlichen Operation Verletzungen erleiden kann (Verlust von natürlichen, schützenden Reaktionen, bedingt durch z. B. Anästhesie, Lagerung).

Risikofaktoren

- Desorientierung
- Ödeme, bestehende Hautprobleme
- Untergewicht
- Immobilität
- Muskelschwäche
- Fettleibigkeit
- Beeinträchtigung der Sensibilität und der Wahrnehmung während der Anästhesie.
- *Erhöhte Verletzbarkeit aufgrund pathophysiologischer Veränderungen durch akute und chronische Erkrankungen (z. B. Diabetes, Thrombosen, Krebs, Infektionen usw.)*
- *Erhöhte Verletzbarkeit aufgrund von bereits vor der Operation vorhandenen Kontrakturen oder physischer Veränderungen (z. B. Polio, rheumatische Arthritis)*
- *Erhöhte Verletzbarkeit eines bestehenden Stomas durch die Lagerung*
- *Operationszeit mehr als 2 Stunden*
- *Erhöhte Verletzbarkeit durch Implantate (Schrittmacher) oder Prothesen*
- *Personenbezogene und umgebungsbezogene Risikofaktoren (Schwangerschaft, Altersextreme, Fettleibigkeit, Kachexie, Tabakkonsum, kalter OP)*

Anmerkung

Eine Hoch-Risiko-Diagnose kann nicht durch Zeichen und Symptome belegt werden, da das Problem nicht aufgetreten ist und die Pflegemaßnahmen die Prävention bezwecken.

Patientenbezogene Pflegeziele

1. Der Patient weist eine angemessene periphere Durchblutung mit stabilen Vitalzeichen auf.
2. Der Patient erfährt aufgrund des operativen Eingriffes keinen neuromuskulären Schaden und keine Verletzung.

Maßnahmen

I. Ermitteln der ursächlichen/begünstigenden Faktoren

1. Beobachten Sie Gewebedurchblutung und Hautzustand.
2. Ermitteln Sie perioperative Risikofaktoren, welche die Verletzbarkeit erhöhen.
3. Kontrollieren Sie die Reaktionen auf Inaktivität.
4. Erkennen Sie Zeichen und Symptome, die eine perioperative Verletzung kennzeichnen.

II. Früherkennung und sofortige Maßnahmen

1. Schätzen Sie vor dem Eingriff ab:
   – Umfang des Bewegungsradius
   – Physische Abnormitäten
   – interne oder externe Implantate oder Prothesen
   – neurovaskulärer Status
   – Vitalzeichen.
2. Besprechen Sie den Operationsablauf mit dem Operateur.
3. Setzen Sie Maßnahmen, welche die Verletzbarkeit für Gewebeschäden reduzieren:
   – Nacken und Wirbelsäule in einer Linie ausrichten
   – sanft die Gelenke bewegen, nicht mehr als 90° abduzieren
   – Extremitäten nicht über das OP-Bett hinausragen lassen, langsam und sanft in Position bringen
   – ein gepolstertes Armbrett verwenden.
4. Schützen Sie Augen und Ohren. Achten Sie darauf, dass die Oh-

ren nicht verbogen sind. Wenn nötig, verwenden Sie einen Augenschutz.

5. Schützen Sie verletzbare Areale vor Schädigung.

6. Stellen Sie sicher, dass Teammitglieder sich nicht am Patienten anlehnen, insbesondere nicht an seinen Extremitäten.

7. Stellen Sie sicher, dass der Kopf alle 30 Minuten leicht angehoben wird.

8. Fragen Sie den Patienten nach der Positionierung, ob er noch Schmerzen, Druck, Brennen oder andere Beschwerden verspürt.

9. Bestimmen und dokumentieren Sie den Hautzustand des Patienten nach der Operation.

III. Fördern des Wohlbefindens

1. Informieren Sie den Patienten über Krankheiten/Zustände, die zu einer erhöhten Verletzbarkeit führen können.

2. Informieren Sie den Patienten vor der Operation über eventuell auftretende körperliche Veränderungen, die postoperativ auftreten können, und ermutigen Sie ihn zur Selbstbeobachtung und zu Gesprächen über die Veränderungen.

Pflegediagnose 00036 (1.6.1.1.) nach der NANDA Taxonomie II

Erstickung, hohes Risiko

Thematische Gliederung:
Abwendung von Gefahren

Definition
Der Zustand eines Patienten, bei dem das Risiko einer Erstickung besteht (Unterbrechung der Luftzufuhr).

Risikofaktoren

Äußere (umweltbedingte)

- ❏ Laufender Automotor in geschlossener Garage
- ❏ Benutzung von Ölheizungen ohne Abluftvorrichtung
- ❏ Rauchen im Bett
- ❏ Kinder, die mit Plastiksäcken spielen oder kleine Objekte in Mund oder Nase stecken
- ❏ Kissen/Saugflasche im Bett eines Säuglings
- ❏ Schlucken von großen Bissen
- ❏ Ausrangierte oder unbenutzte Kühlschränke/Tiefkühler mit Türen
- ❏ Unbeaufsichtigte Kinder in Badewannen oder Schwimmbädern
- ❏ Gaslecks in Haushalt/Wohnwagen
- ❏ Nieder befestigte Wäscheleinen
- ❏ Schnuller um den Hals eines Säuglings gehängt
- ❏ *Suizidversuche*
- ❏ *Falsche Essenseingabe*

Innere (individuelle)

- ❏ Vermindertes Riechvermögen
- ❏ Verminderte motorische Fähigkeiten
- ❏ Kognitive oder emotionale Schwierigkeiten (z. B. veränderter Bewusstseinszustand)
- ❏ Krankheit oder Verletzung
- ❏ Mangelhafte Sicherheitserziehung und Vorsichtsmaßnahmen

❏ *Mangelnd ausgebildete Reflexe*
❏ *Sensorische Beeinträchtigungen*

Anmerkung

Eine Hoch-Risiko-Diagnose kann nicht durch Zeichen und Symptome belegt werden, da das Problem nicht aufgetreten ist und die Pflegemaßnahmen die Prävention bezwecken.

Patientenbezogene Pflegeziele

1. Der Patient und oder die Familie spricht Kenntnisse über Umweltgefahren aus.
2. Der Patient und oder die Familie nennt Maßnahmen, die der Situation entsprechen.
3. Der Patient und oder die Familie erkennt die Risikofaktoren und trifft entsprechende Vorkehrungen, um einer Erstickung vorzubeugen.
4. Der Patient hat freie Atemwege und ist frei von Erstickungszeichen.

Maßnahmen

I. Ermitteln der ursächlichen/begünstigenden Faktoren

1. Beachten Sie, ob innere/äußere Faktoren die individuelle Situation beeinflussen, z. B. Krampfanfälle, ungenügende Beaufsichtigung von Kleinkindern, bewusstlose Patienten, sedierte Patienten.
2. Ermitteln Sie die Kenntnisse der Patienten/Bezugsperson(en) über vorhandene Sicherheitsfaktoren/Risiken.
3. Informieren Sie sich über den neurologischen Status und beachten Sie Faktoren, welche die Atemwege beeinträchtigen oder Schluckbeschwerden hervorrufen können (z. B. Schlaganfall, zerebrale Lähmungserscheinungen [CP], Multiple Sklerose, manisches Zustandsbild, Psychopharmakaverabreichung).
4. Achten Sie auf Aussagen über Schlafstörungen und Müdigkeit (Gefahr der Obstruktion der Atemwege).
5. Informieren Sie sich, ob eine eventuell vorhandene Epilepsie unter Kontrolle ist.

6. Stellen Sie die Bereitschaft der Patienten/Bezugsperson(en) fest, Sicherheitsrisiken auszuschalten und die individuelle Situation zu verbessern.

II. Verringern/Ausschalten der Risikofaktoren

1. Beachten Sie Sicherheitsmaßnahmen zur Verhütung von Verletzungen.
2. Halten Sie die Atemwege eines bewusstlosen Patienten durch korrekte Lagerung offen. Saugen Sie bei Bedarf ab und verwenden Sie entsprechende Hilfsmittel (Tracheotomie).
3. Sorgen Sie für entsprechende Kost, welche die Schluckbeschwerden und den Bewusstseinszustand berücksichtigt. Sorgen Sie für eine Observanz bei der Nahrungsaufnahme.
4. Überwachen Sie die medikamentöse Therapie.
5. Sprechen Sie mit dem Patienten/Bezugsperson(en) über erkannte Sicherheitsrisiken und Methoden zur Problemlösung.

III. Fördern des Wohlbefindens

1. Überprüfen Sie die erkannten Sicherheitsrisiken und setzen Sie Maßnahmen zu deren Behebung.
2. Planen Sie der Situation entsprechende Maßnahmen, um längerfristig Verletzungen zu vermeiden.
3. Besprechen Sie mit dem Patienten die Wichtigkeit, Speisen vor dem Schlucken gut zu kauen, kleine Bissen zu sich zu nehmen und vorsichtshalber während des Essens/Trinkens nicht zu sprechen.
4. Beachten Sie, dass Alkohol bei der Nahrungsaufnahme den Muskeltonus und das Urteilsvermögen verändern kann.
5. Betonen Sie die Wichtigkeit, bei beginnendem Würgen Hilfe anzufordern.
6. Empfehlen Sie Erste-Hilfe-Kurse zum Erlernen der Methoden zur CPR (Herz-Lungen-Wiederbelebung) und des Heimlich-Handgriffs, um blockierte Atemwege freizumachen.
7. Empfehlen Sie Gebrauchsanweisungen und Sicherheitshinweise zu beachten, um Sicherheitsrisiken zu erkennen.
8. Vgl.:
   PD 00031   *Freihalten der Atemwege, beeinträchtigt*
   PD 00056   *Elterliche Pflege, beeinträchtigt*
   PD 00095   *Schlafgewohnheiten, gestört*

Pflegediagnose 00039 (1.6.1.4.) nach der NANDA Taxonomie II

Aspiration, hohes Risiko

Thematische Gliederung:
Abwendung von Gefahren

Definition
Der Zustand, bei dem ein Patient dem Risiko ausgesetzt ist, dass Sekrete aus Magen, Rachen und Mund oder feste Nahrungsbestandteile und/oder Flüssigkeiten in den tracheobronchialen Raum eintreten *(aufgrund einer Dysfunktion oder des Fehlens der normalen Schutzmechanismen).*

Risikofaktoren

- Erhöhter Druck im Magen
- Verminderter Bewusstseinszustand
- Sondenkost */Medikamentenverabreichungen durch eine gastrointestinale Sonde*
- Verminderter Bewusstseinszustand
- Bestehende Tracheotomie oder endotrachealer Tubus *(Übermäßig oder ungenügend aufgeblasener Cuff des endotrachealen Tubus)*
- Medikamentenverabreichung
- Verdrahteter Kiefer
- Erhöhter Restmageninhalt
- Unvollständiger Verschluss des Ösophagussphinkters
- Beeinträchtigtes Schluckvermögen *(aufgrund des Unvermögens der Epiglottis und der Stimmbänder, die Trachea zu verschließen)*
- Gastrointestinale Sonden
- Operation oder Trauma im Gesichts-/Mund-/Halsbereich
- Verminderter Husten- und Würgereflex
- Situation, in der eine erhöhte Oberkörperlagerung nicht möglich ist
- Verminderte gastrointestinale Motilität
- Verzögerte Entleerung des Magens

Anmerkung

Eine Hoch-Risiko-Diagnose kann nicht durch Zeichen und Symptome belegt werden, da das Problem nicht aufgetreten ist und die Pflegemaßnahmen die Prävention bezwecken.

Patientenbezogene Pflegeziele

1. Der Patient kennt die für sein persönliches Gesundheitsproblem zutreffenden Risikofaktoren.
2. Der Patient beherrscht Techniken, um eine Aspiration zu verhindern und/oder zu korrigieren.
3. Der Patient aspiriert nicht, dies zeigt sich durch geräuschfreies Atmen.

Anmerkung

I. Ermitteln der ursächlichen/begünstigenden Faktoren

1. Beobachten Sie den Bewusstseinszustand/die Aufmerksamkeit gegenüber der Umgebung und mögliche kognitive Veränderungen.
2. Beurteilen Sie, ob eine neuromuskuläre Schwäche besteht und beobachten Sie, welche Muskelgruppen betroffen sind, welches Ausmaß die Einschränkung hat und ob es sich um einen akuten oder progressiven Zustand handelt (speziell bei neurologischen Erkrankungen).
3. Ermitteln Sie die Menge und Konsistenz des Bronchialsekretes und die Stärke des Würge-/Hustenreflexes.
4. Beobachten Sie Hals- oder Gesichtsödeme, z.B. Patienten mit einer Verletzung der Trachea/des Thorax (Verbrennungen des Oberkörpers, Trauma durch Inhalation von schädlichen Substanzen/Trauma durch chemische Substanzen), nach Operationen im Kopf-/Halsbereich.
5. Achten Sie beim Verabreichen von Sondenkost auf einen möglichen Reflux und/oder falsche Lage der Sonde.
6. Beachten Sie die Beeinflussung der Schluckmuskulatur aufgrund der Einnahme von Medikamenten, Drogen oder Alkohol mit bewusstseinsverändernder Wirkung.

II. Unterstützen der physiologischen Funktionen und Verhüten von Komplikationen

1. Überwachen Sie Patienten mit Sauerstoffmasken, bei denen die Gefahr des Erbrechens besteht.
2. Halten Sie eine Drahtschere/Schere jederzeit in der Nähe des Patienten bereit, wenn der Kiefer verdrahtet/verbunden ist.
3. Sorgen Sie für ein betriebsbereites Absauggerät in der Nähe des Patienten.
4. Saugen Sie nach Bedarf ab, um Sekrete zu entfernen (Mundhöhle, Nasenraum und Trachealtubus).
5. Leisten Sie Mithilfe bei der Atemtherapie (Lagerungsdrainage des Thorax), um zähflüssige, das Schlucken erschwerende Sekrete zu mobilisieren.
6. Hören Sie bei Bedarf die Lungengeräusche ab (vor allem bei Patienten, die häufig oder nie husten; bei beatmeten Patienten, die über Magensonde ernährt werden).
7. Achten Sie auf die ursächlichen Faktoren und richten Sie die Konsistenz der Nahrung (und Medikamente) entsprechend aus.
8. Sorgen Sie für weiche, konsistente Kost (z. B. Aufläufe, Pudding, Eintöpfe). Geben Sie das Essen langsam ein, weisen Sie den Patienten an, sorgfältig zu kauen.
9. Achten Sie darauf, keine gemischtkonsistenten (flüssig und fest) Bestandteile zu verabreichen.
10. Lagern Sie vor dem Essen und Trinken den Oberkörper des Patienten hoch und bequem.
11. Achten Sie darauf, dass feste Nahrung nicht mit Flüssigkeit hinuntergespült wird.
12. Kontrollieren Sie vor jeder Sondenverabreichung die Lage der Magensonde.
13. Kontrollieren Sie vor/während der Sondenkostverabreichung die Atemgeräusche sowie die Magen-/Darmgeräusche des Patienten.
14. Achten Sie auf Oberkörperhochlagerung bis ca. 30–40 Minuten nach der Nahrungsverabreichung.
15. Kontrollieren Sie die Mundhöhle nach dem Essen.

III. Fördern des Wohlbefindens

1. Überprüfen Sie mögliche Risikofaktoren des Patienten.
2. Informieren Sie den Patienten über die Folgen einer Aspiration.
3. Instruieren Sie über Sicherheitsvorkehrungen beim Verabreichen

des Essens (oral oder Sondenernährung). Vgl. *PD 00103 Schlucken, beeinträchtigt.*

4. Lernen Sie, wenn möglich, den Patienten/Bezugsperson(en) an, das Absaugen durchzuführen, vor allem wenn der Patient eine dauernde oder reichliche orale Sekretion hat.

5. Instruieren Sie den Patienten/Bezugsperson(en), Aktivitäten, die den intraabdominalen Druck erhöhen, zu meiden bzw. einzuschränken (enge/einschnürende Kleidung, Zerren/Ziehen/Pressen, anstrengende Übungen).

Pflegediagnose 00078 (5.2.1.) nach der NANDA Taxonomie II

Behandlungsempfehlungen (individuell), unwirksame Handhabung

Thematische Gliederung:
Abwendung von Gefahren

Definition
Die Unfähigkeit eines Patienten, das Behandlungsprogramm und seine Auswirkungen in das tägliche Leben zu integrieren, um spezifische Gesundheitsziele zu erreichen.

Ätiologie (mögliche Ursachen)

❏ Wahrgenommene Hindernisse *für eine Integration der Behandlung in das tägliche Leben*
❏ Mangelnde soziale Unterstützung
❏ Machtlosigkeit
❏ Wahrgenomme geringe Behandlungschancen
❏ Krankheitsgewinn (Nutzen aus der Krankheit ziehen)
❏ Misstrauen gegenüber den Behandlungsempfehlungen und dem Pflegepersonal
❏ Wahrnehmung des Schweregrads der Krankheit, der Anfälligkeit/der Hindernisse
❏ Wissensdefizite
❏ Familiäre Muster in Bezug auf die Gesundheitspflege
❏ Familienkonflikt
❏ Übermäßige Forderungen, die an Einzelperson oder Familie gestellt werden
❏ Wirtschaftliche Schwierigkeiten
❏ Entscheidungskonflikte
❏ Nicht durchschaubares, zu komplexes Gesundheitssystem/zu komplexe Behandlungsempfehlungen
❏ Kaum wahrgenomme Ernsthaftigkeit der Erkrankung und deren Spätfolgen
❏ Ungenügende Auswahlmöglichkeiten zum Handeln

Symptome (Merkmale, Kennzeichen)

aus der Sicht des Patienten

❏ Patient äußert, dass er keine Maßnahmen setzt, um Risikofaktoren für ein Fortschreiten der Erkrankung und Folgen einer Erkrankung zu verringern
❏ Patient wünscht sich mit Therapie der Krankheit und Prävention
von Spätfolgen zurechtzukommen
❏ Patient äußert Schwierigkeiten mit der Regulation/Integration,
von einer oder mehreren Verordnungen zur Prävention von Komplikationen und zur Behandlung der Krankheit oder seiner Symptome
❏ Patient äußert, dass die Behandlungsempfehlungen nicht in die
tägliche Routine integriert werden

aus der Sicht der Pflegeperson

❏ Unangemessenes alltägliches Verhalten, das den Behandlungszielen oder dem Präventionsprogramm entgegensteht
❏ *Verschlimmerung der Symptome (erwartet oder unerwartet)*

Patientenbezogene Pflegeziele

1. Der Patient spricht aus, Faktoren und Hindernisse, die einen Zusammenhang mit der individuellen Situation haben, zu verstehen.
2. Der Patient nimmt am Problemlösungsprozess teil.
3. Der Patient erkennt/nutzt vorhandene Ressourcen.
4. Der Patient spricht die Notwendigkeit/den Wunsch aus, das Handeln zu verändern, um gemeinsam festgelegte Zeile zu erreichen.
5. Der Patient zeigt notwendige Verhaltensweisen/Veränderungen
im täglichen Leben, um die Behandlungsempfehlungen einzuhalten.

Maßnahmen

I. Ermitteln der individuellen Risikofaktoren

1. Ermitteln Sie den Wissensstand des Patienten.
2. Stellen Sie seine persönliche Einstellung zur erforderlichen Therapie fest.

3. Informieren Sie sich über die vorhanden Ressourcen (Kuraufenthalt, Hauskrankenpflege).

II. Unterstützen des Patienten/der Bezugsperson(en), Strategien zur verbesserten Handhabung der Behandlungsempfehlungen zu entwickeln

1. Bieten Sie Gespräche an, um dem Patienten zu einer Problemlösung zu verhelfen.
2. Klären Sie ab, inwiefern der Patient an einer gemeinsamen Zielsetzung teilnimmt.
3. Ermitteln Sie die notwendigen Schritte zur Erreichung der erwünschten Ziele und ermutigen Sie den Patienten zur Mitarbeit.
4. Treffen Sie Vereinbarungen mit dem Patienten über die Mitgestaltung der Pflege (Stärken und Schwächen).
5. Sorgen Sie für Informationen. Zeigen Sie dem Patienten auf, wie und wo er sich eigenständig informieren kann.

III. Fördern des Wohlbefindens

1. Informieren Sie den Patienten über die Wichtigkeit seiner Kenntnisse bezüglich der Therapie und der Konsequenzen.
2. Fördern Sie die Teilnahme des Patienten/Bezugsperson(en) am Planungsprozess.
3. Unterstützen Sie den Patienten, Strategien zur Überwachung der Behandlungsempfehlungen zu entwickeln.
4. Informieren Sie den Patienten/die Bezugspersonen über soziale Einrichtungen/soziale Unterstützungen.
5. Informieren Sie über Beratungszentren, Heimhilfe, Selbsthilfegruppen.

Pflegediagnose 00079 (5.2.1.1.) nach der NANDA Taxonomie II

Kooperationsbereitschaft, fehlend (noncompliance) (im Detail angeben)

Thematische Gliederung: Abwendung von Gefahren

Definition

Der Zustand, bei dem die Bereitschaft eines Patienten/eines pflegenden Angehörigen fehlt, sich an vereinbarte Gesundheitsförderungsprogramme und Behandlungspläne, die zwischen den Personen und Pflegenden/Ärzten abgestimmt wurden, zu halten. Trotz Einwilligung halten sich der Patient oder pflegende Angehörige ganz oder teilweise nicht an das Gesundheitsförderungsprogramm oder den Behandlungsplan, was zu völligen oder teilweisen unwirksamen Ergebnissen führt.

Anmerkung

Das Urteil „fehlende Kooperation" kann für den Patienten/das Personal negative Umstände schaffen, welche die Problemlösung behindern. Da Patienten das Recht haben, die Therapie zu verweigern, müssen wir dies als Situation betrachten, in der es professionelle Erfordernis ist, den Standpunkt des Patienten, sein Verhalten und seine Entscheidung(en) zu akzeptieren und gemeinsam daran zu arbeiten, alternative Lösungen zu finden, um die ursprünglichen und/oder revidierten Ziele zu erfüllen.

Ätiologie (mögliche Ursachen)

Gesundheitspflegeplan

❏ Dauer der Behandlung
❏ Bezugspersonen
❏ Kosten der Behandlung
❏ Komplexität und Intensität der Behandlung

Individuelle Faktoren

❏ Persönliche und entwicklungsbedingte Fähigkeiten
❏ Einstellung zur Gesundheit, kulturelle Einflüsse, Glaubenskonflikte
❏ Individuelle Wertvorstellungen
❏ Kenntnis und Können von bedeutendem Kontrollverhalten
❏ Motivierende Kräfte
❏ *Mangelnde Fertigkeiten, um zur Behandlung beizutragen*
❏ *Furcht/Angst*
❏ *Verleugnung der Krankheit*
❏ *Wahrgenommene geringe Behandlungschancen*

Gesundheitssystem

❏ Zufriedenheit mit der Pflege
❏ Glaubwürdigkeit der Anbieter
❏ Zugang und Zweckmäßigkeit der Pflege
❏ Finanzielle Flexibilität des Plans
❏ Beziehung zwischen Patient und Betreuungspersonen
❏ Rückerstattung von Schulung und Nachsorge für den Gesundheitsanbieter
❏ Kontinuierliches Versorgungs- und Nachsorgeangebot durch den Gesundheitsanbieter
❏ Individuelle Abdeckung von Versicherungsleistungen
❏ Kommunikations- und Schulungsfähigkeiten des Gesundheitsanbieters
❏ *Rückerstattungspolitik der Krankenkasse*
❏ *Unvollständige finanzielle Deckung der Behandlung durch die Krankenkasse*

Netzwerk

❏ Einbindung von Mitglieder in den Versorgungsplan
❏ Soziale Einstellung bezüglich Versorgungsplan
❏ Wahrgenommene Einstellung/Überzeugung von wichtigen Personen

Symptome (Merkmale, Kennzeichen)

aus der Sicht des Patienten

❏ *Der Patient spricht über Schwierigkeiten mit therapeutischen Empfehlungen*

aus der Sicht der Pflegeperson

❏ Verhaltensweisen bzw. Äußerungen, die mangelnde Kooperation aufzeigen (Diabetiker, Alkoholiker, Medikamentenabusus, Nikotinabusus, ...)
❏ Nachvollziehbare Entwicklungsgeschichte von Komplikationen
❏ Verschlechterung der Symptome
❏ Nichteinhalten von Vereinbarungen (z. B. Termine etc.)
❏ Kein Behandlungsfortschritt
❏ Objektivierende Tests (physiologische Messwerte, Aufdeckung von Hinweisen)
❏ *Teilweise genommene oder nichtgenommene Medikamente*
❏ *Keine Bereitschaft, gemeinsame Ziele festzulegen und/oder an deren Erreichung mitzuarbeiten*

Patientenbezogene Pflegeziele

1. Der Patient spricht über seine Schwierigkeiten bezüglich des Behandlungsplans.
2. Der Patient nimmt an der Planung und Zielsetzung seiner Pflege/Therapie teil.
3. Der Patient spricht aus, seine Krankheit und den Behandlungsplan/die Therapie zu verstehen und handelt entsprechend.
4. Der Patient trifft Entscheidungen aufgrund der gegebenen Informationen.

Maßnahmen

I. Ermitteln der Gründe für die Änderung/Missachtung der Therapie/Anweisungen

1. Besprechen Sie mit dem Patienten/Bezugsperson(en), wie sie die Situation (Krankheit/Therapie) wahrnehmen und darüber denken.
2. Ermitteln Sie die Wertvorstellungen des Patienten: kulturelle

Werte, Gesundheits- und Glaubensvorstellungen des Patienten/ Bezugsperson(en), entwicklungsbedingte Probleme.

3. Überprüfen Sie die pflegetherapeutischen Maßnahmen in Bezug auf Angemessenheit und Komplexität (Überforderung vermeiden).

4. Hören Sie aktiv zu, worüber der Patient klagt und welche Bemerkungen er macht.

5. Erfassen Sie soziale Merkmale, demografische und bildungsmäßige Faktoren und Persönlichkeitsmerkmale des Patienten.

6. Achten Sie darauf, welche Sprache gesprochen, gelesen und verstanden wird.

7. Beachten Sie den Entwicklungsstand ebenso wie das Alter des Patienten.

8. Achten Sie auf Verhaltensweisen, die deutlich machen, dass das Therapieprogramm nicht eingehalten wird.

9. Beachten Sie die Dauer der Krankheit. (Patienten neigen bei längerfristigen, schwächenden Krankheiten dazu, sich fallen zu lassen und dabei passiv und abhängig zu werden.)

10. Erfassen Sie das Ausmaß von eventuell vorhandenen Zeichen von Angst, Hoffnungslosigkeit und/oder Machtlosigkeit des Patienten.

11. Besprechen Sie den psychologischen Hintergrund des Verhaltens mit anderen Mitgliedern des therapeutischen Teams.

12. Ermitteln Sie Hilfsmittel, die dem Patienten zugänglich sind.

II. Unterstützen des Patienten/Bezugsperson(en) beim Entwickeln von Strategien, um wirksam mit der Situation fertig zu werden

1. Bauen Sie eine therapeutische Beziehung zum Patienten/Bezugsperson(en) auf.

2. Besprechen Sie mit dem Patienten, welchen Therapieerfolg er sich wünscht.

3. Treffen Sie Vereinbarungen mit dem Patienten, sich an der Pflege zu beteiligen.

4. Fordern Sie den Patienten zur Selbstpflege auf, geben Sie Hilfestellung, und leiten Sie an. Akzeptieren Sie Aussagen des Patienten bezüglich seiner eigenen Kräfte und Grenzen und weisen Sie auf das Erreichen selbst minimaler Behandlungsfortschritte wiederholt hin (Motivation).

5. Sorgen Sie für die Kontinuität in der Pflege innerhalb und außerhalb des Spitals.

6. Geben Sie Informationen über Hilfestellungen, damit der Patient weiß, wo und wie er sich alleine zurechtfinden kann.
7. Informieren Sie den Patienten im Rahmen seiner persönlichen Möglichkeiten mündlich, schriftlich, audiovisuell.
8. Lassen Sie den Patienten die erhaltenen Informationen mit seinen Worten wiederholen.
9. Akzeptieren Sie die Entscheidung und Ansicht des Patienten.
10. Erarbeiten Sie mit dem Patienten erreichbare Nah- und Fernziele.

III. Fördern des Wohlbefindens

1. Besprechen Sie mit dem Patienten, wie wichtig sein Wissen und seine Motivation für die Verbesserung seines Gesundheitszustandes ist und welche Konsequenzen die fehlende Kooperationsbereitschaft nach sich zieht.
2. Beteiligen Sie den Patienten an der Erstellung des Behandlungsplanes. (Der Patient wird eher zur Kooperation bereit sein, wenn er bei der Zielsetzung mitbestimmen kann.)
3. Ermitteln Sie, welche Maßnahmen im Pflegeplan am wichtigsten sind, um das therapeutische Ziel zu erreichen, und welche die Kooperation negativ beeinflussen.
4. Entwickeln Sie mit dem Patienten eine Form der Selbstkontrolle, um ein Gefühl der Selbstbestimmung zu schaffen, und ermöglichen Sie ihm, den eigenen Fortschritt zu beobachten und mitzuhelfen, Entscheidungen zu treffen.
5. Informieren Sie über Beratungsstellen, Therapieangebote, Hilfsstellen.
6. Vgl.:

   PD 00073 *Bewältigungsformen (Coping) der Familie, behinderndes Verhalten*
   PD 00074 *Bewältigungsformen (Coping) der Familie, mangelnde Unterstützung*
   PD 00069 *Bewältigungsformen (Coping) des Betroffenen, ungenügend*
   PD 00126 *Wissensdefizit*
   PD 00146 *Angst*
   PD 00124 *Hoffnungslosigkeit*
   PD 00125 *Machtlosigkeit*
   PD 00072 *Verneinung, unwirksam*

Pflegediagnose 00082 (5.2.4.) nach der NANDA Taxonomie II

Behandlungsempfehlungen, erfolgreiche Handhabung

Thematische Gliederung:
Integrität der Person

Definition
Ein Verhaltensmuster eines Patienten, das Behandlungsprogramme für Krankheiten und Krankheitsspätfolgen in den Alltag integriert, um spezifische Gesundheitsziele zu erreichen.

Autorennotiz

Diese Pflegediagnose ist eine Gesundheitsdiagnose und kann bei Patienten angewendet werden, die den Wunsch nach Gesundheitsberatung zur Förderung und Erhaltung ihrer Gesundheit äußern. Es geht dabei um Patienten, die erfolgreich ihr Behandlungsprogramm durchführen, jedoch Informationen verlangen, wie sie zukünftig negative Einflüsse auf ihre Gesundheit voraussehen, bewältigen oder minimieren können.

Diese Pflegediagnose zielt auf Gesundheitssicherung und – wiederherstellung ab. Im Unterschied dazu geht es bei der Gesundheitspflegediagnose *00162 Behandlungsempfehlungen, Bereitschaft zur Verbesserung,* um die Weiterentwicklung des zufriedenstellenden Gesundheitsstatus.

Eine Gesundheitsdiagnose beinhaltet keine möglichen Ursachen, sondern Voraussetzungen (Merkmale, Kennzeichen, Symptome)!

Voraussetzungen

aus der Sicht der Pflegeperson

❑ Krankheitssymptome bleiben im normalen Bereich der Erwartungen

❏ Patient wünscht sich mit der Therapie, der Krankheit und der Prävention von Spätfolgen, zurechtzukommen

❏ Patient äußert die Entschlossenheit, die Risikofaktoren für das Fortschreiten einer Krankheit und ihrer Spätfolgen, zu reduzieren

❏ *Patient trifft eine angemessene Auswahl an Aktivitäten, um die Gesundheitsziele oder das Präventionsprogramm einzuhalten*

❏ Patient verhält sich bei seinen Alltagsaktivitäten entsprechend den Behandlungsempfehlungen oder dem Präventionsprogramm

❏ Patient verhält sich nach den entsprechenden Behandlungsempfehlungen

❏ *Verbesserung der vorhandenen Krankheitssymptome*

❏ *Patient holt aktiv Information zur Prävention ein*

Patientenbezogene Pflegeziele

1. Der Patient beschreibt Strategien zur Behandlung von Frühsymptomen oder Komplikationen.
2. Der Patient kennt Strategien, die einen erfolgreichen Umgang mit der Behandlung ermöglichen.
3. Der Patient nimmt am Problemlösungsprozess teil.
4. Der Patient erkennt und nutzt vorhandene Ressourcen.

Maßnahmen

I. Ermitteln der individuellen Entwicklungspotenziale

1. Ermitteln Sie den Wissensstand des Patienten.
2. Eruieren Sie mit dem Patienten vorhandene Ressourcen.
3. Informieren Sie sich über mögliche Belastungsfaktoren im Alltag des Patienten (Stressoren).

II. Unterstützen des Patienten, Behandlungsempfehlungen erfolgreich anzuwenden

1. Bieten Sie Gespräche an, um dem Patienten zu einer Lösung seiner Fragen zu verhelfen.
2. Sorgen Sie für Informationen. Zeigen Sie dem Patienten auf, wie und wo er selbstständig Informationen einholen kann.
3. Bestärken Sie den Patienten in seinen Bemühungen für die Früherkennung von Krankheitsphasen und Symptomen.

4. Besprechen Sie Faktoren im Alltag, welche Stress erzeugen (Hochzeit, Scheidung, Geburt, Tod, Arbeit, Übersiedlung, etc.).
5. Zeigen Sie auf, wohin sich der Patient wenden kann, wenn bei der Behandlung Probleme auftreten oder er nicht zurechtkommt.

III. Fördern des Wohlbefindens

1. Informieren Sie über Beratungszentren, Selbsthilfegruppen, soziale Einrichtungen, etc.
2. Fördern Sie den Kontakt zu Patienten mit ähnlichen Problemstellungen.
3. Informieren Sie über Entspannungstechniken um Stress zu vermindern, z. B. Meditation, Spaziergänge, Lesen, Musik hören, etc.
4. Führen Sie Gesundheitsberatung durch, z. B. 7–8 Stunden Schlaf/d, Ernährungsberatung – (Frühstück, Reduzierung von Fett, Koffein, Steigerung von kohlehydratreicher Kost); Tägliche Bewegungsübungen, Vermeidung bzw. Verminderung von Alkohol, Nikotin.

Pflegediagnose 00084 (5.4.) nach der NANDA Taxonomie II

Gesundheitsförderung, persönlich (im Detail angeben)

Thematische Gliederung:
Abwendung von Gefahren

Definition
Ein Zustand, bei dem ein gesunder Mensch aktiv nach Wegen sucht, um sein persönliches Gesundheitsverhalten und/oder Umweltbedingungen zu verändern, um einen optimalen Gesundheitszustand zu erreichen.

Autorennotiz

Diese Pflegediagnose ist eine Gesundheitsdiagnose und kann bei Patienten angewendet werden, die den Wunsch nach Gesundheitsberatung zur Förderung und Erhaltung ihrer Gesundheit äußern. Es geht dabei um Patienten, die erfolgreich ihr Behandlungsprogramm durchführen, jedoch Informationen verlangen, wie sie zukünftig negative Einflüsse auf ihre Gesundheit voraussehen, bewältigen oder minimieren können.

Eine Gesundheitsdiagnose beinhaltet keine möglichen Ursachen, sondern Voraussetzungen (Merkmale, Kennzeichen Sxpmptome)!

Voraussetzungen

aus der Sicht der Pflegeperson

❑ Geäußerter Wunsch, ein verbessertes Wohlbefinden zu erlangen
❑ Aussage (oder Beobachtung), keine gesundheitsbezogenen Ressourcen in der Gemeinde zu kennen
❑ Geäußerte Besorgnis betreffend den Einfluss gegenwärtiger Umweltbedingung auf den Gesundheitszustand *(z. B. rauchfreie Zonen)*

❏ Geäußerter Wunsch, Verhaltensweisen in Bezug auf die Gesundheit zu verbessern

❏ Geäußerter Wunsch, eine erhöhte Kontrolle über das Gesundheitsverhalten zu haben

❏ Beobachtetes Wissensdefizit in Bezug auf gesundheitsfördernde Verhaltensweisen

❏ Erkannter Wunsch, ein verbessertes Wohlbefinden zu erlangen

❏ Erkannter (oder ausgedrückter) Wunsch, einen größeren Einfluss auf das Gesundheitsverhalten auszuüben

Patientenbezogene Pflegeziele

1. Der Patient spricht den Wunsch aus, Gewohnheiten/Lebensweise so zu verändern, dass eine optimale Gesundheit erreicht wird.
2. Der Patient bemüht sich Informationen über die erwünschte Veränderung zu erhalten.
3. Der Patient nimmt an der Planung der Umstellung teil.
4. Der Patient sucht Ressourcen im sozialen Umfeld.

Maßnahmen

I. Ermitteln der spezifischen Sorgen/Gewohnheiten/ Gegebenheiten, die der Patient verändern möchte

1. Besprechen Sie die Sorgen des Patienten, hören Sie aktiv zu, um die Hintergründe zu erfassen (körperliche, emotionale Hintergründe, Stressoren und/oder äußere Faktoren wie z. B. Umweltverschmutzung).
2. Eruieren Sie die früheren Verhaltensweisen und Gewohnheiten um Bewältigungsstrategien zu entwickeln.
3. Erkennen Sie Verhaltensweisen, die einen Zusammenhang mit schlechten Gewohnheiten/Gesundheitsverhalten haben und setzen Sie Maßnahmen, um diese zu verändern.

II. Unterstützen des Patienten einen Plan für eine verbesserte Gesundheit zu erstellen

1. Besprechen Sie mit dem Patienten/Bezugsperson(en) auf welche Gesundheitsbereiche er/sie Einfluss nehmen will.
2. Besprechen Sie verschiedene Lösungsansätze für eine Verände-

rung. Ermitteln Sie, welche Schritte unternommen werden müssen, um die erwünschte Verbesserung zu erzielen.
3. Verhelfen Sie dem Patienten zu entsprechenden Informationen.
4. Sorgen Sie für eine Unterstützung der erwünschten Veränderungen durch die Anwendung von therapeutischen Kommunikationsformen (z. B. Weight Watchers).

III. Fördern des Wohlbefindens

1. Empfehlen Sie dem Patienten Entspannungsmethoden, wie Meditation, Visualisierung und Spaziergänge.
2. Instruieren Sie die einzelnen, abgestimmten, gesundheitsfördernden Verhaltensweisen (z. B. Selbstuntersuchung der Brust, regelmäßige, medizinische und zahnärztliche Kontrollen, gesundheitsbewusste Ernährung, Fitnessprogramme).
3. Informieren Sie bei speziellen Anliegen über Möglichkeiten im sozialen Umfeld (Ernährungsberatung/Gewichtskontrollprogramme, Raucher-Entwöhnungsgruppen, Anonyme Alkoholiker, Angehörigengruppen, Elternbildungskurse, Fachpersonen).

Gesundheitsverhalten, beeinträchtigt

Thematische Gliederung:
Abwendung von Gefahren

Definition
Die Unfähigkeit zu erkennen, wie die Gesundheit aufrecht erhalten wird und/oder wann Hilfe aufgesucht werden muss. Diese Diagnose steht immer im Zusammenhang mit anderen Pflegediagnosen (z. B. *PD 00126 Wissensdefizit; PD 00051 Kommunikation, verbal, beeinträchtigt; 00130 Denkprozess, verändert; PD 00069 Bewältigungsformen (Coping) des Betroffenen, ungenügend).*

Ätiologie (mögliche Ursachen)

❏ Unwirksame familiäre Bewältigungsform
❏ Wahrnehmungs-/Denkstörung (vollständiger oder partieller Verlust der grob- und/oder feinmotorischen Fertigkeiten)
❏ Fehlende oder veränderte Kommunikationsfähigkeit (schriftlich, verbal und/oder nonverbal)
❏ Beeinträchtigte Entwicklung
❏ Fehlende materielle Ressourcen *(Furcht vor Arbeitsverlust)*
❏ Nicht angemessenes Trauern
❏ Sinnkrise
❏ Eingeschränkte Fähigkeit bewusst und überlegte Entscheidungen zu fällen
❏ Unwirksame individuelle Bewältigungsformen

Symptome (Merkmale, Kennzeichen)

aus der Sicht des Patienten

❏ Zeigt kein Interesse, das Gesundheitsverhalten zu verbessern
❏ Mangel an entsprechendem Material/Ausrüstung, finanziellen Mitteln und/oder anderen Ressourcen

❏ Berichtetes oder beobachtetes Fehlen persönlicher Unterstützungssysteme *(durch die Familie oder Bezugspersonen)*

aus der Sicht der Pflegeperson

❏ Mangelnde Anpassung an Umgebungsveränderungen (innere/äußere)
❏ Mitgeteilte oder beobachtete Unfähigkeit die Verantwortung für die Gesundheitserhaltung in einem oder allen Lebensbereichen wahrzunehmen
❏ Mangelndes Gesundheitsverhalten in der Vorgeschichte
❏ Drückt Interesse aus, das Gesundheitsverhalten zu verbessern
❏ Wissensdefizit in Bezug auf Grundregeln der Gesundheit

Patientenbezogene Pflegeziele

1. Der Patient übernimmt, wenn möglich, die Eigenverantwortung für die Gesundheitserhaltung.
2. Der Patient spricht über die Faktoren, welche die aktuelle Situation beeinflussen und bringt sie mit seinem Gesundheitsverhalten in Zusammenhang.
3. Der Patient verändert seine Lebensweise, um die individuellen Ziele der Gesundheitserhaltung zu erreichen.
4. Die Familienmitglieder/Bezugsperson(en) sprechen aus, die gegenwärtige Situation bewältigen zu können.
5. Der Patient und die Familienmitglieder setzen die erhaltenen Informationen zielgerichtet um und nehmen die für sie erforderlichen Veränderungen vor.

Maßnahmen

I. Ermitteln der ursächlichen/begünstigenden Faktoren

1. Ermitteln Sie den Grad der Abhängigkeit/Unabhängigkeit (vollständig/teilweise abhängig, relativ unabhängig).
2. Beachten Sie, ob es sich um eine fortschreitende Erkrankung/ein langfristiges Gesundheitsproblem und/oder akute Verschlimmerung oder Komplikation einer chronischen Krankheit handelt.
3. Achten Sie auf Einnahme/Missbrauch von Alkohol und anderen Suchtmitteln, Medikamenten.
4. Beachten Sie kürzlich aufgetretene Veränderungen in der Le-

benssituation (z. B. ein Mann, der nach dem Tod seiner Gattin nicht in der Lage ist, für seine eigene Gesundheit und die Gesundheit seiner Familie zu sorgen).

5. Beachten Sie in welcher Umgebung der Patient lebt.
6. Erkennen Sie Kommunikationsvermögen/-fähigkeit und den Bedarf einer Bezugsperson oder eines Dolmetschers.
7. Erkennen Sie den Fähigkeitsgrad zur Aufrechterhaltung der Gesundheit sowie zur persönlichen Pflege in Bezug auf die Aktivitäten des täglichen Lebens.
8. Ermitteln Sie die intellektuellen Fähigkeiten, die Motivation und Ressourcen zur Informationsaufnahme und Umsetzung.
9. Beurteilen Sie das Umfeld, um festzustellen, welche individuellen Anpassungen notwendig sind.
10. Ermitteln Sie entwicklungsbedingte Behinderungen.
11. Beachten Sie, wie der Patient professionelle Dienstleistungen in Anspruch nehmen kann.
12. Erkennen Sie das Wissen des Patienten über vorhandene Ressourcen und die Fähigkeiten, diese in Anspruch zu nehmen.

II. Unterstützung des Patienten, das gewünschte Gesundheitsverhalten zu erreichen

1. Unterstützen Sie den Patienten und die Bezugspersonen, Selbstpflegedefizite zu erkennen und Stärken und Schwächen zu erfassen.
2. Sorgen Sie für Unterstützung, wenn das soziale Netz fehlt.
3. Planen Sie gemeinsam mit dem Patienten die Selbstpflege der Aktivitäten des täglichen Lebens, unter Berücksichtigung bestehender Behinderungen.
4. Unterstützen Sie den Patienten in Zeiten des Wohlbefindens oder während fortschreitender chronischer Erkrankung oder langfristigen gesundheitlichen Problemen, die normalen Gesundheitsgewohnheiten aufrechtzuerhalten.
5. Nehmen Sie sich die Zeit, die Sorgen und Bedürfnisse des Patienten und die der Bezugspersonen anzuhören.
6. Fördern Sie die Sozialisation um eine Regression zu verhindern.
7. Fördern und koordinieren Sie die Zusammenarbeit zwischen den Einrichtungen im Gesundheitswesen.
8. Überprüfen Sie das Einhalten der medizinischen Therapie.

III. Fördern des Wohlbefindens

1. Verhelfen Sie dem Patienten zu Informationen über notwendige individuelle Gesundheitspflege.
2. Helfen Sie dem Patienten/Bezugsperson(en) einen Pflegeplan zu erstellen, der es ermöglicht, den Patienten zu Hause zu pflegen.
3. Unterstützen Sie den Patienten/Bezugsperson(en) Fähigkeiten zu entwickeln, mit Stress umzugehen (Trainingshilfen).
4. Erkennen Sie Zeichen und Symptome, die eine weitere Beurteilung und Nachbetreuung erfordern.
5. Informieren Sie über und stellen Sie den Bedarf an Dienstleistungen von Hilfsorganisationen fest (Hauskrankenpflege, Heimhilfe, Essen auf Rädern, Selbsthilfegruppen ...).
6. Verweisen Sie bei finanziellen/rechtlichen/Unterkunftsproblemen auf soziale Dienststellen.

Pflegediagnose 00162 nach der NANDA Taxonomie II

Behandlungsempfehlungen, Bereitschaft zur Verbesserung

Thematische Gliederung: Abwendung von Gefahren

Definition

Ein Verhaltensmuster um Programme zur Krankheitsbehandlung und deren Folgen zielgerichtet ins tägliche Leben zu integrieren. Das Verhaltensmuster ist ausreichend, um gesundheitsbezogene Ziele zu erreichen und kann darüber hinaus noch gestärkt werden.

Autorennotiz

Diese Pflegediagnose ist eine Gesundheitsdiagnose und kann bei Patienten angewendet werden, die den Wunsch nach Gesundheitsberatung zur Förderung und Erhaltung ihrer Gesundheit äußern. Es geht dabei um Patienten, die erfolgreich ihr Behandlungsprogramm durchführen, jedoch Informationen verlangen, wie sie zukünftig negative Einflüsse auf ihre Gesundheit voraussehen, bewältigen oder minimieren können.

Diese Pflegediagnose zielt auf die Weiterentwicklung des zufriedenstellenden Gesundheitsstatus ab. Im Unterschied dazu geht es bei der Gesundheitspflegediagnose *00082 Behandlungsempfehlungen, erfolgreiche Handhabung*, um die Gesundheitssicherung bzw. -wiederherstellung.

Eine Gesundheitsdiagnose beinhaltet keine möglichen Ursachen, sondern Voraussetzungen (Merkmale, Kennzeichen, Symptome)!

Voraussetzungen

aus der Sicht der Pflegeperson

❏ Drückt Bereitschaft aus, die Krankheitsfolgen zu behandeln und gesundheitsfördernde Maßnahmen zu treffen

❏ Die Möglichkeiten des täglichen Lebens sind mit der Zielerreichung von Behandlung und Vorbeugung abgestimmt
❏ Drückt aus wenig bis keine Schwierigkeiten, mit der Integration
und Regelung eines oder mehrerer beschriebener Vorgaben, zur
Krankheitsbehandlung und Vorbeugung von Komplikationen, zu
haben
❏ Zeigt die Verringerung von Risikofaktoren im Zusammenhang
mit dem Fortschreiten der Krankheit und deren Folgen
❏ Keine unerwartete Ausbreitung der Krankheitssymptome

Patientenbezogene Pflegeziele

1. Der Patient ist grundsätzlich motiviert, sich mit seinen persönlichen Gesundheitsproblemen lösungsorientiert auseinander zu
setzen.
2. Der Patient kennt Strategien, die einen erfolgreichen Umgang mit
der Behandlung ermöglichen.
3. Der Patient kennt die krankheitsspezifischen Risikofaktoren für
potenzielle Komplikationen.
4. Der Patient erkennt und nutzt vorhandene Ressourcen.

Maßnahmen

I. Ermitteln der hemmenden und fördernden Faktoren

1. Ermitteln Sie den Wissens- und Informationsstand des Patienten.
2. Befragen Sie den Patienten über mögliche Befürchtungen, Hindernisse, zu erwartende Schwierigkeiten.
3. Halten Sie mit dem Patienten nach Ressourcen Ausschau.

II. Unterstützen des Patienten bei der Umsetzung der
empfohlenen Behandlungsmaßnahmen

1. Sprechen Sie mit dem Patienten über mögliche Problemlösungs-
ansätze.
2. Bestärken Sie den Patienten in seinen Bemühungen, die Behandlungsempfehlungen einzuhalten.
3. Informieren Sie den Patienten über mögliche Risikofaktoren in
Zusammenhang mit seiner Erkrankung.
4. Entwickeln Sie gemeinsam mit dem Patienten Strategien, trotz

gesundheitlicher Einschränkungen mit den Alltagsproblemen fertig zu werden.

5. Sprechen Sie mit dem Patienten über gesunde Problemlösungen und Bewältigungsformen.

III. Fördern des Wohlbefindens

1. Üben Sie mit dem Patienten Entspannungstechniken, um Spannungszustände und Zeichen von Stress zu vermindern, z. B. Bewegung im Freien, Meditation, Musik hören, progressive Muskelentspannung nach Jakobson, autogenes Training etc.

2. Führen Sie eine Gesundheitsberatung durch, z. B. gesunde Ernährung, Sportmöglichkeiten, Ruhezeiten etc.

3. Informieren Sie über Beratungszentren und Selbsthilfeorganisationen.

4. Vgl.:
   PD 00078   *Behandlungsempfehlungen, unwirksame*
   Handhabung
   PD 00082   *Behandlungsempfehlungen, wirksame Handhabung*
   PD 00079   *Kooperation, fehlend*

Periphere neurovaskuläre Störung, hohes Risiko

Thematische Gliederung:
Abwendung von Gefahren

Definition
Der Zustand, bei dem ein Patient in hohem Maße gefährdet ist, eine Störung der Zirkulation, Sensibilität oder der Motorik einer Extremität zu erleiden.

Risikofaktoren

- ❏ Trauma
- ❏ Gefäßverschluss
- ❏ Orthopädische Operationen
- ❏ Frakturen
- ❏ Verbrennungen
- ❏ Mechanischer Druck (Stauschlauch, Gipsverband, Gurte, Kleidungsstücke, Zwangsfixierung, Stützapparat, Verbände)
- ❏ Immobilisierung
- ❏ *Verletzung durch äußere Gewalteinwirkung*

Anmerkung

Eine Hoch-Risiko-Diagnose kann nicht durch Zeichen und Symptome belegt werden, da das Problem nicht aufgetreten ist und die Pflegemaßnahmen die Prävention bezwecken.

Patientenbezogene Pflegeziele

1. Der Patient hält die Funktionsfähigkeit nach der Verletzung oder Behandlung aufrecht.
2. Der Patient bestätigt dies durch normale Empfindungen und Bewegungen (Bewegen von Fingern, Zehen, peripherer Puls ist fühlbar, warme Extremitäten etc.).

3. Der Patient kennt die Risikofaktoren und Zeichen einer peripheren neurovaskulären Störung.
4. Der Patient zeigt Verhaltensweisen und nimmt an Aktivitäten teil, um Komplikationen vorzubeugen.
5. Der Patient meldet Zeichen und Symptome, die eine neue medizinische Begutachtung erfordern.

Maßnahmen

I. Ermitteln der Tragweite/des Ausmaßes einer potenziellen Gefährdung

1. Achten Sie auf individuelle Risikofaktoren, und ermitteln Sie frühere Zirkulations- und Sensibilitätsstörungen.
2. Messen Sie den Umfang der verletzten Extremität, und vergleichen Sie diesen mit der unverletzten Seite. Beobachten Sie Lage und Ausmaß aufgetretener Schwellungen und Ödeme.
3. Überprüfen Sie die Position und die Lage von Apparaten, die Druck oder Zug auf die betroffene Extremität ausüben.
4. Erfragen Sie die frühere oder momentane medikamentöse Therapie wie z. B. Antikoagulantien, vaskuläre Substanzen etc.

II. Verbesserung der Durchblutung in der betroffenen Extremität

1. Entfernen Sie sämtlichen Schmuck an der betroffenen Extremität.
2. Vermeiden bzw. schränken Sie die Verwendung von Vorrichtungen zur Zwangsruhigstellung ein (Unterbringungsgesetz).
3. Polstern Sie die Extremität. Überprüfen Sie regelmäßig den Zustand, falls eine Zwangsruhigstellung unumgänglich ist.
4. Polstern Sie Stützverbände an gefährdeten Stellen gut aus.
5. Achten Sie darauf, dass ruhiggestellte Gelenke in Funktionsstellung gelagert sind.
6. Kontrollieren Sie die gesamte verletzte Extremität regelmäßig auf Schwellung, Ödeme, Hämatome und deren Ausbreitung.
7. Kontrollieren Sie das Vorhandensein und die Qualität des peripheren Pulses distal der Verletzung, und vergleichen Sie die Qualität mit der unverletzten Seite.
8. Ermitteln Sie die kapillare Füllung, Hautfarbe und Temperatur der gefährdeten Extremität.
9. Kontrollieren Sie Veränderungen der Motorik und Sensorik. Bit-

ten Sie den Patienten, Schmerzen und Gefühle des Missbehagens zu lokalisieren.

10. Prüfen Sie entlang des Gipsverbandes Druckstellen, gehen Sie Aussagen des Patienten z. B. über ein brennendes Gefühl unter dem Gips nach.

11. Kontrollieren Sie die Position der Lagerungshilfsmittel und führen Sie bei Bedarf eine Wiederanpassung durch.

12. Lagern Sie die verletzte Extremität, außer bei bestehenden Kontraindikationen, hoch.

13. Fordern Sie den Patienten auf, die Finger, Zehen und Gelenke distal der Verletzung durchzubewegen. Fördern Sie eine möglichst frühzeitige Mobilisation.

14. Führen Sie erforderliche Thromboseprophylaxen durch.

15. Informieren Sie bei auftretenden Veränderungen den Arzt (Schmerzen, Schwellung, Hämatome, Pulsdefizit usw.).

III. Fördern des Wohlbefindens

1. Überprüfen Sie, ob die Körperlage des Patienten und die Lagerung der Extremität korrekt sind.

2. Besprechen Sie mit dem Patienten die Notwendigkeit, einengende Kleidung, starkes Anwinkeln und Überkreuzen der Beine zu vermeiden. Zeigen Sie dem Patienten die korrekte Anwendung von Stützstrümpfen bzw. Bandagen zur Thromboseprophylaxe.

3. Überprüfen Sie das sichere Vorgehen bei Kälte- und Wärmetherapie.

4. Zeigen bzw. empfehlen Sie das Fortsetzen der Übungen, um die Funktionsfähigkeit und Durchblutung der Extremitäten aufrecht zu erhalten.

5. Informieren Sie den Patienten über Zeichen einer peripheren neurovaskulären Störung und halten Sie den Patienten an, dies unverzüglich zur weiteren Beurteilung zu melden.

6. Informieren Sie den Patienten über die Risikofaktoren einer peripheren neurovaskulären Störung.

Pflegediagnose 00049 (1.7.1) nach der NANDA Taxonomie II

Anpassungsvermögen, intrakraniell, vermindert

Thematische Gliederung:
Abwendung von Gefahren

Definition
Der Zustand, bei dem die normalen Mechanismen zur Kompensation der intrakraniellen Flüssigkeitsdynamik, bei einem ansteigenden intrakraniellen Druck eingeschränkt sind, mit dem Ergebnis von in keinem Verhältnis stehenden Anstiegen des ICP auf verschiedene schädliche und nichtschädliche Reize (Schädigungen).

Autorennotiz

Im praktischen Umgang wird diese PD als *Hirndrucksteigerung* verstanden

Ätiologie (mögliche Ursachen)

❏ Verminderter cerebraler Perfusionsdruck ≤ 50–60 mmHg
❏ Anhaltender erhöhter ICP um 10–15 mmHg (Normwert: 15 bis 18 mmHg)
❏ Systemische Hypotonie mit intrakranieller Hypertension
❏ Hirnverletzungen oder -erkrankungen (raumfordernde Prozesse, Hydrocephalus etc.)

Symptome (Merkmale, Kennzeichen)

aus der Sicht der Pflegeperson
(mit Monitoring)

❏ Wiederholt erhöhter ICP, um mehr als 10 mmHg über einen Zeitraum von 5 Minuten nach verschiedenen externen Reizen
❏ ICP-Ausgangswert ≥ 15–18 mmHg

❏ Unproportionale Erhöhung des ICP nach einem Außenreiz oder nach einem Reiz durch Pflegemaßnahmen

(nur mit spezieller Sonde messbar)
❏ Erhöhte ICP-P_2-Welle
❏ Abweichung beim Volumendruck – Reaktions-Test (Volumendruckverhältnis >2 mmHg, Druck-Volumen-Index <10)
❏ Breite Amplitude der ICP Wellen

(ohne Monitoring beobachtbar)
❏ Kopfschmerzen
❏ Übelkeit bis schwallartiges Erbrechen
❏ Erweiterte Pupillen
❏ Bewusstseinseintrübung
❏ Nackensteife
❏ Koma
❏ Atemstillstand

Patientenbezogene Pflegeziele

1. Der Patient hält den Perfussionsdruck und die Vitalparameter im Normbereich.
2. Der Patient erfährt keine unproportionalen Anstiege des ICP über einen längeren Zeitraum.
3. Der Patient erleidet keine systemische Hypotonie.
4. Der Patient erlcidct keine Nachblutung.
5. Der Patient erfährt keine Gefäßspasmen.

Maßnahmen

I. Ermitteln der ursächlichen/begünstigenden Faktoren und des Ausmaßes der Beeinträchtigung

1. Ermitteln Sie die Ursachen für den Anstieg des ICP.
2. Ermitteln Sie das Ausmaß und die Dauer der Anstiege des ICP.
3. Ermitteln Sie die Auslöser für Anstiege des ICP.
4. Achten Sie auf weitere Zeichen eines erhöhten ICP: Kopfschmerzen, Übelkeit, Erbrechen, erweiterte Pupillen, Bewusstseinseintrübungen, Nackensteife etc.

II. Förderung der Kompensationsmechanismen und Verhütung von Komplikationen

1. Lagern Sie den Patienten so, dass Anstiege des ICP weitgehend unterbleiben: Rückenlage (flach bis 30°), gegebenenfalls Weichlagerungshilfen.
2. Bringen Sie den Kopf des Patienten achsengerecht zum Körper, um den venösen Abfluss zu fördern.
3. Führen Sie Lagekorrekturen an Armen und Beinen zur Dekubitusprophylaxe durch.
4. Verabreichen Sie ärztlich angeordnete Medikamente (Sedierung, Relaxierung) rechtzeitig vor Pflegemaßnahmen und diagnostischen Maßnahmen.
5. Achten Sie bei der Bronchialtoilette darauf, Husten des Patienten zu vermeiden.
6. Informieren Sie den Patienten (auch bewusstlose) vor allen Therapie- und Pflegemaßnahmen.
7. Orientieren Sie sich bei der Durchführung der Pflegemaßnahmen am sogenannten „Minimalhandling" (Teilwaschungen, Prophylaxen etc.).
8. Achten Sie bei wachen Patienten auf die Einhaltung der angeordneten absoluten Bettruhe.
9. Wechseln Sie die Bettwäsche (Leintuch) von oben nach unten, um das Hin- und Herdrehen des Patienten zu vermeiden.
10. Achten Sie auf die Flüssigkeitsbilanz des Patienten.
11. Sorgen Sie gemeinsam mit dem ärztlichen Dienst für unkomplizierte Stuhlentleerung (Bauchpresse vermeiden, ggf. Stuhlweichmacher).
12. Überwachen Sie den Patienten nach ärztlicher Anordnung (engmaschige neurologische Kontrolle, Monitoring – Vitalparameter, Laborparameter, Beatmung, Schmerzen etc.).
13. Achten Sie beim Wechseln von Medikamentenbypässen darauf, Blutdruckschwankungen zu vermeiden.
14. Bei liegender Hirndrucksonde können Sie alle notwendigen Pflegehandlungen wie üblich unter Überwachung/Berücksichtigung des ICP durchführen.
15. Bei liegender Hirndrucksonde kontrollieren und verbinden Sie die Einstichstelle regelmäßig, führen Sie den Systemwechsel regelmäßig durch und bringen Sie das Ablaufsystem entsprechend der medizinisch angeordneten Höhe an.

III. Fördern des Wohlbefindens

1. Informieren Sie den Patienten und/oder seine Angehörigen über mögliche Auslöser, um Anstiege des ICP zu vermeiden.
2. Sorgen Sie für eine ruhige Umgebung des Patienten.

Pflegediagnose 00132 (9.1.1.) nach der NANDA Taxonomie II

Schmerzen, akut

Thematische Gliederung:
Abwendung von Gefahren

Definition

Ein Zustand, bei dem ein Patient plötzliche oder langsam ansteigende Beschwerden von geringer bis schwerer Intensität mit einem vorhersehbaren oder vorhersagbaren Ende erlebt (Dauer von Sekunden bis max. 6 Monate).

Definition von Schmerz: Unangenehme sensorische und emotionale Erfahrung, die von akuter oder potenzieller Gewebeschädigung herrührt oder mit Begriffen solcher Schädigungen beschrieben wird (International Association for the Study of Pain).

Ätiologie (mögliche Ursachen)

❏ Verletzende Einflüsse (biologisch, chemisch, physikalisch, psychisch)
❏ *Postoperative Schmerzen*
❏ *Cardiovaskuläre Schmerzen*
❏ *Muskuloskeletäre Schmerzen*
❏ *Entbindungsschmerz*
❏ *Medikamentöser Schmerz*
❏ *Schmerzen aufgrund diagnostischer Maßnahmen*
❏ *Traumatischer Schmerz*
❏ *Emotionaler Schmerz (psychisch, spirituell)*

Symptome (Merkmale, Kennzeichen)

aus der Sicht des Patienten

❏ Verbale/nonverbale Äußerungen über Schmerz
❏ Veränderung des Appetits und der Nahrungsaufnahme

aus der Sicht der Pflegeperson

- ❏ Augenscheinliches Vorliegen von Schmerzen
- ❏ Schmerzverzerrtes Gesicht
- ❏ Schon- und Schutzhaltungen
- ❏ Veränderter Muskeltonus (angespannte oder verkrampfte Muskulatur)
- ❏ Starres, maskenhaftes Gesicht
- ❏ Schlafstörungen (glanzlose Augen, gerädertes Aussehen, fixierte oder zerstreute Bewegungen, Grimassieren)
- ❏ Ich-Bezogenheit
- ❏ Eingeschränkte Wahrnehmung (verändertes Zeitgefühl, eingeschränktes Denkvermögen, Rückzug aus sozialen Kontakten)
- ❏ Ablenkendes Verhalten (z. B. Herumwandern, Kontakt zu anderen Menschen und/oder Aktivitäten suchen, wiederholende Aktivitäten)
- ❏ Vegetative Reaktionen (z. B. kalter Schweiß, Blutdruck-, Atmungs- und Pulsänderungen, erweiterte Pupillen)
- ❏ Vegetativ veränderter Muskeltonus (kann schlaff bis steif sein)
- ❏ Expressives Verhalten (z. B. Unruhe, Stöhnen, Weinen, Wachsamkeit, Reizbarkeit, Seufzen)

Patientenbezogene Pflegeziele

1. Der Patient berichtet, dass der Schmerz erträglich/behoben ist.
2. Der Patient hält sich an die verordnete medikamentöse Therapie.
3. Der Patient nennt Methoden, die schmerzlindernd wirken.
4. Der Patient wendet Entspannungstechniken an und nützt ablenkende Tätigkeiten, je nach der individuellen Situation.

Maßnahmen

I. Ermitteln der ursächlichen/begünstigenden Faktoren

1. Ermitteln Sie mögliche Schmerzursachen.
2. Beachten Sie das Operationsgebiet, da es einen Einfluss auf das Ausmaß der Schmerzen haben kann.
3. Unterstützen Sie diagnostische Maßnahmen, die zur Abklärung der Schmerzursache beitragen.
4. Helfen Sie bei der differenzierten Diagnosestellung, einschließ-

lich neurologischer und psychologischer Abklärungen (Fragebogen, psychologisches Interview) mit.

II. Ermitteln der Schmerzreaktionen des Patienten

1. Achten Sie auf nonverbale Zeichen: Gang des Patienten, Körperhaltung, Sitzen, Gesichtsausdruck, kalte Extremitäten, die auf eine Gefäßverengung hindeuten. Überprüfen Sie die objektiven Merkmale.
2. Ermitteln Sie die Bedeutung des Schmerzes für den Patienten.
3. Stellen Sie die Art der Schmerzen fest: stumpf, pochend, stechend, dauernd oder wechselnd. Akzeptieren Sie die Schmerzaussagen des Patienten. (Schmerz ist ein subjektives Empfinden und kann nicht von anderen nachempfunden werden.) Verwenden Sie eine Schmerzskala, um die Intensität zu messen bzw. die Wirksamkeit der Therapie zu überprüfen.
4. Achten Sie auf ausstrahlende Schmerzen.
5. Überwachen Sie die Vitalzeichen.
6. Befragen Sie den Patienten über frühere Schmerzerfahrungen.

III. Unterstützen des Patienten beim Ausprobieren von Methoden zur Schmerzlinderung/-kontrolle

1. Fordern Sie den Patienten dazu auf, sich bei auftretenden Schmerzen sofort zu melden.
2. Ermutigen Sie den Patienten, seine Schmerzempfindungen zu äußern.
3. Sorgen Sie für eine ruhige Umgebung, geruhsame Beschäftigung.
4. Sorgen Sie für wohltuende Maßnahmen (z. B. Rückenmassage).
5. Sorgen Sie für eine wohltuende Körperlagerung. Wenden Sie lokal Kälte/Wärme an.
6. Führen Sie eine atemstimulierende Einreibung (ASE) durch.
7. Fördern Sie Entspannungsübungen durch den Einsatz von individuellen Methoden (z. B. Musik).
8. Unterstützen Sie den Patienten, ablenkende Beschäftigungen auszuüben (z. B. Fernsehen, Radio, Gesellschaft).
9. Unterstützen Sie die Behandlung der Schmerzursache.
10. Überprüfen Sie die Therapien/Erwartungen des Patienten. Teilen Sie ihm mit, wann er bei der Behandlung Schmerzen zu erwarten hat, um seine Ungewissheit und die damit verbundene Muskelverspannung zu reduzieren.

11. Verabreichen Sie Schmerzmittel nach Verordnung.
12. Zeigen Sie dem Patienten die Selbstverabreichung von Medikamenten und unterstützen Sie ihn dabei.
13. Beachten Sie den Bedarf und die Reaktion des Patienten auf die Schmerzmedikation.
14. Unterstützen Sie den Patienten bei der Beurteilung der medikamentösen Therapie (z. B. durch Führen eines Schmerzprotokolls, einer Schmerzskala).

IV. Fördern des Wohlbefindens

1. Planen Sie die rechtzeitige Verabreichung von Schmerzmedikamenten vor Pflegemaßnahmen und anderen Aktivitäten.
2. Ermutigen Sie den Patienten, angemessene Ruhepausen einzulegen, um Müdigkeit vorzubeugen.
3. Helfen Sie dem Patienten, Möglichkeiten kennen zu lernen, wie Schmerzen vermieden oder auf ein Mindestmaß reduziert werden können (z. B. Gegendruck auf die Naht während des Hustens).
4. Unterstützen Sie den Patienten, Maßnahmen zur Schmerzbekämpfung zu erlernen, wie z. B. Biofeedback und andere Entspannungstechniken.
5. Besprechen Sie mit Bezugspersonen, wie sie dem Patienten Unterstützung geben und auslösende Faktoren (z. B. Teilnahme an Haushaltsarbeiten nach Bauchoperationen) vermeiden können.

Pflegediagnose 00133 (9.1.1.1.) nach der NANDA Taxonomie II

Schmerzen, chronisch

Thematische Gliederung:
Abwendung von Gefahren

Definition

Ein Zustand, bei dem ein Patient plötzliche oder langsam ansteigende Beschwerden von geringer bis schwerer Intensität mit einem nicht vorhersehbaren oder vorhersagbaren Ende erlebt (Dauer 6 Monate und länger).

Definition von Schmerz: Unangenehme sensorische und emotionale Erfahrung, die von akuter oder potenzieller Gewebeschädigung herrührt oder mit Begriffen solcher Schädigungen beschrieben wird (International Association for the Study of Pain).

Ätiologie (mögliche Ursachen)

❑ Chronische physische/psychische Beeinträchtigung *(Behinderung, Krankheit)*

Symptome (Merkmale, Kennzeichen)

aus der Sicht des Patienten

❑ Anorexie, Gewichtsänderungen (Magersucht, Adipositas)
❑ Verbale oder indirekte Aussagen über schmerzbezogenes Verhalten
❑ Veränderte Schlafgewohnheiten, Erschöpfung
❑ Furcht vor erneuter Verletzung oder Erkrankung
❑ Veränderte Fähigkeit frühere Aktivitäten fortzuführen
❑ *Aussagen über Schmerzen, die länger als 6 Monate anhalten*
❑ *Zeitaufwendige Auseinandersetzung mit den Schmerzen*
❑ *Verzweifelte Suche nach möglichen Alternativen/Therapien zur Linderung/Kontrolle der Schmerzen*

aus der Sicht der Pflegeperson

❏ Beobachtungen über das Vorhandensein von Schmerz (Schon- und Schutzhaltung)
❏ Maskenhafte Gesichtszüge, vorsichtige Bewegungen
❏ Rastlosigkeit
❏ Niedergeschlagenheit
❏ Ichbezogenheit
❏ Atrophie der betroffenen Muskelgruppen
❏ Sozialer Rückzug
❏ Sympathikusinduzierte Reaktionen (z. B. der Temperatur, des Kälteempfindens, der Änderung der Körperhaltung, Hypersensibilität)
❏ *Veränderter Muskeltonus (angespannte, verkrampfte Muskulatur)*

Patientenbezogene Pflegeziele

1. Der Patient äußert verbal/nonverbal Linderung.
2. Der Patient ist fähig, mit dem Schmerz umzugehen.
3. Der Patient erkennt schmerzsteigernde Verhaltensweisen und handelt danach.
4. Die Familie/Bezugspersonen beteiligen sich bei der Schmerzbewältigung (vgl. *PD 00075 Bewältigungsformen (Coping) der Familie, Bereitschaft zur Verbesserung*).
5. Der Patient erkennt psychische Wechselwirkungen (z. B. familiäre Reaktionen) im Zusammenhang mit seiner Schmerzproblematik.
6. Der Patient zeigt Verhaltensänderungen in der Lebensweise und angemessene Anwendungen von therapeutischen Maßnahmen.

Maßnahmen

I. Ermitteln der ursächlichen/begünstigenden Faktoren

1. Ermitteln Sie Faktoren, die bei *PD 00132 Schmerzen, akut* beschrieben sind.
2. Ermitteln Sie psychische Faktoren wie Furcht und Angst, welche den Schmerz negativ beeinflussen.
3. Helfen Sie bei der differenzierten Diagnosestellung, einschließlich neurologischer und psychologischen Abklärungen, mit.

4. Schätzen Sie die Beeinträchtigung durch Phantomschmerzen ein.
5. Stellen Sie transkulturelle Einflussfaktoren betreffend der Schmerzäußerung fest (z. B. Stöhnen, stoische Ruhe, Erdulden, Verstärkung der Schmerzen, um andere davon zu überzeugen).
6. Schätzen Sie den Gebrauch von Medikamenten (Schmerzmittel usw.) und Suchtmittel (Nikotin, Alkohol, Koffein) ein.
7. Stellen Sie einen möglichen Krankheitsgewinn fest (z. B. Rente, Pflegegeld, Schmerzensgeld, Zuwendungen usw.).
8. Achten Sie bei einem Hausbesuch auf Farben, Pflanzen, familiäre Interaktion usw. in Zusammenhang mit den Auswirkungen auf den Patienten.

II. Ermitteln der Schmerzreaktion des Patienten

1. Beurteilen Sie das Verhalten bei Schmerzen.
2. Ermitteln Sie die individuelle Schmerzschwelle des Patienten (z. B. anhand einer Schmerzskala, Schmerzprotokoll).
3. Ermitteln Sie die Dauer des Schmerzproblems, wer beigezogen worden ist und welche Medikamente und Therapien schon ausprobiert worden sind.
4. Achten Sie auf Auswirkungen von Schmerzen (z. B. verminderte Aktivität, Gewichtsverlust, Schlafstörungen usw.).
5. Schätzen Sie das Ausmaß einer möglichen Fehlanpassung des Patienten ein (z. B. sozialer Rückzug).
6. Beurteilen Sie täglich die Schmerzsituation.

III. Unterstützen des Patienten im Umgang mit Schmerzen

1. Verwenden Sie geeignete Maßnahmen aus *PD 00132 Schmerzen, akut* (z. B. Wärme-/Kälteanwendung, Ruhigstellung/Bewegungsübungen).
2. Überprüfen Sie die Erwartungen des Patienten gegenüber der Schmerzprognose.
3. Erfassen Sie das Lernbedürfnis und die Lernbereitschaft des Patienten in Bezug auf die Schmerztherapie um das Wissen zu erhöhen und das Verhalten zu ändern.
4. Sprechen Sie mit dem Patienten über die physiologischen Auswirkungen von Anspannung/Angst und wie diese den Schmerz beeinflussen können.
5. Ermitteln Sie im multidisziplinären Team alternative Methoden zur Schmerzkontrolle (z. B. Visualisieren, geführtes Bilderleben,

Entspannungstechniken, progressive Muskelentspannung, Biofeedback, Massage usw.).
6. Helfen Sie dem Patienten Atemtechniken zu erlernen (z. B. Zwerchfellatmung).
7. Ermutigen Sie den Patienten zu positivem Denken.
8. Helfen Sie der Familie/Bezugspersonen beim Entwickeln eines Programms zur positiven Bestätigung.
9. Beachten Sie jegliche Änderung der Schmerzen, sie könnten ein neues Problem aufzeigen.

IV. Fördern des Wohlbefindens

1. Unterstützen Sie den Patienten/die Bezugspersonen beim Umgang mit dem Schmerz (Schmerzkontrolle, Übernehmen der Selbstkontrolle, Information und sonstige Hilfen zur Zielerreichung).
2. Helfen Sie dem Patienten sein Schmerzverhalten zugunsten eines konstruktiven Verhaltens abzubauen.
3. Ermutigen Sie Familienmitglieder/Bezugspersonen Massagetechniken zu erlernen.
4. Empfehlen Sie dem Patienten/Bezugspersonen sich für sich selbst Zeit zu nehmen.
5. Informieren Sie über alternative Therapieangebote (Psychotherapie, Familientherapie, Lachtherapie usw.).
6. Vgl.:
   PD 00071 *Bewältigungsformen (Coping), defensiv*
   PD 00074 *Bewältigungsformen (Coping) der Familie, mangelnde Unterstützung*
   PD 00060 *Familienprozess, verändert*
   PD 00097 *Beschäftigungsdefizit*
   PD 00102 *Selbstpflegedefizit: Essen/Trinken*
   PD 00108 *Selbstpflegedefizit: Waschen/Sauberhalten*
   PD 00109 *Selbstpflegedefizit: Kleiden/Pflegen der äußeren Erscheinung*
   PD 00110 *Selbstpflegedefizit: Ausscheiden*
   PD 00125 *Machtlosigkeit*

Pflegediagnose 00069 (5.1.1.1.) nach der NANDA Taxonomie II

Bewältigungsformen (Coping) des Betroffenen, ungenügend

Thematische Gliederung: Integrität der Person

Definition

Herabgesetzte Fähigkeit eines Patienten, eine valide Einschätzung der Belastungen zu treffen, bei der angemessenen Wahl praktikabler Reaktionen und/oder bei der Verwendung vorhandener Ressourcen.

Ätiologie (mögliche Ursachen)

- ❏ Geschlechtsspezifische Unterschiede der Bewältigungsformen
- ❏ Unangemessenes Vertrauen in die Bewältigungsmöglichkeiten
- ❏ Unsicherheit *(Ungewissheit)*
- ❏ Unangemessene soziale Unterstützung durch Besonderheiten von Beziehungen
- ❏ Unangemessene Wahrnehmung der persönlichen Kontroll-/Einflussmöglichkeiten
- ❏ Unzureichendes Maß an verfügbaren Ressourcen
- ❏ Hoher Grad an Bedrohung
- ❏ Situations-/entwicklungsbedingte Krisen
- ❏ Unangemessener/unwirksamer Gebrauch von Abwehrmechanismen
- ❏ Mangelnde Gelegenheit, sich auf Stressoren vorzubereiten
- ❏ Unfähigkeit, Kräfte für die Anpassung an eine Situation aufzusparen
- ❏ Störung der Wahrnehmung in Bezug auf die Art der Bedrohung
- ❏ *Ungenügende Unterstützungssysteme/Beziehungsnetze*
- ❏ *Mangelernährung*
- ❏ *Mehrfache Änderungen der Lebensumstände, Konflikt*
- ❏ *Ungenügende Erholung/Entspannung*
- ❏ *Mangelnde Energie für Veränderungen*
- ❏ *Starke Schmerzen*

Symptome (Merkmale, Kennzeichen)

aus der Sicht des Patienten

- ❏ Schlafstörungen
- ❏ Müdigkeit
- ❏ Häufiges Kranksein
- ❏ Verbale Äußerungen über die Unfähigkeit, zurechtzukommen oder um Hilfe zu fragen

aus der Sicht der Pflegeperson

- ❏ Fehlen von zielgerichtetem Verhalten/Problemlösung inkl. der Unfähigkeit, sich Informationen zu besorgen
- ❏ Medikamenten- und Drogenmissbrauch
- ❏ Mangelnde Nutzung sozialer Unterstützung
- ❏ Anwendung von Bewältigungsformen, welche die Anpassung erschweren
- ❏ Mangelnde Konzentration
- ❏ Unangemessenes Problemlösungsverhalten
- ❏ Unfähigkeit, Rollenerwartungen/Grundbedürfnisse zu erfüllen
- ❏ Änderung der gewohnten Kommunikationsmuster
- ❏ Erhöhte Risikobereitschaft
- ❏ Destruktives Verhalten gegen sich selbst und andere *(z. B. Überessen, übermäßiges Rauchen/Trinken/Alkohol, Missbrauch von verordneten Tranquilizern)*

Patientenbezogene Pflegeziele

1. Der Patient erkennt unwirksame Bewältigungsformen und ihre Konsequenzen.
2. Der Patient spricht aus, die eigenen Fähigkeiten zur Bewältigung wahrzunehmen.
3. Der Patient schätzt die momentane Situation richtig ein.
4. Der Patient erkennt und nutzt seine Ressourcen und erfüllt seine Bedürfnisse.
5. Die verbalen Äußerungen des Patienten stimmen mit seinen Verhaltensweisen überein.
6. Der Patient akzeptiert Unterstützung von außen und kompensiert damit seine Defizite.

7. Der Patient berichtet über seine Gefühle und versteht die Zusammenhänge zwischen seinem emotionalen Status und seinem Verhalten.

Maßnahmen

I. Ermitteln des Ausmaßes der Beeinträchtigung

1. Ermitteln Sie die Fähigkeit des Patienten, Ereignisse zu verstehen.
2. Ermitteln Sie den Entwicklungsstand beim Erfüllen alltäglicher Anforderungen. (Menschen neigen dazu, während einer Erkrankung/Krise in eine frühere Entwicklungsstufe zu regredieren.)
3. Ermitteln Sie die momentane Leistungsfähigkeit, und beobachten Sie, wie diese die Bewältigungsformen des Betroffenen beeinflussen.
4. Ermitteln Sie den Alkoholkonsum, die Rauchgewohnheiten und das Essverhalten.
5. Ermitteln Sie, ob die Krankheit Auswirkungen auf das Sexualleben hat.
6. Sprechen Sie den Patienten auf mögliche Angstzustände und deren Bewältigungsformen an.
7. Achten Sie auf Sprachmuster (Tonfall, Lautstärke usw.).

II. Ermitteln der Bewältigungsformen

1. Ermitteln Sie das Verständnis des Patienten für die momentane Situation.
2. Hören Sie aktiv zu, und erkennen Sie, wie der Patient das momentane Geschehen wahrnimmt.
3. Ermitteln Sie frühere Strategien, mit Lebensproblemen umzugehen.

III. Unterstützen des Patienten, mit der gegenwärtigen Situation umzugehen

1. Ermutigen Sie den Patienten, sich dem Team/Bezugsperson(en) mitzuteilen.
2. Geben Sie dem Patienten Strukturierungshilfen (Tages- und Wochenpläne).
3. Sorgen Sie soweit wie möglich für eine kontinuierliche Pflege durch Bezugspersonen.

4. Erklären Sie Abläufe/Ereignisse auf einfache und präzise Weise.
5. Sorgen Sie für eine ruhige, angstfreie Umgebung.
6. Planen Sie Ruhephasen zwischen den einzelnen Aktivitäten ein. Steigern Sie die Aktivität allmählich.
7. Stellen Sie benötigte/vertraute Gegenstände in Sichtweite.
8. Betonen Sie positive Reaktionen des Körpers, aber verneinen Sie den Ernst der Situation nicht (z. B. stabiler Blutdruck bei blutendem Ulcus oder bessere Körperhaltung beim niedergeschlagenen Patienten).
9. Konfrontieren Sie den Patienten im geeigneten Moment mit seinem Verhalten, zeigen Sie ihm dabei die Diskrepanz zwischen Wort und Tat auf.
10. Unterstützen Sie den Patienten in angemessener Weise im Umgang mit der veränderten Wahrnehmung seines Körperbildes (vgl. *PD 00118 Körperbild, Störung*).

IV. Erfüllen der psychischen Bedürfnisse des Patienten

1. Begegnen Sie dem Patienten höflich und mit Respekt. Drücken Sie sich sprachlich so aus, dass der Patient Sie versteht. Sorgen Sie für ein sinnvolles Gespräch während der Ausführung der Pflege. Nutzen Sie Lernsituationen.
2. Gestehen Sie dem Patienten zu, auf seine Weise zu reagieren, ohne vom Pflegepersonal verurteilt zu werden. Geben Sie bei Bedarf Unterstützung.
3. Ermutigen Sie den Patienten zu verbalen Äußerungen über Befürchtungen, Ängste und Gefühle der Ablehnung, Niedergeschlagenheit und Wut. Lassen Sie ihn wissen, dass dies alles normale Reaktionen sind.
4. Räumen Sie dem Patienten die Möglichkeit ein, über sexuelle Anliegen zu sprechen.
5. Helfen Sie dem Patienten beim Ausleben seiner Gefühle Grenzen zu finden und zeigen Sie ihm Wege auf, wie er seine Gefühle in einer annehmbaren Weise äußern kann.

V. Fördern des Wohlbefindens des Patienten und seiner Bezugspersonen

1. Geben Sie nach der akuten Phase der Krankheit zusätzlich nötige Informationen über pflegerelevante Ereignisse, Ursachen (wenn bekannt) und deren weiteren Verlauf.

2. Informieren Sie den Patienten während der Rehabilitationsphase über die Wirkung/Nebenwirkungen der Medikamente/Therapien, sofern dies die Pflege betrifft.

3. Betonen Sie die Wichtigkeit der Nachbehandlung.

4. Ermutigen und unterstützen Sie den Patienten, seine Lebensweise zu überdenken. Finden Sie frühere Aktivitäten in Beruf und Freizeit heraus. Ermitteln Sie äußere Stressoren (z. B. Familie, Gesellschaft, Arbeitsklima). Sorgen Sie allmählich für notwendige Veränderungen.

5. Besprechen Sie das zu erwartende Vorgehen und die Anliegen des Patienten ebenso wie postoperative Erwartungen, wenn eine Operation empfohlen wird.

6. Informieren Sie über extramurale Einrichtungen und Therapiemöglichkeiten.

7. Organisieren Sie, je nach Bedürfnis/Wunsch, Seelsorge oder Beratung.

8. Informieren und beraten Sie den Patienten bei sexuellen Problemen.

9. Vgl.:

PD 00132   *Schmerzen, akut*

PD 00146   *Angst*

PD 00051   *Kommunikation, verbal, beeinträchtigt*

PD 00138   *Gewalttätigkeit gegen andere, hohes Risiko*

PD 00140   *Gewalttätigkeit gegen sich, hohes Risiko*

Pflegediagnose 00070 (5.1.1.1.1.) nach der NANDA Taxonomie II

Anpassung, beeinträchtigt

*Thematische Gliederung: **Integrität der Person***

Definition
Die Unfähigkeit eines Patienten, sein Verhalten oder seine Lebensweise so zu ändern, dass sie mit dem veränderten Gesundheitszustand übereinstimmen.

Ätiologie (mögliche Ursachen)

❏ Pessimistische Lebenseinstellung
❏ Emotionale Überforderung (z. B. nicht abgeschlossener Trauerprozess)
❏ Negative Einstellung gegenüber gesundheitsfördernden Maßnahmen
❏ Mehrfache Stressfaktoren
❏ Fehlende soziale Unterstützung bei geänderten Überzeugungen und Verhaltensformen
❏ Behinderung oder Veränderungen des Gesundheitszustandes, die eine Veränderung der Lebensweise erfordern
❏ Fehlende Motivation für Verhaltensänderungen

Symptome (Merkmale, Kennzeichen)

aus der Sicht der Pflegeperson

❏ Ablehnung des veränderten Gesundheitszustandes
❏ Unfähigkeit, die notwendige Selbstkontrolle zu erreichen
❏ Unfähigkeit, vorbeugend zu handeln, um zukünftige Gesundheitsprobleme zu vermeiden
❏ Demonstrative Nicht-Akzeptanz des veränderten Gesundheitszustandes

Patientenbezogene Pflegeziele

1. Der Patient akzeptiert seinen veränderten Gesundheitszustand.

2. Der Patient zeigt zunehmendes Interesse, sich aktiv und kooperativ an der eigenen Pflege zu beteiligen.
3. Der Patient entwickelt die Fähigkeit, die Verantwortung für eigene Bedürfnisse zu übernehmen.
4. Der Patient erkennt belastende Situationen, die zu beeinträchtigter Anpassung führen können und ergreift gezielte Gegenmaßnahmen.
5. Der Patient beginnt seine Lebensweise so zu verändern, dass eine Anpassung an die momentanen Lebensumstände möglich wird.

Maßnahmen

I. Ermitteln des Ausmaßes der beeinträchtigten Anpassung

1. Ermitteln Sie das Ausmaß der Einschränkung(en) im gegenwärtigen Zustand, und schließen Sie Informationen aus dem biopsychosozialen Bereich ein.
2. Hören Sie zu, wie der Patient seine Unfähigkeit, sich der gegenwärtigen Situation anzupassen, interpretiert.
3. Ermitteln Sie gemeinsam mit dem Patienten das wichtigste frühere Unterstützungssystem/Beziehungsnetz (Familie, Gruppen und Organisationen).
4. Beachten Sie die Gefühlsäußerungen der Patienten/Bezugsperson(en), die mit der beeinträchtigten Anpassung zusammenhängen (z.B. Furcht, Zorn, Ärger, passive und/oder aktive Verneinung).

II. Ermitteln der ursächlichen/begünstigenden Faktoren

1. Achten Sie darauf, wie der Patient die Ursachen, die zur momentanen Beeinträchtigung geführt haben, einschätzt.
2. Ermitteln Sie gemeinsam mit dem Patienten frühere Lebensumstände und Rollenwechsel. Erkennen Sie bereits entwickelte Anpassungsfähigkeiten.
3. Erkennen Sie Ressourcen, die dem Patienten bei früheren Anpassungen in anderen Lebensumständen geholfen haben (z.B. berufliche Wiedereingliederung, Arbeitserfahrungen oder psychosoziale Dienstleistungen).
4. Versuchen Sie aus der vorhandenen Dokumentation oder anderen Unterlagen mehr Biographisches über den Patienten zu erfahren (z.B. Krankengeschichte, Aussagen von Bezugspersonen, Berichte

von anderen Dienststellen). Bei körperlich und/oder emotional extrem belastenden Situationen wird der Patient Umstände, die zur gegenwärtigen Situation geführt haben, eventuell nicht genau einschätzen können.

5. Organisieren Sie eine interdisziplinäre Besprechung mit dem Patienten, die sich auf begünstigende Faktoren der beeinträchtigten Anpassung konzentriert.

III. Unterstützen des Patienten bei Bewältigung/Umgang mit der beeinträchtigten Anpassung

1. Erkennen Sie die Bemühungen des Patienten bei seiner Anpassung an. Geben Sie positives Feedback, um die Motivation des Patienten zu steigern.
2. Planen Sie gemeinsam mit dem Patienten eine Vorgangsweise zur Erfüllung der dringlichsten Bedürfnisse (körperliche Sicherheit und Hygiene, psychische Unterstützung durch Bezugspersonen) und unterstützen Sie die Ausführung des Planes.
3. Beteiligen Sie Bezugsperson(en) bei der längerfristigen Planung der biopsychosozialen Bedürfnisse.
4. Sorgen Sie für eine offene Atmosphäre, so dass realistisch mit Gefühlsäußerungen umgegangen werden kann.
5. Wenden Sie therapeutische Kommunikationsfertigkeiten an (aktives Zuhören, Bestätigungen, Schweigen, Ich-Botschaften usw.).
6. Erkennen Sie mit dem Patienten Frustrationen in der täglichen Pflege und lösen Sie diesbezügliche Probleme (die Auseinandersetzung mit kleineren Problemen ermöglicht dem Patienten die beeinträchtigte Anpassung aus einer weniger bedrohlichen Perspektive wahrzunehmen: Taktik der kleinen Schritte).

IV. Fördern des Wohlbefindens

1. Betonen Sie Stärken, die der Patient in der gegenwärtigen Lebenssituation zeigt. Beziehen Sie sich auf die Gegenwart, das Ungewisse der Zukunft könnte zu überwältigend sein.
2. Informieren Sie über andere Ressourcen bei der längerfristigen Pflegeplanung (z. B. Ergotherapie, berufliche Wiedereingliederung).
3. Unterstützen Sie den Patienten/Bezugsperson(en), entsprechende Veränderungen durch Selbstkontrolle zu erkennen.

4. Beraten Sie Bezugsperson(en) über geeignete Methoden zur Hilfeleistung im Umgang mit den gegenwärtigen Bedürfnissen (vgl. PD,
   die sich mit Defiziten des Patienten befassen).
5. Planen Sie Lernsituationen in geeigneten Abständen und zu sinn-
   vollen Zeiten. Geben Sie Feedback (z. B. bei der Selbstkatheterisierung, Kontrakturenprophylaxe, Wundpflege, therapeutische
   Kommunikation).

Pflegediagnose 00071 (5.1.1.1.2.) nach der NANDA Taxonomie II

Bewältigungsformen (Coping), defensiv

Thematische Gliederung: *Integrität der Person*

Definition
Eine wiederholt falsch positive Selbsteinschätzung des Patienten aus Selbstschutz gegen eine empfundene Bedrohung des positiven Selbstbildes.

Ätiologie (mögliche Ursachen)

(In Entwicklung durch die NANDA)

❏ Vgl. *PD 00069 Bewältigungsformen (Coping) des Betroffenen, unwirksam*

Symptome (Merkmale, Kennzeichen)

aus der Sicht des Patienten

❏ Überheblichkeit, Grandiosität, Großartigkeit
❏ Rationalisieren von Misserfolgen
❏ Überempfindlichkeit auf Nichtbeachtung/Kritik
❏ Verleugnen von offensichtlichen Problemen/Schwächen
❏ Projektion von Schuld/Verantwortung

aus der Sicht der Pflegeperson

❏ Mangelndes Durchhaltevermögen, fehlende Teilnahme an einer Behandlung oder Therapie
❏ Überhebliche Haltung gegenüber anderen
❏ Feindseliges Gelächter oder Verspotten gegenüber anderen
❏ Schwierigkeit bei der Realitätseinschätzung
❏ Schwierigkeiten, Beziehungen aufzubauen/aufrechtzuerhalten

Patientenbezogene Pflegeziele

1. Der Patient erkennt Sorgen/Problembereiche.
2. Der Patient spricht aus, seine Probleme/Stressoren zu verstehen.

3. Der Patient beteiligt sich an einem Behandlungsprogramm/einer Therapie.
4. Der Patient zeigt, dass er die Verantwortung für das eigene Handeln, für Erfolge und Misserfolge tragen kann.
5. Der Patient erhält Beziehungen aufrecht.

Maßnahmen

I. Ermitteln des Ausmaßes der Beeinträchtigung

1. Ermitteln Sie die Fähigkeit des Patienten, die gegenwärtige Situation sowie seine entwicklungsbedingte Handlungs- und Funktionsfähigkeit zu verstehen.
2. Ermitteln Sie das Ausmaß der Angst und die Wirksamkeit der Bewältigungsformen.
3. Ermitteln Sie, welche Bewältigungsstrategien der Patient anwendet (z. B. Projektion, Rationalisieren) und wie diese die gegenwärtige Situation beeinflussen.
4. Beschreiben Sie alle Aspekte des Problems mit Hilfe von therapeutischen Kommunikationsmitteln, wie z. B aktivem Zuhören.
5. Beobachten Sie Interaktionen mit anderen, beachten Sie dabei die Fähigkeit des Patienten, zufriedenstellende Beziehungen aufzubauen.
6. Achten Sie auf Zeichen von Großartigkeit im Vergleich zu seinen derzeitigen Lebensumständen (z. B. „Ich werde mir ein neues Auto kaufen", wenn der Betroffene arbeitslos ist).

II. Unterstützen des Patienten, mit der gegenwärtigen Situation umzugehen

1. Erklären Sie die Rahmenbedingungen der Therapie und die Konsequenzen einer fehlenden Kooperation (Therapievertrag).
2. Setzen Sie Grenzen bei manipulativen Verhaltensweisen. Handeln Sie konsequent, wenn der Patient die Rahmenbedingungen missachtet und die Grenzen zu überschreiten versucht.
3. Bauen Sie eine therapeutische Beziehung auf, die dem Patienten ermöglicht, neue Verhaltensweisen in einem geschützten Rahmen zu erproben. Versuchen Sie dem Patienten positiv und nicht wertend zu begegnen und verwenden Sie Ich-Botschaften, um das Selbstwertgefühl des Patienten zu fördern.

4. Ermutigen Sie den Patienten, Gefühle wahrzunehmen und auszudrücken.
5. Helfen Sie dem Patienten zu erkennen, dass das Problem anders angegangen werden kann.
6. Sorgen Sie dafür, dass der Patient feindselige Gefühle auf eine „gesunde" Weise ausleben kann (z. B. Boxübungen mit Sandsack, Jogging). Lassen Sie den Patienten an einem Freizeitprogramm im Freien teilnehmen, sofern vorhanden (z. B. Fußball spielen, Schwimmen, Radsport, Wandern).
7. Sorgen Sie dafür, dass der Patient Gelegenheit hat, mit anderen auf positive Weise zu interagieren, um dabei das Selbstwertgefühl zu steigern.
8. Unterstützen Sie den Patienten bei der Problemlösung. Erkennen Sie schlechte Bewältigungsformen und empfehlen Sie Alternativen. Helfen Sie dem Patienten, bei Bedarf, konstruktivere Bewältigungsstrategien zu wählen.
9. Helfen Sie dem Patienten, seine Abwehrmechanismen (z. B. Verneinung, Projektion) zu erkennen, welche die Entwicklung von befriedigenden Beziehungen behindern, indem Sie ihn behutsam damit konfrontieren.

III. Fördern des Wohlbefindens

1. Ermutigen Sie den Patienten, Entspannungs-, Visualisierungsmethoden zu erlernen.
2. Fördern Sie die Teilnahme an Aktivitäten/Kursen, wo der Patient neue Fähigkeiten üben und neue Beziehungen aufbauen kann.
3. Informieren Sie bei Bedarf über zusätzliche Ressourcen (z. B. Suchttherapie, Familientherapie/Eheberatung).
   Vgl. *PD 00069 Bewältigungsformen (Coping) des Betroffenen, ungenügend* für zusätzliche Maßnahmen.

Pflegediagnose 00072 (5.1.1.1.3.) nach der NANDA Taxonomie II

Verneinung, unwirksam

Thematische Gliederung: *Integrität der Person*

Definition
Bewusster oder unbewusster Versuch, das Wissen über eine Er-
krankung/Situation oder deren Bedeutung zu verleugnen, um
Angst und Furcht zu vermindern (diese Verleugnung schadet der
Gesundheit).

Ätiologie (mögliche Ursachen)
(In Entwicklung durch die NANDA)

- *Erhöhte persönliche Verletzlichkeit, persönliche Bedürfnisse bleiben unerfüllt*
- *Vorhandensein von überwältigenden, Angst erzeugenden Gefühlen/Situationen; Tatsachen, die bewusst als unerträglich erlebt werden*
- *Länger durchgeführte Behandlung ohne positive Ergebnisse*
- *Kulturelle Gegebenheiten (persönlich, familiär, gesellschaftlich)*
- *Erlernte Bewältigungsstrategien*

Symptome (Merkmale, Kennzeichen)

aus der Sicht des Patienten

- Verharmlosung von Symptomen, Projizierung von Symptomen auf andere Organe
- Nichtzulassen von Angst vor Tod oder Invalidität
- Unfähigkeit, sich auf die Auswirkungen der Krankheit auf die Lebensweise einzulassen
- Verdrängen der Furcht vor den Auswirkungen des Zustandes

aus der Sicht der Pflegeperson

- Verzögerung oder Ablehnung von Gesundheitsfürsorge zum Schaden der eigenen Gesundheit

❑ Nichtwahrnehmung der persönlichen Tragweite der Symptome oder der Gefahr

❑ Gefühlsäußerungen, die nicht der Situation entsprechen

❑ Abweisende Gesten oder Bemerkungen in Gesprächen über besorgniserregende Ereignisse

❑ Minimieren der Symptome

❑ Selbstbehandlung in Form von Hausmitteln zur Symptomlinderung

Patientenbezogene Pflegeziele

1. Der Patient erkennt die Realität der Situation/Krankheit an.
2. Der Patient drückt realistische Sorgen/Gefühle bezüglich der Symptome/Krankheit aus.
3. Der Patient sucht sich entsprechende Hilfe, um das Problem zu besprechen.
4. Der Patient zeigt Gefühlsäußerungen, die der Situation entsprechen.
5. Der Patient drückt gewissermaßen Hoffnung aus mit der Situation zurechtzukommen.

Maßnahmen

I. Ermitteln der ursächlichen/begünstigenden Faktoren

1. Ermitteln Sie situationsbedingte Krisen/Probleme und stellen Sie fest, wie der Patient die Situation wahrnimmt.
2. Ermitteln Sie Ausmaß und Phasen des Verneinungsverhaltens.
3. Vergleichen Sie die Symptome/die Zustände, die der Patient beschreibt mit dem klinischen Bild und ermitteln Sie daraus das Ausmaß des Verneinungs- bzw. Verleugnungsverhaltens.
4. Beachten Sie die Aussagen des Patienten über Auswirkungen der Krankheit/Probleme auf seine Lebensweise.

II. Unterstützen des Patienten im angemessenen Umgang mit der Situation

1. Bauen Sie eine therapeutische Beziehung auf.
2. Sorgen Sie für eine sichere, nicht bedrohliche Umgebung.
3. Ermutigen Sie den Patienten, seine Gefühle auszudrücken. Akzeptieren Sie dabei die Einstellung des Patienten zur Situation

ohne Konfrontation. Setzen Sie Grenzen bei destruktivem Verhalten.

4. Informieren Sie den Patienten über Verhaltensweisen und Konsequenzen im Zusammenhang mit seiner Erkrankung.
5. Empfehlen Sie dem Patienten die Teilnahme an Gruppengesprächen, bei denen er andere Ansichten hört und seine eigene Auffassung hinterfragen kann.
6. Geben Sie bei konstruktiven Bestrebungen nach Unabhängigkeit positive Rückmeldungen.

III. Fördern des Wohlbefindens

1. Besorgen Sie Informationsmaterial über die Krankheit/Situation des Patienten.
2. Beziehen Sie Familienmitglieder/Bezugsperson(en) in den Pflegeprozess mit ein.
3. Informieren Sie über extramurale Einrichtungen (z. B. Diabetesgesellschaft, Multiple Sklerose Vereinigung, Anonyme Alkoholiker), die den Patienten/Bezugsperson(en) in der langfristigen Anpassung unterstützen.
4. Vgl. *PD 00071 Bewältigungsformen (Coping) des Betroffenen, defensiv.*

Pflegediagnose 00100 (6.4.2.1.) nach der NANDA Taxonomie II

Postoperative Genesung, verzögert

Thematische Gliederung: Integrität der Person

Definition
Eine Ausweitung der postoperativen Genesungstage, die ein Patient benötigt, um sein Leben wieder aktiv gestalten zu können und um Gesundheit und Wohlbefinden zu erhalten.

Ätiologie (mögliche Ursachen)
(In Entwicklung durch die NANDA)

- *Multimorbidität*
- *Erhöhtes Infektionsrisiko*
- *Adipositas*
- *Kachexie*
- *Desorientierung*
- *Schmerz*
- *Hoffnungslosigkeit*
- *Machtlosigkeit*
- *Reduziert Allgemeinzustand*
- *Altersbedingte Faktoren*
- *Chronische Erkrankungen*
- *Abwehrschwäche*

Symptome (Merkmale, Kennzeichen)

aus der Sicht des Patienten

- Appetitverlust mit oder ohne Übelkeit
- Erschöpfung, Müdigkeit
- Äußerung von Schmerz/Unwohlsein
- Wahrnehmung, dass die Rekonvaleszenzphase länger dauern wird

aus der Sicht der Pflegeperson

- Gestörte Wundheilung (z. B. rot, induriert, nässen)

❏ Mobilitätseinschränkung *(z. B. Schwierigkeiten im Herumgehen, Transfer durchzuführen, ...)*

❏ Selbstpflegedefizite (Essen, Waschen, Kleiden, ...)

❏ Verlängerte Regenerations-/Rekonvaleszenzphase (Wiedereinstieg in den Arbeitsprozess, Rollenerfüllung und Wiedereingliederung in sein soziales Umfeld wird verzögert)

Patientenbezogene Pflegeziele

1. Der Patient spricht aus, seinen Zustand und die ursächlichen Faktoren zu verstehen.
2. Der Patient erkennt und unterstützt Maßnahmen, die den spezifischen Zustand entsprechen.
3. Der Patient arbeitet aktiv an seinem Genesungsprozess mit, um eine größtmögliche Selbstständigkeit zu erlangen (schrittweise Übernahme von Alltagsaktivitäten).
4. Der Patient erkennt und nutzt persönliche Ressourcen.
5. Der Patient spricht und anerkennt Genesungsfortschritte.
6. Der Patient führt entsprechend den eigenen Möglichkeiten, Aktivitäten zur persönlichen Pflege durch.

Maßnahmen

I. Ermitteln der ursächlichen/begünstigenden Faktoren

1. Ermitteln Sie Faktoren, welche die postoperative Genesung verzögert. (Diabetes mellitus, Immunschwäche, reduzierter Allgemeinzustand, ...)
2. Informieren Sie sich über die entsprechenden Laborwerte bei Veränderungen (Infektion/Komplikation), die die postoperative Genesung verzögern können (z. B. Blutbild, Elektrolytwerte, ...).
3. Beobachten Sie die Wundheilung.
4. Achten Sie auf Zeichen, die auf eine zusätzliche physiologische oder psychologische Belastung hinweisen (Schweißausbruch, Kollaps, Kurzatmigkeit, Rückzug, weinen, Gereiztheit, gibt an mit der Situation nicht fertig zu werden, ...).
5. Beachten Sie die aktuelle medizinische Diagnose und/oder Therapie, die einen Einfluss auf die Leistungsfähigkeit des Patienten haben könnte.

II. Fördern des postoperativen Genesungsprozesses

1. Klären Sie den Patienten über pflegerelevante Schritte auf.
2. Unterstützen Sie den Patienten, seine Situation richtig wahrzunehmen.
3. Stellen Sie einen wirksamen, der individuellen Situation angepassten Pflegeplan auf. Sehen Sie Aktivitäten vor, die möglichst den normalen Aktivitäten des Patienten entsprechen.
4. Beobachten und dokumentieren Sie die Läsionen/Wunden (z. B. Zeichen einer Infektion oder Komplikationen).
5. Sorgen Sie für Gesprächsmöglichkeiten unter den Personen, die an der Pflege des Patienten beteiligt sind.
6. Informieren Sie über kräftesparende Techniken.
7. Sorgen Sie für Heilung durch geeignete Hilfsmittel (Schiene, Verbände, ...).
8. Lassen Sie dem Patienten genügend Zeit, damit er seine vorhandenen Fähigkeiten und Ressourcen bestmöglich einsetzen kann.
9. Geben Sie Unterstützung bei notwendigen Anpassungen, um die Aktivitäten des täglichen Lebens zu bewältigen.
10. Beginnen Sie mit vertrauten, leicht zu bewältigenden Aufgaben, um den Patienten zu ermutigen.
11. Leisten Sie Mithilfe bei motivationsfördernden resozialisierenden Programmen, wo dies angezeigt ist.
12. Leisten Sie Mithilfe bei Rehabilitationsprogrammen, um die Fähigkeit des Patienten zu verbessern.
13. Planen Sie Zeit für Gespräche mit dem Patienten/Bezugspersonen ein, um Faktoren festzustellen, welche die Beteiligung an der Pflege behindern.
14. Instruieren Sie den Patienten/die Bezugspersonen über aseptisches, sauberes Vorgehen beim Verbandswechsel und die korrekte Entsorgung von gebrauchtem Verbandsmaterial (Stoma, Duschpflaster, ...).
15. Führen Sie bei Bedarf ein Rehabilitierungstraining durch.
16. Erstellen Sie in Absprache mit der/dem DiätassistentIn einen angemessenen Ernährungsplan mit ausreichender Flüssigkeitszufuhr.
17. Verabreichung Sie angeordnete Medikamente und überwachen Sie deren Wirkung und Nebenwirkung.

III. Fördern des Wohlbefindens

1. Unterstützen Sie den Patienten beim Zurechtfinden in seiner derzeitigen Umgebung.
2. Schätzen Sie Sicherheitsrisiken ein (vgl. *PD 00038 Verletzung, hohes Risiko*). Passen Sie Aktivitäten/Umgebung entsprechend an, um das Unfallrisiko herabzusetzen.
3. Informieren Sie die Bezugspersonen über geplante und erfolgte Pflegeplanungsschritte und beziehen Sie die Bezugspersonen aktiv nach ihren individuellen Möglichkeiten in die Pflege mit ein.
4. Stellen Sie sicher, dass der Patient nicht überfordert wird (Einhalten von Ruhepausen).
5. Unterstützen Sie den Patienten, ein Tagebuch über seine Fortschritte zu führen (Genesungskalender).
6. Geben Sie bei Bedarf Informationen auf vorhandene Selbsthilfegruppen, Vereine, Dienstleistungsorganisationen.
7. Vgl.:
   PD 00124   *Hoffnungslosigkeit*
   PD 00066   *Verzweiflung*
   PD 00067   *Verzweiflung, hohes Risiko*
   PD 00125   *Machtlosigkeit*
   PD 00126   *Wissensdefizit*
   PD 00094   *Aktivitätsintoleranz, hohes Risiko*
   PD 00044   *Gewebeschädigung*
   PD 00069   *Bewältigungsform des Betroffenen, ungenügend*
   PD 00072   *Verneinung unwirksam*
   PD 00118   *Körperbildstörung*

Pflegediagnose 00101 (6.4.2.2.) nach der NANDA Taxonomie II

Genesungsprozess, beeinträchtigt

*Thematische Gliederung: **Integrität der Person***

Definition

Ein Zustand, in dem der Patient mit einer Multisystemerkrankung aufgrund fehlender Bewältigungsstrategien eine fortschreitende Verschlechterung in physischer und psychischer Hinsicht erlebt.

Ätiologie (mögliche Ursachen)

❑ Niedergeschlagenheit
❑ Apathie
❑ Erschöpfung

Symptome (Merkmale, Kennzeichen)

aus der Sicht des Patienten

❑ Verlust der Lebensfreude: Essen, Sexualität, Arbeit, Familie, Freunde, Hobbies, Unterhaltungen etc.
❑ Verbal ausgedrückter Wunsch zu Sterben, *Todessehnsucht*
❑ *Ermüdung*

aus der Sicht der Pflegeperson

❑ Anorexie: Nimmt keine Nahrung an, weist angebotene Nahrung zurück
❑ Kein Appetit, nicht hungrig oder Aussagen „Ich möchte nichts essen"
❑ Unzureichende Nahrungsaufnahme, Nahrungszufuhr weniger als der Körperbedarf
❑ Minimum bis gar keine Nahrung wird konsumiert (<75% der benötigten Erfordernisse)
❑ Gewichtsverlust
   – 5% unbeabsichtigter Gewichtsverlust in einem Monat
   – 10% unbeabsichtigter Gewichtsverlust in 6 Monaten

- Physischer Verfall (Abnahme der körperlichen Funktionen): Vorhandene Erschöpfung, Dehydratation und Inkontinenz (Stuhl/Harn)
- Fortschreitende Verschlechterung chronischer Erkrankungen (z. B. Pneumonie, Harnwegsinfektion etc.)
- Verschlechterung kognitiver Prozesse: Beeinträchtigungen im logischen Denken, in der Entscheidungsfindung, im Urteilsvermögen, im Gedächtnis, bei der Konzentration, in der Wahrnehmung, Schwierigkeiten beim Argumentieren, verminderte Auffassungsgabe
- Verringerte soziale Fähigkeiten/sozialer Rückzug: Merkbare Verringerung des früher üblichen Verhaltens bei Versuchen kooperativ zu sein oder wechselseitige Beziehungen aufzubauen und daran teilzuhaben (z. B. verringerte verbale Kommunikation mit dem Personal, der Familie, Freunden)
- Verringerte Beteiligung an Aktivitäten des täglichen Lebens, welche die ältere Person früher einmal mochte
- Defizit an Selbstfürsorge: Die Person achtet nicht länger auf sich oder ist nicht mehr an persönlicher Sauberkeit interessiert, ATL's werden vernachlässigt
- Vernachlässigung der Haushaltsführung (Sauberkeit, Finanzen etc.)
- Gleichgültigkeit, Apathie, sichtbar durch fehlende Gefühle oder fehlende Emotionen in Bezug auf die normalen Aktivitäten des täglichen Lebens und der Umwelt
- Veränderter Gemütszustand: Ausgedrückte Gefühle der Traurigkeit, *Feilschen mit dem Schicksal*, Abwendung vom Glauben

Patientenbezogene Pflegeziele

1. Der Patient erhält sich seine derzeitigen Fähigkeiten und Ressourcen.
2. Der Patient spricht über seine Ängste und Gefühle.
3. Der Patient ist bereit, die Pflegetherapie aktiv zu unterstützen.
4. Der Patient erkennt die negativen Auswirkungen seines Verhaltens auf die eigene Person.
5. Der Patient beschreibt seine Kenntnisse und Empfindungen zu den vorhandenen Gesundheitsproblemen.
6. Der Patient wendet effektive Bewältigungsstrategien an.
7. Der Patient beteiligt sich an den Aktivitäten des täglichen Lebens

und hat die Kontrolle darüber (im Rahmen der individuellen Situation).

8. Der Patient erhält sein derzeitiges Körpergewicht.
9. Der Patient berichtet über steigenden Appetit.
10. Der Patient weist eine kontinuierliche Gewichtszunahme auf.
11. Der Patient zeigt Verhaltensweisen, die eine Gewichtszunahme fördern.
12. Der Patient zeigt Veränderungen der Lebensweise (nimmt soziale Kontakte auf, geht seinen sozialen Verpflichtungen nach, findet das Leben lebenswert) und erhält bei Bedarf Hilfestellung von Bezugspersonen.

Maßnahmen

I. Ermitteln der ätiologischen Faktoren/des Ausmaßes der Beeinträchtigung

1. Ermitteln Sie die individuellen Ursachen, die zu Beeinträchtigungen geführt haben.
2. Ermitteln Sie die Art und das Ausmaß der physischen und psychischen Beeinträchtigungen.
3. Ermitteln Sie das Ausmaß der funktionellen Beeinträchtigungen.
4. Beachten Sie die Zusammenhänge zwischen physischen, psychischen und funktionellen Beeinträchtigungen.
5. Ermitteln Sie den Wissensstand und die Leistungsfähigkeit des Patienten und deren Einfluss auf seine Bewältigungsstrategien.
6. Ermitteln Sie die Selbstpflegefähigkeit des Patienten.
7. Ermitteln Sie die Fähigkeit des Patienten, zufriedenstellende Beziehungen aufzubauen. Achten Sie auf seine Interaktionen.
8. Ermitteln Sie, welche Stufe im Reifeprozess ausgedrückt wird: Nicht-wahr-haben-wollen, Zorn, Verhandeln, Niedergeschlagenheit, Annahme.

II. Unterstützen des Patienten/der Bezugsperson, mit den Beeinträchtigungen umzugehen und Bewältigungsstrategien zu entwickeln

1. Bauen Sie eine therapeutische Beziehung auf (positive Haltung zum Patienten, der Patient hat Vertrauen, wagt Gefühle zu zeigen, fühlt sich verstanden).

2. Unterstützen Sie den Patienten in seiner Selbstpflege, je nach den individuellen Fähigkeiten.
3. Schaffen Sie eine Atmosphäre, in welcher der Patient Ängste und Gefühle aussprechen kann.
4. Verwenden Sie Kommunikationsmethoden, wie aktives Zuhören, personenzentrierte Gesprächsführung, Entlastungsgespräch, um mit dem Patienten Bewältigungsstrategien zu entwickeln und ihn zu aktiver Mitarbeit zu motivieren.
5. Informieren Sie den Patienten über die notwendigen therapeutischen Maßnahmen und die Konsequenzen einer mangelnden Kooperation.
6. Ermutigen Sie den Patienten seine Gefühle und Empfindungen bezüglich seiner Gesundheitsprobleme zu erkennen und auszudrücken (z. B. Zorn, Hilflosigkeit, Ohnmacht, Verwirrung, Mutlosigkeit, Isolation, Trauer usw.).
7. Berücksichtigen Sie die Wünsche und persönlichen Gewohnheiten des Patienten in Bezug auf seine Ernährung.
8. Erstellen Sie gemeinsam mit dem Patienten, dem Arzt und der Diätassistentin ein kontrolliertes Ernährungsprogramm.
9. Kontrollieren Sie regelmäßig das Körpergewicht des Patienten und halten Sie die tägliche Kalorienzufuhr fest.
10. Planen Sie eine kontinuierliche, realistische Gewichtszunahme.
11. Erarbeiten Sie gemeinsam mit dem Patienten Verhaltensänderungen, die zur Steigerung der körperlichen Aktivität, zur Intensivierung seiner sozialen Kontakte und zur Wiederaufnahme sozialer und finanzieller Verpflichtungen führen.
12. Beziehen Sie nach Möglichkeit die Bezugspersonen in die Pflegetherapie mit ein und informieren Sie über unterstützende Maßnahmen.
13. Ermutigen Sie den Patienten, Aktivitäten (Hobbies, Beschäftigungen) aufzunehmen, die er sich immer gewünscht, aber nie ausgeführt hat, um seine Lebensqualität zu verbessern.
14. Helfen Sie dem Patienten unrealistische Ziele zu erkennen und realistische Erwartungen zu setzen.
15. Unterstützen Sie den Patienten bei der Bewältigung seines Reifeprozesses (z. B. Zorn, Verhandeln).
16. Geben Sie dem Patienten das Gefühl der Sicherheit, da zu sein, wenn er Sie braucht.

III. Fördern des Wohlbefindens

1. Informieren Sie über Selbsthilfegruppen, soziale Einrichtungen und Institutionen.
2. Geben Sie positive Rückmeldungen über erfolgreich ausgeführte Aktivitäten.
3. Helfen Sie dem Patienten/der Bezugsperson bei der Erkennung spiritueller Ressourcen (Seelsorge etc.).
4. Besprechen Sie mit dem Patienten die Zukunft und unterstützen Sie ihn dabei, offene Vorkehrungen (Testament etc.) zu treffen.
5. Akzeptieren Sie Äußerungen, z.B. von Wut oder Hoffnungslosigkeit, und vermeiden Sie Diskussionen darüber.
6. Betonen Sie die Wichtigkeit einer gepflegten äußeren Erscheinung, und helfen Sie entsprechende Fähigkeiten zu entwickeln und zu fördern.

Bewältigungsformen (Coping), Bereitschaft zur Verbesserung

Thematische Gliederung: *Integrität der Person*

Definition

Ein Zustand ausreichender kognitiver und verhaltensbezogener Bemühungen, der gestärkt werden kann, um die Bedürfnisse nach Wohlbefinden zu managen.

Autorennotiz

Diese Pflegediagnose ist eine Gesundheitsdiagnose und kann bei Patienten angewendet werden, die den Wunsch nach Gesundheitsberatung zur Förderung und Erhaltung ihrer Gesundheit äußern. Es geht dabei um Patienten, die erfolgreich ihr Behandlungsprogramm durchführen, jedoch Informationen verlangen, wie sie zukünftig negative Einflüsse auf ihre Gesundheit voraussehen, bewältigen oder minimieren können.

Eine Gesundheitsdiagnose beinhaltet keine möglichen Ursachen, sondern Voraussetzungen (Merkmale, Kennzeichen, Symptome)!

Voraussetzungen

aus der Sicht der Pflegeperson

- ❏ Definiert Stressoren als bewältigbar
- ❏ Sucht soziale Unterstützung
- ❏ Verwendet ein breites Spektrum problemorientierter und emotionsorientierter Strategien
- ❏ Nutzt spirituelle Ressourcen
- ❏ Eingestandene Kraft/Energie
- ❏ Sucht Kenntnisse für neue Strategien
- ❏ Ist sich der möglichen wechselnden Umweltbedingungen bewusst

Patientenbezogene Pflegeziele

1. Der Patient erkennt wirksame Bewältigungsformen.
2. Der Patient erkennt seine Möglichkeiten zur Problemlösung.
3. Der Patient setzt seine vorhandenen Ressourcen zur Problemlösung ein.
4. Der Patient sucht aktiv nach Strategien zur Lebensbewältigung.
5. Der Patient spricht offen über seine Gefühle.
6. Der Patient wendet sich im Bedarfsfall an Personen, die ihm bei der Problembewältigung hilfreich sein können.

Maßnahmen

I. Ermitteln der fördernden und hemmenden Faktoren

1. Beobachten Sie den Patienten bei den Alltagshandlungen und den daraus resultierenden Problemlösungsstrategien.
2. Ermitteln Sie, ob der Patient Situationen realistisch einschätzt.
3. Achten Sie auf leistungseinschränkende Faktoren, wie Konzentrationsprobleme, kognitive Einschränkungen, Mangel an körperlicher Fitness, etc.

II. Unterstützen des Patienten bei seinen Bewältigungsstrategien

1. Verstärken Sie seine Bereitschaft, Angelegenheiten und Probleme aktiv zu meistern.
2. Ermutigen Sie den Patienten, anderen Personen (Bezugspflegepersonen, Vertrauenspersonen, Freunden) seine Bewältigungsmuster mitzuteilen.
3. Geben Sie dem Patienten Strukturierungshilfen (Tages-, Wochenplanung).
4. Wenden Sie verhaltenstherapeutische Techniken (Lob, Einsatz von Verstärkern, etc.) an.
5. Konfrontieren Sie den Patienten im Falle eines Fehlverhaltens mit den Tatsachen und versuchen Sie gemeinsam einen positiven Lösungsansatz zu finden.

III. Fördern des Wohlbefindens

1. Betonen Sie die Wertigkeit einer Betreuung nach dem stationären Aufenthalt.

2. Ermutigen Sie den Patienten bei der Suche nach den positiven Dingen des Lebens.
3. Informieren Sie über extramurale Einrichtungen und therapeutische Möglichkeiten.
4. Vgl.:

PD 00069   *Bewältigungsformen (Coping) des Betroffenen, ungenügend*

PD 00070   *Anpassung, beeinträchtigt*

PD 00071   *Bewältigungsformen (Coping), defensiv*

Pflegediagnose 00073 (5.1.2.1.1.) nach der NANDA Taxonomie II

Bewältigungsformen (Coping) der Familie, behinderndes Verhalten

*Thematische Gliederung: **Integrität der Person***

Definition
Das Verhalten von Bezugsperson(en), das ihre und/oder die Fähigkeiten des Patienten, die nötige Anpassung an den Gesundheitszustand zu erreichen, behindert.

Ätiologie (mögliche Ursachen)

❑ Bezugspersonen/Familienmitglieder, die an chronisch unterdrückten Gefühlen von Schuld, Angst, Feindseligkeit, Verzweiflung usw. leiden

❑ Willkürlicher Widerstand der Bezugspersonen/Familienmitglieder gegenüber der Therapie, was zu erhöhter Abwehr und in weiterer Folge dazu führt, dass nicht oder nicht angemessen mit der zugrundeliegenden Angst umgegangen werden kann

❑ Unterschiedliche Bewältigungsformen der Bezugspersonen und des Patienten mit der Problematik umgehen zu können

❑ Hochgradig ambivalente familiäre Beziehungen

Symptome (Merkmale, Kennzeichen)

aus der Sicht des Patienten

❑ Verzweiflung bezüglich der Reaktion der Familie (fehlende Beteiligung, Anteilnahme)

aus der Sicht der Pflegeperson

❑ Die Bezugsperson zeigt ein intolerantes, ablehnendes Verhalten (im Stich lassen)

❑ Die Bezugsperson wirkt feindselig, aggressiv, niedergeschlagen, erregt, ängstlich

- ❑ Die Bezugsperson übernimmt Symptome der Erkrankung des Patienten
- ❑ Die Bezugsperson zeigt Ablehnung
- ❑ Die Bezugsperson zeigt psychosomatische Symptome, somatisiert
- ❑ Die Bezugsperson vernachlässigt die Beziehungen zu anderen Familienmitgliedern
- ❑ Die Bezugsperson vernachlässigt die Pflege des Patienten und/ oder die Behandlung der Krankheit
- ❑ Die Bezugsperson verzerrt die Realität angesichts des Gesundheitsproblems des Patienten, dies beinhaltet extreme Verweigerung über die Existenz oder den Ernst der Erkrankung *(z. B. Leugnen des Schweregrades der Erkrankung)*
- ❑ Die Bezugsperson ist beeinträchtigt, das Leben bedeutungsvoll für sich selbst zu gestalten/umzustrukturieren
- ❑ Die Bezugsperson zeigt eine eingeschränkte individuelle Situation, anhaltende Überfürsorge für den Klienten
- ❑ Die Bezugsperson gibt auf
- ❑ Die Bezugsperson trifft Entscheidungen und setzt Handlungen, die für das ökonomische oder soziale Wohlbefinden nachteilig sind
- ❑ Die Bezugsperson führt die Alltagsroutine, ohne Rücksicht auf die Bedürfnisse des Patienten weiter
- ❑ Die Bezugsperson verlässt den Patienten
- ❑ Entwicklung von Hilflosigkeit, passiver Abhängigkeit beim Patienten
- ❑ Eigene Bedürfnisse werden außer Acht gelassen
- ❑ *Die Bezugsperson hemmt die Entwicklung der Selbstständigkeit des Patienten (Überfürsorge, Entwicklung von Hilflosigkeit)*

Patientenbezogene Pflegeziele

1. Die Bezugspersonen/Familienmitglieder zeigen Verständnis und sprechen realistische Erwartungen an den Patienten aus.
2. Die Bezugspersonen/Familienmitglieder kommen regelmäßig zu Besuch.
3. Die Bezugspersonen/Familienmitglieder nehmen innerhalb der Grenzen ihrer Möglichkeiten konstruktiv an der Pflege des Patienten teil.

4. Die Bezugspersonen/Familienmitglieder drücken ihre Gefühle offen und ehrlich aus.

Maßnahmen

I. Ermitteln der ursächlichen/begünstigenden Faktoren

1. Ermitteln Sie Verhaltensweisen/Interaktionsmuster der Familie vor der Erkrankung.
2. Ermitteln Sie die gegenwärtige Verhaltensweisen der Familienmitglieder (z. B. Rückzug – kein Besuch, kurze Besuche und/oder Nichtbeachten des Patienten während des Besuches, Wut und Feindseligkeit gegenüber dem Patienten und anderen, Körperkontakt unter den Familienmitgliedern, Ausdruck von Schuldgefühlen).
3. Achten Sie auf andere Faktoren, die für die Familie belastend sein könnten (z. B. finanzielle Sorgen, fehlende Unterstützung durch das soziale Netz).
4. Ermitteln Sie die Bereitschaft der Bezugsperson(en), sich an der Pflege des Patienten zu beteiligen.

II. Unterstützen der Familie bei der Bewältigung der gegenwärtigen Situation

1. Beziehen Sie Bezugsperson(en) in die Planung der Pflege mit ein.
2. Führen Sie regelmäßige Gespräche mit den Bezugsperson(en) durch (aktives Zuhören).
3. Erkennen und akzeptieren Sie die Situation, in der sich die Familie befindet.
4. Achten Sie auf mangelnde Fürsorge und Überfürsorglichkeit.
5. Lassen Sie freie Gefühlsäußerungen zu, einschließlich Frustration, Wut, Feindseligkeit und Hoffnungslosigkeit.
6. Geben Sie genaue Informationen an die Bezugspersonen/Familienmitglieder.
7. Erklären und erläutern Sie der Familie und dem Patienten die notwendigen Pflegemaßnahmen.
8. Schulen Sie Bezugspersonen/Familienmitglieder in der Anwendung von diversen Geräten bezogen auf die Pflege. Informieren Sie über Fachpersonen, die bei technischen Problemen helfen können.
9. Schulen Sie Bezugsperson(en) in den nötigen Fertigkeiten zur Pflege der Patienten.

10. Bieten Sie der/den Bezugsperson(en) bei offenen Fragen Unterstützung an.
11. Unterstützen Sie die Familienmitglieder, eine helfende Beziehung zum Patienten aufzubauen.

III. Fördern des Wohlbefindens

1. Unterstützen Sie die Familienmitglieder, fördernde/hemmende Bewältigungsstrategien zu erkennen.
2. Achten Sie auf positive Formulierungen.
3. Respektieren Sie das Bedürfnis der Familienmitglieder sich zurückzuziehen und vermitteln Sie diese Tatsache dem Patienten auf verständnisvolle Weise.
4. Ermutigen Sie die Familie, die Ziele in kleinen Schritten zu erreichen.
5. Motivieren Sie die Familie dem Patienten vertraute Gegenstände mitzubringen (z. B. Familienbild).
6. Informieren Sie die Familie über geeignete soziale Einrichtungen.

Pflegediagnose 00074 (5.1.2.1.2.) nach der NANDA Taxonomie II

Bewältigungsformen (Coping) der Familie, mangelnde Unterstützung

*Thematische Gliederung: **Integrität der Person***

Definition

Unzureichende, unwirksame oder mangelhafte Unterstützung, Geborgenheit, Hilfe, Ermutigung durch eine normalerweise wichtige Bezugsperson (Familienmitglied oder nahestehender Freund), die der Patient brauchen könnte, um die Anpassungsleistungen zu meistern und zu erbringen, die seinem/ihrem gesundheitlichen Anspruch gerecht werden.

Ätiologie (mögliche Ursachen)

❏ Vorübergehende Sorge einer bedeutenden Person, die versucht gefühlsmäßige Konflikte und persönliches Leid zu behandeln, aber unfähig ist, zu empfinden, wirksam zu handeln und Klientenwünsche zu berücksichtigen

❏ Vorübergehende familiäre Desorganisation und Rollenwechsel

❏ Langwierige Erkrankung oder fortschreitende Behinderung, welche die Kräfte der Bezugspersonen erschöpfen

❏ Andere situations- und entwicklungsbedingte Krisen oder Situationen, in denen sich die Bezugsperson befindet

❏ Ungenügende oder falsche Information oder mangelndes Verständnis von der Bezugsperson

❏ Der Patient (Klient) bietet der Bezugsperson wenig Unterstützung

Symptome (Merkmale, Kennzeichen)

aus der Sicht des Patienten

❏ Der Patient bringt zum Ausdruck oder bestätigt die Sorge oder Klage über die Reaktion der Bezugsperson auf sein Gesundheitsproblem

❏ Die Bezugsperson beschreibt oder bestätigt Unverständnis oder Unwissenheit, welche wirksam helfendem und unterstützendem Verhalten im Wege stehen
❏ Die Bezugsperson beschreibt, dass sie völlig mit ihrer persönlichen Reaktionsweise beschäftigt ist (z. B. Furcht, vorweggenommene Trauer, schlechtes Gewissen, Angst) bezüglich der Krankheit oder Behinderungen des Patienten oder in Bezug auf andere situations- oder entwicklungsbedingte Krisen

aus der Sicht der Pflegeperson (Bezugsperson)

❏ Die Bezugsperson unternimmt den Versuch, sich hilfreich und unterstützend zu verhalten, jedoch mit weniger befriedigendem Ergebnis
❏ Die Bezugsperson zeigt unverhältnismäßiges (zu viel oder zu wenig) beschützendes Verhalten, was den Fähigkeiten oder den Bedürfnissen des Patienten nach Selbstständigkeit nicht entspricht
❏ Die Bezugsperson zieht sich zurück oder begrenzt die Kommunikation, obwohl sie der Patient nötig hätte

Familienbezogene Pflegeziele

1. Die Familienmitglieder sprechen über oder erkennen Möglichkeiten, mit ihrer Situation umzugehen.
2. Die Familienmitglieder betonen, die Erkrankung/die Behinderung zu verstehen und die notwendigen Gesundheitsinformationen darüber einzuholen.
3. Die Familienmitglieder gehen auf individuelle Bedürfnisse des Patienten ein.
4. Die Familienmitglieder kennen Möglichkeiten, Hilfsdienste und Pflegefachdienste von außen zu organisieren und realisieren das im Bedarfsfall auch.
5. Die Familienmitglieder fördern die Selbstpflegekompetenz des Patienten.

Maßnahmen

I. Ermitteln der ursächlichen begünstigenden Faktoren

1. Eruieren Sie mögliche Faktoren, die einen Unterstützungsmangel provoziert haben.

2. Bedenken Sie bei ihren Überlegungen zur Verbesserung der Situation auch, dass sich die Art, die Intensität und die Dauer der Erkrankung/der Behinderung auf die Qualität und Quantität der Unterstützung auswirken kann.
3. Schätzen Sie die Zugänglichkeit von Informationen für Familienmitglieder/für Bezugspersonen ein und ob sie verstanden wurden.
4. Überprüfen Sie die Wahrnehmungen und die Äußerungen des Patienten/der Familie/der Bezugsperson bezüglich der Gesamtsituation auf Realitätsnähe.

II. Unterstützung des Patienten/der Familienmitglieder/ der Bezugsperson die Situation zu bewältigen

1. Ermutigen Sie den Patienten/die Familienmitglieder/die Bezugspersonen dazu, offen und ehrlich miteinander umzugehen, die Gefühle klar auszudrücken, anstehende Probleme zu verbalisieren.
2. Achten Sie auf verbale Äußerungen und nonverbale Zeichen und reagieren Sie darauf.
3. Unterstützen Sie die Familie/die Bezugsperson dabei, bestimmte Verhaltensweisen des Patienten verstehen und akzeptieren zu lernen.
4. Vermeiden Sie gegenseitige Vorwürfe und Schuldzuweisungen.
5. Ermutigen Sie zu gegenseitiger Unterstützung und zur Entwicklung von Problemlösungsstrategien.

III. Fördern des Wohlbefindens

1. Stellen Sie Informationsmaterial und Kontaktadressen betreffend der Erkrankung/der Behinderung bereit.
2. Beziehen Sie die an der Pflege beteiligten Personen in die Planung, Durchführung und Evaluierung der Pflege mit ein.
3. Zeigen Sie den Familienmitglieder/der Bezugsperson Methoden, die Selbstpflegekompetenz des Patienten zu erhöhen.
4. Informieren Sie über Selbsthilfeorganisationen und krankheitsbezogene Hilfsdienste/Organisationen.
5. Vgl.:
   PD 00148 *Furcht*
   PD.00136 *Trauern, vorzeitig*
   PD 00146 *Angst*
   PD 00061 *Rolle als Pflegende, Belastung*

PD 00080   *Behandlungsempfehlung, unwirksame Handhabung,*
            Familie
PD 00075   *Bewältigungsformen einer Familie, Bereitschaft*
            zur Verbesserung
PD 00073   *Bewältigungsformen (Coping) der Familie,*
            behinderndes Verhalten
PD 00071   *Bewältigungsformen (Coping), defensiv*

Bewältigungsformen (Coping) der Familie, Bereitschaft zur Verbesserung

Thematische Gliederung: **Integrität der Person**

Definition
Wirksame Bewältigung von Anpassungsleistungen durch Familienmitglieder, die mit gesundheitlichen Herausforderungen konfrontiert sind und nun den Wunsch und die Bereitschaft äußern, einen verbesserten Gesundheitszustand sowie eine verbesserte Entwicklung für sich und den Klienten zu erreichen.

Autorennotiz

Diese Pflegediagnose ist eine Gesundheitsdiagnose und kann bei Patienten angewendet werden, die den Wunsch nach Gesundheitsberatung zur Förderung und Erhaltung ihrer Gesundheit äußern. Es geht dabei um Patienten, die erfolgreich ihr Behandlungsprogramm durchführen, jedoch Informationen verlangen, wie sie zukünftig negative Einflüsse auf ihre Gesundheit voraussehen, bewältigen oder minimieren können.

Eine Gesundheitsdiagnose beinhaltet keine möglichen Ursachen, sondern Voraussetzungen (Merkmale, Kennzeichen, Symptome)!

Voraussetzungen

aus der Sicht der Pflegeperson

❏ Der Betroffene bringt Interesse zum Ausdruck, mit Personen, die ähnliche Erfahrungen gemacht haben, oder Selbsthilfegruppen Kontakt aufzunehmen

❏ Das Familienmitglied versucht die krisenbedingten Veränderungen der eigenen Bewertungen, Prioritäten, Ziele oder Beziehungen zu beschreiben

❏ Das Familienmitglied bewegt sich in Richtung eines gesundheitsfördernden und erfüllten Lebensstils, der den Reifeprozess unterstützt. Es prüft und diskutiert Behandlungsmöglichkeiten und strebt im Allgemeinen Erfahrungen an, die das Wohlbefinden steigern

Ätiologie (mögliche Ursachen)

❑ Die Grundbedürfnisse der Person sind genügend erfüllt und die Anpassungsarbeit ist erfolgreich geleistet worden, so dass die Zielvorstellung der Selbstverwirklichung ermöglicht wird

Bei dieser 1980 entwickelten Gesundheitsdiagnose gibt die NANDA noch Ätiologien an. Bei der Entwicklung jüngerer Gesundheitsdiagnosen verzichtet die NANDA auf Ätiologien und beschreibt nur mehr Voraussetzungen.

Familienbezogene Pflegeziele

1. Das Familienmitglied spricht die Bereitschaft aus, den eigenen Anteil beizutragen.
2. Das Familienmitglied spricht den Wunsch aus, Schritte zur Veränderung zu unternehmen.
3. Das Familienmitglied äußert sich zufrieden und zuversichtlich bezüglich der Fortschritte.
4. Das Familienmitglied passt die häusliche Situation an die gegebenen Erfordernisse an.
5. Das Familienmitglied beschreibt die gemachten Erfahrungen als positive Ergebnisse im Rahmen einer gesundheitsfördernden Lebenshaltung.

Maßnahmen

I. Beurteilen der Situation und der Anpassungsmechanismen der Familienmitglieder

1. Ermitteln Sie die individuelle Situation und die Bereitschaft der Familie.
2. Hören Sie zu, wie die Familie über Hoffnungen, Pläne, Auswirkungen auf Beziehungen/Lebensumstände spricht.
3. Achten Sie auf Aussagen, die auf eine Wertveränderung hinweisen.

4. Beobachten Sie die Kommunikations- und Interaktionsmuster in der Familie.

II. Fördern der Entwicklungsmöglichkeit der Familie

1. Bauen Sie zur Familie eine therapeutische Beziehung auf.
2. Nehmen Sie sich Zeit, und sprechen Sie mit der Familie über ihre Situation.
3. Fördern Sie die Beziehung zwischen Familie und Patienten.
4. Geben Sie der Familie Identifikationsmöglichkeiten (Beispiele erfolgreicher Bewältigungsformen in ähnlichen Situationen).
5. Sprechen Sie darüber, wie wichtig es ist, offen und ehrlich miteinander umzugehen.
6. Helfen Sie der Familie, wirksame Kommunikationsformen zu entwickeln (durch aktives Zuhören, Ich-Botschaften und Problemlösungsverfahren).

III. Fördern des Wohlbefindens

1. Helfen Sie der Familie, den Patienten darin zu unterstützen, die eigenen Bedürfnisse im Rahmen des Möglichen zu erfüllen.
2. Zeigen Sie der Familie auf, wie wichtig es ist, für die einzelnen Familienmitglieder Erholungsphasen einzuplanen und sich abzugrenzen.
3. Informieren Sie die Familienmitglieder über Kontaktadressen und Selbsthilfegruppen.
4. Unterstützen Sie die Familienmitglieder darin, neue, wirksame Möglichkeiten im Umgang mit ihren Gefühlen kennen zu lernen.

Pflegediagnose 00080 (5.2.2.) nach der NANDA Taxonomie II

Behandlungsempfehlungen, unwirksame Handhabung, Familie

Thematische Gliederung: *Integrität der Person*

Definition
Der Zustand, in dem ein Patient eine unzureichende Integration seiner Krankheitsbehandlung oder den Folgen einer Erkrankung in seiner Familie erlebt und dadurch bestimmte Gesundheitsziele nicht erreichen kann.

Ätiologie (mögliche Ursachen)

- ❏ Komplexität des Gesundheitssystems
- ❏ Komplexität des Behandlungsprogramms
- ❏ Entscheidungskonflikte
- ❏ Wirtschaftliche Probleme
- ❏ Übermäßig große (exzessive) Erwartungen und Anforderungen an einzelne Familienmitglieder oder den Familienverband
- ❏ Familiäre Konflikte

Symptome (Merkmale, Kennzeichen)

aus der Sicht des Patienten

- ❏ Fehlende Beachtung der Krankheit und ihrer Folgen
- ❏ Äußerungen über Schwierigkeiten, die Behandlung in das Leben zu integrieren oder Komplikationen zu vermeiden
- ❏ Geäußerter Wunsch, die Behandlung der Krankheit und die Prävention möglicher Folgen im Griff zu haben
- ❏ Aussagen über fehlende Maßnahmen der Familie zur Reduktion krankheitsfördernder Risikofaktoren

aus der Sicht der Pflegeperson

- ❏ Familienaktivitäten, die nicht zielführend für die Erreichung eines Behandlungszieles sind

❏ Schnelles Fortschreiten von Krankheitssymptomen eines Familienmitgliedes

Familienbezogene Pflegeziele

1. Die Familie berichtet, die innerfamiliären Gesundheitsprobleme in den Griff zu bekommen.
2. Die Familie beteiligt sich aktiv an der Problemlösung.
3. Die Familie beschreibt den Krankheitsprozess, die auslösenden Ursachen und beeinflussenden Faktoren und die Symptome.

Maßnahmen

I. Ermitteln der ursächlichen, begünstigenden Faktoren

1. Stellen Sie fest, wie die Familie bisher Probleme gelöst hat.
2. Betonen Sie die bisherigen Bewältigungsstrategien aus der Vergangenheit.
3. Berichten Sie über andere erfolgreiche Bewältigungsmuster.
4. Stellen Sie fest, ob die Familie die Therapievorschläge versteht und annimmt.
5. Achten Sie auf die Art und Weise der familiären Kommunikation und auf die Problemlösungsfähigkeiten der Familie.

II. Unterstützen der Familie betreffend des Behandlungskonzeptes/der Behandlungsstrategie

1. Schaffen Sie sich Zugangsmöglichkeiten zur Familie.
2. Vermeiden Sie dabei den Eindruck, Druck auszuüben.
3. Vermitteln Sie Informationen, die der Familie helfen, die Bedeutung des Behandlungsprogramms zu erkennen.
4. Akzeptieren Sie die Menschen so, wie sie sind.
5. Demonstrieren Sie Durchhaltevermögen.
6. Demonstrieren Sie Ehrlichkeit, Folgerichtigkeit und Stabilität.
7. Betonen Sie die Bedeutung der Eltern-Kind-Beziehung, einer Überlebensstrategie und der familiären Pflegemöglichkeiten.
8. Bedenken Sie kulturelle Besonderheiten oder Praktiken.

III. Fördern des Wohlbefindens

1. Planen Sie ein multiprofessionelles Therapiemanagement.

2. Beziehen Sie Freunde und Bekannte der Familie in das Behandlungskonzept mit ein.
3. Ermutigen Sie zur Teilnahme an einer Selbsthilfegruppe.
4. *Vgl.:*

   PD 00061 Rolle als Pflegende, Belastung
   PD 00062 Rolle als Pflegende, Belastung, hohes Risiko
   PD 00055 Rollenerfüllung, unwirksam
   PD 00060 Familienprozess, verändert
   PD 00063 Familienprozess, verändert, alkoholismusbedingt

Pflegediagnose 00083 (5.3.1.1.) nach der NANDA Taxonomie II

Entscheidungskonflikt (im Detail angeben)

Thematische Gliederung: *Integrität der Person*

Definition
Der Zustand, bei dem ein Patient unsicher ist, welchen Weg er wählen soll, wenn die Wahl ein Risiko bedeutet und/oder einen Verlust bzw. eine Infragestellung der eigenen Wertvorstellungen mit sich bringt.

Ätiologie (mögliche Ursachen)

❏ Mangelnde Unterstützung
❏ Empfundene Bedrohung des persönlichen Wertsystems
❏ Mangelnde Erfahrung oder Beeinträchtigung im Treffen von Entscheidungen
❏ Mehrere oder unterschiedliche Informationsquellen
❏ Fehlen relevanter Informationen
❏ Unklare persönliche Wertvorstellungen/Überzeugungen
❏ *Entwicklungsstand*
❏ *Soziokulturelle Faktoren*

Symptome (Merkmale, Kennzeichen)

aus der Sicht des Patienten

❏ Aussagen über die Unsicherheit, die richtige Entscheidung zu treffen
❏ Aussagen über unerwünschte Konsequenzen von Alternativen, die überlegt werden
❏ Geäußerte Gefühle der Verzweiflung und/oder Infragestellung persönlicher Wertvorstellungen und Überzeugungen während der Entscheidungsfindung

aus der Sicht der Pflegeperson

❏ Unschlüssigkeit zwischen mehreren Entscheidungsmöglichkeiten

❏ Verzögerter Entscheidungsprozess, *wechselt laufend die Entscheidung*

❏ Egozentrik (Selbstbezogenheit)

❏ Körperliche Zeichen der Verzweiflung oder Anspannung (erhöhter Puls, erhöhte Muskelspannung, Unruhe usw.) beim Versuch der Entscheidungsfindung

Patientenbezogene Pflegeziele

1. Der Patient spricht aus, positive und negative Aspekte der Entscheidungsmöglichkeiten/Alternativen zu erkennen.
2. Der Patient anerkennt Gefühle der Angst und der Verzweiflung im Zusammenhang mit der schwierigen Entscheidungsfindung.
3. Der Patient holt Informationen für die Entscheidungsfindung ein und kann Vor- und Nachteile abwägen.
4. Der Patient wünscht und akzeptiert Hilfestellung bei der Entscheidungsfindung.
5. Der Patient trifft Entscheidung(en) und spricht aus, über die getroffene Wahl zufrieden zu sein.
6. Der Patient erfüllt seine psychischen Bedürfnisse, was sich in angemessenen Gefühlsäußerungen, Identifikation mit der Wahl und Nutzen von Ressourcen zeigt.
7. Der Patient zeigt bei der Entscheidungsfindung ein entspanntes und ruhiges Verhalten, frei von körperlichen Zeichen der Verzweiflung.

Maßnahmen

I. Ermitteln der ursächlichen/begünstigenden Faktoren

1. Achten Sie auf Zeichen der Unentschlossenheit, der Abhängigkeit von anderen und die übliche Fähigkeit, die eigenen Angelegenheiten zu regeln.
2. Hören Sie aktiv zu, um den Grund für die Unentschlossenheit zu erkennen und das Problem zu klären.
3. Erkennen Sie, ob positive Bewältigungsformen (z. B. Anwendung

von Entspannungsmethoden, Bereitschaft zur Gefühlsäußerung) vorhanden sind.

4. Ermitteln Sie körperliche Zeichen der Angst (z. B. erhöhter Puls, Muskelspannung). Vgl. *PD 00146 Angst*

5. Achten Sie auf Äußerungen über die Unfähigkeit, den Sinn des Lebens zu finden, auf Gefühle der Nutzlosigkeit und/oder auf einen Glaubenskonflikt.

II. Unterstützen des Patienten, Fähigkeiten zur Problemlösung zu entwickeln

1. Erkennen Sie positive Aspekte des Konfliktes und helfen Sie dem Patienten, diese als Lerngelegenheit für das Entwickeln von neuen, kreativen Lösungen zu betrachten.

2. Besprechen Sie mögliche Fehlauffassungen mit dem Patienten und verhelfen Sie ihm zu sachlichen Informationen.

3. Sorgen Sie dafür, dass der Patient Gelegenheit hat, Entscheidungen bezüglich der Aktivitäten des täglichen Lebens zu treffen. Akzeptieren Sie, wenn der Patient dies nicht will.

4. Sorgen Sie, falls nötig, für eine sichere Umgebung, bis der Patient seine Selbstkontrolle wiedererlangt.

5. Ermutigen Sie den Patienten, seine Probleme mit Angehörigen zu besprechen und zu diskutieren.

6. Akzeptieren Sie verbale Äußerungen von Wut, setzen Sie Grenzen bei destruktivem Verhalten.

7. Sprechen Sie über zeitliche Faktoren, setzen Sie Zeitgrenzen für kleine Schritte und denken Sie an auftretende Probleme, wenn Entscheidungen nicht sofort getroffen werden können.

8. Lassen Sie den Patienten verschiedene Lösungsmöglichkeiten aufzählen.

9. Unterstützen Sie den Patienten beim Erlernen des Problemlösungsverfahrens und üben Sie dieses anhand der gegenwärtigen Situation/Entscheidung.

10. Ermutigen Sie den Patienten seine Wertvorstellungen und Glaubenspraktiken auch während des Krankenhausaufenthaltes auszuüben und akzeptieren Sie diese.

III. Beratung und Anleitung des Patienten und seiner Bezugsperson(en)

1. Sorgen Sie für Gelegenheiten, die Fähigkeiten zur Konfliktbewäl-

tigung anzuwenden und dokumentieren Sie das schrittweise Vorgehen des Patienten.

2. Fördern Sie die Beteiligung der Familie/Bezugsperson(en), wenn erwünscht/verfügbar, um dem Patienten Unterstützung zu geben.

3. Ermutigen Sie den Patienten zum Besuch von Kursen zum Stressabbau oder zur Erhöhung des Selbstwertgefühles.

4. Informieren Sie über andere Ressourcen (z. B. Seelsorge, psychiatrische Beratungsstellen, Familientherapie/Eheberatung, Selbsthilfegruppen).

Pflegediagnose 00111 (6.6.) nach der NANDA Taxonomie II

Wachstum und Entwicklung, verzögert

Thematische Gliederung: Integrität der Person

Definition
Der Zustand, bei dem ein Patient Abweichungen in Bezug auf Wachstum oder Entwicklung von den Normen seiner Altersgruppe aufweist.

Autorennotiz

Diese Pflegediagnose konzentriert sich vorwiegend auf Kinder und Jugendliche.

Ätiologie (mögliche Ursachen)

- ❑ Erzwungene Abhängigkeit
- ❑ Gleichgültigkeit, *Interesselosigkeit, inkonsequente Reaktionsweise seitens der Betreuungsperson(en)*
- ❑ Trennung von Bezugspersonen
- ❑ Mangelnde Umgebungsreize und Anregungen
- ❑ Auswirkungen körperlicher Behinderung
- ❑ Unzureichende Aufsicht
- ❑ Unzulängliche Fürsorge *(körperliche/seelische Vernachlässigung und/oder Missbrauch)*
- ❑ Mehrere Betreuungspersonen
- ❑ *Unfähigkeit, altersgemäße Selbstpflegeaktivitäten durchzuführen oder Selbstkontrolle auszuüben*

Symptome (Merkmale, Kennzeichen)

aus der Sicht des Patienten

- ❑ Verzögerung oder Schwierigkeiten bei der Ausübung von Tätigkeiten, die für die Altersgruppe typisch sind (Motorische, Soziale, Expressive)

❏ Unfähigkeit, dem Alter entsprechende Aktivitäten in Bezug auf persönliche Pflege oder Selbstkontrolle auszuüben

❏ *Verlust bereits erworbener Fähigkeiten; verfrühtes oder beschleunigtes Aneignen von Fähigkeiten*

aus der Sicht der Pflegeperson

❏ Verändertes körperliches Wachstum
❏ Wenige Gefühlsregungen
❏ Lustlosigkeit, verminderte Reaktionen
❏ *Begrenzter Blick- und Sozialkontakt*
❏ *Rückläufige (Reduzierte) Selbstpflege*

Patientenbezogene Pflegeziele

1. Der Patient weist alterstypische motorische, soziale Fähigkeiten und/oder Ausdrucksmöglichkeiten auf.
2. Der Patient zeigt altersentsprechende Selbstpflegeeigenschaften und übt die nötige Selbstkontrolle aus.
3. Bezugspersonen und Erziehungsverantwortliche haben Verständnis für mögliche und/oder bestehende Entwicklungsverzögerungen und Entwicklungsabweichungen sowie für geplante Maßnahmen.

Maßnahmen

I. Ermitteln der ursächlichen/begünstigenden Faktoren

1. Stellen Sie fest, was zur Entwicklungsabweichung beiträgt (z. B. begrenzte intellektuelle Fähigkeiten, körperliche Behinderung, verändertes Körperwachstum, chronische Krankheit, Mehrfachgeburt).
2. Stellen Sie fest, wie die Bezugsperson(en) ihre Pflichten erfüllen (z. B. unzulänglich, inkonsequent, unrealistische/ungenügende Erwartungshaltung, Mangel an Stimulation, wie Grenzen aufgezeigt werden, Reaktionsweisen).
3. Beachten Sie den Ernst und die Dringlichkeit der Situation (z. B. langfristiger körperlicher/emotionaler Missbrauch im Gegensatz zu situationsbedingter Entwurzelung oder ungenügendem Beistand während einer Krise oder Übergangszeit).

4. Ermitteln Sie bedeutsame und auch belastende Ereignisse (z. B. im Stich gelassen werden, Scheidung, Tod eines Elternteils, Partners oder Kindes, Arbeitslosigkeit, Älterwerden) und umweltbedingte Veränderungen (z. B. Wohnorts-, Stellenwechsel, Veränderung der Familienkonstellation).
5. Beurteilen Sie, ob in der Institution oder Lebensumwelt angemessene Möglichkeiten zur Förderung (z. B. Freizeitaktivitäten/Spielen/Lernen) bestehen.

II. Ermitteln von Abweichungen zu den Entwicklungsnormen

1. Stellen Sie Entwicklungsalter und -stufe fest.
2. Informieren Sie sich über Fähigkeiten und Aktivitäten des Patienten (z. B. Entwicklungsdiagnostik, Kindergarten).
3. Beachten Sie das Ausmaß der individuellen Abweichungen der betroffenen Fähigkeiten (z. B. Sprache, Motorik, Sozialisation).
4. Achten Sie darauf, ob es sich um vorübergehende oder bleibende Schwierigkeiten handelt (z. B. Rückfall oder Verzögerung im Gegensatz zu einem irreversiblen Zustand wie bei bestimmten Formen von Schädel-Hirntrauma, Schlaganfall).

III. Unterstützen des Patienten/Betreuungsperson(en) die Entwicklungsverzögerung oder Regression zu verhindern oder auf ein Mindestmaß zu reduzieren

1. Vermitteln Sie geeignete Fachpersonen (z. B. Ergotherapie, Logopädie, Heilpädagogik, Berufsberatung) und koordinieren Sie die Pflegeplanung.
2. Vermeiden Sie Schuldzuweisungen.
3. Unterstützen und ermutigen Sie den Patienten/Bezugsperson, die Selbstkontrolle oder persönliche Pflege aufrechtzuerhalten oder wiederzuerlangen.
4. Beachten Sie eine kurzfristige, realistische Zielsetzung.
5. Schaffen Sie für den Patienten Gelegenheiten, neue Verhaltensformen zu üben (z. B. im Rahmen von Gruppenaktivitäten und Rollenspielen).
6. Beurteilen Sie den Prozess kontinuierlich. Steigern Sie die Leistung nach entsprechendem Fortschritt.
7. Geben Sie dem Patienten positive Rückmeldungen für erzielte Fortschritte und Erfolge.
8. Helfen Sie dem Patienten/Bezugsperson(en), Abweichungen in der Entwicklung zu akzeptieren und sich diesen anzupassen.

IV. Fördern des Wohlbefindens

1. Verhelfen Sie zu Informationen über normales Wachstum und Entwicklung.
2. Empfehlen Sie Bildungsprogramme (z. B. Kurse/Elternberatung, spezielle Seminare).
3. Ermitteln Sie entsprechende Ressourcen im sozialen Umfeld: Hilfsorganisationen, Talentförderungsprogramme und geschützte Werkstätten.
4. Sorgen Sie für spezielles Informationsmaterial und entsprechende Broschüren.
5. Vgl.:

   PD 00056   *Elterliche Pflege, beeinträchtigt*
   PD 00060   *Familienprozess, verändert*
   PD 00052   *Soziale Interaktion, beeinträchtigt*
   PD.00069   *Bewältigungsformen (Coping) des Betroffenen, ungenügend*

Pflegediagnose 00156 nach der NANDA-Taxonomie II

Plötzlicher Säuglingstod, hohes Risiko

*Thematische Gliederung: **Integrität der Person***

Definition
Vorhandene Risikofaktoren für den plötzlichen Säuglingstod eines Kindes unter einem Lebensjahr.

Risikofaktoren

Modifizierbar

❏ Der Säugling hat seine Schlafposition in der Bauch- oder Seitenlage
❏ Der Säugling ist vor oder nach der Geburt durch Rauchen belastet
❏ Der Säugling ist überhitzt oder zu stark zugedeckt
❏ Weiche Unterlage, lose Gegenstände in der Schlafumgebung
❏ Verzögerte oder nicht stattgefundene vorgeburtliche Fürsorge

Potenziell modifizierbar

❏ Geringes Geburtsgewicht
❏ Frühgeburt
❏ Junge Mutter

Nicht modifizierbar

❏ Männliches Geschlecht
❏ Ethnische Herkunft (z B. Mutter ist afro-amerikanischer Herkunft oder amerikanische Ureinwohnerin)
❏ Saisonbedingtes Auftreten von plötzlichem Säuglingstod (mehr in den Winter- und Herbstmonaten)
❏ Die Spitze des plötzlichen Säuglingstodes liegt zwischen dem 2. und dem 4. Lebensmonat

Anmerkung

Eine Hoch-Risiko-Diagnose kann nicht durch Zeichen und Symptome belegt werden, da das Problem nicht aufgetreten ist und die Pflegemaßnahmen die Prävention bezwecken.

Patientenbezogene Pflegeziele

1. Der Säugling zeigt altersgemäß normale Vitalzeichen.
2. Der Säugling wird in einer risikoarmen Lagerungsposition gelagert.
3. Der Säugling lebt in einem risikomindernden Milieu.
4. Der Säugling akzeptiert das Stillen.

Maßnahmen

I. Ermitteln der ursächlichen/begünstigenden Faktoren

1. Achten Sie auf vorhandene Risikofaktoren und Warnzeichen (z. B. Blässe, starkes Schwitzen) und schätzen Sie das Risiko ein.

II. Verringern des Risikos eines plötzlichen Säuglingstodes

1. Weisen Sie die Eltern auf die große Bedeutung einer rauchfreien Umgebung während der Schwangerschaft und nach der Geburt des Kindes hin.
2. Empfehlen Sie, den Säugling wenn möglich zu stillen.
3. Empfehlen Sie, den Säugling im ersten Lebensjahr zum Schlafen auf den Rücken zu legen.
4. Empfehlen Sie, Säuglinge so ins Bett zu legen, dass der Kopf nicht durch Bettzeug bedeckt werden kann und raten Sie, am besten auf ein Kopfkissen zu verzichten.
5. Achten Sie darauf, einen Wärmestau und ein Schwitzen während des Schlafes zu vermeiden. Die optimale Raumtemperatur im Schlaf- bzw. Kinderzimmer beträgt 16 bis 18° C.
6. Achten Sie auf eine angemessene Kleidung während des Schlafes für das Kind. Empfehlen Sie Kleidung aus Baumwolle zu verwenden und das Tragen von Mützen/Hauben zu vermeiden.
7. Kontrollieren Sie zwischen den Schulterblättern des Kindes, ob die Haut verschwitzt ist.

III. Fördern des Wohlbefindens

1. Geben Sie dem Säugling zum Schlafen einen Schnuller, wenn er daran gewöhnt ist.
2. Achten Sie auf gut belüftete Schlafräumlichkeiten.
3. Achten Sie darauf was dem Säugling Sicherheit vermittelt (Musik, Geräusche, Ruhe,...)
4. Geben Sie den Eltern Gelegenheit sich mitzuteilen.

Entwicklung, verzögert, hohes Risiko

Thematische Gliederung: *Integrität der Person*

Definition

Erhöhtes Risiko eines Patienten eine Entwicklungsverzögerung von zumindest 25% in wenigstens einem der folgenden Bereiche zu haben: Soziales, selbstregulatorisches Verhalten, kognitive, sprachliche, grob- oder feinmotorische Fähigkeiten.

Autorennotiz

Diese Pflegediagnose kann nur dann gestellt werden, wenn zusätzliche Informationen anderer Berufsgruppen (Entwicklungsdiagnostik) vorhanden sind.

Risikofaktoren

Pränatal

❑ Alter der Mutter <15 oder >35 Jahre
❑ Substanzmissbrauch *(Drogen, Medikamente, Alkohol, ...)*
❑ Infektionen
❑ Genetische oder endokrine Störungen
❑ Ungeplante oder ungewollte Schwangerschaft
❑ Fehlende, späte oder geringe pränatale Pflege
❑ Inadäquate Ernährung
❑ Analphabetismus
❑ Armut
❑ *Chemotherapie*
❑ *Medikamenteneinnahme*
❑ *Geistige Behinderung*

Individuell

❑ Frühgeburten
❑ Anfallsgeschehen
❑ Angeborene oder genetische Störungen

❏ Positiver Drogen-Screeningtest
❏ Hirnschaden (z. B. Hämorrhagie in postnataler Periode, „Schütteln" des Babys, Missbrauch, Unfall)
❏ Beeinträchtigung des Sehens
❏ Beeinträchtigtes Gehör oder häufige Otitis media
❏ Chronische Erkrankung
❏ Abhängigkeit von (Medizin-) Technologie
❏ Fehlendes Wachstum, inadäquate Ernährung
❏ Bleivergiftung
❏ Chemotherapie
❏ Strahlentherapie
❏ Natürliche Katastrophen
❏ Verhaltensstörung
❏ Substanzmissbrauch
❏ Adoptiv- oder Pflegekind

Umweltbedingt

❏ Armut
❏ Gewalt
❏ *Naturkatastrophe*

Pflegende Angehörige

❏ Missbrauch
❏ Geisteskrankheit
❏ Geistige Retardierung (verzögerte geistige Entwicklung) oder ernsthafte Lernbehinderung

Anmerkung

Eine Hoch-Risiko-Diagnose kann nicht durch Zeichen und Symptome belegt werden, da das Problem nicht aufgetreten ist und die Pflegemaßnahmen die Prävention bezwecken.

Ziele und Maßnahmen

Siehe *PD 00111 Wachstum und Entwicklung, verzögert*

Pflegediagnose 00113 (6.6.2.) nach der NANDA Taxonomie II

Wachstum, verändert, hohes Risiko

Thematische Gliederung: Integrität der Person

Definition
Risiko für Wachstum oberhalb der 97. Perzentile oder unter der 3. Perzentile, das Kreuzen zweier Perzentilen oder unproportionales Wachstum.

Risikofaktoren

Pränatal

❏ Angeborene/genetische Störungen
❏ Mütterliche Ernährung
❏ Multiple Schwangerschaft
❏ Teratogene Exposition
❏ Substanzgebrauch/-missbrauch
❏ Mütterliche Infektion

Individuell

❏ Infektion
❏ Frühgeburten
❏ Mangelernährung
❏ Organische und anorganische Faktoren
❏ Pflegender Angehöriger und/oder eigenes gestörtes Fütterungs-/Essverhalten
❏ Anorexie
❏ Unersättlicher Appetit
❏ Chronische Erkrankung
❏ Substanzmissbrauch

Umweltbedingt

❏ Mangel, Verlust, Entzug von Erwünschtem, Notwendigem *(z. B. Liebesentzug)*
❏ Teratogen

❏ Bleivergiftung
❏ Armut
❏ Gewalt
❏ Naturkatastrophen

Pflegende Angehörige

❏ Missbrauch
❏ Psychische Erkrankungen, geistige Retardierung, ernsthafte
Lernbehinderung

Anmerkung

Eine Hoch-Risiko-Diagnose kann nicht durch Zeichen und Symptome belegt werden, da das Problem nicht aufgetreten ist und die Pflegemaßnahmen die Prävention bezwecken.

Ziele und Maßnahmen

Siehe *PD 00111 Wachstum und Entwicklung, verzögert*

Pflegediagnose 00115 (6.8.1.) nach der NANDA Taxonomie II

Kindliche Verhaltensorganisation, unausgereift, hohes Risiko

Thematische Gliederung: *Integrität der Person*

> Definition
> Der Zustand eines Neugeborenen, bei dem das Risiko für eine Veränderung in der Integration und Anpassung der physiologischen und verhaltensbezogenen Systeme besteht (z. B. autonomes, motorisches, organisatorisches, selbstregulierendes, Aufmerksamkeits- und Interaktionssystem).

Risikofaktoren

❏ Schmerzen
❏ Invasive/schmerzhafte Behandlungen
❏ Fehlende Geborgenheit, Abgrenzung
❏ Orale/motorische Probleme
❏ Frühgeburt (Unreife)
❏ Überstimulation durch die Umgebung
❏ *Nicht tolerieren von Fütterungsversuchen*
❏ *Infektionen (prä- oder perinatal)*
❏ *Hyperbilirubinämie*
❏ *Hypothermie*
❏ *Anlagebedingte Störungen*
❏ *Respiratorische, neurologische, kardiale Dysfunktion*
❏ *Sucht*
❏ *Umgebungsfaktoren (Lärm, Licht, Hantieren am Kind)*

Anmerkung

Eine Hoch-Risiko-Diagnose kann nicht durch Zeichen und Symptome belegt werden, da das Problem noch nicht aufgetreten ist und die Pflegemaßnahmen die Prävention bezwecken.

Ziele/Maßnahmen

Siehe *PD 00116 Kindliche Verhaltensorganisation, unausgereift*

Pflegediagnose 00116 (6.8.2.) nach der NANDA Taxonomie II

Kindliche Verhaltensorganisation, unausgereift

Thematische Gliederung: ***Integrität der Person***

Definition
Der Zustand eines Neugeborenen, bei dem eine Veränderung in der Integration und Anpassung der physiologischen und verhaltensbezogenen Systeme an die Umgebung besteht *(z. B. autonom, motorisch, organisatorisch, selbstregulierend und Aufmerksamkeit – Interaktionssystem).*

Autorennotiz

Diese Pflegediagnose beschreibt ein Neugeborenes, welches Schwierigkeiten bei der Regulierung und Verarbeitung von externen Reizen hat. Wenn ein Säugling solche Adaptionsstörungen aufweist, ist dies immer mit einem erhöhten Energieaufwand kombiniert, welcher sich auf das Wachstum und die Entwicklung des Säuglings negativ auswirkt. Die Aufgabe der Pflegenden ist es, den Säugling hinsichtlich seines Energiehaushaltes zu unterstützen, bei gleichzeitiger Reduzierung/Abschirmung von stresserzeugenden Reizen. Dadurch hat der Säugling genug Zeit zur Adaption und Regulierung der vorhandenen Reize, um sich physiologisch und psychologisch an die neue Umgebung anzupassen.

Ätiologie (mögliche Ursachen)

Pränatal

❏ Angeborene oder genetische Störungen
❏ Missbildungen bewirkende Einflüsse *(z. B. Medikamente, Drogen, Suchtmittel)*

Postnatal

❏ Mangelernährung

- ❏ Orale/motorische Probleme
- ❏ Schmerzen
- ❏ Essstörung
- ❏ Invasive/schmerzhafte Behandlungen
- ❏ Frühgeburt (Unreife)

Individuell

- ❏ Krankheiten
- ❏ Unreifes neurologisches System
- ❏ Frühgeburt (Gestationsalter)
- ❏ *Respiratorische, neurologische, kardiale Dysfunktion*
- ❏ *Hypothermie*
- ❏ *Hyperbilirubinämie*
- ❏ *Infektionen (prä- oder perinatal)*

Umwelt

- ❏ Nicht entsprechende physische Umwelt
- ❏ Unpassende sensorische Reize
- ❏ Sensorische Überstimulation
- ❏ Sensorische Unterforderung

Betreuungsperson

- ❏ Fehlinterpretation des Säuglingsverhaltens
- ❏ Mangelndes Wissen über die Bedeutung des Säuglingsverhaltens
- ❏ Beiträge der Umgebung zur Stimulation
- ❏ *Fehlende Geborgenheit, Abgrenzung*

Symptome (Merkmale, Kennzeichen)
aus der Sicht der Pflegeperson

- ❏ Unfähigkeit Erschrecken zu hemmen
- ❏ Reizbarkeit
- ❏ Aktives Erwachen (sorgenvoller Blick, unruhig)
- ❏ Diffuse, unklare Wach- und Schlafphasen, Wechsel der Zustände
- ❏ Stilles Erwachen (Starrer, abwehrender Blick)
- ❏ Irritiertes oder panisches Weinen
- ❏ Abnormale Reaktionen auf sensorische Reize (z. B. schwer zu beruhigen, Unfähigkeit, aufmerksam zu bleiben)

- ❏ Tonus (schlaff, erhöht, vermindert)
- ❏ Gespreizte Finger, geballte Fäuste oder Hände vor dem Gesicht
- ❏ Überstreckung von Armen und Beinen
- ❏ Zittern, Schreckhaftigkeit, Zuckungen, Krämpfe
- ❏ Veränderte einfache Reflexe
- ❏ Bradykardie, Tachykardie oder Arrhythmie
- ❏ Blasse, zyanotische, fleckige oder gerötete Hautfarbe
- ❏ „Time out-Signale" (z. B. Räuspern, Schluckauf, Husten, Niesen, Seufzen, offener Mund)
- ❏ Verringerte Sauerstoffsättigung
- ❏ Nahrungsintoleranz (Aspiration, Erbrechen)
- ❏ *Abweichung von physiologischen Normalwerten (gelbe Haut und Skleren)*
- ❏ *Diffuser, oberflächlicher Schlaf*
- ❏ *Unzulängliches, selbstregulierendes Verhalten*
- ❏ *Unzulängliche Reaktion auf visuelle und auditive Reize*
- ❏ *Gähnen*
- ❏ *Apnoe-Attacken*
- ❏ *Nicht nahrungsbezogenes Saugen, Saugschwäche – Trinkunlust*

Patientenbezogene Pflegeziele

1. Der Säugling zeigt geringe Schwankungen der Kraft und der Muskelspannung.
2. Der Säugling hat einen ruhigen, ausgeglichenen Schlaf.
3. Der Säugling zeigt eine Verbesserung der Atemfunktion und eine normale Hautfarbe während der Pflegehandlungen.
4. Die Eltern erkennen belastende Faktoren und die Auswirkungen auf den Säugling.
5. Die Eltern kennen und beschreiben Techniken, um den Umgebungsstress zu reduzieren.

Maßnahmen

I. Ermitteln des Ausmaßes der Beeinträchtigung und der ursächlichen/ begünstigenden Faktoren

1. Ermitteln Sie ursächliche/begünstigende Faktoren (Schmerz, unausgeglichener Wach-/Schlafrhythmus, Ernährungsprobleme, Erschöpfungszustände) des Säuglings.

2. Informieren Sie sich über Laborparameter.
3. Ermitteln Sie das Ausmaß der Beeinträchtigung/der fehlenden Anpassung (körperlich und psychisch).
4. Ermitteln Sie die Fähigkeiten/das Verhalten der Eltern, mit dem derzeitigen Umstand umzugehen.
5. Achten Sie auf Ängste und Unsicherheit der Eltern in Bezug auf die Situation.
6. Ermitteln Sie Probleme bei der Nahrungsaufnahme.

II. Reduzieren und Beseitigen von beitragenden Faktoren

1. Ermitteln Sie, wann und in welchem Ausmaß Schmerzen beim Säugling auftreten und dokumentieren Sie dies. Leiten Sie diese Informationen an den Arzt weiter, um eine effektive Schmerzbehandlung einzuleiten. (Zeichen für Schmerzen: im Gesichtsausdruck: offener Mund, geschwollener Augenbrauenbogen, grimassieren, nasolabiale Falte, starre Zunge, zitterndes Kinn; motorische Zeichen: zucken, Muskelsteifheit, zusammengepresste Hände, Rückzugsverhalten.)
2. Ermitteln Sie die Schlaf-/Wachphasen und dokumentieren Sie diese. Eruieren Sie die Notwendigkeit und die Frequenz der Interventionen.

III. Unterstützen des Säuglings, den Gesundheitszustand und die Anpassung zu verbessern

1. Reduzieren Sie den Stress bei der Nahrungsaufnahme. Kontaktieren Sie den Säugling langsam, berühren Sie leicht seinen Rücken, achten Sie auf geringe visuelle und auditive Stimulation (sprechen Sie nicht).
2. Wenden Sie, nachdem der Säugling gefüttert wurde, Entspannungstechniken an (Hände halten, berühren).
3. Falls der Säugling in einem nicht weckbaren Zustand ist, wenden Sie basale Stimulation (Massage, streicheln) oder beruhigende Musik (intrauterine Geräusche/Klänge) an.
4. Reduzieren Sie die Umgebungsreize/Geräusche: Nicht am Inkubator anstoßen, leises Öffnen und Schließen von Türen und Läden, sprechen Sie am Bett leise und nur falls notwendig, lassen Sie den Kopf langsam auf die Matratze sinken, positionieren Sie das Bett des Säuglings so, dass er nicht von Lärm gestört wird (Tele-

fon, Klingel), evaluieren Sie die Wirksamkeit der Maßnahmen und informieren Sie darüber das Team und die Bezugspersonen.

5. Verwenden Sie kein grelles Licht in der Nähe des Bettes. Verdunkeln Sie das Kinderbett, den Inkubator und Wärmestrahler während der Schlafperioden oder verdunkeln Sie die Augen des Säuglings.

6. Setzen Sie stressreduzierende Maßnahmen bei allen Pflegehandlungen (gehen Sie langsam und behutsam vor).

7. Gehen Sie beim Transport/Transfer behutsam vor.

8. Achten Sie beim Transport/Transfer darauf, dass sich jedes Teammitglied genau nach Plan verhält.

9. Versichern Sie sich, dass notwendige Gegenstände für den Transport bereitgestellt sind (Inkubator, weiche und warme Unterlagen).

10. Sollte sich Stressverhalten einstellen, stoppen Sie den Transport/ Transfer und bringen Sie den Säugling in einen stabilen Zustand.

IV. Fördern des Wohlbefindens

1. Geben Sie den Eltern Sicherheit und beteiligen Sie diese an der Betreuung.

2. Fordern Sie die Eltern auf, über Gefühle, Ängste und Erwartungen zu sprechen. Stellen Sie Missverständnisse richtig.

3. Informieren Sie die Eltern über Verhaltensauffälligkeiten und Zeichen von Stress des Säuglings.

4. Unterstützen Sie die Eltern bei einer angemessenen Interaktion mit dem Säugling.

5. Bereiten Sie die Eltern auf die Entlassung vor.

6. Unterweisen Sie die Eltern betreffend der Gesundheitsförderung (Füttern, Hygiene, Sicherheit, Temperatur, Krankheit, Infektion, Größe und Entwicklung).

7. Unterweisen Sie die Eltern in der Pflege des Säuglings betreffend: angemessene Stimulation, Schlaf/Wachmuster, Eltern-Kind-Interaktion, Rolle von Vater und Geschwistern, im Spielen mit dem Säugling.

8. Stellen Sie den Kontakt zu unterstützenden Systemen her (Hauskrankenpflege, Mutterberatung, Stillberatung).

9. Informieren Sie die Eltern, bei welchen Symptomen fachliche Hilfe nötig ist.

Pflegediagnose 00117 (6.8.3.) nach der NANDA Taxonomie II

Kindliche Verhaltensorganisation, Bereitschaft zur Verbesserung

Thematische Gliederung: *Integrität der Person*

Definition
Ein zufriedenstellendes Verhaltensmuster der Anpassung von physiologischen und verhaltensbezogenen Funktionssystemen eines Neugeborenen, das im Hinblick auf eine Integration von Umgebungsreizen verbessert werden kann (z. B. autonom, motorisch, organisatorisch, selbstregulierend, und Aufmerksamkeit – Interaktionssystem).

Autorennotiz

Diese Pflegediagnose ist eine Gesundheitsdiagnose und kann bei Patienten angewendet werden, die den Wunsch nach Gesundheitsberatung zur Förderung und Erhaltung ihrer Gesundheit äußern. Es geht dabei um Patienten, die erfolgreich ihr Behandlungsprogramm durchführen, jedoch Informationen verlangen, wie sie zukünftig negative Einflüsse auf ihre Gesundheit voraussehen, bewältigen oder minimieren können.

Eine Gesundheitsdiagnose beinhaltet keine möglichen Ursachen, sondern Voraussetzungen (Merkmale, Kennzeichen, Symptome)!

Voraussetzungen

aus der Sicht der Pflegeperson

❏ Klare Schlaf- und Wachzustände
❏ Verwenden von selbstregulierendem Verhalten *zur Befriedigung der Grundbedürfnisse (Nahrung, Nähe, Ausscheidung)*
❏ Adäquate Reaktion auf visuelle/auditive Reize
❏ Stabile Vitalzeichen
❏ *Physiologische Bewegungsmuster*
❏ *Dem Entwicklungsstand entsprechende Aufmerksamkeit und Interaktion*

Ätiologie (mögliche Ursachen)

❏ Schmerzen
❏ Frühgeburt

Bei dieser 1994 entwickelten Gesundheitsdiagnose gibt die NANDA noch Ätiologien an. Bei der Entwicklung jüngerer Gesundheitsdiagnosen verzichtet die NANDA auf Ätiologien und beschreibt nur mehr Voraussetzungen.

Patientenbezogene Pflegeziele

1. Der Säugling zeigt eine altersentsprechende Größe und Entwicklung.
2. Der Säugling kommt mit den Umgebungsreizen gut zurecht.
3. Die Eltern erkennen belastende Faktoren und die Auswirkungen auf den Säugling.
4. Die Eltern kennen und beschreiben Techniken, um den Umgebungsstress zu reduzieren.
5. Die Eltern beschreiben notwendige Pflegehandlungen und können diese ausführen.

Maßnahmen

I. Ermitteln des Entwicklungsstandes des Säuglings

1. Ermitteln Sie die entwicklungsbedingten Bedürfnisse des Säuglings (z. B. visuelle, auditive, motorische, taktile, olfaktorische und gustatorische Stimulation, Phasen der Wach- und Schlafperioden).
2. Ermitteln Sie die Auswirkungen der Umgebungsreize auf den Säugling.
3. Dokumentieren Sie Belastungssituationen für den Säugling.

II. Unterstützen des Säuglings bei der Anpassung an die Umgebung und an die pflegerischen Aktivitäten

1. Führen Sie entwicklungsfördernde Maßnahmen nur dann durch, wenn der Säugling aufnahmebereit ist.
2. Beginnen Sie die Kontaktaufnahme mit nur einem Reiz zur gleichen Zeit (z. B. Berühren, Sprechen).

3. Achten Sie darauf, dass Sie den Säugling nicht überfordern (zeitlich begrenzte Aktivitäten).

4. Passen Sie die Steigerung der Aktivitäten an die Bedürfnisse des Säuglings an.

5. Planen Sie kurze, regelmäßige, anstatt intensiver, langer Aktivitäten.

6. Achten Sie auf die Ruhephasen des Säuglings (z. B. Betreten des Raumes langsam und leise, Vorhänge langsam öffnen, keine Unterbrechung des Schlafes).

7. Achten Sie darauf, dass der Säugling beim Wechsel von der Schlaf- in die Wachphase nicht überfordert wird (z. B. langsames, kontrolliertes Herausnehmen, warme Raumtemperatur).

8. Füttern Sie den Säugling nur, wenn er Bereitschaft dazu zeigt (hungrig ist).

9. Achten Sie bei der Körperpflege auf mögliche Stressfaktoren (z. B. Temperaturunterschiede, hektisches Verhalten usw.).

III. Unterstützen der Eltern bei der Verbesserung der kindlichen Verhaltensorganisation

1. Ermitteln Sie den Wissensstand der Eltern bezüglich der Pflege und Förderung des Säuglings.

2. Informieren Sie Pflegende und Bezugspersonen über die Reaktion des Säuglings auf bestimmte, beobachtete, stressauslösende Reize.

3. Zeigen Sie den Eltern Beispiele der ermittelten Zeichen ihres Kindes, bei denen es aufmerksam bzw. nicht aufmerksam ist.

4. Erklären Sie die Anforderungen, die die Elternrolle mit sich bringt (Vgl. *PD 00075 Bewältigungsformen (Coping) der Familie, Bereitschaft zur Verbesserung; PD 00062 Rolle als Pflegende, Belastung, hohes Risiko*).

5. Beobachten Sie, welche entwicklungsfördernden Maßnahmen die Eltern ergreifen
visuell: z. B. Augenkontakt, Spielsachen mit Kontrastfarben
auditiv: z. B. hohe Stimmlage, gedämpfte ruhige Musik, Nennen des Kindernamens, abwechslungsreiche Sprache
taktil: z. B. Hautkontakt in warmer Umgebung, Verwendung verschiedener, natürlicher Textilien
motorisch: z. B. Wiegen des Säuglings, langsame Positionswechsel während der Beschäftigung

olfaktorisch: z. B. keine zu intensiven Düfte
gustatorisch: z. B. geeignete Saugmöglichkeiten – keine Nahrung, sondern Schnuller u. ä.

6. Erklären Sie den Eltern, wie außerhalb der Wohnung eine Überreizung durch die Umwelt vermieden werden kann (Augen vor grellem Licht schützen, Bewegungsfreiheit der Arme, laute Geräusche vermeiden).

IV. Fördern des Wohlbefindens

1. Geben Sie den Eltern positive Rückmeldung bei erfolgreich durchgeführten Handlungen.
2. Informieren Sie die Eltern über gesundheitsfördernde Maßnahmen.
3. Informieren Sie die Eltern über vorhandene Ressourcen und Unterstützungsangebote (Kinderberatungsstellen, Mutterberatung, Elternberatungen, La-Leche-Liga).

Verlegungsstress-Syndrom

Thematische Gliederung: *Integrität der Person*

Definition

Der Zustand eines Patienten, bei dem physiologische und/oder psychosoziale Störungen infolge der Verlegung von einer Umgebung in eine andere auftreten.

Autorennotiz

Verlegungsstress-Syndrom wurde von der NANDA als Syndromdiagnose akzeptiert. Diese Pflegediagnose erfüllt jedoch nicht wirklich die Kriterien einer Syndromdiagnose, da sie keine Ansammlung von aktuellen und Hochrisikodiagnosen darstellt. Die definierenden Charakteristika oder Symptome deuten jedoch auf den Zustand Verlegungsstress hin. Carpenito empfiehlt in diesem Fall das Wort Syndrom wegzulassen und vom Verlegungsstress als Pflegediagnose zu sprechen.

Ätiologie (mögliche Ursachen)

❏ Unvorhersehbarkeit der Ereignisse
❏ Isolation von Familie und Freunden
❏ Vergangene, gleichzeitig auftretende und vor kurzem erlittene Verluste
❏ Gefühl der Machtlosigkeit
❏ Fehlen eines angemessenen Unterstützungssystems
❏ Geringfügige oder fehlende Vorbereitung auf bevorstehenden Umzug/Verlegung/Transferierung
❏ Passive Bewältigungsformen
❏ Beeinträchtigter psychosozialer Gesundheitszustand
❏ Sprachbarrieren
❏ Verminderter körperlicher Gesundheitszustand
❏ *Verluste im Zusammenhang mit der Entscheidung umzuziehen*
❏ *Mäßiges bis hohes Ausmaß an Umgebungsveränderung*
❏ *Erlebnisse mit früheren Verlegungen*

Symptome (Merkmale, Kennzeichen)

aus der Sicht des Patienten

- ❏ Alleinsein, Fremdheit, Einsamkeit
- ❏ Niedergeschlagenheit
- ❏ Angst (z. B. Trennung)
- ❏ Besorgnis
- ❏ Schlafstörungen
- ❏ Ärger
- ❏ Verlust der Identität, von Selbstwert oder Selbstvertrauen
- ❏ Vermehrtes Aussprechen von Bedürfnissen
- ❏ Aussagen über Widerwilligkeit bezüglich der Verlegung
- ❏ Aussage, wegen der Verlegung besorgt oder betroffen zu sein
- ❏ Unsicherheit
- ❏ Pessimismus
- ❏ Frustration
- ❏ Beängstigt
- ❏ Furcht
- ❏ *Veränderung der Essgewohnheiten*
- ❏ *Gastrointestinale Störung*
- ❏ *Fehlendes Vertrauen*
- ❏ *Unvorteilhafter Vergleich zwischen jetzigem und früherem Personal*

aus der Sicht der Pflegeperson

- ❏ Befristeter oder dauernder Umgebungs-/Ortswechsel
- ❏ Freiwilliger/unfreiwilliger Umgebungs-/Ortswechsel
- ❏ Rückzug
- ❏ Verstärkte körperliche Symptome/Verschlechterung eines Krankheitszustandes (z. B. gastrointestinale Störung, Gewichtsveränderung)
- ❏ Abhängigkeit
- ❏ *Zunehmende Zeichen der Verwirrtheit (bei älteren Menschen)*
- ❏ *Ausdruck von Traurigkeit (Gesichtsausdruck/Körperhaltung)*
- ❏ *Erhöhte Wachsamkeit*
- ❏ *Ruhelosigkeit*
- ❏ *Veränderung des Körpergewichts*

Patientenbezogene Pflegeziele

1. Der Patient äußert Verständnis für den Grund der Veränderung.
2. Der Patient spricht seine Befürchtungen und Ängste aus.
3. Der Patient zeigt angemessene Gefühle und verminderte Angst.
4. Der Patient spricht aus, die Situation zu akzeptieren.
5. Der Patient erlebt die Situation als nicht verhängnisvoll.
6. Der Patient beteiligt sich an den Verlegungsvorbereitungen nach Bedarf und Fähigkeiten.
7. Der Patient beteiligt sich an den Aktivitäten in der neuen Umgebung.

Maßnahmen

I. Ermitteln des vom Patienten wahrgenommenen Stresszustandes und ermitteln der wahrgenommenen Probleme, betreffend der Sicherheit

1. Ermitteln Sie, wie der Patient über die Veränderung und seine Zukunftsaussichten denkt.
2. Ermitteln Sie, ob der Patient misstrauisch, reizbar, defensiv ist. Vergleichen Sie wie seine Reaktionen von Bezugspersonen/vom Team geschildert werden.
3. Achten Sie auf erhöhten Stress, körperliches Missbehagen/ Schmerz und Müdigkeit, welche die derzeitige Situation vorübergehend verschlimmern und die Kommunikationsfähigkeit stärker beeinträchtigen.
4. Ermitteln Sie, ob Sorgen/Konflikte in soziokultureller Hinsicht vorhanden sind.

II. Unterstützen des Patienten mit der Situation/Veränderung umzugehen

1. Stellen Sie für den Veränderungsprozess eine Bezugsperson zur Verfügung, um Sicherheit zu vermitteln und das Gefühl des „Alleinegelassenwerdens", des „Abschiebens" zu verhindern.
2. Beziehen Sie die Bezugspersonen in die Veränderungsvorhaben mit ein.
3. Informieren Sie den Patienten über Umgebung/Zeitplan. Ermöglichen Sie ihm das Kennenlernen der Teammitglieder, Mitpatienten/Heimbewohner. Sorgen Sie für klare, offene Informationen über Handlungen/Ereignisse.

4. Fördern Sie das freie Äußern von Gefühlen. Erkennen Sie die Tragweite der Situation für den Patienten.
5. Ermitteln Sie Stärken/erfolgreiche Bewältigungsformen, die der Patient früher anwendete.
6. Bieten Sie dem Patienten Kommunikationsmöglichkeiten an, damit er wichtige Bezugspersonen kontaktieren kann (Telefon, Briefpapier, Besuche).
7. Ermitteln Sie vorhandene Ressourcen des Patienten, welche ihm die Anpassung in der neuen Umgebung erleichtern können.
8. Ermutigen Sie den Patienten und die Bezugspersonen, die Umgebung mit Bildern, eigenen Gegenständen und dergleichen persönlich zu gestalten.
9. Ermitteln Sie die Gewohnheiten im bisherigen Tagesablauf und bauen Sie diese nach Möglichkeit in den jetzigen ein.
10. Integrieren Sie die Bezugspersonen in den pflegetherapeutischen Behandlungsprozess.
11. Begegnen Sie aggressivem Verhalten indem Sie ruhig und bestimmt Grenzen setzen. Schützen Sie weitere Personen vor störendem Verhalten des Patienten.

III. Fördern des Wohlbefindens

1. Informieren Sie die Bezugspersonen über mögliche Kennzeichen und Symptome des Verlegungsstresses.
2. Erkennen Sie Frühzeichen oder Risiken des Verlegungsstresses.
3. Beteiligen Sie den Patienten/die Bezugspersonen am Erstellen des Pflegeplans.
4. Betonen Sie die Notwendigkeit ausgewogener Nahrungs- und Flüssigkeitszufuhr, Ruhe und Bewegung, um das körperliche Wohlbefinden aufrechtzuerhalten.
5. Beteiligen Sie den Patienten nach Fähigkeit an stressreduzierenden Aktivitäten.
6. Fördern Sie das Ausüben von Aktivitäten/Hobbies und die Interaktion mit anderen Menschen.

Pflegediagnose 00149 nach der NANDA Taxonomie II

Verlegungsstress-Syndrom, hohes Risiko

Thematische Gliederung: *Integrität der Person*

Definition
Der Zustand bei dem ein Patient dem Risiko ausgesetzt ist, physiologische und/oder psychosoziale Störungen in Folge der Verlegung von einer Umgebung in eine andere zu erleiden.

Risikofaktoren

- ❏ Erlebnisse mit früheren Verlegungen
- ❏ Mäßiges bis hohes Ausmaß an Umgebungsveränderung
- ❏ Vorübergehender und/oder dauerhafter Wohnortwechsel
- ❏ Freiwilliger/unfreiwilliger Wohnortwechsel
- ❏ Fehlen eines angemessenen Unterstützungssystems
- ❏ Gefühl der Machtlosigkeit
- ❏ Passive Bewältigungsmuster
- ❏ Mäßige kognitive Fähigkeiten (z. B. ausreichende Aufnahmefähigkeit um Veränderungen wahrzunehmen)
- ❏ Geringfügige oder fehlende Vorbereitung auf bevorstehenden Umzug/Verlegung/Transferierung
- ❏ Beeinträchtigter psychosozialer Gesundheitszustand
- ❏ Vergangene, gleichzeitig auftretende und vor kurzem erlittene Verluste

Anmerkung

Eine Hoch-Risiko-Diagnose kann nicht durch Zeichen und Symptome belegt werden, da das Problem nicht aufgetreten ist und die Pflegemaßnahmen die Prävention bezwecken.

Patientenbezogene Pflegeziele und Maßnahmen

Siehe *PD 00114 Verlegungsstress-Syndrom*

Pflegediagnose 00118 (7.1.1.) nach der NANDA Taxonomie II

Körperbild, Störung

*Thematische Gliederung: **Integrität der Person***

Definition
Ein Zustand, bei dem ein Patient eine gestörte Wahrnehmung des eigenen Körpers hat. *(Eine Störung der inneren bzw. mentalen Abbildung des eigenen Körpers, des eigenen Körperschemas, des „Selbstkonzeptes".)*

Ätiologie (mögliche Ursachen)

❏ Psychosoziale Ursachen *(z. B. seelisches Trauma)*
❏ Biologische/physische Ursachen *(körperliches Trauma/Verstümmelung, Schwangerschaft, körperliche oder psychische Veränderung aufgrund von biochemischen Substanzen (Medikamente))*
❏ Kognitive und Wahrnehmungsstörungen *(beeinträchtigte sensorische oder kognitive Fähigkeiten)*
❏ Kulturelle oder spirituelle Gründe
❏ Entwicklungsbedingte Veränderungen
❏ Erkrankung
❏ Unfall oder Verletzung
❏ Chirurgischer Eingriff
❏ Behandlungsbedingte Faktoren *(z. B. Abhängigkeit von Apparaten, Chemotherapie, Bestrahlungstherapie)*

Symptome (Merkmale, Kennzeichen)

aus der Sicht des Patienten

❏ Verbale Äußerung von Gefühlen, die eine veränderte Sichtweise des eigenen Körpers bezüglich Erscheinung, Struktur oder Funktion beschreibt
❏ Verbale Äußerung von Wahrnehmungen, die eine veränderte Sichtweise des eigenen Körpers bezüglich Erscheinung, Struktur oder Funktion beschreibt

- ❏ Nonverbale Reaktion auf aktuelle oder wahrgenommene Veränderungen
- ❏ Verhalten der Vermeidung von Beobachtung oder Anerkennung des eigenen Körpers
- ❏ Weigerung, die tatsächliche Veränderung anzuerkennen
- ❏ Ständige Sorge um die Veränderung oder den Verlust
- ❏ Personalisierung des Körperteiles oder des Verlustes durch Namensgebung
- ❏ Entpersonalisierung des Körperteiles oder des Verlustes durch unpersönliche Fürwörter *("es", "das da")*
- ❏ Erweiterung der körperlichen Grenzen, um Gegenstände der Umgebung einzubeziehen
- ❏ Verbale Äußerungen über Angst vor Ablehnung oder Reaktionen anderer
- ❏ Negative Gefühle gegenüber dem eigenen Körper (z. B. Gefühl der Hilflosigkeit, Hoffnungslosigkeit oder Machtlosigkeit)
- ❏ Verbale Äußerungen über Veränderung der Lebensweise
- ❏ Verbale Äußerungen über Vergleich mit früherer Kraft, Dynamik und Erscheinung
- ❏ Furcht vor Ablehnung oder Reaktionen anderer
- ❏ Betonung noch vorhandener Kräfte, erhöhter Leistung *(Überzeichnung)*
- ❏ Überbetonung von erbrachten Leistungen
- ❏ *Verbale Äußerungen über veränderte oder negative Gefühle zum eigenen Körper*

aus der Sicht der Pflegeperson

- ❏ Fehlender Körperteil
- ❏ Trauma in Bezug auf den nicht funktionierenden Körperteil
- ❏ Bestehende Veränderung in der Erscheinung, Form und/oder Funktion des Körpers
- ❏ Nichtbeachten/-berühren des betroffenen Körperteiles
- ❏ Verdecken oder Entblößen des Körperteiles (bewusst oder unbewusst)
- ❏ Aktuelle Veränderung von Struktur und/oder Funktion des Körpers
- ❏ Veränderung der sozialen Anteilnahme
- ❏ Erweiterung der körperlichen Grenzen, um Gegenstände der Umgebung einzubeziehen

❏ Veränderung der Fähigkeit, das Verhältnis zwischen Körper und Umgebung räumlich einzuschätzen *(räumliches Orientierungsvermögen)*

❏ *Unfähigkeit innere/äußere Reize zu unterscheiden, Verlust der Ich-Grenzen*

❏ Achtet nicht auf seinen Körper

Patientenbezogene Pflegeziele

1. Der Patient nimmt sich in seiner Situation an (z. B. chronisch progressive Krankheit, Amputation, verminderte Unabhängigkeit, gegenwärtiges Gewicht, Auswirkungen der Therapie).
2. Der Patient spricht aus, die körperlichen Veränderungen zu verstehen.
3. Der Patient übernimmt neue Bewältigungsstrategien.
4. Der Patient berichtet über eine Verminderung der Angst.
5. Der Patient erkennt und integriert in angemessener Weise die Veränderung in sein Selbstkonzept.
6. Der Patient zeigt durch sein Verhalten, dass er Eigenverantwortung übernimmt.
7. Der Patient benützt auf wirksame Weise Hilfsmittel/Prothesen.

Maßnahmen

I. Ermitteln der ursächlichen/begünstigenden Faktoren

1. Ermitteln Sie bestehende pathophysiologischen Zustände und/ oder Situationen, die Auswirkungen auf den Patienten haben. Anmerkung: Wenn die Veränderung des Körperbildes einen Zusammenhang mit einem neurologischen Ausfall (z. B. cerebralvaskulärer Insult) hat, vgl. *PD 00123 Halbseitige Vernachlässigung.*
2. Ermitteln Sie den Wissensstand des Patienten und das Ausmaß der Angst im Zusammenhang mit der Situation.
3. Lassen Sie den Patienten sich selbst beschreiben, achten Sie darauf, was positiv, negativ bewertet wird. Beachten Sie die Meinung des Patienten über Fremdbilder von ihm (Meinung anderer).
4. Beachten Sie die soziokulturellen Hintergründe/Wertvorstellungen.
5. Achten Sie auf die Kommentare/Reaktionen des Patienten zur Situation. Je nach individuellen Bewältigungsformen empfinden Personen Situationen unterschiedlich belastend.

6. Besprechen Sie mit dem Patienten, was die Veränderung/der Verlust für ihn bedeutet und wie er seine momentane Situation annimmt.

7. Achten Sie auf Rückzugsverhalten und Verneinung. Dies kann eine normale Reaktion auf die Situation oder aber ein Hinweis auf eine psychische Erkrankung sein. Vgl. *PD 00072 Verneinung, unwirksam.*

8. Achten Sie auf Verhaltensweisen, die auf eine gesteigerte Sorge um den Körper und seine Vorgänge hinweisen.

9. Beobachten Sie Interaktionen des Patienten mit seinen Bezugspersonen. Verzerrungen des Körperbildes können von Familienmitgliedern unbewusst verstärkt werden. Ein möglicher sekundärer Krankheitsgewinn kann den Fortschritt hemmen.

10. Schätzen Sie die psychischen/physischen Auswirkungen der Krankheit auf den Gemütszustand des Patienten ein (z. B. bei Erkrankungen des endokrinen Systems, Steroidtherapie usw.).

11. Achten Sie auf den Konsum von Suchtmitteln/Alkohol, der auf Kompensationsmechanismen hindeuten kann.

12. Achten Sie auf Stimmungsschwankungen.

13. Achten Sie auf Zeichen des Trauerns und Zeichen einer schweren oder lang andauernden Niedergeschlagenheit.

14. Erkennen Sie soziale Aspekte der Krankheit (z. B. von Infektionskrankheiten, Sterilität, chronischen Zuständen).

15. Achten Sie auf akute/chronische Schmerzen.

II. Unterstützen des Patienten/Bezugspersonen, mit den Problemen des veränderten Körperbildes umzugehen

1. Schaffen Sie eine therapeutische Beziehung zum Patienten/Bezugspersonen.

2. Sprechen Sie mit dem Patienten über Sorgen und Ängste (vor Verstümmelung, Prognose, Ablehnung, sozialen Konflikten und Problemen im Umfeld).

3. Ermutigen Sie den Patienten und die Bezugspersonen, einander ihre Gefühle mitzuteilen.

4. Akzeptieren Sie Gefühle von Abhängigkeit, Trauer und Feindseligkeit und begegnen Sie dem Patienten mit Wertschätzung.

5. Gehen Sie von der Annahme aus, dass alle Menschen auf Veränderungen ihres Aussehens empfindlich reagieren und vermeiden Sie stereotype klinikübliche Aussagen und Haltungen.

6. Setzen Sie Grenzen bei destruktiven Verhaltensweisen und helfen Sie dem Patienten bei der Erkennung positiver Verhaltensweisen, die zur Genesung beitragen.
7. Sorgen Sie für angemessene Informationen, entsprechend dem Bedürfnis/Wunsch des Patienten. Wiederholen Sie frühere Informationen.
8. Informieren Sie schrittweise, so dass die Aufnahme erleichtert wird. Vergewissern Sie sich, ob die Informationen vom Patienten auch verstanden wurden.
9. Schaffen Sie Gelegenheiten, sich Sorgen und Fragen anzuhören.
10. Machen Sie Bezugspersonen darauf aufmerksam, dass sie sich ihrer Körpersprache in Bezug auf das Aussehen des Patienten bewusst werden (z. B. Ekel, Akzeptanz usw.).
11. Ermutigen Sie den Patienten, seinen betroffenen Körperteil anzusehen/zu berühren.
12. Gestehen Sie dem Patienten zu, Abwehrstrategien zu benutzen, ohne diese zu verstärken oder abzuwehren (z. B. der Patient kann sich zu Beginn weigern, den Anus praeter anzuschauen, die Pflegeperson bereitete den Patienten vor: „Ich werde Ihnen nun den Colostomiesack wechseln" und beginnt mit der Tätigkeit).
13. Helfen Sie dem Patienten, sich so zu kleiden, dass körperliche Veränderungen möglichst wenig sichtbar sind und unterstützen Sie ihn, das Aussehen zu verbessern.
14. Unterstützen Sie den Patienten bei der Annahme seiner Situation.
15. Ermutigen Sie die Familienmitglieder, den Patienten als „normal", nicht als „behindert" zu behandeln.
16. Informieren Sie über die Möglichkeiten von unterstützenden Maßnahmen und Hilfsmitteln.
17. Informieren Sie über die Hintergründe der Isolation und weiterer notwendiger Maßnahmen. Planen Sie Zeit für Gespräche ein.
18. Geben Sie notwendige Unterstützung bei der persönlichen Pflege.

III. Fördern des Wohlbefindens

1. Beginnen Sie so früh als möglich mit der Beratung.
2. Geben Sie positive Rückmeldungen bei erzielten Erfolgen (z. B. Gesichtspflege, Benutzung einer Prothese usw.).
3. Ermutigen und unterstützen Sie den Patienten, soziale Kontakte wiederaufzunehmen (Telefonieren, Briefe schreiben).

4. Unterstützen Sie den Patienten, neu erlernte Strategien im Umgang mit der Beeinträchtigung in die Aktivitäten des täglichen Lebens zu integrieren (z. B. während der Haushaltsarbeiten Übungen zu machen).

5. Ermutigen Sie den Patienten, eigene Entscheidungen zu treffen/ eigene Stärken und Schwächen zu akzeptieren.

6. Schulen Sie Bezugspersonen im Gebrauch von Hilfsmitteln und in der Anwendung von Pflegetechniken.

7. Informieren Sie bei Bedarf über Selbsthilfegruppen/Beratungen/ Therapien.

8. Vgl.:

PD 00100   Postoperative Genesung, verzögert
PD 00101   Genesungsprozess, beeinträchtigt

Pflegediagnose 00119 (7.1.2.1.) nach der NANDA Taxonomie II

Selbstwertgefühl, chronisch gering

*Thematische Gliederung: **Integrität der Person***

Definition
Lang anhaltende, negative Selbsteinschätzung/negative Gefühle
eines Patienten in Bezug auf sich selbst oder die eigenen Fähigkeiten.

Ätiologie (mögliche Ursachen)
(In Entwicklung durch die NANDA)

❏ *Verlust eines Körperteiles, einer Körperfunktion*
❏ *Entstellung durch Trauma, OP, Verletzungen*
❏ *Fixierung auf eine frühere Entwicklungsstufe*
❏ *Andauernde, negative Einschätzung der eigenen Person/Fähig-*
   keiten während der Kindheit
❏ *Persönliche Verletzlichkeit*
❏ *Lebensentscheidungen, die fortwährend Misserfolge nach sich*
   ziehen
❏ *Gefühl, von der Bezugsperson im Stich gelassen zu werden*

Symptome (Merkmale, Kennzeichen)

aus der Sicht des Patienten

❏ Rationalisiert positive Rückmeldungen weg/lehnt sie ab und
   übertreibt Rückmeldungen zu seiner Person ins Negative (lang
   anhaltend oder chronisch)
❏ Selbstentwertende Äußerungen (lang anhaltend oder chronisch)
❏ Äußerungen von Scham-/Schuldgefühlen (lang anhaltend oder
   chronisch)
❏ Beurteilt sich als unfähig, mit Ereignissen umzugehen (lang anhaltend oder chronisch)

aus der Sicht der Pflegeperson

❏ Zögern, neue Dinge/Situationen kennen zu lernen (lang anhaltend oder chronisch)
❏ Fehlender Augenkontakt
❏ Unbestimmt/passiv *(nicht selbstsicher)*
❏ Häufig mangelnder Erfolg bei der Arbeit oder anderen wichtigen Lebensereignissen
❏ Übermäßige Suche nach Bestätigung
❏ Übertrieben angepasst, abhängig von Meinungen anderer
❏ Unentschlossen

Patientenbezogene Pflegeziele

1. Der Patient spricht aus, die negative Selbsteinschätzung, sowie ihre Ursache(n) zu verstehen.
2. Der Patient nimmt an einem Therapieprogramm teil, um eine Veränderung der Selbsteinschätzung zu bewirken.
3. Der Patient zeigt Verhaltensweisen/Veränderungen in der Lebensweise, die ein positives Selbstwertgefühl fördern.
4. Der Patient spricht aus, in der gegenwärtigen Situation ein verbessertes Selbstwertgefühl zu empfinden.
5. Der Patient spricht aus, positive Eigenschaften an sich zu erkennen.
6. Der Patient stellt sein selbstschädigendes Verhalten ein.
7. Der Patient nimmt an Aktivitäten in der Familie/Gruppe/Gemeinschaft teil, um die Veränderung zu fördern.

Maßnahmen

I. Ermitteln der ursächlichen/begünstigenden Faktoren

1. Ermitteln Sie Faktoren des niedrigen Selbstwertgefühls, die einen Zusammenhang mit der momentanen Situation haben.
2. Ermitteln Sie den Inhalt negativer Selbstbeeinflussung.
3. Ermitteln Sie die Verfügbarkeit und die Unterstützung der Bezugspersonen.
4. Ermitteln Sie, wie die zwischenmenschliche Dynamik in der Familie früher war und heute ist.
5. Achten Sie auf nonverbales Verhalten, z. B. nervöse Bewegungen, fehlender Augenkontakt.

6. Ermitteln Sie, in welchem Maße der Patient an der Therapie teilnimmt/kooperiert.

II. Fördern des Selbstwertgefühls des Patienten im Umgang mit seiner Situation

1. Schaffen Sie eine therapeutische Beziehung und vermitteln Sie ihm das Gefühl, ein vollwertiger Partner zu sein.
2. Beziehen Sie den Patienten in die tägliche Pflege und in Entscheidungen zur Pflegeplanung mit ein.
3. Akzeptieren Sie die Wahrnehmung/Meinung des Patienten zur Situation.
4. Stellen Sie die Wahrnehmung des Patienten in einen Kontext zur Realität.
5. Betonen Sie die Notwendigkeit, den Vergleich mit Idolen zu meiden.
6. Lassen Sie den Patienten von gegenwärtigen/früheren Erfolgen und Stärken erzählen. Meiden Sie wiederholte Diskussionen über vergangene Fehler.
7. Unterstützen Sie den Patienten bei der Entwicklung eines gesteigerten Selbstwertgefühls durch positive „Ich-Botschaften".
8. Verwenden Sie therapeutische Kommunikationsmethoden, wie „Aktives Zuhören" und „Ich-Botschaften" im Zusammenhang mit der therapeutischen Beziehung.
9. Besprechen Sie, was eine positive Einstellung für den Patienten bewirken kann (positive Absicht).
10. Helfen Sie dem Patienten mit Ohnmachtsgefühlen fertig zu werden. Vgl. *PD 00125 Machtlosigkeit*
11. Setzen Sie Grenzen bei aggressivem oder problematischem Verhalten, wie z. B. ständigen Selbstmordgedanken, Grübeln (z. B. Therapievertrag).
12. Fühlen Sie sich in den Patienten ein (Empathie – nicht Sympathie).
13. Geben Sie positive Bestätigung bei sichtbaren Fortschritten. Ermutigen und unterstützen Sie die Entwicklung von positiven Bewältigungsformen (coping).
14. Gestehen Sie dem Patienten zu, nach eigenem Ermessen Fortschritte zu machen. Die Anpassung an eine Veränderung des Selbstkonzeptes ist abhängig von der Bedeutung für den Patienten selbst, der Störung in der Lebensweise und der Dauer der Krankheit/des Schwächezustandes.

15. Helfen Sie dem Patienten, Ereignisse und Veränderungen zu erkennen, um Kontrollverluste zu verstehen und Veränderungen in sein Selbstkonzept zu integrieren.

16. Lassen Sie den Patienten an Aktivitäten/Übungsprogrammen teilnehmen (Soziotherapie).

III. Fördern des Wohlbefindens

1. Besprechen Sie mit dem Patienten/den Bezugspersonen die Fehlinterpretation von Wahrnehmungen des Patienten.

2. Bereiten Sie den Patienten auf zu erwartende Ereignisse/Veränderungen vor.

3. Betonen Sie die Wichtigkeit einer gepflegten äußeren Erscheinung. Helfen Sie entsprechende Fähigkeiten zu entwickeln und zu fördern.

4. Helfen Sie dem Patienten erreichbare Ziele zu erkennen.

5. Unterstützen Sie die Entwicklung sozialer/beruflicher Fähigkeiten. Fördern Sie die Teilnahme an Gruppen/Aktivitäten (Kaffeehausbesuch, Freizeittraining).

6. Unterstützen Sie die Entwicklung von Hobbies, die der Patient mag oder gerne kennen lernen würde.

7. Informieren Sie den Patienten/die Bezugspersonen über Selbsthilfegruppen, Beratungs- und Therapiemöglichkeiten, die zur weiteren Förderung des Selbstwertgefühls beitragen.

Pflegediagnose 00120 (7.1.2.2.) nach der NANDA Taxonomie II

Selbstwertgefühl, situationsbedingt gering

Thematische Gliederung: Integrität der Person

Definition

Der Zustand, bei dem ein Patient aufgrund einer aktuellen Situation (zu spezifizieren), negative Selbsteinschätzung/negative Gefühle gegenüber sich selbst oder den eigenen Fähigkeiten entwickelt.

Ätiologie (mögliche Ursachen)

❑ Entwicklungsbedingte Änderungen (spezifizieren)
❑ Gestörtes Körperbild
❑ Funktionelle Beeinträchtigung (spezifizieren)
❑ Verlust (spezifizieren)
❑ Veränderung von sozialen Rollen (spezifizieren)
❑ Mangelnde Anerkennung/Belohnung
❑ Verhalten stimmt mit Wertvorstellungen nicht überein
❑ Misserfolge und Zurückweisungen
❑ *Misserfolg bei wichtigen Ereignissen im Leben (z. B. Arbeitsplatzverlust, finanzielle Verluste, Scheidung, Misserfolge in der Schule)*
❑ *Altern*
❑ *Verlust eines Körperteiles, einer Körperfunktion*
❑ *Entstellung durch Trauma, OP, Verletzungen*
❑ *Zu- und/oder Abnahme des Körpergewichts*
❑ *Gefühl, von der Bezugsperson im Stich gelassen zu werden*

Symptome (Merkmale, Kennzeichen)

aus der Sicht des Patienten

❑ Äußerungen über aktuelle, situationsbezogene Herausforderungen an das Selbstwertgefühl
❑ Negative/abwertende Äußerungen über sich

❑ Beurteilt sich selbst als unfähig mit Situationen/Ereignissen umzugehen

❑ Ausdruck von Hilflosigkeit, Nutzlosigkeit

❑ *Äußerungen von Scham-/Schuldgefühlen*

❑ *Äußerung über episodisch auftretende, negative Selbstbeurteilung, als Reaktion auf wichtige Ereignisse in seinem Leben, die zuvor positiv war*

aus der Sicht der Pflegeperson

❑ Unentschlossenes, nichtbehauptendes Verhalten

❑ *Selbstvernachlässigung*

❑ *Soziale Isolation*

Patientenbezogene Pflegeziele

1. Der Patient spricht aus, die individuellen Faktoren, welche die gegenwärtige Situation ausgelöst haben, zu verstehen.
2. Der Patient beurteilt sich selbst/seine Fähigkeiten positiv.
3. Der Patient zeigt ein gepflegtes Erscheinungsbild und beginnt seine früheren Aktivitäten wieder aufzunehmen.
4. Der Patient zeigt Verhaltensweisen, die das Wiedererlangen eines positiven Selbstwertgefühls ermöglichen.
5. Der Patient analysiert sein Verhalten und zieht daraus die erforderlichen Konsequenzen.
6. Der Patient nimmt an Therapieprogrammen/Aktivitäten teil, um die Krise zu bewältigen.

Maßnahmen

I. Ermitteln der ursächlichen/begünstigenden Faktoren

1. Ermitteln Sie das Ausmaß der Bedrohung aufgrund der Krise/Auffassung des Patienten über die Krise.
2. Ermitteln Sie frühere Bewältigungsformen im Vergleich zur gegenwärtigen Situation.
3. Beachten Sie die innere/äußere Kontrollerwartung (locus of control) des Patienten.
4. Ermitteln Sie Verhaltens- und Interaktionsmuster zu anderen Personen.

II. Unterstützung des Patienten mit dem Verlust/der Veränderung umzugehen und ein positives Selbstwertgefühl zu erlangen

1. Hören Sie den Sorgen/negativen Äußerungen des Patienten ohne Kommentar und Urteil aktiv zu.
2. Erkennen Sie die individuellen Stärken/Vorzüge des Patienten und geben Sie positive Rückmeldungen.
3. Unterstützen Sie den Patienten, positive und negative Gefühle zu akzeptieren.
4. Unterstützen Sie den Patienten, seine Probleme zu lösen. Erstellen Sie hierfür einen Therapieplan und setzen Sie Ziele fest, um das erwünschte Ergebnis zu erreichen.
5. Sorgen Sie dafür, dass der Patient Gelegenheit hat, andere Bewältigungsstrategien zu erproben (z. B. soziale Kontakte pflegen).
6. Ermutigen Sie den Patienten an Aktivitäten (z. B. Sport, Entspannungsübungen) teilzunehmen, um ein positives Selbstwertgefühl zu fördern.
7. Geben Sie dem Patienten Rückmeldungen über selbstverneinende Bemerkungen/Verhaltensweisen, verwenden Sie dabei Ich-Botschaften, damit der Patient eine andere Sichtweise kennen lernt.
8. Fördern Sie die Beteiligung an pflegerischen Entscheidungen.

III. Fördern des Wohlbefindens

1. Ermutigen Sie den Patienten langfristige Ziele festzusetzen, um die notwendigen Veränderungen der Lebensweise zu erreichen.
2. Fördern Sie bei Bedarf die Teilnahme an einer Therapie/Selbsthilfegruppe.
3. Beziehen Sie die Bezugspersonen in den Therapieplan ein.
4. Geben Sie dem Patienten Informationen/Informationsmaterial, um ihn darin zu unterstützen, die erwünschten Veränderungen vorzunehmen.
5. Empfehlen Sie die Teilnahme an Gruppen-/Vereinsaktivitäten (z. B. Selbstbehauptungstraining, Freiwilligendienst/soziale Einrichtungen, weitere Hilfsgruppen).

Selbstwertgefühl, situationsbedingt gering, hohes Risiko

Thematische Gliederung: *Integrität der Person*

> **Definition**
> Erhöhtes Risiko eines Patienten aufgrund einer aktuellen Situation eine negative Wahrnehmung seines Selbstwertgefühls zu entwickeln (spezifizieren).

Risikofaktoren

- ❑ Veränderungen der Entwicklung (spezifizieren)
- ❑ Gestörtes Körperbild
- ❑ Funktionelle Beeinträchtigung (spezifizieren)
- ❑ Verlust (spezifizieren)
- ❑ Veränderung der sozialen Rollen (spezifizieren)
- ❑ Angelernte Hilflosigkeit (Anamnese)
- ❑ Missbrauch, Vernachlässigung oder Aufgabe (Anamnese)
- ❑ Unrealistische Erwartungen an sich selbst
- ❑ Verhalten stimmt nicht mit den Wertvorstellungen überein
- ❑ Mangelnde Anerkennung/Belohnung
- ❑ Misserfolge und Zurückweisungen
- ❑ Verminderte Macht/Kontrolle über die Umgebung
- ❑ Körperliche Krankheit (spezifizieren)

Anmerkung

Eine Hoch-Risiko-Diagnose kann nicht durch Zeichen und Symptome belegt werden, da das Problem nicht aufgetreten ist und die Pflegemaßnahmen die Prävention bezwecken.

Patientenbezogene Pflegeziele

1. Der Patient spricht aus, die individuellen Risikofaktoren zu verstehen.

2. Der Patient beurteilt sich selbst/seine Fähigkeiten positiv.
3. Der Patient zeigt ein gepflegtes Erscheinungsbild und beginnt seine früheren Aktivitäten wieder aufzunehmen.
4. Der Patient zeigt Verhaltensweisen, die ein positives Selbstwertgefühl fördern.
5. Der Patient nimmt an Therapieprogrammen/Aktivitäten teil, um eine Krise zu vermeiden.

Maßnahmen

I. Ermitteln der individuellen Risikofaktoren

1. Ermitteln Sie das Ausmaß des Risikos.
2. Ermitteln Sie frühere Bewältigungsformen im Vergleich zur gegenwärtigen Situation.
3. Beachten Sie die innere/äußere Kontrollerwartung (locus of control) des Patienten.
4. Ermitteln Sie Verhaltens- und Interaktionsmuster zu anderen Personen.

II. Unterstützung des Patienten/der Bezugsperson(en) mit der Veränderung umzugehen und ein positives Selbstwertgefühl zu erhalten

1. Hören Sie den Sorgen und Äußerungen des Patient ohne Kommentar und Urteil zu.
2. Erkennen Sie die individuellen Stärken/Vorzüge des Patient und geben Sie positive Rückmeldungen.
3. Unterstützen Sie den Patienten, positive und negative Gefühle zu akzeptieren.
4. Unterstützen Sie den Patienten, seine Probleme zu lösen. Erstellen Sie hierfür einen Therapieplan und setzen Sie Ziele fest, um das erwünschte Ergebnis zu erreichen.
5. Sorgen Sie dafür, dass der Patient Gelegenheit hat, andere Bewältigungsstrategien zu erproben (z. B. soziale Kontakte pflegen).
6. Ermutigen Sie den Patienten an Aktivitäten (z. B. Sport, Entspannungsübungen) teilzunehmen, um ein positives Selbstwertgefühl zu fördern.
7. Geben Sie dem Patienten Rückmeldungen über selbstverneinende Bemerkungen/Verhaltensweisen, verwenden Sie dabei Ich-Bot-

schaften, damit der Patient eine andere Sichtweise kennen lernt.
8. Fördern Sie die Beteiligung an pflegerischen Entscheidungen.

III. Fördern des Wohlbefindens

1. Ermutigen Sie den Patienten langfristige Ziele festzusetzen, um die notwendigen Veränderungen der Lebensweise zu erreichen.
2. Fördern Sie bei Bedarf die Teilnahme an einer Therapie/Selbsthilfegruppe.
3. Beziehen Sie die Bezugspersonen in den Therapieplan ein.
4. Geben Sie dem Patienten Informationen/Informationsmaterial, um ihn darin zu unterstützen, die erwünschten Veränderungen vorzunehmen.
5. Empfehlen Sie die Teilnahme an Gruppen-/Vereinsaktivitäten (z.B. Selbstbehauptungstraining, Freiwilligendienst/soziale Einrichtungen, weitere Hilfsgruppen).
6. Vgl.:
   PD 00119   Selbstwertgefühl, chronisch gering
   PD 00120   Selbstwertgefühl, situationsbedingt gering

Selbstbild, Bereitschaft zur Verbesserung

Thematische Gliederung: *Integrität der Person*

Definition

Ein Zustand einer positiven Selbstwahrnehmung und Vorstellung von sich selbst, der Wohlbefinden ermöglicht und der darüber hinaus verbessert werden kann.

Autorennotiz

Diese Pflegediagnose ist eine Gesundheitsdiagnose und kann bei Patienten angewendet werden, die den Wunsch nach Gesundheitsberatung zur Förderung und Erhaltung ihrer Gesundheit äußern. Es geht dabei um Patienten, die erfolgreich ihr Behandlungsprogramm durchführen, jedoch Informationen verlangen, wie sie zukünftig negative Einflüsse auf ihre Gesundheit voraussehen, bewältigen oder minimieren können.

Eine Gesundheitsdiagnose beinhaltet keine möglichen Ursachen, sondern Voraussetzungen (Merkmale, Kennzeichen, Symptome)!

Voraussetzungen

aus der Sicht der Pflegeperson

❑ Drückt Bereitschaft aus, das Selbstbild zu verbessern
❑ Zeigt Zufriedenheit mit den Gedanken über sich selbst, mit dem Selbstwertgefühl, der Rollenerfüllung, dem Körperbild und der persönlichen Identität
❑ Übereinstimmung der Handlungen mit den geäußerten Gefühlen und Gedanken
❑ Drückt Vertrauen in die eigenen Fähigkeiten aus
❑ Akzeptanz der eigenen Stärken und Grenzen

Patientenbezogene Pflegeziele

1. Der Patient erkennt negative Gefühle und entwickelt Strategien, seine Selbstwahrnehmung zu verbessern.
2. Der Patient erkennt seine Ressourcen und setzt diese zielorientiert ein.
3. Der Patient nimmt im Bedarfsfall Hilfe in Anspruch.
4. Der Patient kennt Hilfsorganisationen.
5. Der Patient äußert sich positiv zur eigenen Person.

Maßnahmen

I. Ermitteln der hemmenden und fördernden Faktoren

1. Eruieren Sie Zusammenhänge zwischen dem Selbstwertgefühl, der Selbstachtung und möglichen beeinflussenden Faktoren.
2. Stellen Sie die Wahrnehmung des Patienten in Beziehung zu seiner Umwelt/seiner Familie.
3. Ermitteln Sie die zwischenmenschlichen Beziehungen zu Familienmitgliedern/Arbeitskollegen/Freunden.
4. Berücksichtigen Sie dabei kulturabhängige Faktoren, z. B. Stellung der Frau, Erwartungshaltung der Gesellschaft etc.
5. Ermitteln Sie die verschiedenen Copingstrategien des Patienten in unterschiedlichen Lebenssituationen.

II. Unterstützen und Fördern des Patienten bei der Verbesserung der Selbstachtung/des Selbstbildes

1. Begegnen Sie dem Patienten mit Empathie.
2. Beziehen Sie den Patienten in Pflegesituationen mit ein.
3. Besprechen Sie, was eine positive Einstellung für den Patienten bewirken kann.
4. Verstärken Sie positives Verhalten mit Lob.
5. Beraten Sie den Patienten und ermutigen und unterstützen Sie die Entwicklung von positiven Copingstrategien.
6. Ermöglichen Sie dem Patienten ein Soziales Kompetenztraining (SKT).
7. Üben Sie mit dem Patienten z. B. das „Nein-Sagen".

III. Fördern des Wohlbefindens

1. Betonen Sie die Wertigkeit einer gepflegten äußeren Erscheinung und beraten Sie den Patienten diesbezüglich.
2. Unterstützen Sie den Patienten bei der Zielerreichung.
3. Sprechen Sie mit dem Patienten über Möglichkeiten zur Freizeitgestaltung, die mit Freude und Erfolgsmöglichkeiten verbunden sind.
4. Diskutieren Sie Möglichkeiten und Strategien mit Misserfolgen fertig zu werden,
5. Informieren Sie den Patienten über seriöse Angebote (Seminare, Kurse) zum Thema „Positives Denken".
6. Vgl.:
   PD 00153 *Selbstwertgefühl, situationsbedingt gering, hohes Risiko*
   PD 00119 *Selbstwertgefühl, chronisch gering*
   PD 00120 *Selbstwertgefühl, situationsbedingt gering*

Pflegediagnose 00121 (7.1.3.) nach der NANDA Taxonomie II

Persönliche Identität, Störung

*Thematische Gliederung: **Integrität der Person***

Definition
Der Zustand, indem ein Patient unfähig ist, zwischen sich und der Außenwelt zu unterscheiden.

Ätiologie (mögliche Ursachen)
(In Entwicklung durch die NANDA)

❏ *Psychotische Störungen (schizophrene, depressive Zustände)*
❏ *Organisches Psychosyndrom*
❏ *Persönlichkeitsstörungen (Borderlinepersönlichkeiten, bipolare Störungen, Niedergeschlagenheit)*
❏ *Schlechte Selbstdifferenzierung, wie bei psychotischem Erleben (Halluzinationen, Depersonalisierung, paranoide Ideen)*
❏ *Angst-, Panikzustände*
❏ *Biochemische körperliche Veränderungen*

Symptome (Merkmale, Kennzeichen)
(In Entwicklung durch die NANDA)

aus der Sicht des Patienten

❏ *Verwirrung in Bezug auf Selbstwahrnehmung, Selbstbetrachtung und Identität (Körpergefühl)*
❏ *Unsicherheit bezüglich Lebenssinn oder -ziel*
❏ *Unsicherheit in der Rollenfunktion (sexuelle Identifikation/Präferenz)*
❏ *Mitteilung von Affekten und Stimmungsschwankungen*

aus der Sicht der Pflegeperson

❏ *Entscheidungsschwierigkeiten (ratloses-, ambivalentes Verhalten)*
❏ *Kognitive Einschränkungen*
❏ *Schlecht differenzierte Ich-Grenzen*

❏ *Verändertes Kommunikationsmuster – Interaktion*
❏ *Vernachlässigte Erscheinung (Kleidung, Hygiene)*
❏ *Sozialer Rückzug, furchtsames Auftreten, Mangel an Orientierung*
❏ *Vgl. PD 00146 Angst*

Patientenbezogene Pflegeziele

1. Der Patient erkennt die Bedrohung der persönlichen Identität.
2. Der Patient hat Vertrauen zu den Betreuungspersonen.
3. Der Patient integriert die Bedrohung auf eine gesunde, positive Art (sagt z. B., dass sich der Angstzustand vermindert hat, macht Zukunftspläne).
4. Der Patient kann sich als Person wahrnehmen und akzeptieren.
5. Der Patient spricht aus, erfolgte Veränderungen zu akzeptieren.

Maßnahmen

I. Ermitteln der ursächlichen/begünstigenden Faktoren

1. Ermitteln Sie das Ausmaß der Selbstbedrohung, die der Patient wahrnimmt und wie er mit der Situation umgeht.
2. Achten Sie auf eventuelle Störungen des Körperbildes (das Körperbild ist Teil der persönlichen Identität).
3. Beobachten Sie das Verhalten des Patienten zu sich und seine Interaktion zu anderen.
4. Beobachten Sie körperliche Zeichen eines panischen Zustandes (vgl. *PD 00146 Angst*).
5. Beachten Sie das Alter des Patienten. (Eine ältere Person wird eventuell vermehrt Schwierigkeiten haben, eine Bedrohung der Identität zu akzeptieren und damit umzugehen.)
6. Ermitteln Sie das soziale Netz und die Reaktion der Bezugspersonen.
7. Beobachten Sie Zeichen von automatisierten und regressiven Verhaltensweisen.
8. Achten Sie auf Zeichen einer allgemeinen Verwirrung im Verhalten, Halluzinationen/Wahnvorstellungen.
9. Achten Sie auf Verzerrungen in der Realitätswahrnehmung des Patienten.
10. Ermitteln Sie, wie rasch die Bedrohung aufgetreten ist. (Ein plötzlich aufgetretenes Ereignis kann eher bedrohlich sein.)

II. Unterstützen des Patienten, mit der Bedrohung umzugehen

1. Planen Sie Zeit für Gespräche mit dem Patienten in ruhiger Umgebung ein. Ermutigen Sie ihn, Gefühle von Angst, Unverständnis und Feindseligkeit auszudrücken.
2. Nehmen Sie eine schützende Rolle für den Patienten ein (gegenüber Angehörige, Bezugspersonen).
3. Vermitteln Sie Akzeptanz und respektieren Sie freie Interaktionen.
4. Verwenden Sie Grundlagen der Krisenintervention, um nach Möglichkeit das innere Gleichgewicht des Patienten wiederherzustellen.
5. Unterstützen Sie den Patienten, Strategien zu entwickeln, um mit der Bedrohung der eigenen Identität umzugehen.
6. Lassen Sie den Patienten an Aktivitäten teilnehmen, die ihm helfen, sich als Person zu erkennen.
7. Sorgen Sie für einfache und konkrete Aufgaben und Aktivitäten.
8. Geben Sie positives Feedback.
9. Ermöglichen Sie dem Patienten sich schrittweise mit der Situation auseinander zu setzen; er kann bei Überforderung evtl. nicht übergeordnet (abstrakt/logisch) denken.
10. Helfen Sie dem Patienten ein individuelles Übungsprogramm zu entwickeln/daran teilzunehmen (z. B. Spazieren gehen, Gymnastik).
11. Geben Sie bei Bedarf konkrete Hilfeleistungen (z. B. Hilfe bei den Aktivitäten des täglichen Lebens).
12. Achten Sie auf Gelegenheiten, den Reifeprozess zu fördern. Bedenken Sie, dass der Patient in der Krisensituation Lernschwierigkeiten haben wird.
13. Orientieren Sie sich an den gegebenen Umständen, ohne den Patienten damit zu konfrontieren.
14. Gehen Sie mit Humor vorsichtig um.
15. Besprechen Sie die Möglichkeiten mit Problemen der Geschlechtlichkeit umzugehen (z. B. Therapie/Geschlechtsumwandlung, wenn der Patient transsexuell ist).
16. Vgl. *PD 00118 Körperbild, Störung*

III. Fördern des Wohlbefindens

1. Informieren Sie über die Bedrohungen und mögliche Konsequenzen für den Betroffenen.

2. Unterstützen Sie den Patienten und die Bezugspersonen, die Bedrohung anzuerkennen und in die Zukunftsplanung zu integrieren (z. B. Veränderung der Lebensweise, um einer Geschlechtsum-
   wandlung des transsexuellen Patienten Rechnung zu tragen).
3. Informieren Sie über entsprechende Stellen (z. B. Beratung/Psy-
   chotherapie, Hilfsgruppen, Selbsthilfegruppen).

Pflegediagnose 00122 (7.2.) nach der NANDA Taxonomie II

Sinneswahrnehmungen, gestört (im Detail angeben)
visuell, akustisch, kinästhetisch, gustatorisch, taktil, olfaktorisch

Thematische Gliederung: *Integrität der Person*

Definition
Der Zustand, bei dem ein Patient verminderte oder veränderte Fähigkeiten aufweist, sensorische Reize zu empfangen und zu interpretieren, begleitet von einer verminderten, übermäßigen, verzerrten oder beeinträchtigten Reaktion auf diese Reize.

Ätiologie (mögliche Ursachen)
- ❏ Veränderte sensorische Wahrnehmung
- ❏ Exzessive Umweltstimuli
- ❏ Psychischer Stress *(Eingeschränkte Wahrnehmung aufgrund von Angst)*
- ❏ Veränderte Reizaufnahme, Reizüberleitung und/oder -verarbeitung *(z. B. Neurologische Erkrankung [z. B. Schlaganfall], psychiatrische Erkrankung, Verletzung, veränderter Zustand der Sinnesorgane, Unfähigkeit zu kommunizieren, zu verstehen, zu sprechen oder zu reagieren, Schlafmangel, Schmerz)*
- ❏ Ungenügende umweltbedingte Reize
- ❏ Biochemische Veränderungen, die die Wahrnehmung beeinträchtigen (z. B. illusionäre Verkennungen, Halluzinationen)
  - – *Endogene (Elektrolytverschiebung, erhöhter Harnstoff, Kreatinin, Blutzucker, erhöhtes Ammoniak, Hypoxie)*
  - – *Exogene Stimulantien oder Sedativa mit Einfluss auf das Zentralnervensystem (Medikamente usw.), bewusstseinsverändernde Mittel*
- ❏ Veränderungen des Elektrolyt-Haushalts
- ❏ *Behandlungsbedingt (z. B. Isolierung, Intensivpflege, Bettruhe, Extension, behindernde Erkrankungen, Inkubator ...)*
- ❏ *Sozial bedingt (z. B. Institutionalisierung, Alter, chronische Krankheiten, monotone Umgebung, Arbeitsbedingungen, übermäßiger Lärmpegel, Sicht, Temperatur, Entzug von Zuwendung)*

Symptome (Merkmale, Kennzeichen)

aus der Sicht des Patienten

❏ *Angst*
❏ *Hinweis auf ein verändertes Körperbild*
❏ Aussagen über eine Veränderung der Sinnesschärfe *(z. B. Licht-empfindlichkeit, Hypo-/Hyperästhesien, verminderter/verän-derter Geschmackssinn, Unfähigkeit, die Lage der Körperteile wahrzunehmen, Hörstörungen)*
❏ *Schmerz*
❏ *Müdigkeit*

aus der Sicht der Pflegeperson

❏ Eingeschränktes Konzentrationsvermögen
❏ Einschränkungen des Hörvermögens
❏ Veränderung der gewohnten Reaktion auf Reize *(emotionale Re-aktion)*
❏ Unruhe
❏ Gemessene Veränderung der sensorischen Empfindung
❏ Reizbarkeit
❏ Desorientierung bezüglich Zeit, Ort, Person
❏ Verändertes Problemlösungsverhalten
❏ Veränderte Verhaltensmuster
❏ Veränderte Kommunikationsmuster
❏ Halluzination: *optisch, akustisch, olfaktorisch, gustatorisch*
❏ Einschränkungen des Sehvermögens
❏ *Veränderung der Körperhaltung*
❏ *Veränderung des Muskeltonus*
❏ *Motorische Fehlkoordination*
❏ *Veränderter Gleichgewichtssinn (z. B. Ménière-Syndrom)*
❏ *Apathie*
❏ *Niedergeschlagenheit*
❏ *Wahnvorstellungen*

Patientenbezogene Pflegeziele

1. Der Patient spricht aus, seine Bedürfnisse bezüglich Sinneswahr-nehmungen zu erkennen und eine Reizüberflutung und/oder Mangel an Reizen wahrzunehmen.

2. Der Patient zieht sich keine Verletzungen zu.
3. Der Patient ist bei der Gestaltung seines Behandlungsplanes aktiv miteinbezogen.
4. Der Patient versteht und akzeptiert seinen Behandlungsplan.
5. Der Patient erlangt oder bewahrt den gewohnten Bewusstseinszustand.
6. Der Patient erkennt sensorische Störungen und entwickelt Strategien damit umzugehen.
7. Der Patient erkennt äußere Faktoren, die Veränderungen der sensorischen Fähigkeiten/Wahrnehmung begünstigen.
8. Der Patient erkennt und nutzt vorhandene Ressourcen.

Maßnahmen

I. Ermitteln der ursächlichen/begünstigenden Faktoren

1. Ermitteln Sie zugrundeliegende Ursachen für Veränderungen in der Wahrnehmung (visuell, akustisch, kinästhetisch, gustatorisch, taktil, olfaktorisch).
2. Überprüfen Sie die Sprechfähigkeit und die Reaktion auf einfache Aufforderungen und auf schmerzhafte Reize.
3. Ermitteln Sie das sensorische Empfindungsvermögen (Kälte, Wärme, Bewegungsempfindung und Lagekontrolle der Körperteile).
4. Achten Sie auf Verhaltensreaktionen (z.B. Halluzinationen, Affektlabilität, Verwirrtheit, Desorientiertheit, Niedergeschlagenheit).
5. Achten Sie bei Risikopatienten auf Verlust/Veränderungen der sensorischen Empfindung/Wahrnehmung (z.B. ataktischer Gang, Schwindel), auf Nebenwirkungen von Medikamenten, verändertes Gleichgewicht.
6. Informieren Sie sich über Laborwerte (z.B. Elektrolyte, Blutgasanalyse, Blutspiegel von Medikamenten).

II. Fördern von normalen Reaktionen auf Reize

1. Achten Sie auf das Ausmaß der Veränderung einzelner oder mehrerer Sinne.
2. Berücksichtigen und respektieren Sie die Aussagen des Patienten bezüglich Wahrnehmungsverlusten.
3. Sorgen Sie für Kommunikationshilfen.
4. Achten Sie darauf, dass der Patient nicht isoliert wird.

5. Unterstützen Sie den Patienten, die veränderte Wahrnehmung von der Realität zu unterscheiden (geben Sie Rückmeldungen).
6. Geben Sie Orientierungshilfen bezüglich Zeit, Ort, Personen und Ereignisse.
7. Geben Sie angemessene Erklärungen über Aktivitäten, Pflegehandlungen und Untersuchungen.
8. Achten Sie darauf, in Gesprächen klare und unmissverständliche Impulse zu setzen, die der Patient versteht und richtig interpretieren kann.
9. Vermeiden Sie unnötige Reize (z. B. Lärm, Licht, Wärme/Kälte).
10. Sorgen Sie für ungestörte Ruhe- und Schlafpausen.
11. Stellen Sie Getränke, Essen und persönliche Gegenstände so bereit, dass vorhandene Ressourcen genutzt werden (z. B. Gesichtsfeldausfall etc.).
12. Sprechen Sie während der Pflegehandlungen, um für eine auditive Stimulation zu sorgen und keine Schreckreaktion auszulösen.
13. Sorgen Sie für eine sensorische Stimulation (bekannte Gerüche, Geräusche, taktile Stimulation).
14. Fordern Sie die Bezugspersonen auf, bekannte Gegenstände mitzubringen, mit dem Patienten zu sprechen und ihn häufig zu berühren.
15. Sorgen Sie für eine passende Beschäftigung (z. B. Fernsehen/Radio, Gespräche, Bücher mit großer Schrift oder Literaturkassetten).
16. Vgl. PD *00097 Beschäftigungsdefizit*.
17. Arbeiten Sie mit anderen Berufsgruppen zusammen, um die Stimulation zu erhalten (Musik, Ergo- und Bewegungstherapie).
18. Informieren Sie sich über vorhandene Hilfsmittel (Sehhilfen, Hörapparate) und geben Sie Hilfestellung bei deren Anwendung.

III. Vermeidung von Komplikationen und Verletzungen

1. Überprüfen Sie, ob der Patient in der Lage ist, die Rufanlage zu betätigen.
2. Sorgen Sie für entsprechende Sicherheitsvorkehrungen.
3. Achten Sie auf Wirkung bzw. Nebenwirkung der medikamentösen Therapie (Blutdruckmittel, Sedativa usw.).
4. Beschreiben Sie, bzw. geben Sie dem Patienten taktile Information über die Lage seiner betroffenen Körperteile (beim Liegen, beim Sitzen, beim Bewegen).

5. Vgl.:

PD 00038   Verletzung, hohes Risiko;

PD 00035   Körperschädigung, hohes Risiko

PD 00123   Halbseitige Vernachlässigung

IV. Fördern des Wohlbefindens

1. Unterstützen Sie den Patienten/Bezugspersonen, wirksame Bewältigungsformen zu erlernen.
2. Erarbeiten Sie mit dem Patienten Alternativen im Umgang mit den Empfindungsstörungen.
3. Planen Sie die Pflege mit dem Patienten und beteiligen Sie Bezugspersonen.
4. Informieren Sie bei der Entlassung über notwendige Sicherheitsvorkehrungen.
5. Informieren und organisieren Sie soziale Unterstützung bzw. Selbsthilfegruppen (vgl.: *PD 00053 Soziale Isolation*).
6. Vgl.:

PD 00146   Angst

PD 00130   Denkprozess, verändert

PD 00051   Kommunikation, verbal beeinträchtigt

Pflegediagnose 00124 (7.3.1.) nach der NANDA Taxonomie II

Hoffnungslosigkeit

Thematische Gliederung: **Integrität der Person**

Definition
Der subjektive Zustand eines Patienten, in dem er nur limitierte oder keine Handlungsalternativen oder persönliche Wahlmöglichkeiten erkennen kann. Der Patient ist unfähig vorhandene Ressourcen für seine Interessen zu nutzen.

Autorennotiz

Die *PD Hoffnungslosigkeit* beschreibt Probleme des Patienten auf der Vorstellungsebene. Der Patient weiß nicht, was er tun soll, weil er keine Handlungsmöglichkeiten sieht.

Im Unterschied dazu beschreibt die *PD Machtlosigkeit* Probleme des Patienten auf der Handlungsebene. D. h. er hat den Eindruck, sein eigenes Handeln erzielt keine Veränderung. Vgl. *PD 00125 Machtlosigkeit*

Ätiologie (mögliche Ursachen)

❏ Gefühl, aufgegeben zu sein
❏ Aktivitätseinschränkung, welche zu einer Isolation führt
❏ Verlorener Glaube an grundlegende Werte/Gott *(spezifiziere)*
❏ Längerfristiger Stress
❏ Sich verschlechternder körperlicher Zustand, körperliches Versagen

Symptome (Merkmale, Kennzeichen)

aus der Sicht des Patienten

❏ Verbale Hinweise (mutloser Inhalt, z. B. „Ich kann nicht", „alles ist sinnlos")
❏ Seufzen

aus der Sicht der Pflegeperson

❏ Passivität, Wortkargheit
❏ Herabgesetzte Affektivität
❏ Schließen der Augen
❏ Appetitlosigkeit
❏ Verminderte Reaktion auf Reize
❏ Erhöhtes/ vermindertes Schlafbedürfnis
❏ Mangel an Initiative
❏ Teilnahmslosigkeit bei der Pflege/passives Erdulden der Pflege
❏ Achselzucken als Reaktion auf die ansprechende Person
❏ Sich Abwenden von der ansprechenden Person
❏ *Rückzug aus der Umgebung*
❏ *Teilnahmslosigkeit/Desinteresse betreffend der Bezugsperson(en), Kinder, Partner*
❏ *Wutausbrüche*

Patientenbezogene Pflegeziele

1. Der Patient erkennt und beschreibt die Gefühle der Hoffnungslosigkeit.
2. Der Patient erkennt und wendet Bewältigungsstrategien an, um den Gefühlen der Hilflosigkeit entgegenzuwirken.
3. Der Patient beteiligt sich an den Aktivitäten des täglichen Lebens und hat die Kontrolle darüber (im Rahmen der individuellen Situation).
4. Der Patient setzt aufbauende Nahziele fest, um Verhaltensveränderungen und Zukunftsaussichten zu entwickeln, zu begünstigen und aufrechtzuerhalten.
5. Der Patient beteiligt sich an Freizeitbeschäftigungen nach eigener Wahl.

Maßnahmen

I. Ermitteln der ursächlichen/begünstigenden Faktoren

1. Ermitteln Sie die familiäre/soziale und körperliche Anamnese, z. B. auf unzureichende Bewältigungsformen in der Vergangenheit, auf gestörte familiäre Beziehungsmuster, seelische Probleme, Sprach-/Kulturbarrieren (die zu einem Isolationsgefühl führen können), vor kurzem aufgetretene oder länger andauernde Er-

krankung des Patienten oder eines Familienmitgliedes, mehrfache soziale und/oder körperliche Traumen/Schockzustände des Patienten oder der Familienmitglieder.

2. Ermitteln Sie die momentane familiäre/soziale/körperliche Situation des Patienten (z. B. neu diagnostizierte chronische/terminale Krankheit, Sprach-/Kulturbarrieren, Fehlen eines sozialen Netzes, kürzlicher Verlust der Arbeitsstelle, Verlust des Glaubens, kürzlich aufgetretene mehrfache Traumen).

3. Ermitteln Sie vorhandene Bewältigungsformen und Abwehrmechanismen.

II. Ermitteln des Ausmaßes der Hoffnungslosigkeit

1. Beobachten Sie Verhaltensweisen, die auf Hoffnungslosigkeit hinweisen (vgl. Merkmale).

2. Achten Sie auf verwendete Bewältigungsformen (Problemlösungsstrategien, Äußern von Befürchtungen, Festlegen von Zielen usw.).

3. Beobachten Sie, ob Abwehrmechanismen angewendet werden (Zunahme der Schlafdauer, Medikamentenkonsum, Krankheit, Essensbeschwerden, Verweigerung, Vergeßlichkeit, Tagträumen, ineffektive organisatorische Bemühungen, Hintergehen der eigenen Ziele, Regression).

III. Unterstützen des Patienten, Gefühle wahrzunehmen und beginnen mit den, vom Patienten wahrgenommenen Problemen umzugehen

1. Bauen Sie eine therapeutische Beziehung auf (z. B. positive Haltung zum Patienten; der Patient hat Vertrauen, wagt Gefühle zu zeigen, fühlt sich verstanden).

2. Informieren Sie den Patienten laufend über Maßnahmen und erzielte Fortschritte in der Pflege.

3. Ermutigen Sie den Patienten Gefühle und Empfindungen zu erkennen und auszudrücken (z. B. Zorn, Hilflosigkeit, Ohnmacht, Verwirrung, Mutlosigkeit, Isolation, Trauer).

4. Vermitteln Sie dem Patienten Hoffnung und fordern Sie Bezugspersonen und andere Teammitglieder auf, dasselbe zu tun.

5. Sorgen Sie dafür, daß keine Situationen, die beim Patienten zu Gefühlen der Isolation oder zu Kontrollverlust führen können, eintreten.

6. Fördern Sie die Mitbestimmung des Patienten beim Festsetzen der Zeit, des Ortes, der Häufigkeit von Therapien.

7. Erarbeiten Sie gemeinsam mit dem Patienten, welche Änderungen vorgenommen werden können, um teilweise die Kontrolle über die Situation zu gewinnen.

8. Fördern Sie die Risikobereitschaft in Situationen, die der Patient meistern kann.

9. Helfen Sie dem Patienten Bewältigungsstrategien zu entwickeln, die erlernt und erfolgreich angewendet werden können, um der Hoffnungslosigkeit zu begegnen.

10. Fördern Sie eine kontrollierte Steigerung der körperlichen Aktivität.

11. Fördern Sie Entspannungsübungen und Visualisierungstechniken.

12. Beziehen Sie Bezugspersonen in die Therapie mit ein.

IV. Fördern des Wohlbefindens

1. Fördern Sie vermehrt die Anwendung von Bewältigungsstrategien und vermindern Sie die Anwendung von Abwehrmechanismen. Geben Sie positive Rückmeldungen über ausgeführte Tätigkeiten, um mit Gefühlen der Hoffnungslosigkeit umzugehen und diese zu überwinden.

2. Unterstützen Sie den Patienten/Bezugsperson(en), sich der Ursachen/Situationen bewusst zu werden, die zu Gefühlen der Hoffnungslosigkeit führen können.

3. Informieren Sie über Vorzeichen der Hoffnungslosigkeit (z. B. Aufschieben von Problemen, zunehmendes Schlafbedürfnis, verminderte körperliche Aktivität, verminderte Teilnahme an sozialen/familiären Aktivitäten).

4. Ermutigen Sie den Patienten/Bezugsperson(en) dazu, Unterstützungshilfen im gemeindenahen Bereich in Anspruch zu nehmen.

5. Informieren Sie den Patienten über Selbsthilfegruppen.

6. Informieren Sie über andere Ressourcen zur Unterstützung (z. B. Fachpersonen, soziale Dienste usw.).

Pflegediagnose 00125 (7.3.2.) nach der NANDA Taxonomie II

Machtlosigkeit

Thematische Gliederung: Integrität der Person

Definition
Die Wahrnehmung eines Patienten, dass das eigene Handeln keinen wesentlichen Einfluss auf den Ausgang einer Sache haben wird oder ein wahrgenommener Kontrollverlust über eine aktuelle Situation bzw. ein unmittelbares Ereignis.

Autorennotiz

Die *PD Machlosigkeit* beschreibt Probleme des Patienten auf der Handlungsebene. D. h. er hat den Eindruck, sein eigenes Handeln erzielt keine Veränderung.

Im Unterschied dazu beschreibt die *PD Hoffnungslosigkeit* Probleme auf der Vorstellungsebene. Der Patient weiß nicht, was er tun soll, weil er keine Handlungsmöglichkeiten sieht. Vgl. *PD 00124 Hoffnungslosigkeit*

Ätiologie (mögliche Ursachen)

❏ Einflüsse des Gesundheitswesens
❏ Krankheitsbezogene Reaktionen/Lebensweisen
❏ Zwischenmenschliche Interaktion
❏ Hilflosigkeit als Lebensstil

Symptome (Merkmale, Kennzeichen)

aus der Sicht des Patienten

gravierende

❏ Verbale Äußerungen, weder die Kontrolle noch Einfluss auf die Situation, das Resultat oder die persönliche Pflege zu haben.
❏ Niedergeschlagenheit aufgrund des fortschreitenden körperlichen Verfalls, der trotz Kooperation („Compliance") des Patienten in der Therapie auftritt.

mäßige

- ❑ Nichtbeteiligung an der Pflege oder an Entscheidungen bei gegebenen Gelegenheiten
- ❑ Ärger, Angst, Schuldgefühle
- ❑ Angst, wahre Gefühle zu äußern und vor der Entfremdung von den Pflegepersonen/Bezugspersonen.
- ❑ Äußerung von Unzufriedenheit und Frustration über die Unfähigkeit, frühere Handlungen und/oder Aktivitäten ausführen zu können
- ❑ Geäußerte Zweifel in Bezug auf die Rollenerfüllung
- ❑ Registriert keinen Fortschritt

geringfügige

- ❑ Geäußerte Verunsicherung über wechselnde Kraftzustände

aus der Sicht der Pflegeperson

gravierende

- ❑ Teilnahmslosigkeit (Rückzug, Resignation, Weinen, Wut)

mäßige

- ❑ Passivität
- ❑ Abhängigkeitsverhältnis, das zu Reizbarkeit, Ärger, Wut und Schuldgefühlen führen kann
- ❑ Hält nicht an seinen eigenen pflegerischen Gewohnheiten fest, wenn diese in Frage gestellt werden
- ❑ Unfähigkeit, sich Informationen bezüglich der Pflege zu holen

geringfügige

- ❑ Passivität

Patientenbezogene Pflegeziele

1. Der Patient drückt ein Gefühl der Kontrolle über die gegenwärtige Situation und den Ausgang von zukünftigen Angelegenheiten aus.
2. Der Patient fällt Entscheidungen, welche die Pflege, Behandlung und Zukunft betreffen und beteiligt sich daran.
3. Der Patient identifiziert Ursachen, die er kontrollieren kann.
4. Der Patient erkennt die Tatsache an, dass es Bereiche gibt, über die er keine Kontrolle hat.

Maßnahmen

I. Ermitteln der ursächlichen/begünstigenden Faktoren

1. Ermitteln Sie situationsbedingte Umstände (z. B. fremde Umgebung, Immobilität, Diagnose einer terminalen/chronischen Krankheit, fehlendes Unterstützungssystem, fehlende Information zur Situation).
2. Ermitteln Sie die Erwartungen (locus of control) des Patienten (z. B.: „Es hat ohnehin keinen Sinn mehr!")
3. Achten Sie auf Aussagen, die auf Resignation hinweisen: „Es wird sowieso nichts nützen".
4. Ermitteln Sie, wie der Patient sein Leben bisher gemeistert hat.
5. Stellen Sie mögliche Veränderungen in der Beziehung zu Bezugspersonen fest.
6. Überprüfen Sie pflegerische Maßnahmen. Unterstützen Sie die Selbstkontrolle/Eigenverantwortung des Patienten.

II. Ermitteln des Ausmaßes, der vom Patienten/der von den Bezugsperson(en) wahrgenommenen Machtlosigkeit

1. Hören Sie auf Aussagen des Patienten: „Es ist mir egal.", „Es wird keinen Unterschied bewirken.", „Scherzen Sie?".
2. Achten Sie auf Aussagen über Furcht.
3. Beziehen Sie die Erwartungen des Patienten in die individuelle Pflegeplanung ein (z. B. bei Patienten mit einer inneren Kontrollerwartung: Ermutigen Sie ihn, die Kontrolle über seine Pflege zu übernehmen; bei Patienten mit äußerer Kontrollerwartung: Beginnen Sie mit kleinen Aufgaben und steigern Sie diese je nach Zustand des Patienten).
4. Beobachten Sie fehlende verbale Kommunikation, flache Affektivität und fehlenden Augenkontakt.
5. Erkennen Sie, wann der Patient Informationen möchte und ermitteln Sie Wahrnehmung/Wissensstand des Patienten über seinen Zustand und Therapieplan.
6. Stellen Sie fest, wie der Patient auf die Therapie reagiert. Kennt der Patient die Zusammenhänge und versteht er, dass all dies in seinem Interesse geschieht oder ob der Patient angepasst und antriebslos ist?
7. Stellen Sie fest, ob manipulatives Verhalten angewendet wird und ermitteln Sie die Reaktionen des Patienten und der Pflegeperso-

nen. (Manipulation wird zur Bewältigung von Machtlosigkeit, aufgrund von Misstrauen gegenüber anderen, Angst vor Nähe, Suche nach Anerkennung und nach Bestätigung der eigenen Geschlechtlichkeit benutzt.)

III. Unterstützung des Patienten beim Erkennen von Ursachen, über die er die Kontrolle hat und bei der Verminderung von hilflosem Verhalten

1. Vermitteln Sie dem Patienten die Wertschätzung seiner Person.
2. Unterstützen Sie den Patienten in der Ausübung seiner Rechte und Pflichten.
3. Planen Sie Zeit für Gespräche mit dem Patienten ein.
4. Akzeptieren Sie Wut und Hoffnungslosigkeit und vermeiden Sie Diskussionen darüber. (Der Patient wird nicht glauben, dass sich etwas verändern kann).
5. Besprechen Sie Manipulationen offen und setzen Sie die nötigen Maßnahmen fest, um die Bedürfnisse des Patienten zu erfüllen.
6. Lenken Sie im geeigneten Moment die Gedanken des Patienten von der Gegenwart in die Zukunft.
7. Wahren Sie Hoffnung im Sinne des Patienten.
8. Erkennen Sie die Stärken/Vorteile des Patienten, um ihm Zuversicht zu geben.
9. Helfen Sie dem Patienten zu erkennen, wozu er selbst fähig ist. Erkennen Sie, was der Patient kontrollieren/nicht kontrollieren kann.
10. Unterstützen Sie den Patienten, realistische Ziele/Erwartungen zu setzen.
11. Vermeiden Sie Situationen, in denen das Gefühl der Machtlosigkeit entsteht.
12. Optimieren Sie die Umgebung des Patienten soweit, dass die Gegenstände des persönlichen Bedarfes selbstständig erreicht werden können (Taschentücher, Zeitungen, Radio etc.).
13. Ermutigen Sie den Patienten die Pflege selbst durchzuführen.
14. Schaffen und wahren Sie so oft als möglich eine ungestörte Privatsphäre.
15. Helfen Sie dem Patienten das Ausmaß seiner Situation wahrzunehmen.
16. Respektieren Sie Entscheidungen und Wünsche des Patienten und fördern Sie selbstständige Verhaltensweisen.

17. Schränken Sie die Verhaltensregeln und Überwachung auf ein Mindestmaß ein, so dass die Sicherheit noch gewährleistet ist, um dem Patienten das Gefühl der Selbstkontrolle zu geben.
18. Bestätigen und verstärken Sie positive Verhaltensweisen und Aktivitäten.
19. Geben Sie dem Patienten das Gefühl der Sicherheit, da zu sein, wenn er Sie braucht.
20. Beziehen Sie Bezugspersonen in die Pflege mit ein.

IV. Fördern des Wohlbefindens

1. Sorgen Sie für exakte mündliche und schriftliche Informationen über die Pflege und besprechen Sie diese mit dem Patienten/mit der Bezugsperson. Wiederholen Sie dies so oft wie nötig.
2. Unterstützen Sie den Patienten beim Erlernen von Fähigkeiten zur Selbstbehauptung.
3. Erleichtern Sie das Zurückkehren zu einer produktiven Rolle in einer, für den Patienten möglichen Form.
4. Ermutigen Sie den Patienten zum positiven Denken.
5. Regen Sie den Patienten zur regelmäßigen Überprüfung der eigenen Bedürfnisse/Ziele an.
6. Informieren Sie über Selbsthilfegruppen, soziale Einrichtungen und Institutionen.

Pflegediagnose 00152 nach der NANDA Taxonomie II

Machtlosigkeit, hohes Risiko

*Thematische Gliederung: **Integrität der Person***

Definition

Der Zustand, bei dem der Patient dem Risiko eines Kontrollverlustes ausgesetzt ist und das Gefühl hat, dass sein Handeln keinen wesentlichen Einfluss auf den Ausgang einer Sache haben wird.

Risikofaktoren

Physiologisch

❏ Chronische oder akute Erkrankung (z. B. Hospitalisierung, Intubation, Beatmung, Absaugung)
❏ Akute Verletzung (z. B. Rückenmarkverletzung)
❏ Fortschreitender Krankheitsprozess (z. B. Multiple Sklerose)
❏ Alterungsprozesse (z. B. verminderte physische Kraft, verminderte Mobilität)
❏ Sterbeprozess

Psycho-Soziale Faktoren

❏ Mangelndes Wissen über die Krankheit oder das Gesundheitssystem
❏ Nicht zurecht kommen mit der Abhängigkeit
❏ Fehlende Integralität (z. B. Macht, Einfluss)
❏ Vermindertes Selbstwertgefühl
❏ Beeinträchtigte Körperwahrnehmung

Anmerkung

Eine Hoch-Risiko-Diagnose kann nicht durch Zeichen und Symptome belegt werden, da das Problem nicht aufgetreten ist und die Pflegemaßnahmen die Prävention bezwecken.

Patientenbezogene Pflegeziele

1. Der Patient drückt ein Gefühl der Kontrolle über die gegenwärtige Situation und den Ausgang von zukünftigen Angelegenheiten aus.
2. Der Patient trifft Entscheidungen, die Pflege, Behandlung und die Zukunft betreffen.
3. Der Patient beteiligt sich an der Pflege.
4. Der Patient erkennt, dass es Bereiche gibt, die er nicht kontrollieren kann.
5. Der Patient akzeptiert Bereiche, die er nicht kontrollieren kann.

Maßnahmen

Siehe *PD 00125 Machtlosigkeit*

Pflegediagnose 00050 (1.8.) nach der NANDA Taxonomie II

Energiefeldstörung

*Thematische Gliederung: **Integrität der Person***

Definition
Störung des Energieflusses um die Bedürfnisse der Person herum,
welche die Disharmonie des Körpers, des Geistes und der Seele
zur Folge hat.

Ätiologie (mögliche Ursachen)
(In Entwicklung durch die NANDA)

- *Niedergeschlagenheit*
- *Blockierung*
- *Angstzustände (Zukunft, existenziell etc.)*
- *Schmerz*
- *Trauer*
- *Orientierungslosigkeit*

Symptome (Merkmale, Kennzeichen)

- Bewegung (wankend/bebend/angespannt/fließend ...)
- Geräusche (Töne/Wörter)
- Temperatur Veränderungen (Warm/Kalt)
- Visuelle Veränderungen (Bild/Farbe)
- Störung des Umfeldes (Leere, Blockade, Spitze, Zunahme)

Patientenbezogene Pflegeziele

1. Der Patient berichtet über ein verstärktes Gefühl der Entspannung.
2. Der Patient berichtet anhand einer Skala (von 0–10) über weniger Schmerzen vor und nach Therapien.
3. Der Patient atmet ruhig und tief.

Maßnahmen

I. Erkennen ursächlicher/beeinflussender Faktoren

1. Überprüfen Sie Faktoren, die eventuell negativen Einfluss auf das Energiefeld des Patienten haben.
2. Ermitteln Sie mögliche Umgebungs-/Umweltfaktoren, die Einfluss auf das Wohlbefinden haben können (Stress, Strahlenbelastung, Wasserader, Elektrosmog).
3. Klären Sie die Motivation des Patienten und seine Einstellung zur Therapie.
4. Prüfen Sie die Stresstoleranz des Patienten.

II. Einschätzen der Ausgewogenheit des Energiefeldes

1. Sitzen lassen des Patienten in aufrechter entspannter Position.
2. Nehmen Sie Hinweise auf eine Energiefeldstörung wahr (Wärme, Kühle, Engegefühl, Trägheit, Leere).
3. Einschätzen des Energiefeldzustandes und des Energieflusses entlang des Körpers, durch langsames über den Körper streifen der Arme, im Abstand von ca. 10 cm über dem Körper des Patienten.

III. Ausführen von therapeutischen Maßnahmen

1. Erklären Sie den Prozess der therapeutischen Berührung (therapeutic touch).
2. Fördern Sie einen gleichmäßigen Energiefluss durch die therapeutische Berührung und eine Kräftigung von Kopf bis Fuß.
3. Unterstützen Sie den Patienten mit Übungen zur Förderung des „Zentrierens", um das Potenzial zur Selbstheilung zu fördern.
4. Einleiten eines Ruhefindungsprozesses nach den Methoden der therapeutischen Berührung, um Störungen des Energieflusses zwischen Patient und Pflegeperson zu zerstreuen.
5. Konzentrieren Sie sich auf die Bereiche der erkannten Störungen und auf das Anwenden der therapeutischen Berührungstechnik, sowie auf die beabsichtigte Unterstützung des Patienten.
6. Leiten Sie die Entspannungstechnik bzw. die Suggestion mit beruhigender Stimme an.
7. Wenden Sie manuelle Massagetechniken und/oder Akupressur bzw. Shiatzu an.
8. Achten Sie auf Veränderungen des Energieflusses. Beenden Sie die

Therapie, wenn das Energiefeld im Gleichgewicht ist und/oder Gefühle der Entspannung eingetreten sind.

9. Halten Sie nach der Therapiesitzung für eine kurze Weile die Füße des Patienten. Dies hilft die „Verankerung" der Körperenergie zu ermöglichen.
10. Gönnen Sie dem Patienten nach der Therapieeinheit eine Ruhepause.

IV. Fördern des Wohlbefindens

1. Ermutigen Sie den Patienten zur Fortsetzung der Therapie.
2. Fördern Sie den Patienten dabei, stressabbauende Praktiken zur Harmonisierung von Körper-Seele-Geist durchzuführen.
3. Anhalten des Patienten, in einer Unterstützungsgruppe mitzumachen, um seine Praxis mit anderen Mitgliedern zu verfeinern und zu festigen.
4. Verweisen Sie auf andere Möglichkeiten zur Verbesserung des Wohlbefindens wie Physiotherapie, medizinische Behandlungen, Krankenhausseelsorge etc.).

Pflegediagnose 00066 (4.1.1.) nach der NANDA Taxonomie II

Verzweiflung (seelisches Leiden)

*Thematische Gliederung: **Integrität der Person***

Definition
Mangelhafte Fähigkeit, Sinn und Bestimmung im Leben durch Einklang mit sich selbst, anderen, Kunst, Musik, Literatur, Natur oder einer übergeordneten Macht zu erfahren und zu integrieren.

Ätiologie (mögliche Ursachen)

❏ Selbstentfremdung
❏ Einsamkeit/soziale Entfremdung
❏ Angst
❏ Soziokulturelle Entbehrung
❏ Eigener Tod und Sterben oder von anderen
❏ Schmerzen
❏ Veränderungen im Leben
❏ Eigene oder chronische Erkrankung von anderen

Symptome (Merkmale, Kennzeichen)

aus der Sicht der Pflegeperson

Beziehung zu sich selbst

❏ Drückt Mangel aus an:
  – Hoffnung
  – Sinn und Zweck des Lebens
  – Frieden/Ruhe
  – Akzeptanz
  – Verzicht
  – Liebe
  – Sich selbst vergeben können
  – Zufriedenstellendes Streben nach dem Zusammenhang der Dinge im Leben

- Glück
- Mut
❏ Ärger
❏ Schuldgefühle
❏ Schwäche in der Bewältigung

Beziehung zu anderen

❏ Lehnt Interaktionen mit geistlichen Führungen ab
❏ Lehnt Interaktionen mit Freunden, Familie ab
❏ Spricht von einer Trennung des Unterstützungssystems
❏ Drückt Entfremdung aus

Beziehung zu Kunst, Musik, Literatur, Natur

❏ Unfähigkeit, bisherige Kreativität zum Ausdruck zu bringen (singen, Musik hören, schreiben)
❏ Kein Interesse an der Natur
❏ Kein Interesse am Lesen
❏ Kein Interesse am Lesen spiritueller Literatur

Beziehung zu übergeordneten Mächten

❏ Unfähigkeit zu beten
❏ Unfähigkeit an religiösen Aktivitäten teilzunehmen
❏ Drückt aus, sich von Gott abgewendet zu haben oder zornig zu sein
❏ Unfähigkeit für überweltliche Erfahrungen
❏ Bittet darum einen geistlichen Führer (Priester) zu sehen
❏ Plötzliche Veränderung des spirituellen Handelns
❏ Unfähigkeit zur inneren Einkehr
❏ Drückt aus ohne Hoffnung zu sein, ist leidend

Patientenbezogene Pflegeziele

1. Der Patient spricht ein erhöhtes Selbstwertgefühl und Hoffnung für die Zukunft aus.
2. Der Patient äußert eine Verminderung von Angst und Schuldgefühlen.
3. Der Patient demonstriert Selbsthilfe und Teilnahme an der Pflege.
4. Der Patient sucht die soziale Interaktion und beteiligt sich an Gruppenaktivitäten.

5. Der Patient drückt, betreffend Glaubensfragen, Zufriedenheit und Zuversicht aus.
6. Der Patient spricht aus, sich selbst ohne Schuldzuweisungen zu akzeptieren.
7. Der Patient übt seine religiösen/spirituellen Praktiken ohne schädigenden Einfluss auf seine Gesundheit aus.

Maßnahmen

I. Ermitteln der ursächlichen/begünstigenden Faktoren

1. Ermitteln Sie die religiöse/geistige Einstellung des Patienten.
2. Beachten Sie Klagen des Patienten/Bezugsperson(en), Angstäußerungen, Besorgnis vor der Entfremdung von Gott; Aussagen, dass die Krankheit/Situation eine Bestrafung für Fehlverhalten sei.
3. Achten Sie auf Äußerungen über die Unfähigkeit, einen Lebenssinn, einen Grund zum Leben zu finden.
4. Beobachten Sie das Verhalten des Patienten und registrieren Sie eventuelle Verhaltensänderungen (siehe Symptome).
5. Ermitteln Sie den Missbrauch von Medikamenten und Suchtmitteln.
6. Ermitteln Sie Gefühle der Sinnlosigkeit, Hoffnungslosigkeit und Hilflosigkeit und fehlender Motivation zur Selbsthilfe.
7. Ermitteln Sie das Selbstwertgefühl, den Lebenssinn, die Fähigkeit, Beziehungen einzugehen.
8. Ermitteln Sie ob und in welcher Form ein Unterstützungssystem für Patient/Bezugsperson(en) vorhanden ist.
9. Erkennen Sie, ob religiöse Glaubensgrundsätze oder transkulturelle Aspekte vorhanden sind, die einen Einfluss auf die Pflege und persönlichen Bedürfnisse haben und ob diese einen Konflikt zwischen Glauben und Therapie hervorrufen.

II. Unterstützen des Patienten/Bezugsperson(en), mit Gefühlen/Situationen umzugehen

1. Bauen Sie eine therapeutische Beziehung auf.
2. Begegnen Sie dem Patienten mit Empathie und versuchen Sie dabei nicht, Ihre persönlichen Wertvorstellungen und Ihre spirituelle Haltung argumentativ einzubringen.
3. Beteiligen Sie sich in therapeutischer Form an Problemlösungen bei auftretenden Konflikten (transkulturelle Pflege).

4. Schaffen Sie eine Atmosphäre, die das freie Äußern von Gefühlen und Sorgen zulässt.

5. Vermitteln Sie die Bereitschaft des Pflegeteams, die Befriedigung geistig-religiöser Bedürfnisse zu unterstützen.

6. Setzen Sie Grenzen bei aggressiven/destruktiven Verhaltensweisen.

7. Beziehen Sie Patient/Bezugsperson(en) aktiv in den Pflegeprozess ein.

8. Verwenden Sie Kommunikationsmethoden (aktives Zuhören, klientenzentrierte Gesprächsführung, Entlastungsgespräch), um den Patienten in der Lösungsfindung zu unterstützen.

9. Signalisieren Sie Bereitschaft zuzuhören, wenn der Patient Selbstzweifel, Schuld oder andere belastende Gefühle ausdrücken möchte.

10. Überwachen Sie bei Vernachlässigung die körperliche Pflege.

11. Informieren Sie sich über entsprechende Ressourcen zur Hilfeleistung (z. B. Psychotherapie, Anonyme Alkoholiker/Anonyme Drogensüchtige, seelsorgerische Beratung usw.).

12. Vgl.:

PD 00069 Bewältigungsformen (Coping) des Betroffenen, ungenügend

PD 00125 Machtlosigkeit

PD 00119 Selbstwertgefühl, chronisch niedrig

PD 00120 Selbstwertgefühl, situationsbedingt niedrig

PD 00153 Selbstwertgefühl, situationsbedingt niedrig, hohes Risiko

PD 00053 Soziale Isolation

PD 00125 Hoffnungslosigkeit

PD 00138 Gewalttätigkeit gegen andere, hohes Risiko

PD 00140 Gewalttätigkeit gegen sich, hohes Risiko

PD 00150 Suizid, hohes Risiko

III. Fördern des Wohlbefindens

1. Unterstützen Sie den Patienten, Zielvorstellungen zu entwickeln, um mit dem Leben/der Krankheitssituation zurechtzukommen.

2. Unterstützen Sie den Patienten bei der Suche nach dem Sinn des Lebens.

3. Helfen Sie bei der Entwicklung von Bewältigungsstrategien, um mit den Krankheitsbelastungen und den notwendigen Veränderungen der Lebensweise fertig zu werden.

4. Ermöglichen Sie die Ausübung von religiösen Aktivitäten.
5. Kontaktieren Sie auf Wunsch Seelsorger für die Durchführung von bzw. für die Assistenz bei, geistig-religiösen Ritualen.
6. Stellen Sie einen geeigneten Bereich für Gebete, Meditation und Besuche von Seelsorgern zur Verfügung.
7. Helfen Sie dem Patienten bei der Erkennung spiritueller Ressourcen (nehmen Sie z. B. Kontakt mit Seelsorger und Psychotherapeuten auf, die qualifiziert sind und Erfahrungen im Umgang mit speziellen Problemen wie z. B. Suchtmittelmissbrauch, Suizid haben).
8. Bestellen Sie eine Diät, die den religiösen Vorschriften entspricht, sofern diese die Gesundheit nicht gefährden.

IV. Maßnahmen in der Kinder- und Jugendlichenpflege

1. Bieten Sie dem Kind die Möglichkeit, seinen gewohnten geistig-religiösen Ritualen nachzugehen (Abend- und Morgengebet, Kirchenbesuch).
2. Besprechen Sie mit dem Kind, ob die momentane Erkrankung seinen Glauben verändert hat (Wunsch nach Gebet).
3. Erklären Sie dem Kind, dass Unfälle oder Erkrankungen keine Strafe Gottes für „Missetaten" sind.
4. Unterstützen Sie heranwachsende Jugendliche bei ihren Versuchen, geistig-religiöse Lehren zu verstehen.
5. Für Eltern mit Konflikten in Bezug auf die Behandlung ihres Kindes: Ermutigen Sie Eltern, die die Behandlung ihres Kindes aus religiösen Gründen verweigern, alternative Therapien zu überlegen (z. B. Operationstechniken ohne Bluttransfusionen).
6. Unterstützen Sie individuelle Entscheidungen, auch wenn diese im Widerspruch mit Ihren eigenen Wertvorstellungen stehen.
7. Ermöglichen Sie Eltern und Kind, auf Wunsch geistigen Beistand herbeizurufen.
8. Ermutigen Sie Eltern und Kind, belastende Gefühle auszudrücken.

Pflegediagnose 00067 (4.1.2.) nach der NANDA Taxonomie II

Verzweiflung (seelisches Leiden), hohes Risiko

Thematische Gliederung: *Integrität der Person*

Definition
Ein Zustand, bei dem ein Patient dem Risiko ausgesetzt ist, dass ein verändertes Gefühl der harmonischen Verbundenheit mit allem Leben und dem Universum auftritt und in dem Dimensionen, die das „Ich" übersteigen und stärken, gestört sind.

Risikofaktoren

- ❏ Kräfte- und energieraubende Sorgen/Ängste
- ❏ Geringes Selbstwertgefühl
- ❏ Psychische Erkrankung
- ❏ Körperliche Erkrankung
- ❏ Herabgesetzte Selbstachtung
- ❏ Ungünstige (desolate) soziale Beziehungen
- ❏ Psychische und physische Belastungen
- ❏ Sucht- und Missbrauchsproblematik
- ❏ Verlust einer geliebten Person
- ❏ Naturkatastrophe
- ❏ Aktuelle Verluste
- ❏ Verluste durch persönliche Reifungsprozesse
- ❏ Unfähigkeit zu vergeben (sich selbst und anderen)
- ❏ *Imageverlust*
- ❏ *Rollenverlust (Verlust der Beziehung, Stellung etc.)*
- ❏ *Entmündigung*

Anmerkung

Eine Hoch-Risiko-Diagnose kann nicht durch Zeichen und Symptome belegt werden, da das Problem nicht aufgetreten ist und die Pflegemaßnahmen die Prävention bezwecken.

Patientenbezogene Pflegeziele

1. Der Patient kann seine Situation annehmen und akzeptieren.
2. Der Patient erkennt und spricht über vorhandene Risikofaktoren.
3. Der Patient spricht mit der Bezugsperson über seine Sorgen.
4. Der Patient erarbeitet konstruktive Bewältigungsstrategien, um mit seiner Situation umgehen zu können.
5. Der Patient kann Perspektiven von außenstehenden Personen in seine Bewältigungsstrategie mit einbeziehen.
6. Der Patient kann Hilfe annehmen.

Maßnahmen

I. Ermitteln der individuellen Risikofaktoren

1. Ermitteln Sie die Einstellung bezüglich Lebensgrundsätze, Traditionen und spirituelle Werte.
2. Ermitteln Sie Gefühle der Sinnlosigkeit, Hoffnungslosigkeit und Hilflosigkeit und fehlender Motivation zur Selbsthilfe.
3. Ermitteln Sie das Selbstwertgefühl des Patienten, seinen Lebenssinn und seiner Fähigkeit Beziehungen einzugehen.
4. Beachten Sie Klagen des Patienten/Bezugsperson(en), Angstäußerungen, Besorgnis vor der Entfremdung von Gott; Aussagen, dass die Krankheit/Situation eine Bestrafung für Fehlverhalten sei.
5. Beobachten Sie das Verhalten des Patienten und registrieren Sie eventuelle Verhaltensänderungen.
6. Ermitteln Sie eventuelle Faktoren, die zu Missbrauch von Medikamenten und/oder Suchtmitteln führen.
7. Ermitteln Sie ob und in welcher Form ein Unterstützungssystem für Patient/Bezugsperson(en) vorhanden ist.
8. Ermitteln Sie die individuellen Ressourcen/Unterstützungssysteme des Patienten/der Bezugsperson(en).
9. Ermitteln Sie, ob religiöse Glaubensgrundsätze oder transkulturelle Aspekte vorhanden sind, die einen Einfluss auf die Pflege und persönlichen Bedürfnisse haben, und ob diese einen Konflikt zwischen Glauben und Therapie hervorrufen.
10. Ermitteln Sie, ob gravierende Veränderungen, Verluste oder Beziehungsveränderungen im unmittelbaren sozialen Umfeld stattgefunden haben.

II. Unterstützen des Patienten/Bezugsperson(en), mit Gefühlen/Situationen umzugehen

1. Bauen Sie eine therapeutische Beziehung auf.
2. Begegnen Sie dem Patienten mit Empathie und versuchen Sie dabei nicht, Ihre persönlichen Wertvorstellungen und Ihre spirituelle Haltung argumentativ einzubringen.
3. Beteiligen Sie sich in therapeutischer Form an Problemlösungen bei auftretenden Konflikten (transkulturelle Pflege).
4. Schaffen Sie eine Atmosphäre, die das freie Äußern von Gefühlen und Sorgen zulässt.
5. Setzen Sie Grenzen bei aggressiven/destruktiven Verhaltensweisen.
6. Beziehen Sie Patient/Bezugsperson(en) in den Pflegeprozess ein.
7. Verwenden Sie Kommunikationsmethoden (aktives Zuhören, klientenzentrierte Gesprächsführung, Entlastungsgespräch), um den Patienten in der Lösungsfindung zu unterstützen.
8. Beraten Sie den Patienten bei Vernachlässigung der körperlichen Pflege über die eventuelle Auswirkung auf sein Selbstwertgefühl, sein Wohlbefinden und sein Auftreten in der Öffentlichkeit.
9. Ermöglichen Sie die Ausübung von religiösen Aktivitäten.
10. Informieren Sie sich über entsprechende Ressourcen zur Hilfeleistung (z. B. Psychotherapie, Anonyme Alkoholiker/Anonyme Drogensüchtige, seelsorgerische Beratung usw.).
11. Vgl.:
    PD 00066 Verzweiflung (seelisches Leiden)
    PD 00124 Hoffnungslosigkeit
    PD 00069 Bewältigungsformen (Coping) des Betroffenen, ungenügend
    PD 00125 Machtlosigkeit
    PD 00053 Soziale Isolation
    PD 00147 Todesangst
    PD 00150 Suizid, hohes Risiko

III. Fördern des Wohlbefindens

1. Unterstützen Sie den Patienten, Zielvorstellungen zu entwickeln, um mit dem Leben/der Krankheitssituation zurechtzukommen.
2. Unterstützen Sie den Patienten bei der Bewältigung von Lebenskrisen (aktives Zuhören, positives Bestärken, Beratungsstellen aufzeigen ...).

3. Helfen Sie bei der Entwicklung von Bewältigungsstrategien, um mit den Krankheitsbelastungen und den notwendigen Veränderungen der Lebensweise fertig zu werden.
4. Helfen Sie dem Patienten bei der Erkennung spiritueller Ressourcen (nehmen Sie z. B. Kontakt mit Seelsorger und Psychotherapeuten auf, die qualifiziert sind und Erfahrungen im Umgang mit speziellen Problemen wie z. B. Suchtmittelmissbrauch, Suizid haben).

Spirituelles Wohlbefinden, Bereitschaft zur Verbesserung

Thematische Gliederung: *Integrität der Person*

Definition
Die Fähigkeit, Sinn und Bestimmung im Leben durch Einklang mit sich selbst, anderen, Kunst, Musik, Literatur, Natur oder einer übergeordneten Macht zu erfahren und zu integrieren.

Autorennotiz

Diese Pflegediagnose ist eine Gesundheitsdiagnose und kann bei Patienten angewendet werden, die den Wunsch nach Gesundheitsberatung zur Förderung und Erhaltung ihrer Gesundheit äußern. Es geht dabei um Patienten, die erfolgreich ihr Behandlungsprogramm durchführen, jedoch Informationen verlangen, wie sie zukünftig negative Einflüsse auf ihre Gesundheit voraussehen, bewältigen oder minimieren können.

Am Beispiel dieser Pflegediagnose handelt es sich um Voraussetzungen (Beziehungen zu sich selbst, zu anderen, zu Kunst, Musik, Literatur, Natur, zu übergeordneten Mächten), die zur Verbesserung des spirituellen Wohlbefindens beitragen können.

Eine Gesundheitsdiagnose beinhaltet keine möglichen Ursachen, sondern Voraussetzungen (Merkmale, Kennzeichen, Symptome)!

Voraussetzungen

aus der Sicht der Pflegeperson

Beziehung zu sich selbst

❏ Verbesserungswünsche:
  – Hoffnung
  – Sinn und Zweck des Lebens
  – Frieden/Ruhe
  – Akzeptanz

- Verzicht
- Liebe
- Sich selbst vergeben können
- Zufriedenstellendes Streben nach dem Zusammenhang der Dinge im Leben
- Glück
- Mut

❑ Stärke für Bewältigung
❑ Meditation

Beziehung zu anderen

❑ Für andere sorgen
❑ Trachtet nach Interaktionen mit geistlichen Führern (Priestern)
❑ Trachtet nach Vergebung für andere
❑ Trachtet nach Interaktionen mit Freunden, Familie

Beziehung zu Kunst, Musik, Literatur, Natur

❑ Zeigt kreative Kräfte (z. B. schreiben, dichten)
❑ Singt und hört Musik
❑ Liest spirituelle Literatur
❑ Verbringt Zeit im Freien

Beziehung zu übergeordneten Mächten

❑ Betet
❑ Berichtet über mystische Erfahrungen
❑ Beteiligt sich an religiösen Aktivitäten
❑ Drückt Ehrfurcht, Achtung aus

Patientenbezogene Pflegeziele

1. Der Patient kann frühere Beziehungen beibehalten, welche ihm Kraft und Frieden geben.
2. Der Patient kann andauernde spirituelle Harmonie und Gesamtheit äußern.
3. Der Patient hat die Möglichkeit die spirituellen/religiösen Bedürfnisse auszuleben.
4. Der Patient kann religiöse Praktiken und Gewohnheiten in Abstimmung auf seine Gesundheit aufrechterhalten.
5. Der Patient bleibt in Kontakt mit ihrer/seiner Quelle des Friedens.

6. Der Patient führt seine religiösen/geistigen Rituale, sofern sie die Gesundheit nicht gefährden, weiter durch.
7. Der Patient äußert geistige Harmonie und ganzheitliches Erleben.

Maßnahmen

I. Ermitteln der Voraussetzungen

1. Ermitteln Sie inwieweit der Patient/die Bezugspersonen eine Religion ausüben und auf die Einhaltung religiöser Rituale Wert legen.
2. Informieren Sie sich beim Patienten/Bezugspersonen über die Art seiner religiösen Praktiken und Rituale.

II. Unterstützen des Patienten bei der Ausübung seiner religiösen Rituale

1. Vgl. *PD 00066 Verzweiflung (seelisches Leiden)* zur Förderung der Patienten bei der Ausübung religiöser Rituale.
2. Vermitteln Sie Toleranz und Akzeptanz gegenüber unterschiedlichen Glaubensrichtungen und deren Ausübung.
3. Zeigen Sie eine wertfreie Haltung.
4. Erkennen Sie die Wichtigkeit von geistig-religiösen Bedürfnissen an.
5. Vermitteln Sie die Bereitschaft des Pflegeteams, die Befriedigung geistig-religiöser Bedürfnisse zu unterstützen.
6. Stellen Sie einen geeigneten Bereich für Gebete, Meditation und Besuche von Seelsorgern zur Verfügung.
7. Kontaktieren Sie auf Wunsch Seelsorger für die Durchführung von, bzw. Assistenz bei, geistig-religiösen Ritualen.
8. Bestellen Sie eine Diät, die den religiösen Vorschriften entspricht, sofern diese die Gesundheit nicht gefährden.
9. Ermutigen Sie zur Durchführung gewohnter Rituale, sofern diese die Gesundheit nicht gefährden.
10. Bieten Sie die Möglichkeit zum gemeinsamen Gebet mit Angehörigen der Glaubensgemeinschaft an.
11. Bieten Sie Gebete mit dem Pflegepersonal, das sich dafür zur Verfügung stellt, an.
12. Zur Förderung des geistigen Wohlbefindens motivieren Sie zu Gesprächen über geistig-religiöse Konflikte mit dem Pflegepersonal.

13. Fragen Sie nach dem Glauben und früheren geistig-religiösen Erfahrungen, um den Krankenhausaufenthalt in einen breiteren Lebenskontext einbinden zu können.
14. Signalisieren Sie Ihre Bereitschaft zuzuhören, wenn der Patient Selbstzweifel, Schuld oder andere belastende Gefühle ausdrücken möchte.
15. Bieten Sie Kontaktaufnahme mit einem Seelsorger an, wenn der Patient seine Gefühle dem gewohnten geistigen Beistand nicht mitteilen kann.

III. Maßnahmen in der Kinder- und Jugendlichenpflege

1. Bieten Sie dem Kind die Möglichkeit, seinen gewohnten geistig-religiösen Ritualen nachzugehen (Abend- und Morgengebet, Kirchenbesuch).
2. Besprechen Sie mit dem Kind, ob die momentane Erkrankung seinen Glauben verändert hat (Wunsch nach Gebet).
3. Erklären Sie dem Kind, dass Unfälle oder Erkrankungen keine Strafe Gottes für „Missetaten" sind.
4. Unterstützen Sie heranwachsende Jugendliche bei ihren Versuchen, geistig-religiöse Lehren zu verstehen.

IV. Für Eltern mit Konflikten in Bezug auf die Behandlung ihres Kindes

1. Ermutigen Sie Eltern, die die Behandlung ihres Kindes aus religiösen Gründen verweigern, alternative Therapien zu überlegen (z. B. Operationstechniken ohne Bluttransfusionen). Dies ist bei Kindern gesetzlich geregelt (z. B. bei Zeugen Jehovas – das Gericht setzt die Glaubensrichtlinie außer Kraft und das Kind erhält in speziellen Notfällen Bluttransfusionen. Abklärung mit der Rechtsabteilung!)
2. Unterstützen Sie individuelle Entscheidungen, auch wenn diese in Widerspruch mit Ihren eigenen Wertvorstellungen stehen.
3. Wenn die Behandlung dennoch von den Eltern abgelehnt wird, kann mittels gerichtlichem Beschluss den Eltern kurzfristig die Vormundschaft entzogen werden.
4. Ermöglichen Sie Eltern und Kind, auf Wunsch geistigen Beistand herbeizurufen.
5. Ermutigen Sie Eltern und Kind, belastende Gefühle auszudrücken.

V. Fördern des Wohlbefindens

1. Planen Sie pflegerische Maßnahmen unter Berücksichtigung der religiösen Gewohnheiten und Verpflichtungen des Patienten (Gebetszeiten, Intimsphäre Männer-Frauen ...).
2. Akzeptieren Sie die Kleidungsvorschriften anderer Kulturen (Kopfbedeckung, Verhüllung ...).
3. Ermöglichen Sie rituelle Waschungen z.B. bei Bettlägerigkeit.
4. Geben Sie dem Patienten/den Bezugspersonen Hilfestellung bei religiösen Ritualen. Unterstützen Sie den pflegeabhängigen Patienten bei der Mobilisation zu religiösen Ritualen, im Rahmen des Möglichen.
5. Vermitteln Sie bei Bedarf seelsorgerischen Beistand (Krankenhausseelsorge etc.).
6. Achten Sie auf kulturelle Unterschiede bei der Betten-, Zimmerauswahl. Dies kann bei Untersuchungen, beim Stillen, etc. zum Tragen kommen.
7. Informieren Sie den Patienten und die Bezugspersonen über die Notwendigkeit von pflegerischen und medizinischen Maßnahmen (z.B. Geräte am Sabbat nicht abschalten, keine Kerzen im Krankenzimmer anzünden ...).
8. Unterstützung der spirituellen Praktiken einer Person.
Vgl. *PD 00066 Verzweiflung*

Pflegediagnose 00126 (8.1.1.) nach der NANDA Taxonomie II

Wissensdefizit (im Detail angeben), [Lernbedarf]

Thematische Gliederung: *Integrität der Person*

Definition
Fehlen von Information oder mangelhaftes Verstehen von Informationen in Bezug auf spezielle Themen.

Ätiologie (mögliche Ursachen)

❑ Mangelnde Vertrautheit mit den Informationsquellen
❑ Mangelndes Erinnerungsvermögen
❑ Fehlinterpretation von Informationen
❑ Kognitive Einschränkung
❑ Fehlendes Interesse am Lernen
❑ Unfähigkeit, Informationsunterlagen und -quellen zu nutzen *(kulturelle und/oder sprachliche Probleme)*
❑ *Kein Zugang zu Informationen*
❑ *Wunsch des Patienten, keine Informationen zu erhalten*
❑ *Ungenaue/unvollständige Information*

Symptome (Merkmale, Kennzeichen)

aus der Sicht des Patienten

❑ Der Patient spricht über seine mangelnde Wissensgrundlage
❑ *Der Patient äußert Fehlinterpretation oder Missverständnis*

aus der Sicht der Pflegeperson

❑ Ungenaue Durchführung einer Anleitung
❑ Unzulängliches Ausführen eines Tests oder unzulängliche Demonstration einer Fähigkeit
❑ Unangemessene oder übertriebene Verhaltensweisen (z. B. hysterisch, feindselig, erregt, apathisch)
❑ *Falsche Wahrnehmung seines derzeitigen Gesundheitszustandes*

❏ *Unzureichende Reaktion auf Information*
❏ *Fehlende Integration des Behandlungsplanes in die täglichen Aktivitäten*

Patientenbezogene Pflegeziele

1. Der Patient nimmt aktiv am Lernprozess teil.
2. Der Patient zeigt und verbalisiert zunehmendes Interesse am Lernen.
3. Der Patient übernimmt Verantwortung für das eigene Lernen und beginnt, sich Informationen zu holen und Fragen zu stellen.
4. Der Patient spricht aus, den eigenen Gesundheitszustand und die Behandlung zu verstehen und die ursächlichen Zusammenhänge zu erkennen.
5. Der Patient führt notwendige Maßnahmen korrekt aus und kann sie begründen.
6. Der Patient nimmt am Behandlungsplan teil und leitet notwendige Veränderungen der Lebensweise ein.

Maßnahmen

I. Erkennen der ursächlichen Zusammenhänge

1. Ermitteln Sie den Wissensstand und die Bedürfnisse des Patienten.
2. Ermitteln Sie die Lernfähigkeit des Patienten. (Der Patient ist eventuell physisch, psychisch, emotional oder kognitiv beeinträchtigt.)
3. Beachten Sie Zeichen des Vermeidens/Ausweichens/der Umgehung. Unter Umständen muss der Patient erst die Folgen des mangelnden Wissens spüren, bevor er bereit ist, Informationen anzunehmen.
4. Ermitteln Sie Hilfspersonen/Bezugspersonen, für die eine Informationsweitergabe wichtig sind.
5. Beachten Sie persönliche Faktoren (z. B. Alter, Geschlecht, sozialer/kultureller Hintergrund, konfessionelle Zugehörigkeit, Lebenserfahrungen, Ausbildungsstand, Gefühl der Machtlosigkeit).
6. Erkennen Sie Lernhindernisse: Sprachbarrieren (z. B. Fremdsprachigkeit), körperliche Faktoren (sensorische Defizite, wie Aphasie), psychische Stabilität (z. B. akute Erkrankung, Aktivitätsintoleranz).
7. Erkennen Sie motivierende Faktoren für den Betroffenen.

8. Informieren Sie den Patienten situationsbezogen.

9. Bestärken Sie den Patienten durch positive Rückmeldungen.

II. Unterstützen des Patienten/der Bezugsperson(en)

1. Erstellen Sie gemeinsam mit dem Patienten eine Prioritätenliste zur besseren Bewältigung seiner Bedürfnisse.

2. Bereiten Sie die Informationen so auf, dass diese für den Patienten verständlich und einprägsam sind.

3. Berücksichtigen Sie bei der Informationsaufbereitung die Gefühle, Einstellungen und Wertvorstellungen des Patienten.

4. Formulieren Sie messbare Lernziele, in der Sprache des Lernenden.

5. Evaluieren Sie die erbrachte Leistung mit dem Patienten.

6. Stellen Sie fest, welche Lernmethode für den Patienten am besten geeignet ist (z. B. Diskussionen, Frage-Antwort-Spiele, auditive/visuelle Hilfen, mündliche oder schriftliche Methoden).

7. Vereinbaren Sie in Absprache mit dem multiprofessionellen Team Verträge und Abmachungen mit dem Patienten.

8. Stellen Sie schriftliches Informationsmaterial für den Patienten zur Verfügung.

9. Setzen Sie Häufigkeit und Zeitpunkt der Lernphasen und Lernaktivitäten entsprechend den Bedürfnissen des Patienten fest.

10. Sorgen Sie für eine Umgebung, die das Lernen fördert bzw. begünstigt.

11. Sorgen Sie dafür, dass der Patient aktiv am Lernprozess teilnimmt, damit er die Kontrolle darüber hat.

12. Achten Sie sowohl auf eine ständige, als auch beiläufige Informationsübermittlung (z. B. das Beantworten von Fragen während der Routinepflege, des Verteilens von Mahlzeiten/Medikamenten und weiterer pflegerischer Tätigkeiten).

13. Unterstützen Sie den Patienten, die erworbenen Informationen in allen möglichen Bereichen zu nutzen (z. B. situations-, umfeld-, persönlichkeitsbezogen).

III. Fördern des Wohlbefindens

1. Informieren Sie bei der Entlassung über Selbsthilfegruppen und Beratungsstellen.

2. Vermitteln Sie Informationen über zusätzliche Lernhilfen (z. B. Bibliographie, Tonbandkassetten usw.), die weiteres Lernen fördern können.

Pflegediagnose 00161 nach der NANDA Taxonomie II

Wissen, Bereitschaft zur Verbesserung

*Thematische Gliederung: **Integrität der Person***

Definition
Das vorhandene Wissen oder die kognitive Aneignung von Informationen zu einem bestimmten Thema ist ausreichend, um gesundheitsbezogene Ziele zu erreichen und kann darüber hinaus weiter verbessert werden.

Autorennotiz

Diese Pflegediagnose ist eine Gesundheitsdiagnose und kann bei Patienten angewendet werden, die den Wunsch nach Gesundheitsberatung zur Förderung und Erhaltung ihrer Gesundheit äußern. Es geht dabei um Patienten, die erfolgreich ihr Behandlungsprogramm durchführen, jedoch Informationen verlangen, wie sie zukünftig negative Einflüsse auf ihre Gesundheit voraussehen, bewältigen oder minimieren können.

Eine Gesundheitsdiagnose beinhaltet keine möglichen Ursachen, sondern Voraussetzungen (Merkmale, Kennzeichen, Symptome)!

Voraussetzungen

aus der Sicht der Pflegeperson

- ❏ Äußert Interesse am Lernen
- ❏ Erläutert themenbezogenes Wissen
- ❏ Übereinstimmung von geäußertem Wissen und Verhalten
- ❏ Beschreibt Erfahrungen, die mit dem Thema zusammenhängen

Patientenbezogene Pflegeziele

1. Der Patient zeigt und äußert Interesse seine Kenntnisse zu erweitern.
2. Der Patient beteiligt sich aktiv am Lernprozess.

3. Der Patient erläutert notwendige Maßnahmen.
4. Der Patient führt notwendige Maßnahmen durch.
5. Der Patient holt im Bedarfsfall Unterstützung ein.

Maßnahmen

I. Ermitteln der hemmenden und fördernden Faktoren

1. Ermitteln Sie den derzeitigen Wissenstand des Patienten und seine Bedürfnisse.
2. Schätzen Sie die Lernfähigkeit des Patienten ein.
3. Beachten Sie mögliche Erschwernisfaktoren, wie psychische oder physische Einschränkungen.
4. Berücksichtigen Sie weitere persönliche Faktoren, wie Alter, Geschlecht, soziokulturelle Unterschiede, Lebenserfahrung, Ausbildungsstand etc.
5. Eruieren Sie, was den Patienten motiviert.

II. Unterstützen des Patienten beim Lernen

1. Beraten Sie den Patienten über verschiedene Möglichkeiten der Wissensaneignung.
2. Passen Sie das Lernprogramm den Möglichkeiten des Patienten an.
3. Erstellen Sie gemeinsam mit dem Patienten eine Prioritätenliste.
4. Besprechen Sie mit dem Patienten, die für ihn am besten geeignete Lernmethode.
5. Eruieren Sie, welcher Lerntyp der Patient ist (auditiv, visuell, ...).
6. Lassen Sie dem Patienten seine Lernziele selbst formulieren und den Zeitpunkt der Zielerreichung festlegen.
7. Achten Sie auf Zeichen der Überforderung.
8. Überprüfen Sie, ob der Patient das Gelernte auch wirklich versteht.
9. Vergewissern Sie sich, dass der Patient das Gelernte auch praktisch umsetzen kann.

III. Fördern des Wohlbefindens

1. Geben Sie dem Patienten ein ehrliches Feedback und wenden Sie verhaltenstherapeutische Elemente, z. B. Lob an.

2. Informieren Sie über Selbsthilfeorganisationen und deren Kontaktadressen.
3. Vgl.:
   PD 00126 Wissensdefizit

Pflegediagnose 00127 (8.2.1.) nach der NANDA Taxonomie II

Orientierung, beeinträchtigt

*Thematische Gliederung: **Integrität der Person***

Definition
Mangel an folgerichtiger Orientierung eines Patienten in Bezug auf Person, Ort, Zeit, oder eigene Lebenssituation für mehr als 3 bis 6 Monate, wodurch eine geschützte Umgebung erforderlich ist.

Ätiologie (mögliche Ursachen)

❏ Niedergeschlagenheit
❏ Chorea Huntington
❏ Demenzielles Zustandsbild in sekundären Zusammenhängen mit folgenden Erkrankungen (z. B. Alzheimer, Multiinfarkt Demenz, Niemann-Pick Krankheit, AIDS, Alkoholkrankheit, Morbus Parkinson)

Symptome (Merkmale, Kennzeichen)

aus der Sicht des Patienten

❏ Unfähigkeit sich zu konzentrieren
❏ Verlangsamung in der Beantwortung von Fragen

aus der Sicht der Pflegeperson

❏ Anhaltende Desorientierung in bekannter oder unbekannter Umgebung
❏ Chronisch verwirrter Zustand
❏ Verlust von Beschäftigung und sozialen Funktionen durch die beeinträchtigte Gedächtnisleistung
❏ Unfähigkeit einfachen Anleitungen/Anweisungen nachzukommen
❏ Kognitive Beeinträchtigung (Unfähigkeit schlussfolgernd und/oder folgerichtig zu denken)

Autorennotiz

Nach Carpenito 1997 beschreibt diese Diagnose einen Menschen, der eine geschützte Umgebung benötigt, da ein anhaltender Orientierungsmangel in Bezug auf Person, Ort, Zeit oder eigener Lebenssituation vorliegt. Diese Pflegediagnose wird beschrieben unter *PD 00129 Verwirrtheit, chronisch* und *PD 00035 Körperschädigung, hohes Risiko*. Der Schwerpunkt der pflegerischen Intervention ist der weitest gehende Erhalt der Selbstständigkeit und die Vermeidung von Schädigungen. Bis zur eindeutigen Differenzierung der genannten Diagnose durch die NANDA empfiehlt Carpenito die Verwendung der Pflegediagnosen *Verwirrtheit, chronisch* und/oder *Körperschädigung, hohes Risiko*.

Vier Stadien der Desorientierung nach N. Feil
(B. Scharb, 1999, S.75):

Stadium I: Mangelhafte Orientierung
(unglückliche Orientierung an der Realität)
Stadium II: Zeitverwirrung
(Verlust der kognitiven Fähigkeiten)
Stadium III: Sich wiederholende Bewegungen
(Ersatz der Sprache durch kinästhetisch dominierende Stereotypen)
Stadium IV: Vegetieren
(totaler Rückzug nach innen)

Ziele/Maßnahmen

Siehe *PD 00129 Verwirrtheit, chronisch*.

Pflegediagnose 00128 (8.2.2.) nach der NANDA Taxonomie II

Verwirrtheit, akut

*Thematische Gliederung: **Integrität der Person***

Definition
Eine plötzlich einsetzende Häufung von allgemeinen, vorüber-
gehenden Veränderungen und Störungen von Aufmerksamkeit,
Wahrnehmung, Auffassung, Gedächtnis, Denken, Bewusstseinszustand und/oder Schlaf-Wach-Rhythmus sowie Veränderungen
der psychomotorischen Aktivitäten.

Ätiologie (mögliche Ursachen)

❏ Alter über 60 Jahre
❏ Alkoholabusus
❏ Delirium *(Entzugserscheinungen)*
❏ Demenz *(Abbauprozess im Alter)*
❏ Drogenmissbrauch, Medikamentenmissbrauch
❏ *Traumatische und/oder metabolische Störungen des Zentral-
nervensystems (Zustand nach Schädelhirntrauma, Hyper-/Hy-
poglykämie usw.)*
❏ *Cerebrovaskuläre Störungen*
❏ *Medikamentennebenwirkungen bzw. Überdosierung*
❏ *Intoxikationen*
❏ *Mangelerscheinungen*
❏ *Exsikkose*
❏ *Hypotonie*

Symptome (Merkmale, Kennzeichen)

aus der Sicht des Patienten

❏ Unbehagen
❏ *Angst*
❏ *Geäußerte Besorgnis über seinen veränderten Zustand*

aus der Sicht der Pflegeperson

❏ Fehlende Motivation sinnvolles und zielgerichtetes Verhalten zu beginnen oder weiter zuführen

❏ Wechselhafte psychomotorische Verhaltensweise *(z. B. Reaktionsvermögen, Redefluss, unfreiwillige Bewegungen, Hyper-/Hypoaktivität usw.)*

❏ Fehlwahrnehmungen *(unangemessene Reaktionen)*

❏ Wechselndes Auftreten von Veränderungen: Bewusstsein, Aufmerksamkeit, Gedächtnis, Auffassung, Orientierung, Denken

❏ Erhöhte Agitiertheit, Ruhelosigkeit

❏ Halluzinationen

❏ Plötzlicher Beginn von Störungen im Schlaf-Wach-Rhythmus

❏ *Auffälliges soziales Verhalten (Distanzlosigkeit, Rückzug)*

Patientenbezogene Pflegeziele

1. Der Patient weist verringerte Phasen der Desorientierung auf.
2. Der Patient fühlt sich in seiner Umgebung sicher.

Maßnahmen

I. Beurteilen des Ausmaßes der akuten Verwirrtheit

1. Ermitteln Sie das Ausmaß der Verwirrtheit (Bewusstsein, Aufmerksamkeit, Auffassung, Gedächtnis, Orientierung).
2. Erheben Sie die Einstellung zur Verwirrtheit (Patient, Bezugspersonen).
3. Achten Sie auf medizinische Diagnosen in Zusammenhang mit der Verwirrtheit.
4. Ermitteln Sie, wie sehr der Patient sich selbst und/oder seine Umwelt gefährdet.
5. Beziehen Sie die Angehörigen/Bezugsperson(en) in die Pflegeanamnese ein (z. B. Biographie).
6. Ermitteln Sie die Selbstpflegefähigkeit des Patienten.

II. Gestalten des Umfeldes des Patienten, um Sicherheit zu gewährleisten

1. Sorgen Sie für eine sichere Umgebung (z. B. gefährdende Stoffe/Gegenstände versperren).
2. Fördern Sie die Akzeptanz bei Mitpatienten und Angehörigen.

3. Statten Sie den Patienten mit einem Identifizierungsarmband aus.
4. Sorgen Sie für soziale Kontakte.
5. Sorgen Sie für individuell angepasste Kommunikationsmittel.
6. Vgl.:

PD 00102   *Selbstpflegedefizit: Essen/Trinken*
PD 00108   *Selbstpflegedefizit: Waschen/Sauberhalten*
PD 00109   *Selbstpflegedefizit: Kleiden/Pflegen der äußeren Erscheinung*
PD 00110   *Selbstpflegedefizit: Ausscheiden*
PD 00098   *Haushaltsführung, beeinträchtigt*
PD 00097   *Beschäftigungsdefizit*

III. Fördern des bestmöglichen Verhaltens

1. Bieten Sie dem Patienten immer wieder Orientierungshilfen an (an Zeit und Ort orientiert halten).
2. Ermutigen Sie Bezugspersonen, vertraute Dinge mitzunehmen (z. B. Fotos, persönliche Kleidungsstücke usw.).
3. Besprechen Sie gegenwärtige Ereignisse (z. B. jahreszeitliches Geschehen, aktuelles Tagesgeschehen, biographische Daten usw.).
4. Sprechen Sie den Patienten immer wieder mit seinem Namen an, stellen Sie sich selbst jedes Mal vor (Name, Funktion).
5. Planen Sie mit dem Patienten/Bezugsperson(en) eine individuelle Tagesstruktur, Beschäftigungstherapie, Animationstherapie.
6. Ermutigen Sie den Patienten, an Entscheidungen teilzunehmen.
7. Fördern Sie alle Maßnahmen, die dazu beitragen, einen Realitätsbezug herzustellen (z. B. nicht mit ihm streiten, verwirrten Aussagen nicht zustimmen usw.).
8. Formulieren Sie Informationen kurz und unmissverständlich.
9. Geben Sie dem Patienten genügend Zeit zur Informationsverarbeitung.

IV. Fördern des Wohlbefindens

1. Evaluieren Sie regelmäßig, ob die gesetzten Maßnahmen vom Patienten toleriert werden (z. B. Dauerkatheter, Venflon, zuverlässige Medikamenteneinnahme usw.).
2. Fördern Sie „zuträgliche" soziale Kontakte.
3. Fördern Sie eine individuelle, angenehme Atmosphäre (z. B. Düfte, Musik usw.).
4. Führen Sie geplante Maßnahmen kontinuierlich durch.

5. Schaffen Sie bei Mitpatienten Verständnis bei abweichendem Sozialverhalten und versuchen Sie zu vermitteln.
6. Informieren Sie Angehörige/Bezugsperson(en) über Selbsthilfegruppen und sonstige soziale Einrichtungen.

Pflegediagnose 00129 (8.2.3.) nach der NANDA Taxonomie II

Verwirrtheit, chronisch

*Thematische Gliederung: **Integrität der Person***

Definition

Ein Zustand, indem ein Patient eine irreversible, lang dauernde und/oder fortschreitende Verschlechterung von Intellekt und Persönlichkeit erlebt. (Charakterisiert durch eine verminderte Fähigkeit, Umweltreize zu interpretieren, sowie eine verminderte Aufnahmefähigkeit von intellektuellen Gedankenvorgängen, manifestiert durch Störungen der Merkfähigkeit, Orientierung und des Verhaltens.)

Ätiologie (mögliche Ursachen)

❏ Multiinfarkt-Demenz
❏ Korsakoff´sche Psychose
❏ Kopfverletzungen
❏ Alzheimer Krankheit
❏ Cerebrovaskuläre Ereignisse
❏ *Cerebrale Schädigung durch Intoxikationen/Hypoxien*
❏ *Neurologisch-degenerative Erkrankungen*
❏ *Traumatisch-degenerative Erkrankungen*
❏ *Traumatische und/oder metabolische Schädigungen des Zentralnervensystems*
❏ *Hirntumore*
❏ *Krankheiten im Endstadium (z. B. Nierenversagen, AIDS, cerebrale Infektionskrankheiten)*

Symptome (Merkmale, Kennzeichen)

aus der Sicht der Pflegeperson

❏ Veränderte Interpretation von und Reaktion auf Reize
❏ Klinischer Nachweis einer hirnorganischen Schädigung
❏ Progressive, seit langem bestehende kognitive Beeinträchtigung
❏ Persönlichkeitsveränderung

❏ Gedächtnisstörung (Kurz-/Langzeitgedächtnis)
❏ Beeinträchtigtes Sozialverhalten
❏ Keine Veränderung im Bewusstseinsgrad
❏ *Gestörtes Zeitgefühl*
❏ *Unfähigkeit, eine Auswahl oder Entscheidung zu treffen*
❏ *Beeinträchtigung der Sprachfähigkeit*
❏ *Vermindertes Urteilsvermögen*
❏ *Veränderungen im Gefühlsleben (z. B. Niedergeschlagenheit)*
❏ *Nachlassende Hemmungen*
❏ *Zunehmend gedankenverloren*
❏ *Psychotisch-paranoides Verhalten*
❏ *Beeinträchtigung der kognitiven Fähigkeiten (Verlust der Fähig-keit, alltägliche Handlungen zu planen und zielorientiert durch-zuführen)*
❏ *Zunehmend verminderte Stresstoleranz (z. B. ängstliches, aufge-regtes oder gewalttätiges Verhalten, Zurückgezogenheit oder Vermeidung, zwanghaft wiederholtes Verhalten)*
❏ *Vermindertes Orientierungsvermögen bezüglich Zeit, Ort, Per-son, Situation*

Vier Stadien der Desorientierung nach N. Feil
(B. Scharb, 1999, S.75):

Stadium I: Mangelhafte Orientierung
             (unglückliche Orientierung an der Realität)
Stadium II: Zeitverwirrung
             (Verlust der kognitiven Fähigkeiten)
Stadium III: Sich wiederholende Bewegungen
             (Ersatz der Sprache durch kinästhetisch dominierende
             Stereotypen)
Stadium IV: Vegetieren
             (totaler Rückzug nach innen)

Patientenbezogene Pflegeziele

1. Der Patient nimmt an pflegetherapeutischen Maßnahmen teil.
2. Der Patient zeigt verminderte Phasen der Unruhe, Aggressivität und/oder Zurückgezogenheit.
3. Der Patient fühlt sich ruhig und entspannt.
4. Der Patient zeigt einen normalen Wach-Schlaf-Rhythmus.

5. Der Patient kann sich in seiner Umgebung sicher bewegen und führt Selbstpflege (im Detail angeben) selbstständig durch.

Maßnahmen

Vgl.: *PD 00128 Verwirrtheit, akut* – Maßnahmen I bis IV.

I. Ermitteln des Ausmaßes der Desorientierung/Verwirrtheit (Person, Ort, Zeit, Situation)

1. Ermitteln Sie das Ausmaß der Desorientierung/Verwirrtheit (Bewusstsein, Aufmerksamkeit, Auffassung, Gedächtnis, Orientierung).
2. Ermitteln Sie den Grad der Desorientierung/Verwirrtheit und dokumentieren Sie Schwankungen, welche tageszeitlich, von äußeren Umständen und dem eigenen Wohlbefinden des Patienten abhängig sein können.
3. Erheben Sie die Einstellung zur Desorientierung/Verwirrtheit (Patient, Bezugspersonen).
4. Achten Sie auf medizinische Diagnosen in Zusammenhang mit der Verwirrtheit.
5. Ermitteln Sie, wie sehr der Patient sich selbst und/oder seine Umwelt gefährdet.
6. Ermitteln Sie die Gründe für Angst/Frustration, die mit dem aggressiven Verhalten des Patienten in Verbindung stehen (z. B. Beschränkungen, Angst vor Wasser usw.).

II. Gestalten des Umfeldes des Patienten, um Sicherheit zu gewährleisten

1. Passen Sie die Kommunikation den Fähigkeiten des Patienten an.
2. Unterlassen Sie, mit dem Patienten in einer Art „Babysprache" zu sprechen oder ihn mit „Mama" oder „Papa" oder ähnlichem anzusprechen.
3. Wenden Sie Techniken zur Steigerung der Stresstoleranz an (z. B. konkurrierende oder exzessive Reize vermindern, umherwandern erlauben, bei Ausdruck von Müdigkeit und/oder steigender Angst, Reize reduzieren usw.).
4. Verwenden Sie einfache Sätze und wiederholen sie diese bei Bedarf.

5. Fördern Sie das Wiedererlernen der Selbstpflegefähigkeiten des Patienten bei der Ausscheidung, beim Essen und Trinken, beim Kleiden etc.
6. Finden Sie heraus, anhand welcher Gegenstände oder Situationen sich der Patient orientieren kann (Bodenmarkierung, Farben, Geräusche, Blumenstock etc.).

III. Fördern des Wohlbefindens

1. Verwenden Sie Techniken, die den Patienten anregen bzw. fördern (reaktivierende Pflege nach Böhm).
2. Ermutigen Sie Bezugspersonen, vertraute Dinge mitzunehmen (z. B. Fotos, persönliche Kleidungsstücke usw.).
3. Wenden Sie Entspannungsübungen an.
4. Beteiligen Sie den Patienten an Gruppenspielen.
5. Fördern Sie den Patienten durch sensorische Stimulation – taktil, akustisch, olfaktorisch etc. (z. B. Berührung ist die intimste Form der Kommunikation und erfüllt zumindest ansatzweise das psychosoziale Grundbedürfnis nach Geborgenheit und Sicherheit).
6. Fördern Sie den Patienten durch Erinnerungstherapie.
7. Fördern Sie den Patienten durch gerontologische Maßnahmen.
8. Fördern Sie den Patienten durch Maßnahmen der basalen Stimulation.
9. Fördern Sie den Patienten durch spezielle validierende Pflege.

Pflegediagnose 00130 (8.3.) nach der NANDA Taxonomie II

Denkprozess, verändert

Thematische Gliederung: **Integrität der Person**

Definition
Der Zustand, bei dem ein Patient eine Störung der kognitiven Abläufe (Situationen richtig erkennen, verarbeiten und zuordnen) und der kognitiven Vorgänge erlebt.

Ätiologie (mögliche Ursachen)
(In Entwicklung durch die NANDA)

❑ *Physiologische Veränderungen, Altern, Hypoxie, Kopfverletzungen*
❑ *Hirnorganische Veränderungen*
❑ *Schlafentzug*
❑ *Psychische Konflikte*

Symptome (Merkmale, Kennzeichen)

aus der Sicht des Patienten

❑ *Veränderte Wahrnehmung*
❑ *Wahnvorstellungen*

aus der Sicht der Pflegeperson

❑ Kognitive Dissonanz (Differenz zwischen Denken und Handeln)
❑ Gedächtnisdefizit/-probleme *(Desorientierung bezüglich Zeit, Ort, Person, Umstände und Ereignisse)*
❑ Ungenaue Interpretation der Umwelt
❑ Erhöhte oder verminderte Aufmerksamkeit
❑ Ablenkbarkeit (veränderte Konzentration)
❑ Ich-Bezogenheit *(Ereignisse und Bedeutungen werden auf die eigene Person bezogen)*
❑ Unangepasstes, unrealistisches Denken
❑ *Kognitive Störung (beeinträchtigte Fähigkeit, Gedanken nach-*

zuvollziehen, Probleme zu lösen, rational zu denken, abstrakt oder begrifflich zu denken)
❏ *Konfabulation (Erzählung meist zufälliger Einfälle, ohne Bezug zur jeweiligen Situation)*
❏ *Unangemessenes, soziales Verhalten*

Patientenbezogene Pflegeziele

1. Der Patient erkennt Veränderungen im Denken und Verhalten.
2. Der Patient zeigt Verhaltensweisen/Veränderungen der Lebensweise, um Veränderungen des geistigen Zustandes vorzubeugen oder diese auf ein Mindestmaß zu beschränken.
3. Der Patient erkennt Maßnahmen, um wirksam mit der Situation umgehen zu können.
4. Der Patient versteht und spricht über die ursächlichen/begünstigenden Faktoren.
5. Der Patient wahrt den gewohnten Realitätssinn.

Maßnahmen

I. Ermitteln der ursächlichen/begünstigenden Faktoren

1. Ermitteln Sie Faktoren, die von Bedeutung sind (z. B. organisches Psychosyndrom [akut/chronisch], Alzheimer Krankheit, Hirndruck, Infektionen, Mangelernährung, sensorische Verluste, Delirium).
2. Ermitteln Sie den Medikamenten-/Suchtmittelkonsum, der möglicherweise Nebenwirkungen bzw. veränderte Gedankenabläufe und veränderte sensorische Wahrnehmung verursacht.
3. Ermitteln Sie die Nahrungszufuhr/Ernährungszustand.
4. Beobachten Sie das Auftreten von Verfolgungswahn, Wahnvorstellungen und Halluzinationen.

II. Ermitteln des Ausmaßes der Beeinträchtigung

1. Ermitteln Sie das Ausmaß der Beeinträchtigung beim Denkvermögen, Gedächtnis, bei der Orientierung in Bezug auf Person/Ort/Zeit.
2. Beobachten Sie die Konzentrationsspanne/Ablenkbarkeit.
3. Beachten Sie Veränderungen im Verhalten, wie z. B. persönliche

Vernachlässigung. Beobachten Sie eine verlangsamte und/oder verwaschene Sprache.

4. Sprechen Sie mit der Bezugsperson über die Vorgeschichte, über das gewohnte Denkvermögen, Gesamtdauer des Problems und sammeln Sie andere sachdienliche Informationen.

5. Ermitteln Sie den Angstzustand in der gegebenen Situation.

III. Vorbeugen von weiterem Abbau und Fördern des bestmöglichen Denkvermögens

1. Leisten Sie situationsbezogen Mithilfe bei der Therapie der zugrundeliegenden Probleme (z. B. bei Anorexie, erhöhtem Hirndruck, Schlafstörungen usw.).

2. Überwachen und dokumentieren Sie die Vitalzeichen nach Bedarf.

3. Führen Sie bei Bedarf eine neurologische Überwachung durch (Gerstenbrand- Skala, Glasgow-Koma-Skala). Beobachten Sie dabei Veränderungen der Bewusstseinslage.

4. Informieren Sie sich über die Laborwerte bezüglich metabolischer Alkalose, Hypokaliämie, Ammoniakspiegel, Infektionszeichen usw.

5. Prüfen Sie die Fähigkeit des Patienten, Mitteilungen aufzunehmen und sich selbst mitzuteilen. Benutzen Sie andere Möglichkeiten, wenn der Patient nicht verbal kommunizieren kann.

6. Informieren Sie den Patienten über Zeit/Ort/Person als Orientierungshilfe.

7. Führen Sie regelmäßig Schriftproben durch, um Unterschiede festzustellen.

8. Sorgen Sie für Sicherheitsvorkehrungen (z.B. Bettseitenteile, Polsterungen) und kontrollieren Sie diese.

9. Beobachten Sie Verhaltensweisen, die auf Gewalttätigkeit schließen lassen und unternehmen Sie die entsprechenden Schritte.

10. Überwachen Sie die medikamentöse Therapie.

11. Sorgen Sie dafür, dass die Bezugsperson(en) Informationen erhalten.

12. Beziehen Sie die Familie/Bezugsperson(en) in die Planungsschritte mit ein.

IV. Unterstützen des Patienten/der Bezugsperson(en), Bewältigungsstrategien zu entwickeln, wenn der Zustand irreversibel ist

1. Wahren Sie eine angenehme, ruhige Atmosphäre und gehen Sie behutsam und ruhig auf den Patienten zu.
2. Geben Sie einfache Anweisungen, verwenden Sie kurze Wörter und einfache Sätze.
3. Hören Sie aufmerksam zu, um dem Betroffenen Interesse und Wertschätzung zu vermitteln.
4. Wahren Sie eine realitätsorientierte Beziehung und ein Umfeld (Uhren, Kalender, persönliche Gegenstände, Dekorationen entsprechend der Jahreszeit).
5. Beschreiben Sie den Realitätsbezug präzise und stellen Sie unlogisches Denken nicht in Frage, dies kann zu defensiven Reaktionen führen.
6. Vermindern Sie provokante Stimuli, negative Kritik, Argumente und Konfrontationen, um Kampf-/Fluchtreaktionen zu vermeiden.
7. Überfordern Sie den Patienten nicht mit Aktivitäten und forcierter Kommunikation.
8. Respektieren Sie Individualität, Privatsphäre und Ruhebedürfnisse des Patienten.
9. Gehen Sie mit Körperkontakt umsichtig um, respektieren Sie persönliche Bedürfnisse. Beachten Sie dabei die Bedeutung des Körperkontaktes in physischer und psychischer Hinsicht.
10. Sorgen Sie für ausgewogene Ernährung. Ermutigen Sie den Patienten zu essen. Sorgen Sie für eine angenehme Atmosphäre und lassen Sie dem Patienten genügend Zeit zum Essen.
11. Lassen Sie dem Patienten vermehrt Zeit, um auf Fragen/Bemerkungen zu reagieren und einfache Entscheidungen treffen zu können.
12. Unterstützen Sie den Patienten/Bezugsperson(en) beim Trauerprozess über Ich-Verlust/Verlust von Fähigkeiten (z. B. bei Alzheimer-Krankheit).
13. Informieren Sie den Patienten über die Teilnahme an Selbsthilfegruppen.

V. Fördern des Wohlbefindens

1. Helfen Sie mit, das für den Patienten entsprechende Therapie-/ Rehabilitationsprogramm herauszufinden.
2. Erklären Sie die Wichtigkeit der Kooperation in der Therapie.
3. Fördern Sie eine soziale Eingliederung im Rahmen der individuellen Möglichkeiten.
4. Helfen Sie dem Patienten/der Bezugsperson bei der weiteren Lebensplanung, wenn das Problem fortschreitend/längerfristig ist.
5. Verweisen Sie auf soziale Institutionen (z. B. Tageszentren, Hilfsgruppen usw.).
6. Vgl.:

   PD 00102   *Selbstpflegedefizit: Essen/Trinken*
   PD 00108   *Selbstpflegedefizit: Waschen/Sauberhalten*
   PD 00109   *Selbstpflegedefizit: Kleiden/Pflegen der äußeren Erscheinung*
   PD 00110   *Selbstpflegedefizit: Ausscheiden*
   PD 00135   *Trauern, unbewältigt*
   PD 00136   *Trauern, vorzeitig*
   PD 00122   *Sinneswahrnehmungen, gestört*
   PD 00024   *Durchblutungsstörung*

Gedächtnis, beeinträchtigt

Thematische Gliederung: **Integrität der Person**

Definition

Die Unfähigkeit des Patienten, sich an bestimmte Gedächtnis-
inhalte zu erinnern oder bestimmte Verhaltensweisen abzuru-
fen. (Eine beeinträchtigte Gedächtnisleistung kann in Verbindung mit pathophysiologischen oder situativen Faktoren auftreten und vorübergehend oder dauerhaft sein.)

Ätiologie (mögliche Ursachen)

- Gestörter Flüssigkeits- und Elektrolythaushalt
- Neurologische Störung
- Ausgeprägte Umweltstörung
- *Cerebrovaskuläre Störung*
- Anämie
- Akute oder chronische Hypoxie
- Verminderte Herzleistung
- *Traumatische und/oder metabolische Störungen des Zentral-
  nervensystems*
- *Intoxikation (endogene bzw. exogene)*
- *Medikamentennebenwirkungen*
- *Raumfordernde Prozesse*
- *Psychische Erkrankung*
- *Stress*
- *Müdigkeit*
- *Schmerz*
- *Angst*
- *Drogen*
- *Trauer*
- *Schlafdefizit/Schlafstörung*
- *Negative Ereignisse*
- *Entwicklungsrückstand*

Symptome (Merkmale, Kennzeichen)

aus der Sicht des Patienten

❏ Erfahrungen im Zusammenhang mit dem Vergessen
❏ *Äußerung über das Unvermögen, Neues zu lernen und/oder sich zu merken*
❏ *Äußerung über die Unfähigkeit, sich an kürzlich oder vergangenes Geschehen zu erinnern*

aus der Sicht der Pflegeperson

❏ Unfähigkeit, sich an Faktenwissen zu erinnern
❏ Unfähigkeit, sich an jüngste oder vergangene Ereignisse zu erinnern
❏ Unfähigkeit, neue Verhaltensweisen oder Informationen zu erlernen oder zu behalten
❏ Unfähigkeit, sich zu erinnern, ob eine bestimmte Handlung durchgeführt wurde
❏ Unfähigkeit, ein zuvor erlerntes Verhalten auszuführen
❏ Vergisst, eine Verhaltensweise zu einem festgelegten Zeitpunkt auszuführen
❏ *Einschränkungen in den sozialen Fähigkeiten*

Patientenbezogene Pflegeziele

1. Der Patient erkennt und/oder akzeptiert seine Beeinträchtigung.
2. Der Patient kennt Verhaltensweisen, die seine Sicherheit gewährleisten.
3. Der Patient kennt Techniken, um sein Gedächtnis zu trainieren.

Maßnahmen

I. Ermitteln der ursächlichen/begünstigenden Faktoren

1. Ermitteln Sie, welche Faktoren von Bedeutung für den Patienten sind.
2. Ermitteln Sie das Ausmaß der Gedächtnisbeeinträchtigung.
3. Ermitteln Sie inwieweit der Patient sich selbst oder die Umwelt gefährdet.
4. Beziehen Sie Angehörige/Bezugsperson(en) in die Pflegeanamnese (Biographie) ein.

5. Ermitteln Sie die günstigsten Zeiten für ein Gedächtnistraining.
6. Beachten Sie Veränderungen der Stimmungslage (negative Erlebnisse können Ursache für Gedächtnisstörungen sein).
7. Erheben Sie die Selbstpflegefähigkeit des Patienten.
8. Vgl.:

PD 00102 *Selbstpflegedefizit Essen/Trinken*
PD 00108 *Selbstpflegedefizit Waschen/Sauberhalten*
PD 00109 *Selbstpflegedefizit Kleiden/Pflege der äußeren Erscheinung*
PD 00110 *Selbstpflegedefizit Ausscheiden*
PD 00098 *Haushaltsführung, beeinträchtigt*
PD 00097 *Beschäftigungsdefizit*

II. Vorbeugen von weiterem Abbau und Fördern der bestmöglichen Gedächtnisleistung

1. Korrigieren Sie den Patienten bei falschen Interpretationen.
2. Formulieren Sie Informationen kurz und unmissverständlich.
3. Fördern Sie alle Maßnahmen, die dazu beitragen, einen Realitätsbezug herzustellen (z. B. falschen Aussagen nicht zustimmen).
4. Geben Sie dem Patienten genügend Zeit zur Informationsverarbeitung.
5. Bieten Sie dem Patienten immer wieder Orientierungshilfen an.
6. Sorgen Sie für angemessene Sicherheitsmaßnahmen.
7. Setzen Sie klare, kurze und direkte Ziele zur Pflege und Selbstfürsorge.

III. Unterstützen und Erstellen eines Trainingsprogramms mit dem Patienten/der Bezugsperson

1. Schreiben Sie Dinge nieder (Merkhilfen).
2. Verwenden Sie akustische Reize (z. B. Glocke, Wecker) zur Erinnerung.
3. Vereinbaren Sie bestimmte Plätze für bestimmte Gegenstände (z. B. Schlüssel).
4. Strukturieren Sie mit dem Patienten einen gleichmäßigen Tagesablauf.
5. Besprechen Sie mit dem Patienten Merkhilfen („Eselsbrücken").
6. Geben Sie dem Patienten die Möglichkeit über seine Gefühle zu reden.

7. Gestalten Sie die Umgebung des Patienten mit persönlichen Dingen (z. B. Fotos), um die Erinnerung anzuregen.

IV. Fördern des Wohlbefindens

1. Schaffen Sie eine, die Lernsituation begünstigende Atmosphäre.
2. Informieren Sie den Patienten/die Bezugsperson über soziale Einrichtungen und Selbsthilfegruppen.
3. Geben Sie dem Patienten/der Bezugsperson positives Feedback.
4. Schulen Sie Angehörige/Bezugspersonen ein.
5. Beraten Sie den Patienten über gesundheitsfördernde Maßnahmen in Zusammenhang mit der Ursache der Pflegediagnose.

Pflegediagnose 00135 (9.2.1.1.) nach der NANDA Taxonomie II

Trauern, unbewältigt

*Thematische Gliederung: **Integrität der Person***

Definition
Anhaltende oder erfolglose intellektuelle und emotionale Anstrengung eines Patienten, einer Familie oder Gemeinschaft, (nicht abgeschlossene Trauer), um ihr Selbstkonzept an ein Verlusterlebnis anzupassen.

Ätiologie (mögliche Ursachen)

❏ Aktueller oder wahrgenommener Verlust. Dies schließt Menschen, Besitz, einen Arbeitsplatz, Status, Heim, Ideale, Körperteile und Körperfunktionen mit ein
❏ *Nicht vorhandene Unterstützungssysteme*
❏ *Die nicht erfüllte Erwartung „stark zu sein"*

Symptome (Merkmale, Kennzeichen)

aus der Sicht des Patienten

❏ Aufleben lassen weit zurückliegender Erinnerungen, mit unvermindertem Erleben der Trauer
❏ Äußert Schmerz über den Verlust
❏ Nicht-Wahrhaben-Wollen des Verlustes
❏ Ausdruck von Schuldgefühlen
❏ Äußert ungelöste Fragen
❏ Zorn
❏ Veränderungen der Gewohnheiten beim Essen, Schlafen und Träumen, des Aktivitätsgrades, der Libido, der Konzentration und/oder im Erfüllen der täglichen Pflichten
❏ Idealisierung des verlorenen Objekts (z. B. Personen, Eigentum, Anstellung, Status, Heim, Ideale, Körperteile und Körperfunktionen)
❏ Äußert, mit dem Verlust nicht zurecht zu kommen
❏ *Niedergeschlagenheit über einen langen Zeitraum*

❏ *Probleme im Aufbau neuer Beziehungen, Finden neuer Interessen*

❏ Probleme nach dem Verlust, das eigene Leben neu zu gestalten

❏ *Hoffnungslosigkeit*

aus der Sicht der Pflegeperson

❏ Wiederholter Gebrauch unwirksamer Verhaltensweisen, in Verbindung mit Versuchen sich wieder in einer Beziehung zu engagieren

❏ Längerer Einschnitt in die Lebensfunktionen

❏ Eintreten oder Ausbrechen somatischer oder psychosomatischer Reaktionen

❏ Zorn

❏ Traurigkeit

❏ Schwierigkeiten, den Verlust auszudrücken

❏ Regression auf eine frühere Entwicklungsstufe

❏ Labiler Gemütszustand

❏ *Weinen*

❏ *Verzögerte emotionale Reaktionen*

❏ Schreien

❏ *Soziale Isolation*

❏ *Ablehnung von Hilfe bei der Trauerbewältigung*

Patientenbezogene Pflegeziele

1. Der Patient erkennt den Verlust an.
2. Der Patient akzeptiert den Trauerprozess.
3. Der Patient zeigt abnehmende Reaktionen von Trauer und Schmerz.
4. Der Patient beteiligt sich an den Aktivitäten des täglichen Lebens.
5. Der Patient spricht ein Gefühl des Fortschrittes im Verarbeiten der Trauer und Hoffnung für die Zukunft aus.

Maßnahmen

I. Ermitteln der ursächlichen/begünstigenden Faktoren

1. Stellen Sie den erlittenen Verlust fest. Achten Sie auf subtile Zeichen der Traurigkeit (z. B. Seufzen, abwesender Blick).

2. Beachten Sie, welche Trauerphase ausgedrückt wird: Nicht-Wahrhaben-Wollen, Zorn, Verhandeln, Niedergeschlagenheit, Annahme.
3. Stellen Sie das Leistungsvermögen und die Fähigkeit für sich selbst zu sorgen fest.
4. Achten Sie auf ausweichendes Verhalten (z. B. Zorn, Rückzug).
5. Ermitteln Sie transkulturelle Faktoren und die Art, wie der Betroffene mit früherem Verlust umgegangen ist.
6. Ermitteln Sie die Bedürfnisse der Bezugspersonen.
7. Vgl. *PD 00136 Trauern, vorzeitig*

II. Unterstützen des Patienten, mit dem Verlust angemessen umzugehen

1. Ermutigen Sie zum Gespräch ohne Konfrontation mit der Realität (hilfreich bei beginnender Verarbeitung und Annahme).
2. Ermutigen Sie den Patienten, über das zu sprechen, was er möchte, und versuchen Sie nicht, den Patienten zu zwingen, „den Tatsachen ins Auge zu sehen".
3. Hören Sie den Gefühlsäußerungen aktiv zu und seien Sie zur Hilfe bereit. Drücken Sie Anteilnahme aus.
4. Ermutigen Sie den Patienten, Angst und Furcht auszudrücken (Vgl. *PD 00146 Angst; PD 00148 Furcht*).
5. Anerkennen Sie die Gefühle des Patienten (Zorn, Wut, Trauer), setzen Sie aber Grenzen bei destruktivem Verhalten.
6. Anerkennen Sie vorhandene Schuldgefühle und unterstützen Sie den Patienten, Schritte zur Verarbeitung zu unternehmen.
7. Unterstützen Sie Bezugspersonen, mit der Reaktion des Patienten umzugehen. (Bezugspersonen reagieren nach eigener Betroffenheit, die miteinbezogen werden muss.)
8. Respektieren Sie Bedürfnisse und Wünsche des Patienten nach Stille, Privatsphäre und/oder Gespräch.
9. Gestehen Sie dem Patienten eine Phase der Niedergeschlagenheit zu.
10. Verstärken Sie die Anwendung von Bewältigungsformen, die früher geholfen haben.
11. Vergleichen Sie *PD 00072 Verneinung, unwirksam*, wenn die Verleugnung des Verlustes aufrechterhalten wird.

III. Fördern des Wohlbefindens

1. Sprechen Sie mit dem Patienten über wirksame Möglichkeiten, mit schwierigen Situationen umzugehen.
2. Informieren Sie über einen normalen Trauerprozess.
3. Lassen Sie den Patienten familiäre, religiöse und kulturelle Faktoren bestimmen, die für ihn bedeutsam sind.
4. Ermutigen Sie den Patienten zur Teilnahme an Aktivitäten (Sport, Spiel etc.).
5. Fördern Sie den Kontakt zu anderen, entsprechend den Fähigkeiten des Patienten/der Trauerphase.
6. Besprechen und erleichtern Sie nach Bedarf die Planung der Zukunft (z. B. Beerdigung).
7. Informieren Sie über andere Unterstützungssysteme (z. B. Beratung, Psychotherapie, Hilfsgruppen, Krisenintervention), wenn zusätzliche Hilfe erforderlich ist, um die gegenwärtigen Probleme zu lösen.

Pflegediagnose 00136 (9.2.1.2.) nach der NANDA Taxonomie II

Trauern, vorzeitig

Thematische Gliederung: ***Integrität der Person***

Definition
Der Zustand eines Patienten, einer Familie oder Gemeinde, der/die mittels intellektuellen oder emotionalen Reaktionen und Verhaltensweisen an der Anpassung ihres Selbstkonzeptes an ein wahrgenommenes, aber potenzielles Verlusterlebnis arbeiten.

Ätiologie (mögliche Ursachen)
(In Entwicklung durch die NANDA)

❑ *Der potenzielle Verlust einer Bezugsperson, eines wichtigen Objektes*

Pathophysiologisch

❑ *Verlust einer Funktion oder der Unabhängigkeit durch: neurologische, cardiovaskuläre, muskuloskeletäre Beeinträchtigung, Verdauungsstörungen, renale Beeinträchtigungen, Trauma*

Behandlungsbedingt

❑ *Langzeitdialyse, chirurgische Eingriffe, wie Amputation, Colostomie, Hysterektomie etc.*

Situationsbezogen

❑ *Auswirkungen von chronischen Schmerzen, terminale Erkrankungen, Tod*
❑ *Änderungen in den Lebensgewohnheiten, wie Heirat, Geburt, Trennungen, Scheidung, Kinder verlassen das Elternhaus, Pensionierung*

Entwicklungsbedingt

❑ *Verlust der früheren Fähigkeiten durch Altern, der Aufgabe (Beruf)*
❑ *Verlust von Freunden, der Heimat*
❑ *Besetzung (Krieg)*

Symptome (Merkmale, Kennzeichen)

aus der Sicht des Patienten

- ❏ Ausdruck von Schmerz über einen potenziellen Verlust
- ❏ Trauer
- ❏ Schuldgefühle
- ❏ Nicht-Wahrhaben-Wollen eines potenziellen Verlustes
- ❏ Wut
- ❏ Nicht-Wahrhaben-Wollen der Bedeutsamkeit des Verlustes
- ❏ Verhandeln
- ❏ Änderungen in Essensgewohnheiten, Schlafgewohnheiten, Traumgewohnheiten, Aktivitätsgrad, Libido
- ❏ *Änderung der sozialen Gewohnheiten*
- ❏ *Ärger*
- ❏ *Unterdrückte/verdrängte Gefühle*

aus der Sicht der Pflegeperson

- ❏ Potenzieller Verlust eines wichtigen Objekts (z. B. Personen, Eigentums, Anstellung, Status, Zuhause, Idealen, Körperteilen und Funktionen)
- ❏ Veränderte Kommunikationsmuster
- ❏ Schwierigkeiten, die neue oder andere Rolle anzunehmen
- ❏ Lösung der Trauerarbeit vor dem Eintreten des Verlusts
- ❏ *Veränderter Affekt*
- ❏ *Weinen*

Patientenbezogene Pflegeziele

1. Der Patient nimmt seine Gefühle wahr und drückt sie aus (z. B. Traurigkeit, Schuldgefühle, Furcht).
2. Der Patient erkennt Probleme im Zusammenhang mit dem Trauerprozess (z. B. körperliche Probleme in Bezug auf Essen, Schlafen usw.) und sucht entsprechende Hilfe.
3. Der Patient beteiligt sich an Entscheidungen für die Zukunft.
4. Der Patient beteiligt seine Bezugspersonen bei seinen Angelegenheiten.

Maßnahmen

I. Ermitteln der ursächlichen/begünstigenden Faktoren

1. Ermitteln Sie die Ursache und ihre Bedeutung für den Patienten. „Welche Befürchtungen haben Sie?" – „Welche Auswirkungen könnte dies auf Sie persönlich haben?" – „Was sind Ihre Anliegen?"
2. Beobachten Sie, wie die Bezugspersonen auf die Sorgen des Patienten reagieren.

II. Ermitteln, wie der Betroffene mit der Situation umgeht

1. Ermitteln Sie frühere Lebenserfahrungen, Rollenwechsel und Bewältigungsformen, die mit der Gegenwart in Zusammenhang stehen.
2. Hören Sie, wie sich der Patient zu seiner Situation äußert.
3. Beobachten Sie die Körpersprache und klären Sie ihre Bedeutung mit dem Patienten ab.
4. Beachten Sie zurückgezogenes, zorniges Verhalten.
5. Ermitteln Sie Probleme, die sich auf Essen, Aktivitätsgrad, Sexualität, Rollenerfüllung auswirken (z. B. Arbeit, Elternschaft).
6. Beobachten Sie Kommunikation/Interaktion in der Familie.

III. Unterstützung des Patienten im Umgang mit der Situation

1. Bauen Sie eine therapeutische Beziehung auf.
2. Ermöglichen Sie angemessene Ausdrucksformen der Wut, Furcht (vgl. *PD 00146 Angst; PD 00148 Furcht*).
3. Respektieren Sie den Wunsch/die Bitte des Patienten, noch nicht über die Situation zu sprechen.
4. Informieren Sie den Patienten, dass individuelle Trauerreaktionen normal sind.
5. Seien Sie ehrlich beim Beantworten von Fragen und verhelfen Sie dem Patienten zu Informationen
6. Nehmen Sie eine positive Haltung ein. Wecken Sie jedoch keine falschen Hoffnungen.
7. Erkennen Sie vorhandene körperliche Probleme und gehen Sie darauf ein.
8. Besprechen Sie die Verabreichung von Beruhigungsmitteln/Tranquilizern im Behandlungsteam, weil sie das Durchleben der Trauerphase verzögern können.

9. Sprechen Sie über Einflussmöglichkeiten, z. B. was vom Betroffenen selbst verändert werden kann und was außerhalb seines Einflussbereiches liegt.
10. Lassen Sie Bezugspersonen an der Problemlösung, bei der Unterstützung und Begleitung des Patienten im Umgang mit der Situation teilnehmen.
11. Beziehen Sie den Patienten in entsprechende Übungsprogramme ein, unterstützen Sie ihn bei der Anwendung von Visualisierungs- und Entspannungstechniken.
12. Ermutigen Sie ihn zum Fortsetzen von gewohnten Aktivitäten des täglichen Lebens.

IV. Fördern des Wohlbefindens

1. Erkennen Sie Stärken/Vorteile, die der Patient bei sich selbst/innerhalb der Situation sieht.
2. Ermitteln Sie Unterstützungssysteme, Familie, Freunde usw.
3. Teilen Sie dem Patienten mit, dass es gut ist, Gefühle hochkommen zu lassen und sie entsprechend zu zeigen.
4. Ermutigen Sie den Patienten, wieder Aktivitäten und Aufgaben zu übernehmen.
5. Informieren Sie bei Bedarf über andere Ressourcen, wie z. B. Beratungsstellen, Krisenintervention, Psychotherapie, Hilfsgruppen.

Pflegediagnose 00137 (9.2.1.3.) nach der NANDA Taxonomie II

Traurigkeit, chronisch

Thematische Gliederung: Integrität der Person

Definition

Eine immer wieder kehrende, fortschreitende und durchdringende Traurigkeit (eines Elternteils, einer Pflegeperson, einer Person mit chronischer Krankheit oder Behinderung) im Zusammenhang mit einem andauernden Verlust, während des Verlaufes einer Krankheit oder Behinderung.

Ätiologie (mögliche Ursachen)

❏ Verlust einer geliebten Person
❏ Chronische, physische oder geistige Krankheit (z. B. geistige Behinderung, Multiple Sklerose, Frühgeburt, Spina bifida oder andere Geburtsschäden, chronische Geisteskrankheiten, Unfruchtbarkeit, Tumorerkrankung, Morbus Parkinson)
❏ Ein oder mehrere auslösende Momente (z. B. Krisen in der Krankheitsbehandlung, Krisen im Entwicklungsprozess, ungenutzte Möglichkeiten oder entscheidende Momente im Vergleich zu entwicklungsbezogenen sozialen/persönlichen Normen)
❏ Lebenslanges Pflegen einer betroffenen Person als unaufhörliche Erinnerung an den Verlust
❏ *Verwirrtheitszustände, Niedergeschlagenheit*
❏ *Enttäuschung, Leere, Angst, Frustration*
❏ *Hoffnungslosigkeit, Hilflosigkeit, Einsamkeit*
❏ *Niedriges Selbstwertgefühl*
❏ *Wiederholter Verlust*

Symptome (Merkmale, Kennzeichen)

aus der Sicht des Patienten

❏ Der Patient äußert mit dem Verlust nicht zurecht zu kommen
❏ Der Patient äußert ungelöste Fragen
❏ Der Patient äußert Schmerz über den Verlust

❏ Der Patient idealisiert die verlorene Person/Sache
❏ Der Patient will den Verlust nicht wahrhaben
❏ Der Patient reagiert mit Zorn, Niedergeschlagenheit, Angst über einen langen Zeitraum
❏ Der Patient verändert seine Gewohnheiten beim Essen, Schlafen und Träumen
❏ Der Patient verändert seine Gewohnheiten in Bezug auf den Aktivitätsgrad, der Libido, der Konzentration und im Erfüllen der täglichen Pflichten
❏ Der Patient lässt weit zurückliegende Erinnerungen aufleben
❏ Der Patient äußert Schuldgefühle, Hilflosigkeit und Hoffnungslosigkeit
❏ Der Patient äußert Probleme beim Aufbau neuer Beziehungen, neuer Interessen
❏ Der Patient äußert Probleme das eigene Leben neu zu gestalten
❏ Der Patient drückt innere Leere aus

aus der Sicht der Pflegeperson

❏ Weinen
❏ Zorn
❏ Traurigkeit
❏ Verzögerte emotionale Reaktion
❏ Soziale Isolation
❏ Ablehnung von angebotener Hilfe
❏ Schwierigkeiten den Verlust auszudrücken
❏ Labiler Gemütszustand

Patientenbezogene Pflegeziele

1. Der Patient erkennt den Verlust an.
2. Der Patient akzeptiert den Trauerprozess.
3. Der Patient beteiligt sich an Aktivitäten.
4. Der Patient lernt mit dem Verlust, der Trauer umzugehen.

Maßnahmen

I. Ermitteln der ursächlich begünstigenden Faktoren

1. Stellen Sie den erlittenen Verlust fest.

2. Finden Sie heraus in welcher Phase der Trauerarbeit der Patient steht.

3. Ermitteln Sie transkulturelle Faktoren und die Art mit dem der Betroffene mit früheren Verlusten umgegangen ist.

4. Achten Sie auf ausweichendes Verhalten.

5. Ermitteln Sie die Bedürfnisse der Bezugspersonen.

6. Stellen Sie das Leistungsvermögen und die Fähigkeit für sich selbst zu sorgen fest.

II. Unterstützen des Patienten mit dem Verlust angemessen umzugehen

1. Vermitteln Sie dem Patienten eine Grundhaltung der Akzeptanz, um seine Gefühle offen auszudrücken.

2. Bauen Sie eine Beziehung zum Patienten auf.

3. Seien Sie zu dem Patienten ehrlich, zeigen Sie Empathie und Fürsorge.

4. Halten Sie dem Patienten gegebene Versprechen.

5. Ermutigen Sie zum Gespräch, ohne Konfrontation mit der Realität.

6. Ermutigen Sie den Patienten über das zu sprechen, worauf er Lust hat, versuchen sie nicht den Patienten zu zwingen, den Tatsachen ins Auge zu sehen.

7. Ermutigen Sie den Patienten Angst und Furcht auszudrücken, vermitteln sie, dass Weinen angemessen ist.

8. Überlegen Sie, dass die Berührungen des Patient therapeutisch und angemessen sind (unter Berücksichtigung des kulturellen Hintergrundes).

9. Gestehen Sie dem Patienten eine Phase der Niedergeschlagenheit zu.

10. Ermutigen Sie den Patienten seine Wut auszudrücken, reagieren Sie nicht mit Abwehr, auch wenn die anfängliche Wut auf das Pflegepersonal und den Therapeuten übertragen wird.

11. Unterstützen Sie die Bezugspersonen mit der Reaktion umzugehen.

12. Respektieren Sie die Bedürfnisse und den Wunsch des Patienten nach Stille und Privatsphäre.

13. Verstärken Sie die Anwendung von Bewältigungsformen, die früher geholfen haben.

14. Anerkennen Sie vorhandene Schuldgefühle und unterstützen Sie den Patienten Schritte zur Verarbeitung zu übernehmen.

15. Hören Sie den Gefühlsäußerungen aktiv zu und seien Sie zur Hilfe bereit. Drücken Sie Anteilnahme aus.
16. Ermitteln Sie die spirituellen Bedürfnisse des Patienten und wenn nötig, helfen Sie diese zu erfüllen.

III. Fördern des Wohlbefindens

1. Sprechen Sie mit dem Patienten über wirksame Möglichkeiten mit der Situation umzugehen.
2. Informieren Sie über einen normalen Trauerprozess.
3. Helfen Sie dem Patienten durch körperliche Aktivitäten, wie Spazieren gehen, Volleyball, Gymnastik, aufgestaute Wut abzulassen.
4. Ermutigen Sie den Patienten eine spirituelle Unterstützung zu suchen.
5. Informieren Sie über andere Unterstützungssysteme wie Selbsthilfegruppen, Krisenintervention.
6. Lassen Sie den Patienten familiäre, religiöse und kulturelle Faktoren bestimmen, die für ihn von Bedeutung sind.
7. Besprechen Sie nach Bedarf die Planung der Zukunft.
8. Vgl.:
   PD 00146   Angst
   PD 00130   Denkprozess verändert
   PD 00053   Soziale Isolation

Pflegediagnose 00141 (9.2.3.) nach der NANDA Taxonomie II

Posttraumatische Reaktion

*Thematische Gliederung: **Integrität der Person***

Definition
Der Zustand, bei dem ein Patient eine anhaltend unangemessene Reaktion auf ein traumatisches, überwältigendes Ereignis zeigt.

Ätiologie (mögliche Ursachen)

- ❏ Ereignisse außerhalb der üblichen menschlichen Erfahrung
- ❏ Physischer und psychischer Missbrauch
- ❏ Tragisches Geschehen mit mehreren Toten
- ❏ Epidemien
- ❏ Plötzliche Zerstörung des eigenen Heims oder der Gemeinde
- ❏ Kriegsgefangenschaft
- ❏ Opfer krimineller Handlungen (Folter)
- ❏ Kriege
- ❏ Vergewaltigung
- ❏ Katastrophen
- ❏ Schwere Unfälle
- ❏ Augenzeuge von Verstümmelungen
- ❏ Augenzeuge von gewaltsamen Todesfällen oder andere Schrecken
- ❏ Schwerwiegende Bedrohung oder Verletzung der eigenen Person oder eines geliebten Menschen
- ❏ Industrie- und Fahrzeugunfälle
- ❏ Militäreinsatz

Symptome (Merkmale, Kennzeichen)

aus der Sicht des Patienten

- ❏ Konzentrationsschwierigkeiten
- ❏ Traurigkeit
- ❏ Aggressive Gedanken

- ❏ Überempfindlichkeit auf Sinnesreize
- ❏ Herzklopfen
- ❏ Wut und/oder Zorn
- ❏ Wiederholte Träume, Albträume
- ❏ Übertriebene Schreckhaftigkeit
- ❏ Hoffnungslosigkeit
- ❏ Scham
- ❏ Panikattacken
- ❏ Entfremdung
- ❏ Leugnen
- ❏ Entsetzen
- ❏ Niedergeschlagenheit
- ❏ Angst
- ❏ Selbstvorwürfe
- ❏ Furcht
- ❏ Magenbeschwerden
- ❏ Wiederkehrende Erinnerungen
- ❏ Kopfschmerzen
- ❏ *Enthaltung*
- ❏ Taubheitsgefühl

aus der Sicht der Pflegeperson

- ❏ Vermeidung
- ❏ Unterdrückung
- ❏ Aggressionen
- ❏ Bettnässen (bei Kindern)
- ❏ Erhöhte Wachsamkeit
- ❏ Veränderte Gemütszustände
- ❏ Medikamenten-, Drogen- und Suchtmittelmissbrauch
- ❏ Distanzierung
- ❏ Psychogene Amnesie
- ❏ Reizbarkeit
- ❏ *Rückzug*
- ❏ Zwanghaftes Verhalten
- ❏ *Verdrängung*

Patientenbezogene Pflegeziele

1. Der Patient äußert seine Gefühle und Ängste in Bezug auf das traumatische Ereignis.

2. Der Patient teilt seine Erlebnisse den Bezugspersonen mit.
3. Der Patient äußert, dass die Angst/Furcht vermindert ist, wenn die Erinnerungen wiederkehren.
4. Der Patient weist die Fähigkeit auf, mit psychischen Reaktionen auf eine individuelle, angemessene Weise umzugehen.
5. Der Patient berichtet, dass keine körperlichen Beschwerden und keine Schmerzen oder Missbehagen vorhanden sind.
6. Der Patient spricht über ein positives Selbstbild.
7. Der Patient zeigt angemessene Veränderungen der Lebensweise (z. B. Stellen-/Wohnortswechsel) und akzeptiert Hilfe von Bezugspersonen.
8. Der Patient nutzt verfügbare Unterstützungssysteme und sucht bei Bedarf professionelle Hilfe auf.
9. Der Patient zeigt Interaktionen mit anderen Menschen/Gruppen auf erwünschte und akzeptable Art.

Maßnahmen

Vgl. *PD 00142 Vergewaltigungssyndrom*, wenn das Trauma Folge einer Vergewaltigung ist.

I. Ermitteln der ursächlichen/begünstigenden Faktoren

Akute Phase

1. Informieren Sie sich über die körperliche Verletzung und ermitteln Sie Symptome, wie Benommenheit, Kopfschmerzen, Engegefühl in der Brustgegend, Übelkeit, Herzklopfen usw.
2. Ermitteln Sie soziale Aspekte des Traumas/Ereignisses (z. B. körperliche Entstellung, chronische Zustände, bleibende Behinderungen).
3. Ermitteln Sie die Angst im Zusammenhang mit der Situation und den Wissenstand der Person darüber.
4. Ermitteln und dokumentieren Sie psychische Reaktionen wie Zorn, Schock, Angst, Verleugnung, Schuldgefühle, Selbstvorwürfe etc.
5. Beachten Sie den soziokulturellen Hintergrund in Bezug auf die eigene Deutung des Vorfalls (z. B. Strafe Gottes, „es musste ja so kommen").
6. Ermitteln Sie, ob der Vorfall frühere Ereignisse aufgewühlt hat, welche die Einstellungen des Patienten zum derzeitigen Trauma beeinflussen.

7. Ermitteln Sie, ob Beziehungsstörungen vorhanden sind (z. B. Familie, Freunde, Mitarbeiter, weitere Bezugspersonen).
8. Achten Sie auf reserviertes Verhalten und Verweigerungstaktiken.
9. Achten Sie auf Zeichen zunehmender Angst (z. B. Schweigen, Stottern, Unruhe).
10. Achten Sie auf verbale/nonverbale Äußerungen von Schuldgefühlen oder Selbstvorwürfen, wenn der Patient ein Ereignis überlebt hat, das andere nicht überlebt haben.
11. Ermitteln Sie Zeichen/Phasen der Trauer.
12. Erkennen Sie die Entwicklung von phobischen Reaktionen auf alltägliche Dinge (z. B. Messer, Läuten der Türglocke, das Zufallen von Türen).

Chronische Phase

1. Achten Sie auf Zeichen einer länger andauernden Niedergeschlagenheit und auf wiederkehrende Erinnerungen und Albträume.
2. Achten Sie auf das Vorhandensein von chronischen Schmerzen oder Schmerzsymptomen in Bezug auf die körperliche Verletzung.
3. Achten Sie auf andauernde somatische Beschwerden (z. B. Übelkeit, Muskelspannung, Kopfschmerzen).
4. Ermitteln Sie das Ausmaß der gestörten Bewältigungsformen (z. B. Suchtverhalten).

II. Unterstützen des Patienten, mit der bestehenden Situation fertig zu werden

Akute Phase

1. Vermitteln Sie dem Patienten durch Ihre Anwesenheit das Gefühl der Sicherheit.
2. Unterstützen Sie, falls nötig, den Patienten bei der Einvernahme durch Behörden.
3. Bauen Sie eine therapeutische Beziehung auf, damit sich der Patient frei über Gefühle und Befürchtungen äußern kann.
4. Unterstützen Sie den Patienten bei Aktivitäten des täglichen Lebens.
5. Geben Sie Orientierungshilfen und unterstützen Sie den Patienten bei der Reorientierung.
6. Unterstützen Sie den Patienten dabei, seine eigenen Stärken positiv zu nutzen.

7. Finden Sie Bezugspersonen, die dem Patienten bestmögliche Unterstützung geben können.
8. Überlassen Sie es dem Patienten, sich auf seine Weise mit der Situation auseinander zu setzen (kann sich zurückziehen oder nicht bereit sein, zu sprechen).
9. Vermeiden Sie Aktivitäten, durch welche die Traumasymptome verstärkt werden (laute Geräusche, schmerzhafte Behandlung, helles Licht oder Dunkelheit).

Chronische Phase

1. Planen Sie weiterhin Zeit für Gespräche mit dem Patienten ein.
2. Ermutigen Sie den Patienten, über das Ereignis, Gefühle der Furcht, Angst, Verlust/Trauer zu sprechen (vgl. *PD 00135 Trauern, unbewältigt*).
3. Unterstützen Sie den Patienten dabei, sich der eigenen Gefühle bewusst zu werden.
4. Lassen Sie den Patienten weiterhin nach seinem Rhythmus Fortschritte machen.
5. Lassen Sie zu, dass der Patient seinem Ärger auf akzeptable Art gegenüber seinem Täter/der Situation Luft machen kann.
6. Halten Sie die Diskussion auf konkreter Gefühlsebene, anstatt das Erlebnis zu intellektualisieren.
7. Geben Sie Hilfestellung bei Sorgen über die Auswirkungen des Ereignisses, Gerichtsvorladung, Beziehung zu Bezugspersonen usw.
8. Informieren Sie den Patienten über Möglichkeiten der Psychotherapie.
9. Helfen Sie dem Patienten über die Gefühle während einer Therapie zu sprechen. Dokumentieren Sie Aussagen des Patienten zur Therapie, welche für die weitere Therapie bedeutend sein können.
10. Überwachen Sie die Medikamenteneinnahme.

III. Fördern des Wohlbefindens

1. Helfen Sie dem Patienten, Faktoren zu erkennen, die möglicherweise eine risikoreiche Situation hervorgerufen haben und raten Sie ihm, wie er sie in den Griff bekommen kann, um sich in Zukunft davor zu schützen. Achten Sie darauf, keine Werturteile zu fällen.

2. Besprechen Sie Veränderungen der Lebensweise, die der Patient erwägt und ihren Einfluss auf die Genesung.
3. Geben Sie Hilfestellung beim Erlernen von stressreduzierenden Techniken.
4. Besprechen Sie das Wiederaufleben von Erinnerungen und Reaktionen beim Jahrestag, lassen Sie den Patienten wissen, dass das Wiederauftreten von Gedanken und Gefühlen normal ist.
5. Schlagen Sie den Bezugspersonen die Teilnahme an Selbsthilfegruppen vor, um den Patienten besser zu verstehen und Anregungen zu erhalten, mit der Situation umzugehen.
6. Ermutigen Sie den Patienten zu einer psychiatrischen Konsultation, wenn er übermäßig gewalttätig/untröstlich ist oder keine Zeichen des Fortschrittes bei der sozialen Anpassung sichtbar sind. Die Teilnahme an einer Gruppe kann hilfreich sein.
7. Informieren Sie, falls angezeigt, über Familien-/Eheberatungen.
8. Vgl.:

   PD 00125   *Machtlosigkeit*
   PD 00069   *Bewältigungsformen (Coping) des Betroffenen,*
              ungenügend
   PD 00136   *Trauern, vorzeitig*

Posttraumatische Reaktion, hohes Risiko

*Thematische Gliederung: **Integrität der Person***

Definition
Der Zustand, bei dem ein Patient dem Risiko ausgesetzt ist, eine anhaltende, unangemessene Reaktion auf ein traumatisches und überwältigendes Ereignis zu erleiden.

Risikofaktoren

- ❏ Übertriebenes Verantwortungsgefühl
- ❏ Augenzeuge des Ereignisses
- ❏ Rolle des Überlebenden
- ❏ Berufsbedingte Faktoren (z. B. Polizei, Feuerwehr, Rettung, Justizwachen, Ärzte, Pflegende)
- ❏ Unfreiwilliges Verlassen der Heimat
- ❏ Inadäquate soziale Unterstützung
- ❏ Keine Unterstützung durch das Umfeld
- ❏ Vermindertes Selbstwertgefühl
- ❏ Dauer des Ereignisses
- ❏ *Hohe Intensität der persönlichen Anteilnahme am Ereignis*
- ❏ *Entführung*

Anmerkung

Eine Hoch-Risiko-Diagnose kann nicht durch Zeichen und Symptome belegt werden, da das Problem nicht aufgetreten ist und die Pflegemaßnahmen die Prävention bezwecken.

Patientenbezogene Pflegeziele

1. Der Patient/die Bezugsperson kennt die Risikofaktoren.
2. Der Patient/die Bezugsperson kennt die Gefahr, die durch das traumatische Ereignis besteht.
3. Der Patient/die Bezugsperson kennt Strategien zur Bewältigung des traumatischen Ereignisses und wendet sie an.

4. Der Patient/die Bezugsperson baut sich ein tragfähiges soziales Netz auf.
5. Der Patient spricht über ein positives Selbstbild.

Maßnahmen

I. Ermitteln der Risikofaktoren

1. Informieren Sie sich über körperliche Verletzungen und ermitteln Sie Symptome, wie Benommenheit, Kopfschmerzen, Engegefühl in der Bauchgegend, Übelkeit, Herzklopfen etc.
2. Ermitteln Sie die Art des traumatischen Ereignisses, die individuellen Risikofaktoren und das Ausmaß der Betroffenheit des Patienten.
3. Ermitteln Sie die sozialen Aspekte des traumatischen Ereignisses (z. B. körperliche Entstellung, chronische Zustände, bleibende Behinderungen).
4. Beobachten und dokumentieren Sie gegebenenfalls psychische Reaktionen.
5. Ermitteln Sie den soziokulturellen Hintergrund des Patienten bezogen auf das Ereignis (z. B. „Strafe Gottes").
6. Ermitteln Sie das Ausmaß der sozialen Bindungen des Patienten.
7. Achten Sie auf Anzeichen eines verminderten Selbstwertgefühls.

II. Unterstützen des Patienten mit dem traumatischen Ereignis zurechtzukommen

1. Vermitteln Sie dem Patienten durch Ihre Anwesenheit ein Gefühl der Sicherheit.
2. Unterstützen Sie, falls nötig, den Patienten bei der Einvernahme durch Behörden.
3. Bauen Sie eine therapeutische Beziehung auf, damit sich der Patient frei über Gefühle und Befürchtungen äußern kann.
4. Achten Sie auf körperliche Beschwerden und beschreiben Sie das Zustandsbild.
5. Unterstützen Sie den Patienten dabei, seine eigenen Stärken positiv zu nutzen.
6. Finden Sie Bezugspersonen, die dem Patienten bestmögliche Unterstützung geben können.
7. Überlassen Sie es dem Patienten, sich auf seine Weise mit der

Situation auseinander zu setzen (kann sich zurückziehen oder nicht bereit sein, zu sprechen).

8. Informieren Sie den Patienten/die Bezugsperson über die individuellen Risikofaktoren.

9. Besprechen Sie mit dem Patienten/der Bezugsperson die Gefahr der Beeinträchtigung aufgrund der vorliegenden Risikofaktoren.

10. Unterstützen Sie den Patienten/die Bezugsperson bei der Entwicklung und Anwendung der Bewältigungsstrategien.

11. Ermutigen Sie den Patienten/die Bezugsperson zum Aufbau persönlicher Beziehungen.

III. Fördern des Wohlbefindens

1. Helfen Sie dem Patienten, Faktoren zu erkennen, die möglicherweise eine risikoreiche Situation hervorgerufen haben und raten Sie ihm, wie er sie in den Griff bekommen kann, um sich in Zukunft davor zu schützen. Achten Sie darauf, keine Werturteile zu fällen.

2. Besprechen Sie Veränderungen der Lebensweise, die der Patient erwägt und deren Einfluss auf die Genesung.

3. Geben Sie Hilfestellung beim Erlernen von stressreduzierenden Techniken.

4. Besprechen Sie das Wiederaufleben von Erinnerungen und Reaktionen beim Jahrestag. Lassen Sie den Patienten wissen, dass das Wiederauftreten von Gedanken und Gefühlen normal ist.

5. Schlagen Sie den Bezugspersonen die Teilnahme an Selbsthilfegruppen vor, um den Patienten besser zu verstehen und Anregungen für den Umgang mit der Situation zu erhalten.

6. Informieren Sie den Patienten/die Bezugsperson über Hilfsmaßnahmen, falls sich Anzeichen einer posttraumatischen Reaktion/eines posttraumatischen Syndroms zeigen (z. B. Kontaktaufnahme mit dem Psychosozialen Dienst (PSD), Kriseninterventionen).

Pflegediagnose 00146 (9.3.1.) nach der NANDA Taxonomie II

Angst (im Detail angeben)
geringfügige, mäßige, ausgeprägte, panische

Thematische Gliederung: *Integrität der Person*

Definition
Ein vages, unsicheres Gefühl, dessen Ursache diesem Patienten oft unklar und/oder unbekannt ist. Das Gefühl der Besorgnis wird verursacht durch eine Vorahnung oder in Erwartung einer Gefahr. Es ist ein alarmierendes Signal, das vor einer drohenden Gefahr warnt und diesen Patienten veranlasst, Maßnahmen gegen die Bedrohung zu unternehmen.

Ätiologie (mögliche Ursachen)

❏ Giftstoffen ausgesetzt sein
❏ Unbewusster Konflikt über grundsätzliche Werte, Lebensziele, *Glaubensfragen und Lebenssinn*
❏ Familiär bedingt, Vererbung
❏ Unerfüllte Bedürfnisse
❏ Zwischenmenschliche(r) Übertragung oder Einfluss
❏ Situative und/oder entwicklungsbedingte Krisen
❏ Todesangst, *subjektiv oder objektiv*
❏ Bedrohung des Selbstkonzeptes, *subjektiv oder objektiv*
❏ Stress
❏ Suchtmittelmissbrauch
❏ Bedrohung oder Veränderung des Gesundheitszustandes (terminale Erkrankung), der Rollenfunktion, der Umgebung (Sicherheit), der Interaktionsmuster, des sozioökonomischen Status
❏ *positive oder negative Selbstbeeinflussung*

Symptome (Merkmale, Kennzeichen)
aus der Sicht des Patienten

❏ Erhöhte Anspannung
❏ Gefühle des Bedauerns

- ❏ Verängstigt; zittrig
- ❏ Ungewissheit
- ❏ Übererregt, erschüttert, verzweifelt
- ❏ Besorgnis, Unsicherheit, Furchtsamkeit
- ❏ Unzulänglichkeitsgefühle
- ❏ Furcht vor unklaren Folgen
- ❏ Ausgedrückte Besorgnis um Veränderungen der Lebensumstände
- ❏ Beunruhigt, ängstlich, nervös, furchtsam
- ❏ Schmerzvolle und zunehmend anhaltende Hilflosigkeit
- ❏ Somatische Beschwerden
- ❏ Schlaflosigkeit
- ❏ Gefühl eines drohenden Unheils
- ❏ Hoffnungslosigkeit
- ❏ Seelenqualen
- ❏ Denkblockaden
- ❏ Müdigkeit
- ❏ Mundtrockenheit
- ❏ Abdominale Schmerzen
- ❏ Bewusstes Wahrnehmen der körperlichen Symptome

aus der Sicht der Pflegeperson

- ❏ Sympathotone Stimulation (kardiovaskuläre Erregung, periphere Vasokonstriktion, erweiterte Pupillen, Zunahme der Atemfrequenz, gesteigerte Reflexe, Gesichtsrötung/Flush)
- ❏ Parasympathotone Stimulation (verminderte Herzfrequenz, Blutdruckabfall, Ohnmacht)
- ❏ Erhöhte Vorsicht, Umherschauen, mustern der Umgebung, wenig Augenkontakt
- ❏ Verminderte Produktivität
- ❏ Fahrige Bewegungen (Herumschieben der Füße, Hand-, Armbewegungen)
- ❏ Erhöhte Reizbarkeit
- ❏ Vermehrtes Schwitzen
- ❏ Zittern/Tremor der Hände, Ruhelosigkeit
- ❏ Schlaflosigkeit
- ❏ Angespannte Gesichtszüge
- ❏ Zitternde Stimme
- ❏ Ichbezogenheit
- ❏ Grüblerisch
- ❏ Häufiges Urinieren

- ❏ Wiederholtes Fragen/Vergesslichkeit
- ❏ Verwirrtheit
- ❏ Eingeschränkte Wahrnehmung, Aufmerksamkeit, Konzentration
- ❏ Tendenz, andere anzuklagen
- ❏ Verminderte Problemlösungs-/Lernfähigkeit
- ❏ Auf- und Abschreiten/ziellose Tätigkeit
- ❏ Beeinträchtigte Mobilität
- ❏ Durchfall
- ❏ Übelkeit/Nausea
- ❏ Gewichtsverlust/Magersucht

Patientenbezogene Pflegeziele

1. Der Patient macht einen ruhigen Eindruck und teilt mit, dass sich seine Angst auf ein erträgliches Maß reduziert hat.
2. Der Patient spricht Angstgefühle aus.
3. Der Patient erkennt sinnvolle Möglichkeiten mit der Angst umzugehen.
4. Der Patient zeigt, dass er fähig ist, Probleme zu lösen.
5. Der Patient nutzt seine Ressourcen wirksam aus.

Maßnahmen

I. Einschätzen des Angstzustandes

1. Ermitteln Sie den bisherigen Medikamentenkonsum und eventuelle Erbkrankheiten (z. B. erblich bedingte Niedergeschlagenheitsform, anamnestisch bekannte Schilddrüsenerkrankungen, Einnahme von Kortikosteroiden usw.).
2. Ermitteln Sie, was der Patient in seiner Situation als Bedrohung wahrnimmt.
3. Überwachen Sie seine körperlichen Reaktionen: Herzklopfen, Tachykardie, stereotype Bewegungen, Auf- und Abschreiten.
4. Beobachten Sie sein Verhalten, um den betreffenden Angstzustand zu ermitteln:

Geringfügig

- ❏ Wachsam, gesteigerte Wahrnehmung der Umgebung, Aufmerksamkeit auf Umgebung und unmittelbare Ereignisse fixiert

❏ Unruhig, reizbar, schlaflos
❏ Der Patient ist noch motiviert, sich mit den vorhandenen Problemen zu befassen

Mäßig

❏ Wahrnehmung eingeschränkt, erhöhte Konzentration, der Patient lässt sich bei der Problemlösung nicht ablenken
❏ Der Patient hat eine zittrige Stimme oder einen veränderten Tonfall
❏ Zittern, erhöhte(r) Puls/Atemfrequenz

Ausgeprägt

❏ Wahrnehmung ist vermindert, die Angst beeinträchtigt Alltagsfunktionen
❏ Der Patient ist vom Gefühl des Missbehagens/drohenden Unheils eingenommen
❏ Erhöhte(r) Puls/Atemfrequenz mit Klagen über Schwindel, Kribbeln, Kopfschmerzen usw.

Panisch

❏ Gestörte Konzentrationsfähigkeit; unangepasstes Verhalten
❏ Der Patient nimmt die Situation verzerrt wahr, er kann Geschehnisse nicht richtig einordnen. Er erlebt möglicherweise Terror und Verwirrung, ist unfähig zu sprechen oder sich zu bewegen (vor Angst gelähmt).

5. Ermitteln Sie das Rückzugsverhalten, z. B. Konsum von Drogen/Medikamenten/Alkohol im Zusammenhang mit Problemen, Schlafstörungen (im Speziellen Schlaflosigkeit oder übermäßiges Schlafen), Beschränkung/ Vermeidung von Interaktionen mit anderen.
6. Beachten Sie Abwehrmechanismen. Der Patient könnte in der Phase der Verneinung, Regression usw. sein.
7. Ermitteln Sie, welche Bewältigungsformen der Patient zur Zeit anwendet: Zorn, Tagträumen, Vergesslichkeit, Essen, Rauchen, Problemlösen.
8. Ermitteln Sie frühere Bewältigungsformen.
9. Anmerkung: Die Pflegeperson muss sich der eigenen Angst und der Gefühle des Unbehagens bewusst sein, die oft einen Hinweis auf den Angstzustand des Patienten geben können (Übertragung).

II. Unterstützen des Patienten, Gefühle zu erkennen und zu beginnen, sich mit seinen Problemen auseinander zu setzen

1. Bauen Sie eine therapeutische Beziehung durch Empathie und positive Wertschätzung auf.
2. Ermutigen Sie den Patienten, Gefühle zuzulassen und auszudrücken: Weinen (Traurigkeit), Lachen (Furcht, Abwehr), Fluchen (Furcht, Zorn).
3. Unterstützen Sie den Patienten, sein eigenes verbales und nonverbales Verhalten wahrzunehmen.
4. Klären Sie die Bedeutung von Gefühlen/Handlungen durch Feedback und Überprüfung ab.
5. Erkennen Sie Angst/Furcht an. Verneinen Sie sie nicht oder versuchen Sie nicht, dem Patienten zu versichern, dass alles in Ordnung sein wird.
6. Geben Sie genaue Informationen über die Situation. Helfen Sie dem Patienten den Bezug zur Realität herzustellen.
7. Sorgen Sie für wohltuende Maßnahmen (z. B. ein warmes Bad, Rückenmassage).
8. Nehmen Sie den Patienten an, wie er ist (Es kann für den Patienten grundlegend wichtig sein, die betreffende Phase zu durchleben).
9. Gestehen Sie dem Patienten sein Verhalten zu und beziehen Sie es nicht auf sich.
10. Unterstützen Sie den Patienten, den Angstzustand auszunutzen, wenn dieser für die Bewältigung der derzeitigen Situation hilfreich ist (Mäßige Angst kann die Konzentration fördern).

Panischer Zustand

1. Bleiben Sie beim Patienten und bewahren Sie eine ruhige, sichere Haltung.
2. Sprechen Sie in kurzen Sätzen und mit einfachen Worten.
3. Sorgen Sie für eine nicht bedrohliche, beständige Umgebung/Atmosphäre. Vermindern Sie die Reizeinwirkungen auf ein Minimum. Achten Sie dabei auf (schädigende) Interaktionen.
4. Begrenzen Sie sein destruktives Verhalten und helfen Sie dem Patienten, annehmbare Verhaltensweisen im Umgang mit seiner Panik zu entwickeln. *Anmerkung*: die Pflegepersonen müssen Sicherheitsmaßnahmen ergreifen, bis der Patient seine Selbstkontrolle wiedererlangt.

5. Steigern Sie entsprechend der Verminderung der Angst die Aktivitäten/ Beschäftigungen mit anderen.
6. Verabreichen Sie die verordneten Medikamente.

III. Fördern des Wohlbefindens

1. Leiten Sie den Patienten an, Methoden zu erkennen, um die lähmende Angst zu bewältigen.
2. Informieren Sie den Patienten über mögliche auslösende Ursachen.
3. Ermitteln Sie Ereignisse Gedanken und Gefühle, die dem Angstzustand (dem Panikzustand) vorausgegangen sind.
4. Finden Sie frühere Bewältigungsformen des Patienten bei Nervosität/Angstgefühlen heraus.
5. Nützen Sie hilfreiche, vorhandene Ressourcen/Personen, einschließlich des Not-, Sorgentelefons oder der Krisenberatung.
6. Unterstützen Sie den Patienten, ein Übungs-/Aktivitätsprogramm zu entwickeln, das beim Abbau des Angstzustandes hilfreich sein kann.
7. Unterstützen Sie die Entwicklung von Fähigkeiten, die negative Selbstbeeinflussung ausschalten (z. B. Bewusstmachung von negativen Gedanken und positives Denken).
8. Ermitteln Sie Strategien für den Umgang mit angstauslösenden Situationen, Rollenspiele und Visualisierungstechniken, um die Reaktion auf zu erwartende Ereignisse zu üben.
9. Informieren Sie den Patienten über Einzel- und/oder Gruppentherapie bei chronischen Angstzuständen.

Pflegediagnose 00147 (9.3.1.1.) nach der NANDA Taxonomie II

Todesangst

*Thematische Gliederung: **Integrität der Person***

Definition
Die Furcht, Sorge oder Angst vor dem Sterbeprozess oder dem Tod.

Ätiologie (mögliche Ursachen)
(In Entwicklung durch die NANDA)

- *Drohender oder herannahender Tod*
- *Nicht akzeptieren können einer terminalen Erkrankung*
- *Fehlende physische und psychische Kraft, um sich mit dem Sterbeprozess auseinander zu setzen*
- *Nicht loslassen können*
- *Psychische Erkrankungen in Verbindung mit Niedergeschlagenheit, paranoiden – wahnhaften Verhaltensweisen etc.*
- *Gefühl der Machtlosigkeit*

Symptome (Merkmale, Kennzeichen)

aus der Sicht des Patienten

- Sorgen des Patienten über die Auswirkung des Todes auf eine, für ihn wichtige Person
- Machtlosigkeit gegenüber dem Sterben
- Furcht vor dem Verlust der körperlichen und geistigen Fähigkeiten im Sterbeprozess
- Furcht vor Schmerzen im Sterbeprozess
- Angst vor dem Sterbeprozess
- Befürchtung, die Sterbebegleiter zu überfordern, wenn die Fähigkeiten nachlassen
- Befürchtung über die Begegnung mit dem Schöpfer und/oder Zweifel an der Existenz Gottes bzw. eines „höheren Wesens"
- Totaler Verlust der Kontrolle über jegliche Aspekte des eigenen Todes

❏ Negative Vorstellung über den Tod oder negative Gedanken über irgendein Ereignis in Verbindung mit Tod oder Sterben
❏ Furcht vor einem lange andauernden Sterbeprozess
❏ Furcht vor dem Sterben, bevor wichtige Lebensziele erreicht sind
❏ Sorge, Ursache für Kummer und Schmerz der Angehörigen zu sein
❏ Furcht vor dem Alleinlassen der Familie nach dem Tod
❏ Furcht vor der Entwicklung einer tödlichen Krankheit
❏ Verdrängen der eigenen Sterblichkeit oder des bevorstehenden Todes

aus der Sicht der Pflegeperson

❏ Tiefe Traurigkeit

Patientenbezogene Pflegeziele

1. Der Patient hat seine persönlichen Angelegenheiten geregelt.
2. Der Patient erkennt die Probleme in Bezug auf den Sterbeprozess.
3. Der Patient akzeptiert den Sterbeprozess.
4. Der Patient berichtet über Schmerzlinderung oder -freiheit.
5. Der Patient spricht über Gefühle, Ängste, Befürchtungen, Sorgen etc.
6. Der Patient ist über seinen Gesundheitszustand aufgeklärt.
7. Die Angehörigen sind in die Begleitung des Sterbenden eingebunden.

Maßnahmen

I. Ermitteln, wie die Betroffenen mit der Situation umgehen

1. Ermitteln Sie die persönlichen Reaktionen des Patienten in Bezug auf das Sterben oder den Tod.
2. Achten Sie auf die Äußerungen des Patienten zu seiner Situation.
3. Beobachten Sie die Interaktionen zwischen Patient und Angehörigen/Bezugspersonen.
4. Ermitteln Sie die Reaktionen der Angehörigen/Bezugspersonen auf die Situation des Patienten.
5. Ermitteln Sie den Wissenstand des Patienten zu seiner Situation.
6. Ermitteln Sie, ob der Patient noch persönliche Angelegenheiten zu regeln hat.

II. Unterstützen des Patienten im Umgang mit der Situation

1. Schaffen Sie eine vertrauensvolle Atmosphäre, die dem Patienten ermöglicht, offen über seine Probleme und Gefühle zu sprechen.
2. Beantworten Sie Fragen ehrlich und verhelfen Sie dem Patienten zu Informationen.
3. Nehmen Sie gegenüber dem Patienten eine positive Haltung ein, wecken Sie jedoch keine falschen Hoffnungen.
4. Unterstützen Sie den Patienten realistische Ziele/Erwartungen zu setzen.
5. Binden Sie die Bezugspersonen in den Problemlösungsprozess ein.
6. Geben Sie dem Patienten das Gefühl der Sicherheit, da zu sein, wenn Sie gebraucht werden.
7. Unterstützen Sie den Patienten bei der Regelung seiner persönlichen Angelegenheiten.
8. Ermöglichen Sie dem Patienten die Mitbestimmung seines Tagesablaufes.
9. Helfen Sie dem Patienten, Dinge zu akzeptieren, über die er keine Kontrolle hat.
10. Verabreichen Sie die Medikamente laut ärztlicher Anordnung und dokumentieren Sie die Reaktionen des Patienten auf die Medikamente.

III. Fördern des Wohlbefindens

1. Informieren Sie den Patienten/die Bezugspersonen über Unterstützungssysteme wie Krisenintervention, Psychotherapie, Selbsthilfegruppen, Seelsorge etc.
2. Ermutigen Sie den Patienten/die Bezugspersonen, die Unterstützungssysteme zu nutzen.
3. Ermutigen Sie den Patienten/die Bezugspersonen, Gefühle zuzulassen und bieten Sie Gesprächsmöglichkeiten an.
4. Leiten Sie den Patienten in Entspannungsübungen an.
5. Beraten Sie den Patienten/die Angehörigen bei erforderlichen Umstellungen im Lebensstil und der Einplanung der Erfüllung von Bedürfnissen in die tägliche Routine.
6. Organisieren Sie, je nach Bedürfnis/Wunsch des Patienten religiöse Betreuung.
7. Vgl.:
   PD 00066   Verzweiflung (seelisches Leiden)

PD 00124   Hoffnungslosigkeit
PD 00069   Bewältigungsformen (Coping) des Betroffenen,
*   ungenügend*
PD 00125   Machtlosigkeit

Pflegediagnose 00148 (9.3.2.) nach der NANDA Taxonomie II

Furcht

*Thematische Gliederung: **Integrität der Person***

Definition
Furcht ist ein Gefühl des Schreckens, das sich auf eine erkennbare, für diesen Patienten bedeutende Ursache bezieht.

Ätiologie (mögliche Ursachen)

❏ Natürlicher oder angeborener Herkunft (z. B. plötzliche Geräu-
sche, Höhe, Schmerz, Verlust physischer Unterstützung)
❏ Erlernte Reaktion (z. B. Konditionierung, Prägung oder Identifi-
kation mit anderen)
❏ Trennung vom unterstützenden System bei potenziell stressvol-
len Situationen (z. B. Krankenhausaufenthalten, Prozeduren im
Spital)
❏ Unvertrautheit mit der Umgebung (*Neue Umgebung, neue Be-
handlungspersonen)*
❏ Sprachbarriere, *Unfähigkeit zu kommunizieren*
❏ Sensorische Beeinträchtigung
❏ Angeborene Auslöser (Neurotransmitter)
❏ Phobische Reize
❏ *Drohender Verlust eines Körperteiles oder einer Körperfunktion*
❏ *Unheilbare Krankheit*
❏ *Kognitive Beeinträchtigung*
❏ *Länger dauernde Invalidität*
❏ *Todesbedrohung am Ende einer Krankheit*
❏ *Geplante Untersuchungen*
❏ *Schmerzen*
❏ *Mangelnde Kenntnis über die Behandlung, Misserfolge und
Fehlschläge*
❏ *Wissensdefizit*
❏ *Scheidung, Trennung, Konflikte, Spannungen*
❏ *Fehlende Unterstützung bei Bedrohung*

Symptome (Merkmale, Kennzeichen)

aus der Sicht des Patienten

❏ Gefühl der Besorgnis, erhöhte Anspannung, verminderte Selbstsicherheit, Aufregung, Angst, Überspanntheit, Furcht, Entsetzen, Panik, *Schuld und des Erschreckens*
❏ *Kontrollverlust*

aus der Sicht der Pflegeperson

Kognitive

❏ Erkennt das Objekt der Furcht
❏ Stimulus wird als Bedrohung empfunden
❏ Verringerte Leistungsfähigkeit, Lernfähigkeit und Problemlösungsfähigkeit

Verhalten

❏ Erhöhte Wachsamkeit *(Aufgerissene Augen, volle Aufmerksamkeit auf die Ursache gerichtet – wirkt verstört)*
❏ Flucht- oder Angriffsverhalten
❏ Impulsivität
❏ Beschränkte Fokussierung auf „Es" (das Objekt der Furcht)
❏ *Verhaltensauffälligkeiten (Schreien, Aggression, Körperhaltung, Rückzug)*
❏ *Veränderung der Schlafgewohnheiten*

Physiologische

❏ Erhöhter Pulsschlag
❏ Anorexie
❏ Übelkeit
❏ Erbrechen
❏ Durchfall
❏ Muskelanspannung
❏ Erschöpfung
❏ Erhöhte Atemfrequenz und Kurzatmigkeit
❏ Blässe
❏ Erhöhtes Schwitzen
❏ Erhöhter systolischer Blutdruck
❏ Erweiterte Pupillen
❏ Trockener Mund

Patientenbezogene Pflegeziele

1. Der Patient anerkennt und spricht über seine Furcht, unterscheidet dabei gesunde gegenüber ungesunden Befürchtungen.
2. Der Patient äußert genaue Kenntnisse über die Situation.
3. Der Patient zeigt Einsicht durch Anwenden wirksamer Bewältigungsformen und aktive Teilnahme an der Behandlung.
4. Der Patient zeigt angemessene Gefühlsreaktionen und verminderte Furcht.
5. Der Patient bemüht sich um eine Problemlösung und nutzt Ressourcen wirksam.

Maßnahmen

I. Ermitteln des Ausmaßes der Furcht und der tatsächlichen Bedrohung, die der Patient wahrnimmt

1. Besprechen Sie die Situation und das Verständnis für die Situation mit dem Patienten/Bezugsperson(en).
2. Beobachten Sie verbale/nonverbale Reaktionen und ihre Auswirkungen.
3. Achten sie auf Zeichen der Abwehr/Niedergeschlagenheit.
4. Achten Sie auf mögliche sensorische Defizite, z. B. Schwerhörigkeit, Sehschwäche.
5. Hören Sie dem Patienten aktiv zu.
6. Beobachten Sie die Konzentrationsfähigkeit und worauf die Aufmerksamkeit gerichtet wird.
7. Beachten Sie subjektive Erlebnisse, die der Patient schildert (es könnten Wahnvorstellungen/Halluzinationen sein).
8. Achten Sie auf mögliche Gewalttätigkeit.
9. Kontrollieren Sie Vitalzeichen und beachten Sie deren Ausmaß.
10. Ermitteln Sie frühere Bewältigungsformen.
11. Ermitteln von Ressourcen.
12. Ermitteln Sie die Familienbeziehungen usw. Vgl. dazu:
    PD 00073 Bewältigungsformen (Coping) der Familie, behinderndes Verhalten
    PD 00074 Bewältigungsformen (Coping) der Familie, mangelnde Unterstützung
    PD 00075 Bewältigungsformen (Coping) der Familie, Bereitschaft zur Verbesserung
    PD 00146 Angst

II. Unterstützen des Patienten/Bezugsperson(en) im Umgang mit der Furcht/Situation

1. Bleiben Sie beim Patienten oder organisieren Sie, dass jemand anderer anwesend ist.
2. Geben Sie dem Patienten/Bezugsperson(en) mündliche und schriftliche Informationen.
3. Geben Sie Gelegenheit für Fragen und beantworten Sie diese ehrlich.
4. Erkennen Sie Furcht, Schmerzen, Verzweiflung und lassen Sie es zu, dass Gefühle entsprechend/frei ausgedrückt werden können.
5. Akzeptieren Sie die Wahrnehmungen des Patienten zur Situation. Geben Sie objektive Informationen und lassen Sie die Ansicht des Patienten dabei gelten.
6. Nehmen Sie eine nicht wertende offene Haltung ein, um Sicherheit zu vermitteln.
7. Fördern Sie, wenn möglich, die Mitbestimmung des Patienten (z. B. Tagesablaufplan) und helfen Sie ihm, diejenigen Dinge zu akzeptieren, über die er keine Kontrolle haben kann.
8. Fördern Sie den Kontakt mit Personen, die eine ähnlich furchtauslösende Situation konstruktiv bewältigt haben.

III. Unterstützen des Patienten beim Lernen, die eigenen Reaktionen für die Problemlösung zu nutzen

1. Anerkennen Sie Furcht als möglichen Selbstschutz.
2. Fördern Sie die Verantwortung des Patienten bei der Problemlösung und zeigen Sie Unterstützungsbereitschaft.
3. Entwickeln Sie eine therapeutische Beziehung.
4. Beziehen Sie den Patienten bei der Pflege- und Therapieplanung und deren Durchführung so oft wie möglich mit ein.
5. Erklären Sie dem Patienten das Vorgehen entsprechend seiner Aufnahme- und Handlungsfähigkeit. (Berücksichtigen Sie den Informationsbedarf des Patienten.)
6. Bestätigen Sie den Zusammenhang zwischen Krankheit und Symptomen.
7. Überprüfen Sie die Einnahme verordneter, eventuell angstauslösender Medikamente.

IV. Beraten und Anleiten des Patienten und seiner Bezugsperson(en)

1. Unterstützen Sie Maßnahmen (Pläne des Patienten), die ihn befähigen mit der Realität umzugehen (Realitätstraining).
2. Unterstützen Sie den Patienten beim Erlernen von Entspannungstechniken und Visualisierungsmethoden.
3. Entwickeln Sie ein Übungsprogramm für Stressabbau (z. B. Sport).
4. Sorgen Sie für einen angemessenen Umgang mit sensorischen Defiziten (z. B. artikulierte Aussprache, vorsichtiges, der Situation angepasstes Berühren).
5. Informieren Sie über Hilfsgruppen, Gemeindefürsorgestellen/-organisationen für weiterführende Betreuung.

Pflegediagnose 00061 (3.2.2.1.) nach der NANDA Taxonomie II

Rolle als Pflegende, Belastung

Thematische Gliederung: *Integrität der Person*

Definition
Wahrgenommene Schwierigkeiten der Laienpflegeperson bei der Ausübung der Betreuerrolle in der Familie.

Ätiologie (mögliche Ursachen)

Gesundheitszustand des Patienten (Pflegeempfänger)

❏ Schwere der Erkrankung
❏ Dauer der Erkrankung
❏ Zunehmender Pflegebedarf und -abhängigkeit
❏ Unvorhersehbarkeit des Krankheitsverlaufes
❏ Instabiler Gesundheitszustand des Patienten
❏ Verhaltensprobleme
❏ Psychologische und/oder kognitive Probleme
❏ Sucht oder Co-Abhängigkeit

Pflege -und Betreuungsaufwand

❏ Anzahl und Komplexität der Pflegehandlungen
❏ Verantwortung über 24 Stunden Pflege- und Betreuungsaufwand
❏ Fortwährende Veränderungen des Pflegebedarfs
❏ Die Entlassung eines Familienmitgliedes aus dem Krankenhaus mit großem Bedarf an Pflege
❏ Jahrelange Pflege
❏ Unvorhersehbarkeit der Pflegesituation

Gesundheitszustand der Laienpflegeperson

❏ Physische Probleme
❏ Psychologische und/oder kognitive Probleme
❏ Sucht oder Co-Abhängigkeit
❏ Ungenügende Bewältigungsformen der Laienpflegepersonen
❏ Überschätzung der eigenen Fähigkeiten
❏ Unfähigkeit eigene oder Erwartungen Anderer zu erfüllen

Sozioökonomischer Zustand

❏ Isolation der Laienpflegepersonen in der Familie
❏ Konkurrenzierende Rollenverpflichtung der Laienpflegepersonen
❏ Entfremdung von Familie, Freunden und Arbeitskollegen
❏ Nicht ausreichende Entspannung und Erholung der Laienpflegepersonen

Beziehung zwischen Laienpflegeperson und Pflegeempfänger

❏ In der Vorgeschichte bereits belastete Beziehung zwischen Laienpflegeperson und Pflegeempfänger
❏ Missbrauch und/oder Gewaltanwendung
❏ Unrealistische Erwartungen des Pflegeempfängers an die Laienpflegeperson
❏ Mentaler Zustand des Pflegeempfängers ist behindernd für die Konversation

Familienprozesse

❏ In der Vorgeschichte bekannte ungenügende Bewältigungsformen in der Familie
❏ In der Vorgeschichte bekannte Konflikte in der Familie

Ressourcen

❏ Ungeeignetes Umfeld zur Ausübung der Pflege (z. B. Unterkunft, Temperatur, Sicherheit)
❏ Unzureichende Hilfsmittel zur Ausübung der Pflege
❏ Unzureichende Transportmöglichkeiten
❏ Unzureichende soziale Ressourcen, z. B. für Entspannung und Erholung
❏ Unzureichende finanzielle Situation
❏ Mangelnde Unterstützung
❏ Unerfahrenheit in der Pflege (Ausmaß der Pflegeaufgabe, Komplexität)
❏ Die Person ist von der Entwicklung her nicht bereit, die Rolle des Pflegenden zu übernehmen, *z. B. jugendlicher Erwachsener, der Eltern mittleren Alters pflegen muss*
❏ Unerfahrenheit mit Pflegesituationen

- ❏ Unzureichende Zeit, körperliche Kraft/Energie, emotionale Kraft, Hilfe und Unterstützung
- ❏ Fehlende Privatsphäre der Pflegeperson
- ❏ Wissensdefizit oder erschwerter Zugang zu sozialen Ressourcen

Symptome (Merkmale, Kennzeichen)

aus der Sicht der Laienpflegeperson

- ❏ Pflegende sagen, dass sie ungenügende Ressourcen zur Ausübung der erforderlichen Pflege haben
- ❏ Pflegende finden es schwierig, bestimmte Pflegeverrichtungen auszuführen
- ❏ Pflegende machen sich vorzeitig Sorgen um die körperliche und seelische Verfassung des Pflegeempfängers bei eventuell notwendig werdender Pflege in einer Institution (z. B. mögliche Verschlechterung des Zustandsbildes des Pflegeempfängers oder falls der Laienpflegeperson selbst etwas zustoßen sollte)
- ❏ Pflegende fühlen, dass durch den Aufwand der Pflege andere wichtige Rollen in ihrem Leben gestört sind (Rolle als Arbeitnehmer, Elternteil, Ehe-/Lebenspartner, Freund/Freundin etc.)
- ❏ Pflegende sehen sich in familiären Konflikten, *weil sich Familienmitglieder nicht an der Pflege beteiligen oder die Leistungen des Pflegenden nicht genügend anerkannt werden*
- ❏ Pflegende empfinden Stress oder Nervosität in der Beziehung zum Pflegeempfänger
- ❏ Pflegende zeigen z. B. Niedergeschlagenheit, Schlafstörungen, Verzweiflung, Angst, Wut, vermehrte Nervosität, vermehrte emotionelle Labilität, Ungeduld, Frustration
- ❏ Pflegende vernachlässigen ihre persönlichen Bedürfnisse (nehmen sich nicht die Zeit)
- ❏ Pflegende klagen über somatische Beschwerden (z. B. Erbrechen, Magenkrämpfe, Durchfall, Gewichtsveränderungen, Ausschlägen, Hypertonie, Herz/Kreislaufbeschwerden, Diabetes, Ermüdung, Kopfschmerzen)
- ❏ Rückzug vom gesellschaftlichen Leben
- ❏ Veränderung der Freizeitaktivitäten
- ❏ Verminderung der Arbeitsleistung
- ❏ Nutzt berufliche Aufstiegsmöglichkeiten nicht
- ❏ Kummer/Ungewissheit hinsichtlich der veränderten Beziehung zum Pflegeempfänger

❏ Schwierigkeiten beim Miterleben der Erkrankung des Pflegeempfängers

aus der Sicht der Pflegeperson

❏ *Ungenügende Fähigkeit, die Rolle als Pflegender zu erfüllen*
(Verwahrlosung des Pflegeempfängers und der Umgebung, Ge-
walttätigkeit gegenüber dem Pflegeempfänger)
❏ Überforderung der Laienpflegeperson

Laienpflegeperson-bezogene Pflegeziele

1. Die Laienpflegeperson erkennt und nimmt persönliche und insti-
tutionelle Ressourcen an und äußert, nicht überfordert zu sein.
2. Die Laienpflegeperson zeigt Verständnis und realistische Erwartungen gegenüber dem Pflegeempfänger.
3. Die Laienpflegeperson zeigt Verhaltensweisen/Veränderungen in
der Lebensweise, um die übernommenen Aufgaben bewältigen zu
können.
4. Die Laienpflegeperson berichtet über verbessertes Allgemeinbe-
finden.
5. Die Laienpflegeperson hat die Fähigkeit, die Situation bewältigen
zu können.
6. Die Laienpflegeperson erstellt einen Wochenplan für zusätzliche
Hilfen (Familie, soziale Einrichtungen).
7. Die Laienpflegeperson kennt und wendet Kompensationsmög-
lichkeiten an (Wahrnehmen von Hobbys, Sport, ...).

Maßnahmen

I. Ermitteln des Ausmaßes der belastenden Situation

1. Ermitteln Sie die Komplexität und das Ausmaß der erforderlichen
Pflegeaufgaben (Pflegeaufwand, Pflegedauer, Verantwortlichkeit).
2. Ermitteln Sie das Ausmaß der Überforderung der Pflegenden.
3. Achten Sie auf irrtümliche Annahmen, Informationsdefizite in
Bezug auf die Pflege oder Erkrankung, die zu einer Überforderung
der Pflegeperson führen.
4. Erfassen Sie Verhaltensweisen vor/nach der Krankheit, welche die
Pflege/Genesung des Pflegeempfängers beeinträchtigen.

5. Erfragen/beobachten Sie den körperlichen Zustand und das Umfeld des Pflegeempfängers.
6. Ermitteln Sie die Arbeitsweise der Pflegenden zum jetzigen Zeitpunkt und wie der Pflegeempfänger darauf reagiert.
7. Achten Sie auf vorhandene verfügbare Ressourcen und wie Unterstützungsmöglichkeiten angenommen werden.
8. Beobachten Sie die familiären Interaktionen und Reaktionen und das Verhalten in Problemsituationen (Konfliktlösung).
9. Ermitteln Sie belastende Faktoren des Pflegenden und des Pflegeempfängers.
10. Bedenken Sie die mögliche Einnahme von Medikamenten oder Alkohol, um mit der Situation fertig zu werden.

II. Ermitteln der ursächlichen/begünstigenden Faktoren, die einen Zusammenhang mit der Belastung haben

1. Stellen Sie fest, welche Beziehung und Naheverhältnis zwischen Laienpflegeperson und Pflegeempfänger besteht (z. B. Ehe-/Lebenspartner, Eltern/Kind, Geschwister, Freund/Freundin).
2. Achten Sie auf den psychischen/physischen Zustand und die Behandlungsrichtlinien des Pflegeempfängers.
3. Stellen Sie Entwicklungsstand/Fähigkeiten und zusätzliche Verantwortungsbereiche der Laienpflegeperson fest (Stressoren).
4. Stellen Sie Stärken der Laienpflegeperson und des Pflegeempfängers fest.
5. Besprechen Sie mit der Laienpflegeperson ihre Meinung zur Situation und ihre Sorgen.
6. Achten Sie auf eine Co-Abhängigkeit der Laienpflegeperson.

III. Unterstützen der Laienpflegeperson, Gefühle wahrzunehmen und sich mit Problemen auseinander zu setzen

1. Stellen Sie eine therapeutische Beziehung her, die Einfühlungsvermögen und vorbehaltlose positive Wertschätzung vermittelt.
2. Ermutigen Sie die Pflegenden, sich negative Gefühle einzugestehen und auszudrücken. Erklären Sie, dass diese Reaktionen normal sind.
3. Besprechen Sie die Wahrnehmungen der Laienpflegeperson und ihre Erwartungen an sich selbst, achten Sie dabei auf unrealistische Denkweisen.

4. Erkennen Sie individuelle, kulturelle Faktoren und ihre Auswirkungen auf die Laienpflegeperson.
5. Diskutieren Sie die Auswirkung von situationsbedingten Rollenveränderungen und den Umgang damit.

IV. Die Laienpflegeperson besser befähigen, mit der momentanen Situation umzugehen

1. Schulen Sie die Pflegenden in Pflegetechniken (z. B. Verbandwechsel, Lagerungs- und Mobilisationstechniken).
2. Besprechen Sie Strategien um Pflege und andere Verpflichtungen zu koordinieren (z. B. berufliche Tätigkeit, Betreuung von Kindern/weiteren abhängigen Personen, Führung des Haushaltes).
3. Ermöglichen Sie eine Besprechung mit der ganzen Familie, um Informationen auszutauschen und einen Plan zur Beteiligung an den Pflegeaktivitäten zu erstellen.
4. Ermutigen Sie die Pflegenden, Unterstützungsmöglichkeiten zu erkennen und anzunehmen (Pflegedienste, soziale Dienste, Selbsthilfegruppen, Freunde, Familienmitglieder).
5. Informieren Sie über Kurse und/oder Fachpersonen (z. B. Rotes Kreuz/Reanimationskurse, Laienpflegekurse, Stomaberatung, Physiotherapie).
6. Ermitteln Sie zusätzliche Ressourcen zur finanziellen/rechtlichen Unterstützung (z. B. Pflegegeld, Patientenanwaltschaft etc.).
7. Geben Sie Informationen über Vorgehensweisen bei desorientiertem oder gewalttätigem Verhalten und/oder zeigen Sie entsprechende Hilfstechniken.
8. Eruieren Sie, welche Geräte, Hilfsmittel anzuschaffen/vorhanden sind, um die Selbstständigkeit und Sicherheit des Pflegeempfängers zu erhöhen.
9. Bestimmen Sie, falls erforderlich, eine verantwortliche Kontaktperson, um die Pflege zu koordinieren.

V. Fördern des Wohlbefindens

1. Unterstützen Sie die Laienpflegeperson(en) in der Planung von eventuell notwendigen Veränderungen wie z. B. Hauspflege, Kurzzeitpflege, reaktivierende Pflege, Übergangspflege, Anmeldung in ein Pflege- oder Pensionistenheim.
2. Besprechen und informieren Sie über Methoden zur Stressbewältigung.

3. Betonen Sie die Wichtigkeit der Selbstpflege, z. B. der anhaltenden Förderung persönlicher Entwicklung, persönlicher Bedürfnisse, Hobbys und sozialer Aktivitäten.
4. Fördern Sie die Teilnahme an einer Selbsthilfegruppe.
5. Informieren Sie über die Möglichkeit eines Selbsthilfeprogramms, wenn eine Co-Abhängigkeit die Handlungsfähigkeit beeinträchtigt.
6. Verweisen Sie bei Bedarf auf eine Beratung oder Psychotherapie.
7. Verweisen und informieren Sie über geeignete Literatur.

Pflegediagnose 00062 (3.2.2.2.) nach der NANDA Taxonomie II

Rolle als Pflegende, Belastung, hohes Risiko

Thematische Gliederung: ***Integrität der Person***

Definition
Ein Zustand, bei dem für eine Laienpflegeperson/einen pflegenden Angehörigen das Risiko besteht, Schwierigkeiten mit der Betreuerrolle in der Familie zu erleben.

Risikofaktoren

pathophysiologische/physiologisch

❏ Schwerwiegende Krankheit des Pflegeempfängers
❏ Sucht des Pflegeempfängers oder Co-Abhängigkeit der Laienpflegeperson
❏ Frühgeburt, angeborene Missbildungen/Fehlfunktionen
❏ Entlassung eines Familienmitgliedes mit einem großen Bedarf an Pflege
❏ Beeinträchtigte Gesundheit der Laienpflegeperson
❏ Unvorhersehbarer Krankheitsverlauf oder instabile Gesundheit des Pflegeempfängers

entwicklungsbedingt

❏ Die Person ist von der Entwicklung her nicht bereit, die Rolle des Pflegenden zu übernehmen, z. B. jugendlicher Erwachsener, der Eltern mittleren Alters pflegen muss
❏ Entwicklungsverzögerung oder geistige Behinderung des Pflegeempfängers oder der Laienpflegeperson

psychologisch

❏ Psychologische oder kognitive Probleme des Pflegeempfängers
❏ Ungenügende Anpassung in der Familie an die Situation
❏ Ungenügende Bewältigungsformen der Pflegenden

❏ In der Vorgeschichte bereits belastete Beziehung zwischen Laienpflegeperson und Pflegempfänger

❏ Laienpflegeperson ist weiblich

❏ Pflegeempfänger weist von der Norm abweichendes, eigentümliches Verhalten auf

situativ

❏ Beschimpfung oder Gewaltanwendung

❏ Situationsbedingte Stressoren, die normalerweise eine Auswirkung auf Familien haben, z. B. große Verluste, Unglück oder Krise, Armut oder wirtschaftliche Unsicherheit, bedeutende Ereignisse im Leben *(Geburt, Spitalsaufenthalt, Übersiedlung von/ nach zu Hause, Heirat, Scheidung, Berufswechsel, Pension, Tod)*

❏ Andauernde Pflege ist erforderlich

❏ Ungeeignetes Umfeld zur Ausübung der Pflege, z. B. Unterkunft, Transportmöglichkeiten, Pflegehilfsmittel und Ausstattung, soziale Einrichtungen

❏ Isolation der Familie/der Pflegenden

❏ Fehlende Entspannung und Erholung der Pflegenden

❏ Unerfahrenheit in der Pflege

❏ Konkurrenzierende Rollenverpflichtung der Laienpflegeperson

❏ Komplexität/Ausmaß der Pflegeaufgaben

Anmerkung

Eine Hoch-Risiko-Diagnose kann nicht durch Zeichen und Symptome belegt werden, da das Problem nicht aufgetreten ist und die Pflegemaßnahmen die Prävention bezwecken.

Laienpflegepersonenbezogene Pflegeziele

1. Die Laienpflegeperson erkennt für sich wichtige Aktivitäten und plant diese ein.

2. Die Laienpflegeperson erkennt individuelle Risikofaktoren und entsprechende Maßnahmen.

3. Die Laienpflegeperson zeigt/regt Verhaltensweisen oder Veränderungen der Lebensweise an, um zu verhindern, dass ihre Handlungsfähigkeit beeinträchtigt wird.

4. Die Laienpflegeperson setzt verfügbare Ressourcen angemessen ein.

5. Die Laienpflegeperson äußert, mit der momentanen Situation zufrieden zu sein.

Maßnahmen

I. Ermitteln der Faktoren, welche die momentane Situation beeinflussen

1. Stellen Sie fest, welche Beziehung zwischen Laienpflegeperson und Pflegeempfänger besteht (z. B. Ehe-/Lebenspartner, Eltern/ Kind, Geschwister, Freund/Freundin).
2. Ermitteln Sie, wie nahe sich Laienpflegeperson und Pflegeempfänger stehen.
3. Achten Sie auf den psychischen/physischen Zustand und die Behandlungsvorschriften des Pflegeempfängers.
4. Ermitteln Sie, wie groß die Verantwortung der Laienpflegeperson ist, wie sehr sie an der Pflege beteiligt ist und die voraussichtliche Pflegedauer.
5. Stellen Sie Entwicklungsstand/Fähigkeiten und zusätzliche Verantwortungsbereiche der Laienpflegeperson fest (Stressoren).
6. Stellen Sie die Stärken der Laienpflegeperson und des Pflegeempfängers fest.
7. Besprechen Sie mit der Laienpflegeperson ihre Meinung zur Situation und ihre Sorgen.
8. Stellen Sie momentan beanspruchte, zur Verfügung stehende Unterstützungsmöglichkeiten und Ressourcen fest.
9. Achten Sie auf eine Co-Abhängigkeit der Laienpflegeperson.

II. Die Laienpflegeperson besser befähigen, mit der momentanen Situation umzugehen

1. Schulen Sie die Pflegenden in Techniken, um die Pflege einfacher zu gestalten (Lagerungs- und Mobilisationstechniken).
2. Besprechen Sie Strategien, die Pflege und andere Verpflichtungen zu koordinieren (z. B. berufliche Tätigkeit, Pflege der Kinder/weiterer abhängiger Personen, Führung des Haushaltes).
3. Ermöglichen Sie eine Besprechung mit der ganzen Familie, um Informationen auszutauschen und einen Plan zur Beteiligung an den Pflegeaktivitäten zu erstellen.
4. Ermutigen Sie die Pflegenden, mögliche formelle und informe Hil-

fen zu suchen (Pflegedienste, Selbsthilfegruppen, Freunde, Familienmitglieder).

5. Verweisen Sie auf Kurse und/oder Fachpersonen (z. B. Nothelfer-/Reanimationskurse, Stomaberatung/Physiotherapie).

6. Ermitteln Sie zusätzliche Ressourcen zur finanziellen/rechtlichen Unterstützung und zur Entlastung der Laienpflegeperson.

7. Geben Sie Informationen über Vorgehensweisen bei gewalttätigem oder verwirrtem Verhalten und/oder demonstrieren Sie entsprechende Techniken.

8. Bestimmen Sie, welche Geräte, Hilfsmittel anzuschaffen/vorhanden sind, um die Selbstständigkeit und Sicherheit des Pflegeempfängers zu erhöhen.

9. Bestimmen Sie, falls erforderlich, eine verantwortliche Kontaktperson, um die Pflege zu koordinieren.

10. Unterstützen Sie die Laienpflegeperson hinsichtlich des Erkennens von Verhaltensweisen, die auf eine Co-Abhängigkeit schließen lassen.

III. Fördern des Wohlbefindens

1. Unterstützen Sie die Laienpflegeperson(en) in der Planung von Veränderungen, die eventuell notwendig sind (z. B. Hauspflege, Anmeldung in ein Pflege- oder Altenheim).

2. Besprechen/demonstrieren Sie Methoden zur Stressbewältigung.

3. Betonen Sie die Wichtigkeit der Selbstpflege, z. B. der anhaltenden Förderung persönlicher Entwicklung, persönlicher Bedürfnisse, Hobbies und sozialer Aktivitäten.

4. Fördern Sie die Teilnahme an einer Selbsthilfegruppe.

5. Verweisen Sie bei Bedarf auf Kurse/Therapien.

6. Informieren Sie über die Möglichkeit eines Selbsthilfeprogramms, wenn eine Co-Abhängigkeit die Handlungsfähigkeit beeinträchtigt.

7. Verweisen Sie bei Bedarf auf eine Beratung oder Psychotherapie.

8. Sorgen Sie für geeignete Literaturangaben und regen Sie zur Diskussion dieser Informationen an.

Pflegediagnose 00077 (5.1.3.2) nach der NANDA Taxonomie II

Bewältigungsformen (Coping) einer Gemeinschaft, unwirksam

Thematische Gliederung:
keine Zuordnung vorgenommen

Definition
Beispiele von Gemeinschaftsaktivitäten zur Anpassung und Problemlösung, die so verlaufen, dass sie die Nachfrage und die Bedürfnisse nur unbefriedigend decken.

Ätiologie (mögliche Ursachen)

❏ Naturkatastrophen oder von Menschen verursachte Katastrophen
❏ Unwirksame oder fehlende Einrichtungen der Gemeinschaft, z. B. Fehlen eines medizinischen Notfallsystems, eines Transportsystems, eines Katastrophendienstes
❏ Mangel an gemeinschaftlichen sozialen Unterstützungsmöglichkeiten
❏ Ungeeignete Ressourcen zur Problemlösung

Symptome (Merkmale, Kennzeichen)

aus der Sicht der Gemeindemitglieder

❏ Die Gemeinde drückt Machtlosigkeit aus
❏ Ausgedrückte Verletzbarkeit
❏ Übermäßige Wahrnehmung von Stress
❏ Die Gemeinde erfüllt ihre eigenen Erwartungen nicht
❏ Zunehmende soziale Probleme (Morde, Vandalismus, Terrorismus, Brandstiftung, Diebstähle, Kindstötung, Missbrauch, Scheidung, Arbeitslosigkeit, Armut, psychische Erkrankungen)

aus der Sicht der Pflegepersonen

❏ Mangelnde Beteiligung der Gemeindemitglieder

❏ Übermäßige Konflikte der Gemeinde
❏ Hohe Krankheitsrate

Gemeinschaftsbezogene Pflegeziele

1. Die Gemeinschaft nimmt positive und negative Faktoren wahr, die sie so beeinflussen, dass sie den eigenen Anforderungen und Bedürfnissen entsprechen.
2. Die Gemeinschaft erkennt Alternativen für ungeeignete Problembewältigungsstrategien.
3. Die Gemeinschaft berichtet über eine messbare Zunahme gemeinschaftlicher Aktivitäten.

Maßnahmen

I. Einschätzen ursächlicher/beeinflussender Faktoren

1. Evaluieren Sie die Gemeindeaktivitäten, die zur Erfüllung der Bedürfnisse der Gemeinschaft wichtig und notwendig sind.
2. Sammeln und interpretieren Sie Leistungsberichte in Zusammenhang mit der Analyse von Schwachstellen und Konfliktpotentialen.
3. Überprüfen Sie mögliche Auswirkungen und Wechselwirkungen von bestimmten Aktivitäten auf die Gemeinschaft.
4. Halten Sie Ausschau nach vorhandenen Ressourcen und deren Nutzung.
5. Sammeln Sie eine Liste von unerfüllten Bedürfnissen, Erwartungen und Anforderungen im Gemeindeverband.

II. Unterstützen und Fördern der Gemeinschaft hinsichtlich einer positiven Entwicklung

1. Ermitteln Sie die Stärken der Gemeinschaft und begleiten Sie diese motivierend.
2. Erstellen Sie eine Prioritätenliste.
3. Initiieren und unterstützen Sie Projekte.
4. Arbeiten Sie nach den Kriterien des Qualitäts- und Projektmanagements.
5. Halten Sie Ausschau nach Personen, die sich an einer positiven Entwicklung der Gemeinde beteiligen wollen.

6. Unterstützen Sie beratend Gemeindeinitiativen (Planung, Controlling, Evaluierung).

III. Fördern des Wohlbefindens

1. Unterstützen Sie die Gemeinschaft hinsichtlich Bildung von Partnerschaften und Interessensgemeinschaften innerhalb und außerhalb der Gemeindeverbände.
2. Informieren Sie die Gemeinschaften über Möglichkeiten von Veröffentlichungen und Public Relation (Printmedien, TV, Homepage, ...).
3. Eruieren Sie besonders benachteiligte und unterversorgte Gemeindebürger.
4. Schaffen Sie Anlaufs-, Informations-, Notfalls- und Hilfseinrichtungen.

Pflegediagnose 00076 (5.1.3.1.) nach der NANDA Taxonomie II

Bewältigungsformen (Coping) der Gemeinschaft, Bereitschaft zur Verbesserung

Thematische Gliederung:
keine Zuordnung vorgenommen

Definition

Die Gemeinde oder soziale Gemeinschaft verfügt über ein befriedigendes Anpassungs- und Problemlösungsverhalten, um den Notwendigkeiten und Bedürfnissen zu begegnen, das jedoch zur Bewältigung aktueller und zukünftiger Probleme und Belastungen noch verbessert werden kann.

Autorennotiz

Diese Pflegediagnose ist eine Gesundheitsdiagnose und kann bei Patienten angewendet werden, die den Wunsch nach Gesundheitsberatung zur Förderung und Erhaltung ihrer Gesundheit äußern. Es geht dabei um Patienten, die erfolgreich ihr Behandlungsprogramm durchführen, jedoch Informationen verlangen, wie sie zukünftig negative Einflüsse auf ihre Gesundheit voraussehen, bewältigen oder minimieren können.

Eine Gesundheitsdiagnose beinhaltet keine möglichen Ursachen, sondern Voraussetzungen (Merkmale, Kennzeichen, Symptome)!

Voraussetzungen

aus der Sicht der Pflegeperson

❑ Positive Kommunikation zwischen den Mitgliedern der Gemeinschaft
❑ Es sind Programme verfügbar, die für Erholung und Entspannung sorgen

❑ Es sind ausreichende Ressourcen vorhanden, um die Belastungen zu bewältigen
❑ Vereinbarung, dass die Gemeinschaft für das Stressmanagement (Problemlösung) verantwortlich ist
❑ Die Gemeinschaft stellt sich aktiv auf vorhersehbare Belastungen (Probleme) ein
❑ Die Gemeinschaft beteiligt sich aktiv am Lösungsprozess, wenn sie Problemen gegenüber stehen
❑ Positive Kommunikation zwischen den Mitgliedern der Gemeinschaft

Ätiologie (mögliche Ursachen)

❑ Die Gemeinschaft fühlt sich imstande die Belastungen zu bewältigen
❑ Soziale Unterstützung ist verfügbar
❑ Ressourcen, die zur Problembeseitigung benötigt werden, sind verfügbar

Bei dieser 1994 entwickelten Gesundheitsdiagnose gibt die NANDA noch Ätiologien an. Bei der Entwicklung jüngerer Gesundheitsdiagnosen verzichtet die NANDA auf Ätiologien und beschreibt nur mehr Voraussetzungen.

Gemeinschaftsbezogene Pflegeziele

1. Die Gemeinschaft erkennt sowohl positive als auch negative Faktoren, welche die aktuelle und zukünftige Problembewältigung beeinflussen.
2. Die Gemeinschaft verfolgt ein klares Konzept/einen klaren Plan, wie mit Problemen umgegangen werden soll.
3. Die Gemeinschaft berichtet über einen zufriedenstellenden Umgang mit Problemen.

Maßnahmen

I. Erkennen bestehender Defizite oder Schwächen in der aktuellen oder prospektiven Problembewältigung

1. Überprüfen Sie die positiven und negativen Aspekte der Gemeinschaft (Stärken/Schwäche-Analyse).
2. Versuchen Sie die Auswirkungen von Einflussfaktoren auf die Gemeinschaft herauszufinden.
3. Analysieren Sie die Defizite im Bereich der Lebensaktivitäten der Gemeinschaft und erkennen Sie eventuelle Anpassungsmöglichkeiten.
4. Überprüfen Sie die Gemeinschaft hinsichtlich ihrer Problemlösungsstrategien.

II. Unterstützen der Gemeinde betreffend aktueller und zukünftiger Probleme

1. Bestimmen Sie und diskutieren Sie aktuelle und potenzielle Probleme.
2. Unterscheiden Sie Wesentliches von Unwesentlichem (setzen Sie Prioritäten).
3. Schätzen Sie die Ressourcen der Gemeinschaft ein (Finanzen, Hilfsorganisationen, Unterstützung der Behörden, Laienhilfe, ...).
4. Starten eines gemeinsamen Projekts nach den Kriterien des Projekt-Managements, des Zielplan-Managements.

III. Fördern des Wohlbefindens

1. Unterstützen Sie die Gemeinschaft, Partnerschaften innerhalb und außerhalb der Gemeinschaft zu bilden, um eine langfristige Entwicklung der Gemeinschaft zu fördern.
2. Unterstützen Sie die Gemeinschaft in der Auswahl der Hilfsmittel, wie Printmedien, Lokalradio, Homepage, Werbekampagne, ...

Pflegediagnose 00081 (5.2.3.) nach der NANDA Taxonomie II

Behandlungsempfehlungen, unwirksame Handhabung, Gemeinde

Thematische Gliederung:
keine Zuordnung vorgenommen

Definition
Der Zustand, in dem eine unzureichende Organisation und Integration einer Krankheitsbehandlung oder den Folgen einer Erkrankung in einer Gemeinde *(oder einer anderen öffentlichen Einheit)* vorliegt und dadurch bestimmte Gesundheitsziele nicht erreicht werden können.

Ätiologie (mögliche Ursachen)
(In Entwicklung durch die NANDA)

❑ *Massive, die Ressourcen überfordernde Wellen von Infektionskrankheiten (z. B. Grippewelle)*
❑ *Regionale Umweltbelastungen (z. B. durch Industriebetriebe, AKW)*
❑ *Fehlende Investitionen in das Gesundheitssystem*
❑ *Auswirkungen von langfristigen, gesellschaftlichen Veränderungen im Lebensstil (z. B. Ernährungs- oder Bewegungsgewohnheiten)*
❑ *Veränderungen der demografischen Struktur*
❑ *Fehlende finanzielle Ressourcen*
❑ *Beschränkende Gesetze oder hinderliche Abrechungsvereinbarungen*
❑ *Niedrige politische Priorität*
❑ *Noch nicht etablierte Krankheitsbilder (z. B. Restless-Legs-Syndrome)*

Symptome (Merkmale, Kennzeichen)

❑ Über der erwarteten Norm liegende Krankheitssymptome (in Bezug auf Zusammensetzung und Anzahl der Bevölkerung)

❑ Unerwartetes bzw. auffallendes, schnelles Ansteigen von Krankheit(en)

❑ Unzureichende Anzahl von Gesundheitseinrichtungen für die Menge an bestehenden und neuen Krankheitsfällen

❑ Defizite bei der Fürsprache für die Betroffenen

❑ Schlechte Ausstattung mit Personal und Programmen, die zur Krankenbehandlung der Betroffenen beitragen

❑ Defizite bei den Gemeindeaktivitäten zur sekundären und tertiären Prävention

❑ Nicht verfügbare Gesundheitseinrichtungen zur Krankenbehandlung

Gemeinschaftsbezogene Pflegeziele

1. Die Gemeinschaft erkennt die fördernden und hemmenden Faktoren für die Behandlungskonzepte.
2. Die Gemeinschaft fördert die Anwendung von Mitteln zur Behebung von Gesundheitsproblemen.
3. Die Gemeinschaft veröffentlicht in ihrem Gesundheitsbericht den Normen entsprechende Daten.

Maßnahmen

I. Ermitteln der ursächlichen, begünstigenden Faktoren

1. Schätzen Sie die Ressourcen der Gesundheitsversorgung der Gemeinschaft ein, im Sinne der Prävention, der Behandlung von Krankheiten und den Krankheitsfolgen.
2. Beachten Sie Berichte (z. B. Jahresberichte) von Gemeindeorganisationen, die Hinweise auf ein unwirksames Funktionieren der Gemeinschaft geben.
3. Analysieren Sie umfassend die Berichte über Gesundheitsprobleme und die Hauptanliegen betreffend Gesundheit.
4. Ermitteln Sie die Kenntnisse/das Wissen/die Einstellung betreffend der Prävention, der Behandlung und der Nachsorge von Erkrankungen.

II. Unterstützen der Gemeinschaft beim Planen und Durchführen der Behandlungsaufgaben

1. Eruieren Sie mögliche Ressourcen zum Lösen der Gesundheitsprobleme.

2. Überprüfen und werten Sie ähnliche Programme anderer Gemeinschaften aus (Basisprogramme, Zielvorstellungen, Finanzierung, Teilnahmekosten, Serviceleistungen).
3. Fördern Sie den „Geist der Zusammengehörigkeit".
4. Arbeiten Sie mit den Sozial- und Gesundheitsbehörden zusammen.
5. Treffen Sie sich mit kompetenten Personen, um Befunde und Strategien zu besprechen.
6. Ermitteln Sie anfällige Bevölkerungsschichten, um Kenntnisse über Gesundheitszustand und Risikofaktoren zu haben.

III. Fördern des Wohlbefindens

1. Besorgen Sie Informationen bezüglich Krankheitsprävention, Gesundheitsförderung und Gesundheitsdienste für anfällige Personen.
2. Unterstützen Sie die Gemeinden beim Bilden von partnerschaftlichen Gemeinschaften sowohl in der Gemeinde und/oder außerhalb.
3. Vgl.:

   PD 00076   *Bewältigungsformen (Coping) der Gemeinschaft, Bereitschaft zur Verbesserung*

   PD 00077   *Bewältigungsformen (Coping) einer Gemeinschaft, unwirksam*

3. Organisationsentwicklungsbedarf bei der Implementierung der Pflegediagnosen
Theoretischer Hintergrund und praktische Hinweise

3.1 Einleitung

Das österreichische Gesundheits- und Krankenpflegegesetz wurde vor nunmehr fast sechs Jahren novelliert. In weiten Bereichen der Pflege haben sich bereits deutliche Veränderungen und Auswirkungen im Sinne eines neuen Selbstverständnisses und Selbstbewusstseins ergeben. Die Pflege war schon längere Zeit sehr professionell in ihren ablauforganisatorischen Mechanismen (z. B. Pflegeplanung, Pflegedokumentation, Mitarbeiterbeurteilungs-, Fördersysteme) und auch im Bereich psychosozialer Fähigkeiten und Fertigkeiten (z. B. Weiterbildungen im Bereich von Kommunikation, Sterbebegleitung etc.) gewesen, weniger im „verkaufen" dieser Aspekte. Hier hat sich in den letzten Jahren deutlich etwas geändert.

Einige der oben genannten Mechanismen haben 1997 eine legistische Basis bekommen. Dies bedeutete einen „Aufwind" für die Protagonisten von Innovationen im Bereich der Pflege – die vielleicht über lange Strecken eher als „Hobby" skeptisch oder auch lächelnd von anderen Berufsgruppen – aber auch von Mitgliedern der eigenen Berufsgruppe – betrachtet wurden. Diese Veränderungen sind klarerweise nicht überall friktionsfrei abgelaufen, dies ist aber ein natürlicher Prozess auch bei geplantem Wandel.

Vor 1997 hatten es deshalb Vordenker manchmal auch in den eigenen Reihen schwer. Mit dem GuKG (österreichisches Bundesgesetz für Gesundheits- und Krankenpflege) wurde gewissermaßen eine Basis für ihre Anliegen geschaffen. Das Tempo und der Modus der Einführung der notwendigen Veränderungen auch seitens der Pflege selbst waren jedoch sensibel zu handhaben und in den ersten beiden Auflagen dieses Handbuches fand sich in diesem Artikel an dieser Stelle der Satz: „Vorsicht ist jedoch angebracht, wenn es um die Betätigung des „Gaspedals" geht. Dies gilt auch beispielhaft für die offizielle Einführung der Pflegediagnosen. Aus diesem Grund war den organisations- und personalentwicklerischen Begleitgedanken und Hilfsmitteln bei der Umsetzung einer derartigen Änderung ein Beitrag gewidmet.

In dieser veränderten dritten Auflage des sehr erfolgreichen Handbuches soll nun – nachdem vor 4 Jahren auch eine Prognose über OE-Bedarf erstellt wurde – eine erste Reflexion schwerpunktmäßig zum Thema Organisationsentwicklung stattfinden. Die Personal-

entwicklungsaspekte sind in zahllosen sehr professionell durchgeführten Konzepten innerhalb der Pflege in die Praxis eingeflossen
(z. B. Schneider H., Haller K. 1998).

In diesem Artikel sind einige direkte Rückbezüge auf die ausführli-
chen Ausführungen in den ersten beiden Auflagen – damals eher
„Zukunftsprojektionen und Hypothesen" – im Sinne der o. g. Reflexion zu finden. Wenn man mit dem vorliegenden Beitrag konkret arbeiten möchte, empfiehlt sich die parallele Lektüre, da die Entwicklungen im eigenen Anwendungsbereich im Vergleich analysiert und
bewertet werden können.

3.2 Entstehung dieses Beitrages

Aus der Beratungspraxis von Gruppen, Teams oder Organisationen,
die Veränderungsprozesse planen, durchführen oder reflektieren, er-
schien es uns im Rahmen dieses Handbuches wichtig, dass organi-
sationsentwicklerische Aspekte und konkrete Hinweise in dieses
Handbuch aufgenommen wurden. Dies ergab sich auch aus meinen
Lehrveranstaltungen (Leitbild, Organisationsentwicklung, Personalentwicklung) im damaligen 1. Universitätslehrgang. Dort sollten im
Sinne der zukünftigen Anwender konkrete Projekte aus der Sicht
des Personalentwicklungs- und Organisationsentwicklungsmana-
gements praktisch konkretisiert werden. Die Implementierung der
Pflegediagnosen bot sich an und wurde als sehr erfolgreiches und
praxisnahes bzw.- relevantes Projekt von der engagierten Gruppe der
Studierenden verwirklicht.

3.3 Intention und Grenzen dieses Beitrages

Die folgende Reflexion möchte die Umsetzung und Berücksichtigung der im ursprünglichen Beitrag aufgezeigten Notwendigkeiten
und Schritte im Sinne einer professionellen Organisationsentwicklung nach 5 Jahren kommentieren. Dies kann sich authentisch nur
auf konkrete Erfahrungen der Autorin beziehen und auf den ostös-
terreichischen Bereich. Weiters soll der Betrag weitere Etappen skiz-
zieren. Im Rahmen der ersten Schritte bei der Einführung der Pflegediagnosen wurde über weite Strecken in gewisser Weise der
Prozess der typischen Phasen der Organisationsentwicklung: „Auf-

tauen des Bisherigen, Verändern, Stabilisieren, sprich implementieren" (nach Lewin, zit. nach v. Rosenstiel 1986, S. 186f) vollzogen. Zum jetzigen Zeitpunkt sollten die ersten konkreten Implementierung erfolgt sein, wenngleich im ersten Beitrag eine Dauer bis zu 10 Jahren eingeräumt wurde.

Wie ist man nun mit organisatorischen oder „psychosozialen, klimatischen" Problemen bei der Einführung umgegangen bzw. wie konnten sie gelöst werden?

Um den Rahmen dieses Beitrages nicht zu sprengen, soll auch immer wieder auf weiterführende und detaillierte Literatur verwiesen werden.

3.4 Was ist Organisationsentwicklung (OE) und ihre Rolle für die Implementierung der Pflegediagnosen

Hier wird kurz die griffige und für die folgenden Ausführungen relevante Arbeitsdefinition von Organisationsentwicklung (OE) dargestellt.
Für weitere Informationen ist an kompetenter Stelle (für OE: Gebert 1984, für PE: Neuberger [1991], Berthel [1979], Comelli [1985]) nachzulesen.

Organisationsentwicklung

„Organisationsentwicklung ist ein *zusammenfassender Begriff für die Bemühungen, zur Humanisierung der Arbeitsbedingungen sowie zur Steigerung der Flexibilität und Veränderungsbereitschaft einer Organisation beizutragen" (Gebert 1984)*. Einfacher ausgedrückt, versteht man darunter *geplanten Wandel* im Vergleich zu z. B. Krisenmanagement, Reagieren auf Veränderungen, Vertrauen auf die „glorreiche Vergangenheit" oder „Bombenwurf-Strategie" (v. Rosenstiel 1986, S. 186). Wichtig für diesen geplant durchgeführten Wandel ist, dass sich jemand (oder mehrere) dafür verantwortlich fühlen und den Wandel professionell begleiten, ohne die Gesamtorganisation zu überfordern. *„.... bei mangelnder Integration der Gesamtorganisation in die Organisationsentwicklung besteht die*

Gefahr, dass die Organisation veränderndes Handeln nicht erlernt, sondern vom ,great man' an der Spitze abhängig bleibt" (Gebert 1984, S. 85). Dies bedeutet für unser Thema, dass es zum einen notwendig war und ist, den Wandel von Beratern (extern oder intern – in der OE heißen sie *„change agents"* (s.o.), Begleiter und Planer des Wandels) begleiten zu lassen, aber möglichst die Betroffenen (das *Klientensystem* in der Sprache der OE) einzubinden. Lewin hat in diesem Sinne den Ausspruch „Betroffene zu Beteiligten machen" im Rahmen seiner „historischen" „Aktionsforschung" geprägt. Dass dies bei dem vorliegenden Projekt extrem notwendig war und über Erfolg oder Misserfolg entscheidet, ist offensichtlich.

Mit dem Vorgehen der AutorInnen, gezielt und geplant Informationen bereitzustellen und bald MultiplikatorInnen auszubilden, sollte genau dies erfolgen. Beim Probelauf des pflegediagnosenorientierten Anamnesebogens wurde zunächst mit einer klassischen Methode der OE, der Aktionsforschung gearbeitet: *„... eine vom Praktiker unternommene Forschung zum Zweck der Verbesserung seiner Praktiken"* (v. Rosenstiel 1986, S. 193), die in einem wiederholten Prozess aus Zielfestlegung, Datensammlung, Handlungsplanung und Bewertung besteht (hier eine deutliche Parallele zum Pflegeprozess!). Deren wesentlichstes Kriterium ist die Einbindung derjenigen, die zukünftig in der Praxis mit den geplanten Veränderungen zu tun haben.

Dies wurde als Prinzip der Implementierung so weitergeführt. Nach diesem in der Anfangsphase praktizierten, in der Organisationstheorie „top-down-Prozess (von oben nach unten)" genanntem Vorgehen, wurde mit Einsetzen der Multiplikatoren aus unterschiedlichen Funktionen und Ebenen des Wiener Krankenanstaltenverbundes ein sogenanntes „multipler-Nucleus"-Vorgehen praktiziert. Dies ist zu verstehen als ein Prozess, bei dem an verschiedenen Stellen „Keimzellen" für Veränderung gesetzt werden, die sich von dort ausbreiten sollen. So wurden die Vorteile beider Arten von Organisationslernen planvoll miteinander verbunden: Beim top-down-Prozess ist positiv, dass alles von oben „abgesegnet" und getragen ist; beim „multiplen-Nucleus"-Vorgehen wird vor Ort auf die richtige Art und Weise informiert.

Den Nachteilen – bei ersterem die Akzeptanzschwierigkeiten der Basis und die mögliche Verwässerung der Information und bei zweiterem die Gefahr einer schwer zu kontrollierenden Dynamik – sollte durch eben das gewählte Vorgehen der planvollen, dosierten und gleichförmigen Informationsgabe und dem Prinzip des langsamen Übertragens dieser Aufgabe auf neue, aber vorbereitete Personen, versucht werden, vorzubeugen. Mit den ersten Auflagen dieses Handbuches sollte letztlich diese Gleichförmigkeit, Nachvollziehbarkeit und Gleichzeitigkeit der Information weiter gesichert werden.

Dieses Ziel wurde in der Praxis nur teilweise verwirklicht, da der Prozess aufgrund der Größe der Berufsgruppe und des Veränderungsdruckes nicht 100%ig gesteuert werden konnte. Auch bei der Auswahl der Multiplikatorinnen ergaben sich verschiedene Probleme, die an anderer Stelle noch erläutert werden.

Wichtig war aber – und dies wurde auch in kritischen Phasen der ersten Umsetzungen deutlich – dass es die unabdingbare „Indikation" für Organisationsentwicklung durch die gesetzliche Vorgabe und die daraus erwachsenden Aufträge gab. Dies wurde auch potenziert durch die detaillierte und gründliche Arbeit der Gesundheits- und Krankenpflegeschulen in der Erarbeitung der Verordnungen zu Umsetzung des gesetzlichen Auftrages. Damit wurden sehr professionell die neuen Generationen von Gesundheits- und Krankenpflegepersonen von vorneherein eingeschult.

Es zeigte sich in der Praxis in vielen Fällen, dass die Annahme der „Vordenker", „nun müsse doch schon alles klar sein", oft nicht wirklich zutraf, u.a. dadurch, dass durch ungeschickte Informationspolitik kleinere oder größere Widerstände geschaffen wurden. Schlick beschreibt beispielhaft für viele andere: *„Nur wenn alle Mitarbeiter das Projektziel verstanden und verinnerlicht haben, ist zu erwarten, dass sich ihr Potenzial an Motivation und Kreativität entfaltet."* (Schlick 1996, S. 187). Dies war nicht überall gegeben und es zeigten sich erwartungsgemäß in Institutionen, wo vom Informationsmanagement her professioneller damit umgegangen wurde und die Führung selbst dahinter stand, schnellere Erfolge und höhere Akzeptanz.

Jeder Versuch, die Veränderungen voreilig durchführen zu wollen, war zum Scheitern verurteilt und unrealistisch. Im ersten Multiplikatorenworkshop in Wien im Mai 1998 formulierte eine Teilnehmerin sehr treffend: „Bei der Einführung des Pflegeprozesses tun wir uns seit 1981 schwer, weil wir geglaubt und uns als Ziel gesetzt haben, diesen bald zum Leben erwecken zu können. Diesmal sollten wir von Beginn an realistisch an die Sache herangehen, um uns Enttäuschungen zu ersparen" (sinngemäß zitiert).

Zum Thema Projektmanagement sei bei Bedarf an dieser Stelle auf weitere Literatur verwiesen (z. B. Schlick 1996).

Um die Neuerungen von der Basis her gründlich zu implementieren, sind gezielte Personalentwicklungsmaßnahmen (PE) nötig. Sie ergänzen die Schritte der Organisationsentwicklung und sind definiert als *eine Summe* von Tätigkeiten, die für das Personal nach einem einheitlichen und durchdachten Konzept systematisch vollzogen wird. Sie soll helfen, persönliche und betriebliche Ziele gleichermaßen zu erreichen und in Zusammenarbeit mit den Betroffenen erfolgen. Bedarfsermittlung, Programmplanung und -durchführung, sowie Kontrolle – im Gegensatz zu punktuell, unreflektiert, unsystematisch, sporadisch und unkontrolliert – wird im Rahmen eines geschlossenen problem- und zielorientierten Konzeptes durchgeführt.

Nun reduziert sich Personalentwicklung nicht, wie das oft oberflächlich angenommen wird, auf Schulung oder Fortbildung, sondern umfasst folgende Teilbereiche (Berthel 1979, S. 213–245 als Klassiker in diesem Gebiet):

Bildung: Hier seien nun direkt die Bereiche erwähnt, die im Bezug zu unserem Thema relevant sind – vor allem die Integration der Pflegediagnosen in die Berufsausbildung zur GuKP (siehe oben) und die Anpassungsfortbildung, die alle Betroffenen absolvieren mussten.

Arbeitsstrukturierung: Es war in der Bewusstseinsbildung darauf abzuzielen, dass die Arbeit mit den Pflegediagnosen letztlich als Job enrichment gesehen, erlebt und gelebt wurde und nicht, wie vielleicht zunächst (siehe unten, mögliche Vorbehalte) „nur" als negative Mehrarbeit.
Dieser Unterschied wurde in der Praxis deutlich durch das „Wie" des geplanten Wandels in den jeweiligen Organisationseinheiten determiniert und geprägt!

Karriereplanung: Dabei ist zu beachten, dass darunter nicht nur vertikale Karriere verstanden wird, d. h. „aufsteigen in der Hierarchie, in der Linie", sondern auch „Karriere zur Seite hin", d.h. z. B. auf sogenannte „Stabstellen", die Berater- und Expertenfunktion in der Organisation haben. Die derzeitige Position der hauptamtlichen Hygienefachkräfte oder Verantwortlichen für innerbetriebliche Fortbildung oder Qualitätsmanagement sind solche Stabstellen. Letztlich galt dieser Status für die Dauer der Einführung der Pflegediagnosen auch für Multiplikatoren; danach wurde es eine Aufgabe der Linienführungskräfte.

Die Multiplikatoren oder Linienvorgesetzte mussten (und können weiterhin) folgende Fragestellungen (ev. unter Zuhilfenahme interner oder externer Experten) bearbeiten:

Erstellung eines Konzeptes zur Implementierung der Pflegediagnosen für den eigenen Bereich (Station, Abteilung, Haus). Dabei war die Ausgangssituation, die im Hinblick auf Personalentwicklung vorgefunden wurde, zu berücksichtigen. Konkret hieß dies:
Beschreibung und Bewertung des Status Quo der Personalentwicklung im eigenen Bereich.
Auf der Basis von Punkt 1 Erstellung eines inhaltlichen und zeitlichen Konzeptes zur Implementierung der Pflegediagnosen (Schulungsbedarf, Umgang mit Widerständen (Information, Aufarbeitung)).
Beschreibung der eigenen Position, des eigenen Handlungsspielraumes im Bereich (damit auch Möglichkeiten und Grenzen der Realisierung des Konzeptes) und Verhandlung/Gestaltung dieser Rolle.

Dies war letztlich exakt die personalentwicklerisch relevante Fragestellung, der sich jede(r) MultiplikatorIn und jede Führungskraft stellen musste, um diesen Teil des geplanten Wandels vollziehen zu können.

Zu der Frage der Voraussetzungen für geplanten Wandel findet sich in einem Beitrag von Beckhard (Beckhard 1977 in Sievers 1977, S. 136) ein prägnanter Satz in einem Kapitel über die Bestimmung der Bereitschaft und der Fähigkeit zum Wandel. *„Damit Veränderungen möglich werden und sich Engagement entwickelt, muss es genügend Unzufriedenheit mit dem gegenwärtigen Stand der Dinge geben (Anm. „in therapeutischer Sprache ‚Leidensdruck‘ genannt"), damit Energien für die Veränderung mobilisiert werden. Außerdem muss eine in etwa klare Vorstellung vorhanden sein, wie der Lauf der Dinge für den Fall einer erfolgreichen Veränderung sein soll. ..."*

3.5 Veränderungsbedarf in der Berufsgruppe

3.5.1 Die Änderung des Selbstverständnisses und des Berufsbildes innerhalb der Gruppe der Gesundheits- und Krankenpflegepersonen

Wie bereits angedeutet, hat die Gruppe der Pflegepersonen neben der Tatsache, diesen Prozess nach außen im Sinne organisationsentwicklerischer Notwendigkeiten von sich aus zu steuern, vor allem aber auch innerhalb der eigenen Berufsgruppe wichtige und breite Überzeugungs- und Informationsarbeit zu leisten gehabt.

Zur Fundierung dieser These können einerseits die Erfahrungen bei der Einführung von Neuerungen im Pflegebereich (bei denen die anderen Berufsgruppen höchstens ablauforganisatorisch betroffen waren), z. B. bei flexiblen Arbeitszeitmodellen, Abschaffung von Sonn- und Feiertagsdiensten bei Chargen, Pflegedokumentation, Pflegeplanung, systematische Personalentwicklung auf Stations- und Abteilungsebene im Sinne von Mitarbeiterbeurteilung und Förderung und andererseits auf die typischen Auslöser für Organisationsentwicklung aus der Theorie heraus, in Erinnerung gerufen werden.

So beschreibt Lippitt 1958 (zit. nach v. Rosenstiel) einige auslösende Bedingungen für Organisationsentwicklung, von denen zwei für die vorliegende Thematik relevant erscheinen: Die Organisation ist aufgrund extremen Drucks, z. B. von außen, genötigt, Änderungen vorzunehmen. Hier werden explizit gesetzliche Änderungen genannt. Auch interner Druck als Auslösesituation wird genannt, speziell Bewusstseinsveränderung bei den Mitarbeitern und der Unternehmensleitung, die Verschiebung der Bedürfnisse, die durch die Organisation erfüllt werden sollen (v. Rosenstiel 1986, S. 187).

Dies weist konkret auf drei Aspekte hin, die in diesem Beitrag berücksichtigt werden:

die gesetzliche Änderung, die sicher auch auf Bedürfnissen des Marktes (die Gesellschaft, die [potenziellen] Patienten) beruht (z.B. Anspruch an ganzheitliche Pflege, mehr Mündigkeit des Patienten), aber auch mit finanziellen Entwicklungen einhergeht (LKF – leistungsorientierte Krankenanstaltenfinanzierung).

die Änderung in dem Anspruch vieler Pflegepersonen, die de facto Eigenverantwortung und stärkste Präsenz (größte Berufsgruppe

im Gesundheitswesen mit den meisten Patientenkontakten)
auch de jure bestätigt zu bekommen sowie die Erhöhung des eigenen Pflegequalitätsanspruches (Ressourcenansatz, ganzheitliche
Pflege etc.).

das berufspolitische Interesse, sich als eigenverantwortliche Profession im Gesundheitswesen darzustellen und weiterzuentwickeln.

Zu den erwähnten Bewusstseinsveränderungen, die sich in der Gruppe der Pflegepersonen schon seit Jahren vollziehen, finden sich noch
einige arbeitspsychologische Fakten:

Im Bereich der Arbeitszufriedenheit zeigen sich Überlegungen, die
als theoretische Fundierung, z. B. für den Pflegeprozess, konkret Pflegeanamnese, Pflegediagnose und Pflegeplanung, Evaluierung, nutz-
bar waren. So zitiert z. B. Schuler, einer der führenden Theoretiker
zur Organisationspsychologie, Hellpach (von 1922, zit. nach Schuler
1995, S. 193 f): *„zu einer Aufgabe gehören eigene Planung, Entwurf
der Aufgabe, ... Entscheidung für eine Lösung und Verantwortungs-
übernahme für die Entscheidung ...“* und weiters finden sich als
Merkmale vollständiger Tätigkeiten*:*

> *„1. selbstständiges Setzen von Zielen ...,*
> *2. selbstständige Handlungsvorbereitungen ...,*
> *3. Auswahl der Mittel ....,*
> *4. Ausführungsfunktionen mit Ablauffeedback...,*
> *5. Kontrolle ... .“*

Daraus ergibt sich der ebenfalls bei Schuler (Schuler 1995, S. 192)
dargestellte Aspekt: *„der Vorteil der Ganzheitlichkeit einer Aufgabe liegt einerseits darin, dass der Mitarbeiter den Bedeutungsgehalt
und den Stellenwert seiner Tätigkeit im betrieblichen Arbeitsab-
lauf klarer erkennen kann und andererseits die Möglichkeit von
Rückmeldung über den Arbeitsfortschritt aus der Tätigkeit selbst
gegeben ist“.* Diese Kernaussagen bestätigen die Sinnhaftigkeit, diesen Weg auch in der Pflege konsequent weiterzugehen und sich aus
dem ausschließlichen Assistentenstatus zu befreien.

Welche praktischen Erfahrungen können dazu beschrieben werden?
Hier zeigte sich, wie bereits angedeutet, dass es unter anderem sehr
stark von dem Selbstverständnis und dem professionellen Informationsmanagement der Linienführungskräfte abhängig war, ob dieser

positive Aspekt für die subjektive Arbeitszufriedenheit akzentuiert werden konnte. Die Reaktionen der Mitarbeiter reichten demzufolge von „endlich" bis hin zu „was soll das Ganze, man kann nicht mehr gut mit dem Patienten arbeiten." Dass dies durch Reaktionen im multiprofessionellen Kontext in jeder Polarisierung verstärkt wurden, wird noch detaillierter erläutert. Zum Reaktionsspektrum der eigenen Berufsgruppe finden sich exemplarisch einige Originalzitate (gesammelt in diversesten Seminaren und informellen Gesprächen zu diesem Thema in den letzten Jahren) :

„Ich habe keine Zeit." „Ich habe keine schöne Schrift." „Ich kann es nicht formulieren." „Ich gehe lieber pflegen." „Dazu bin ich schon zu alt." „Früher haben wir ja auch nicht schlecht gepflegt." „Heute wird eh nur mehr geredet." „Es liest eh keiner." „Die da oben immer mit ihren Neuerungen." „Was sollen wir nicht noch alles machen?" „Wo soll ich es hinschreiben – Zettel zu klein." „Dafür krieg ich auch nicht mehr Geld und wer macht mir meine Arbeit dann?" „Ärzte schreiben auch nicht!" „Das sind Auswüchse der Schreibtischtäter." „Warum brauchen wir Ziele und die anderen nicht?" „Das ist alles so praxisfremd – was hat das alles mit Pflege zu tun?" „Für jeden Handgriff muss ich mich rechtfertigen." „Ich habe das immer schon so gemacht." „Kann das die Frau Oberin auch?"

„Ich kann nicht einmal den Dienstplan abdecken!" (Führungskraft) „Ich habe das für meine Schwestern geregelt, damit sie nichts schreiben müssen!". (Führungskraft) ...

All diese Widerstände müssen und können und werden auch sukzessive durch professionelle Organisations- und Personalentwicklung und kompetente (fachlich und persönlich) Führungskräfte und LehrerInnen aufgelöst. Aber die obigen Zitate geben einen eindrucksvollen Einblick in die Realität der These „... es kann bis zu 10 Jahren dauern".

Hier gilt es, Fehler zu reflektieren, Erfolge zu sehen und zu benennen, Informationen gezielt und professionell zu geben, objektiv und subjektiv verständliche Vorbehalte sachlich und kompetent zu beantworten und zu entkräften. Auf der anderen Seite ist aber auch nötig, Unnötiges am Konzept zu modifizieren und somit umgekehrt auch die Theorie an der Praxis abzuschleifen. Dies muss dann aber auch kommuniziert werden.

Beides geht und es gilt nicht, neue Methoden der OE zu entwickeln, sondern das Bestehende gezielt und fundiert anzuwenden – in allen Organisationsebenen.

Theoretische Überlegungen zu den obigen Beispielen und Ausführungen:

Die konkreten Vorbehalte wurden durch Einwände wie oben kommuniziert oder – im schlechtesten Falle durch subversiven Widerstand oder offene bzw. versteckte Verweigerung. In der Kommunikationstheorie sieht man „Einwände als Wegweiser zum Erfolg" und es geht darum, zu verstehen, was im Einzelfall hinter dem Einwand steckt.

Aus den obigen Zitaten wird relativ klar deutlich, welche unterschiedlichen individuellen und strukturellen Probleme bei den direkt Betroffenen dahinter stecken können, die eine erfolgreiche Implementierung verhindern. Dies können persönliche Ängste, der Ärger über andere Berufgruppen, mangelnde Information, mangelnde Einsicht, Ärger auf „oben", Nichtakzeptanz der Person, die es weitergibt, Reaktion auf ein „zuviel" an Neuerungen, Überforderung, subjektives Gefühl der Entfernung vom eigentlichen Tätigkeitsfeld und vieles mehr sein.

In einer guten, d. h. konstruktiven, offenen Auseinandersetzung mit Einwänden im Sinne konkreter Problemklärung wird in wertschätzender Art und Weise versucht, den Hintergrund des Einwandes zu verstehen und ihn zu bereinigen. Dies ist nicht als Manipulation gemeint, sondern als Motivation und ernst zu nehmendes Miteinander. Somit sollte es auch beinhalten, Irrtümer zuzugeben und Geschwindigkeiten (des Redens, Denkens, Fühlens und Tuns) zu überprüfen und zu adaptieren. Im Folgenden seien noch einmal mögliche Entgegnungen zu den wichtigsten Einwänden angeführt, um hier auch in dieser Auflage des Buches noch konkrete Hilfestellungen zu geben und auch diejenigen, die sich immer wieder und schon lange mit der Thematik beschäftigen, (wieder) zu sensibilisieren für Missverständnisse, Ängste, Vorbehalte und das Tempo der anderen:

Welches Argument/welcher Vorbehalt/welcher Einwand kann vorgebracht werden?

Was ist dazu zu sagen? Was ist anzubieten?

1. „Altes ist nicht fertig, ist versandet, wieso sollte es diesmal funk-
    tionieren/anders sein?"
    *Diese Argumentation ist an sich sehr stimmig und letztlich ja
    auch ein Grund, warum man geplanten Wandel betreiben möch-
    te. Aus den alten Fehlern wurde gelernt und das Argument, das
    zunächst den Enthusiasmus bremsen soll, entpuppt sich in
    Wirklichkeit als Plädoyer dafür, es besser zu machen. Dies er-
    folgt u.a. durch einen hohen Zeit- und Planungsaufwand. Damit
    soll auch mit den Ängsten, Vorbehalten und Missverständnissen
    besser umgegangen werden bzw. wird konkret danach gefragt,
    anstatt zu hoffen, dass möglichst wenig Widerspruch kommt.*

2. „Ängste vor Versagen, Ängste, es nicht zu schaffen"
    *Es ist an dieser Stelle auf jeden Fall notwendig und ehrlich zu sa-
    gen, dass die Arbeit mit den Pflegediagnosen sicher gelernt wer-
    den muss. Trotz aufwändiger Schulungsprogramme werden Feh-
    ler gemacht werden. Aber: Fehler machen heißt nicht „ver-
    sagen" und „versagen" hieße nicht Köpfe rollen. Zudem wird es
    z. B. Menüs und Formulierungshilfen für den Anfang geben und
    man wird bei diesem anspruchsvollen Lernprozess nicht alleine
    gelassen.*

3. „Angst vor Verantwortung"
    *Dazu gibt es eine einfache, fast banale Antwort: Verantwortung
    für Pflegehandlungen an Menschen durch Pflegepersonen be-
    stand ohnehin immer, sie wird nur jetzt offiziell und spürbar!*

4. „Die Pflegedokumentation ist auch ein Fehlernachweis! – Nach-
    vollziehbarkeit"
    *Zum einen vergleiche man hierzu die Argumentationen von
    Punkt 2 und 3.*
    *Zum anderen zeigt die Dokumentation, getragen durch die Pfle-
    geanamnese, die Pflegediagnosen und die Pflegeplanung, Erfolge
    und Wirksamkeit der Pflege auf. Eine professionelle Analyse,
    aber auch Fehleranalyse, die zur Klärung von Misserfolgen
    beiträgt, ist letztlich im Interesse aller!*
    *Je klarer eine Berufsgruppe Leistungen sichtbar machen kann,
    desto besser ist sie für den Wettbewerb und die Stellung im in-
    terdisziplinären Team gerüstet.*

5. „Ablehnen von Mehrarbeit"
    Dieses in der Praxis sehr relevante und häufige Argument ist zu-

mindest kurzfristig und punktuell teilweise berechtigt und auch verständlich. Das Erstellen der Pflegediagnosen ist aber eine Schlüsselfunktion im Pflegeprozess. Diese Tatsache gibt die berechtigte Hoffnung, bei gewisser Routine auch „Umwegrentabilität" zu erreichen.

Außerdem entsteht der Effekt, dass Zusammenhänge besser erkannt und komplexe Wirklichkeit einfacher dargestellt werden. Des Weiteren muss der Patient ohnehin fundierte Informationen über seinen Pflegebedarf erhalten und dies ist im Rahmen der Gespräche zur Pflegeplanung integrierbar.

6. „Die Sinnhaftigkeit ist unklar/nicht vorhanden, die Handhabung ist praxisfern"

   Dazu ist zu bemerken, dass es die Begriffe „Pflegeprobleme, Pflegeplanung" schon lange gibt. Damit können Patienten ganzheitlicher betreut werden. Es ist auch ein Versuch, von der rein medizinisch-reduktionistischen Sicht wegzukommen, hin zu einem biopsychosozialen Menschenbild (vgl. oben).

   Zudem ist wichtig, zu betonen, dass im klinischen Alltag durch die hohe Präsenz am Krankenbett die Pflegenden diesem Menschenbild am meisten entsprechen können und es erfreulich ist, dies mit vorzeigbaren Dokumentationen zu begründen.

   Praktische Schritte für die Umsetzung vor Ort:
   Handlungsspielraum abstecken – was ist fix vorgegeben für die Umsetzung und das Endergebnis, was ist offen?
   Literatur anbieten
   persönliche Ansprechpartner mit „hotline"-Telefonnummer zur Verfügung stellen
   Diskussionen im Team fördern – zeigen, dass auch die kritische Auseinandersetzung positiv sein kann
   Gründliche, geplante und gut vorbereitete Informationen auf verschiedenen „Kanälen"
   praktische Übungen bei den Schulungen, Rückmeldungen
   Erfolge aufzeigen, Effizienz darstellen
   eigene Erfahrungs- und Skepsisberichte
   Exkursionen ermöglichen

7. „Derzeit passiert zuviel auf einmal. Wir erleben bereits eine Übersättigung, Überlastung"

   Dies ist ein Argument, das man sicherlich akzeptieren muss. Es hat in der Tat in den letzten Jahren sehr viele Neuerungen gege-

ben. Wenn man sich diese genauer ansieht, so sind ohnehin viele davon im Zusammenhang mit dem Pflegeprozess und der Identifizierbarkeit der Leistungen zu sehen. Die Verbindung zu den Pflegediagnosen und deren Umsetzung ist damit geschaffen und man kann sich hier teilweise auf die bei Punkt 6 beschriebenen Argumente beziehen.

Um den Prinzipien des geplanten Wandels zu entsprechen, müssen bei der Implementierung in die Praxis folgende konkrete Schritte eingehalten werden:

Ziele gemeinsam mit den Stationsteams festlegen und einen Stufenplan mit verschiedenen „Ausbaustufen" erstellen

aus der gemeinsamen Erfahrung heraus festlegen, was letztlich bei korrekt erstellten Diagnosen einfacher wird

abschätzen, wie viele und welche Diagnosen im eigenen Bereich vorwiegend zur Anwendung kommen werden

konzentriertes *Wissen didaktisch gut aufbereitet anbieten*

richtigen Zeitpunkt für Informationen wählen, Reifestatus der Diskussion berücksichtigen

strategisch planen und gegebenenfalls korrigieren (vgl. konkrete Überlegungen zur systematischen Einführung der Pflegediagnosen, EBERL, 1998)

von Beginn an festlegen, wann man mit welchem Modus die bisherige Vorgangsweise evaluiert.

8. *„Inhalte* von Personen werden abgelehnt, weil man die *Person* als „Wichtigtuer" ablehnt – Akzeptanzproblem"
   Diese Überlegung, die oft eine wichtigere Rolle spielt als inhaltliche Argumente und die oft die besten Planungen vereiteln kann, müßte noch mehr eingebunden werden in die Auswahl der Multiplikatoren. Es ist merkbar, dass die Widerstände größer sind, wenn das nicht optimal geschieht. Sobald diese Auswahl sinnvoll getroffen ist, müssen folgende Reflexion- und Schulungsmöglichkeiten geboten werden:

Arbeit mit den Multiplikatoren an ihrer offiziellen und inoffiziellen Rolle

Schulung der sozialen Kompetenz und des Konfliktmanagements der Multiplikatoren

diesen Einwand unter Umständen vorwegnehmen

wenn nötig externe Begleitung anbieten („inhaltliche" Vorbe-

halte abklären und klären, was die Vorbehalte mit der ver-
mittelnden Person zu tun haben?)
de facto und rituell-moralische Unterstützung der Multiplikato-
ren durch die Linienvorgesetzten und die Pflegedienstleitung
des Hauses
Mechanismen schaffen, inhaltliche Fragen bei den Multiplika-
toren zu deponieren (Fragebox, Sprechstunden, Hotline u.ä.),
um inhaltliche Begegnungen zu fördern und Kompetenz zu
zeigen
möglichst hohe Präsenz der Multiplikatoren auf den Stationen.

„Man lehnt Inhalte ab, weil man die vermittelnde Person nicht für
kompetent hält"
Hier gelten alle Aspekte von Punkt 8, inklusive der folgenden
Punkte:
Die Multiplikatoren müssen gut eingeschult und didaktisch
kompetent sein.
Sie müssen in Grenzfällen wissen, wo sie nachschauen, nach-
fragen können.

10. „‚Von oben' als Feindbild"
Dieser Grund für Widerstände kann sehr leicht auftauchen, da
nach den vielen Neuerungen auch und vor allem im diszi-
plinären Bereich einige Mitarbeiter eine „trau keinem von oben"
Haltung erworben haben. Diese zunächst verständliche Reak-
tion, die vielleicht im Rahmen der konkreten Führungsarbeit
nicht überall verhindert oder vermindert werden konnte, muss
im Zusammenhang mit den Pflegediagnosen auf jeden Fall
zunächst der Argumentation weichen, dass die Einführung der
Pflegediagnosen ein Gesetzesauftrag ist und nicht das Hobby
der jeweiligen Vorgesetzten. Grundsätzlich ist natürlich die Tat-
sache und der Ursprung dieses (sicher existierenden) Vorgesetz-
tenbildes zu hinterfragen.

11. Hilfsmittel fehlen
Wenn dieser Vorbehalt nach objektiver Prüfung nicht als Vor-
wand für anderes zu sehen ist, muss versucht werden, die Mittel
zu beschaffen bzw. Alternativen anzubieten. Andernfalls wird
das Unterfangen unglaubwürdig.
Unter Hilfsmittel sind neben Formularen auch Zeit und Räum-
lichkeiten sowie die Akzeptanz der Kollegen zu verstehen!

Ist das Argument offensichtlich ein Vorwand, ist zu überprüfen, ob nicht eines der Argumente von 1–10 dahintersteckt.

Im Rahmen dieser Überlegungen wird wiederum deutlich, wie wichtig es ist, immer auf eine machbare Balance zwischen Bewahren und Verändern zu achten, um einerseits nicht zu bremsen und andererseits nicht zu überfordern. Diese Aufgabe läuft fast nur über Kommunikation in ihren verschiedensten Erscheinungsformen.

3.5.2 Das Selbstbewusstsein der Gesundheits- und Krankenpflegepersonen in der interdisziplinären Kooperation

Ein anderer Aspekt von Bewusstseinsveränderung war, dass Pflegende ihre vielfältigen Leistungen im Gesundheitswesen transparent darstellen wollten. Dies war bisher in Ermangelung einer einheitlichen Fachsprache nicht zufriedenstellend realisierbar. Mit Pflegediagnosen wurde es den Pflegepersonen möglich, das eigene Tätigkeitsfeld systematisch zu organisieren, ihre Leistungen exakt zu beschreiben und dies durch eine klare und in sich schlüssige Pflegedokumentation zu belegen. Dadurch wurde eine berufsgruppenübergreifende Kommunikations- und Informationsbasis geschaffen. Laut Weinhold (Weinhold 1997, S. 13): *„... wird unter medizinischer Kommunikation nur die ärztliche Kommunikation verstanden, wie der von Redder und Wiese herausgegebene Sammelband (1994) belegt. In der Regel werden weder das Pflegepersonal noch andere Berufsgruppen der medizinischen Institutionen bei Veröffentlichungen zur medizinischen Kommunikation einbezogen."*

Dies ist nun keineswegs leichtfertig nur einer „ärztlichen Dominanz" zuzuschreiben, sondern auch dem pflegerischen Selbstbewusstsein bzw. eben dem häufigen Fehlen des Selbstbewusstseins – hier bestehen vielfache Wechselwirkungen.

Dies wurde in Bezug auf fachliche Mitsprache sehr eindrucksvoll im Bereich der neurologischen Krankenpflege gezeigt (Geissler 1998), wo Pflegepersonen aus Wien im Spezialbereich Neurologie es explizit formulierten.

Diese Erkenntnis ist auch in der Pflegeliteratur veröffentlicht, z. B. findet sich bei Seidl, einer Pflegeforscherin: *„Eine Imageverbesserung und Professionalisierung der Pflege oder ein Einwirken auf die* *persönlichen Motive der MitarbeiterInnen sind durch das Haus kaum zu realisieren. Die Weiterentwicklung von Aus- und Weiterbildung, der Ausbau von Pflegeforschung und die Akademisierung der Krankenpflege sind Strategien einer langfristigen Attraktivitätsverbesserung des Pflegeberufs, ..."* (Seidl 1995). Dabei besitzen, wie bereits erwähnt, Basisführungskräfte sicherlich eine Schlüsselrolle.

3.6 Die Rolle der Führungskräfte in diesem Prozess

Es gab im Rahmen der Einführung der Pflegediagnosen in einigen Bereichen geschulte Multiplikatoren. Inzwischen müssen alle Führungskräfte auf verschiedenen Ebenen als Träger des Wandels fungieren, die die Multiplikatoren als Berater beiziehen können.

Wie wichtig die Übernahme durch die Linienführungskräfte ist, wird auch in einem Beitrag von Grossmann und Heller deutlich: *„...die Leistungsfähigkeit und der Erfolg der Krankenhäuser sind eng gekoppelt an die Fähigkeit, sich als Organisation zu entwickeln, Veränderungen zu managen, Prozesse des organisatorischen Wandels auch gezielt initiieren und betreuen zu können. ... Organisationsentwicklung wird zur Aufgabe der Leitungskräfte in der Pflege"* (Grossmann und Heller 1994, S. 12).

Je schneller und selbstständiger dieser Wandel vollzogen wird, desto näher ist man der Implementierung. Dabei sollte die Maxime gelten, dass ein Beratungsprozess z.B. durch die Multiplikatoren um so erfolgreicher ist, je schneller diese überflüssig sind (sinngemäß Münker-Kramer 1995).

Bei den Multiplikatoren ist wichtig, dass sie für sich ihre Rolle und ihre organisatorische Einbettung individuell bewusst abklären und danach ihren Veränderungsprozess im eigenen Bereich planen. Hierzu eine genaue Auflistung bei Münker-Kramer (2000, S. 614–616). Um die kompliziert aussehende, in der Praxis aber notwendige Vorarbeit aus der Theorie zu begründen, folgendes Zitat von Grossmann und Heller: „Organisationsentwicklung muss problembezogen alle (ein Kriterium, das leicht unterschätzt wird) relevanten Kräfte der Organisation einbinden und die wichtigen Dimensionen des Systems erfassen (Grossmann und Heller 1994, S. 13)". Dieses Zitat, das aufgrund praktischer Erfahrung bei der Begleitung von Veränderungsprozessen untermauert wird, macht die hohe Verantwortung der einzelnen „Change agents" und die „Notwendigkeit" der Planung nochmals deutlich.

3.7 Veränderungsbedarf in der Gesamt-organisation bei der Kooperation mit den anderen Berufsgruppen

Im Bereich der Pflege verfügt man über jahrelange Erfahrungen in der Einführung neuer Mechanismen und Methoden, die die Abläufe professionalisieren. Kein anderer Begriff, als der der Pflegediagnose führte zu solch kontroversen Diskussionen zwischen den Berufsgruppen im Gesundheitswesen. Gab und gibt es beim Begriff „Klinisch-psychologische Diagnostik" seit langem offene und verdeckte Kontroversen zwischen klinischen Psychologen und Ärzten (§ 1 Ärztegesetz, Art. 2 § 3 (2) Psychologengesetz), so trat 1997 eine weitere im klinischen Alltag tätige Berufsgruppe nun mit dem Anspruch und dem gesetzlichen Auftrag auf, in ihrem Fachgebiet in die Sphären der Diagnostik vorzudringen. Offensichtlich war nunmehr, dass der Begriff „Diagnose" nicht mehr länger etwas genuin Ärztliches ist, was es Jahrzehnte lang gewesen war.

Dies wird deshalb angeführt, weil darauf hingewiesen werden soll, dass man mit einer stillen Revolution im klinischen Alltag und klinischen Miteinander zu tun hatte, deren Tragweite laufend – organisationspsychologisch verständlich – an der Höhe der Widerstände gemessen werden konnte.

Dies sollte allerdings überhaupt nicht nur negativ gesehen werden, im Gegenteil, es „bewegte" (sich) etwas. Hier sei Weisbord zitiert, der das Ziel von OE in der Reduktion der Diskrepanz zwischen einem beobachteten Ist und einem definierten Soll sieht und sagt: „... andererseits muss versucht werden, die Energie, die zunächst zur Aufrechterhaltung dieser Diskrepanz aufgewendet wurde, für die Verwirklichung neuer Möglichkeiten zu mobilisieren" (Weisbord 1977, S. 236).

Nun konnten engagierte Pflegepersonen auf der Basis von Theorie und Praxis der Organisationsentwicklung und des Projektmanagements als Katalysatoren oder in der OE-Sprache „change agents" agieren. Mit oder ohne internen und externen Hilfestellungen und Beratungen haben viele Pflegeexperten letztlich eine spannende und lohnenswerte Aufgabe hinter sich gebracht, wenn sie reflektiert, planvoll und wertschätzend im Kontext der Gesamtorganisation vorgingen, wie es oben für die eigene Berufsgruppe beschrieben wurde.

In der Organisation Krankenhaus, in der Zusammenarbeit mit Ärzten, Psychologen, medizinisch-technischen Diensten (hier vor allem die therapeutischen Sparten wie: Physiotherapie, Ergotherapie, Logopädie und Diätassistenz/ernährungsmedizinische Beratung sowie Strahlentherapie) musste der Schwerpunkt der Einführungsarbeit im Abbau von Skepsis und Angst, im Aufbau guter Information, im Erstellen gangbarer Vorschläge zur Kooperation liegen. Damit ähnelte das Vorgehen sehr dem Prozedere in der eigenen Berufsgruppe, nur war im multiprofessionellen Kontext ein top-down-Vorgehen jeder anderen Möglichkeit vorzuziehen.

Prozesse und persönliche Haltungen, wie „Mauern" und „ätsch jetzt haben wir auch ..."-Haltungen haben dem Klima und den Patienten deutlich geschadet. Sie bedingten sich leider oft gegenseitig und schaukelten sich gepaart mit destruktiven Machtspielen auf.

Auswüchse dessen finden sich in einigen Zitaten aus der Praxis:

„Wo kommen wir da hin, dass Sr./Pfl. Diagnosen stellen?", „Jetzt heben's ab.", „Für's Spritzen haben's keine Zeit, aber Diagnosen stellen.", „Keine Zeit mehr für die Visite.", „Sie hocken nur noch und besprechen.", „Mir ist das egal, macht wie ihr glaubt!", Sr. sind so arm, müssen soviel schreiben.", „Sr. sind überfordert, werden schikaniert von ihren Führungskräften". „Sr. haben keine Zeit für Patienten.", „Früher war das alles ganz anders!", „Geht mich nichts an. Gehört nicht zu meinen Tätigkeiten.", „Ich beschwere mich an relevanter Stelle!", „Ihr müsst ja viel Zeit haben."

Diesen Zitaten ist nichts hinzuzufügen – es muss aber betont werden, dass es sich um die *eine* Seite des Reaktionskontinuums handelt, die bei einer „guten" organisationsentwicklerisch durchdachten Veränderung minimiert werden konnte. Außerdem wurde die

Wichtigkeit der sozialen Kompetenz beider Seiten – auch verdeutlicht durch obige Negativbeispiele – überdurchschnittlich relevant, da über die gesetzlich festgelegten Fakten letztlich ohnehin nicht diskutiert werden konnte.

Angesichts der Veränderungen im Gesundheitswesen mussten und müssen die einzelnen Berufsgruppen in den Krankenhäusern „zusammenrücken", um eine einheitliche „Corporate Identity" bieten zu können. Darüber hinaus haben Untersuchungen bewiesen (z. B. Orendi 1993, zit. nach Grossmann und Heller 1994, S. 12), „ ... *dass Arbeitszufriedenheit und die Qualität der Arbeit wesentlich abhängig sind von der Qualität der interprofessionellen Kooperation und den Gelegenheiten zur Mitgestaltung der alltäglichen Arbeitsorganisation*". Dies ist ein Plädoyer für das gemeinsame Tragen der Veränderungen zum Wohle des Patienten (als Markt) und letztlich auch für die eigene und gemeinsame Organisation.

3.7.1 Die strategische Relevanz der geplanten Veränderung für die Gesamtorganisation

Welchen Vorteil konnten und können nun die Gesamtorganisationen/Träger durch die Einführung der Pflegediagnosen erzielen?

Hier finden sich Antworten in einem völlig anderen Gebiet der Organisationstheorie, dem strategischen Management (Michael Porter 1994). So sagt das Konzept der „Business Idea" aus, dass für eine finanziell und imagemäßig abgesicherte Branchenposition die Beziehung zwischen Markt, Produkt und Organisation eine Kohärenz aufweisen muss. Dies ist dann gegeben, wenn das Produkt (im Fall der Pflege eine Dienstleistung, nämlich Pflege) den aktuellen und zukünftigen Bedürfnissen des Marktes antwortet (z. B. ganzheitlicher Blickwinkel auf den Patienten, Mitbestimmung und Einbindung, kompetente Information) und, das ist hier entscheidend, wenn dazu noch die Organisation über die notwendigen funktionierenden Strukturen, Mechanismen und Prozesse verfügt, um dies bieten zu können. Genau dies ermöglicht eine professionellere Pflege, indem sie mögliche Diskrepanzen zwischen Markt, Organisation und Produkt reduziert.

Dies ist ein weiteres Plädoyer für geplanten Wandel (= OE) in einem so wichtigen und letztlich öffentlichkeitswirksamen Vorhaben wie der Einführung von Pflegediagnosen.

3.8 Zusammenfassung und Ausblick

Fast alle in den letzten Abschnitten diskutierten Aspekte und Details passen im Prinzip und im konkreten Prozedere auch auf andere größere Organisationsentwicklungsvorhaben – geplanter Wandel ist der gemeinsame Nenner.

In diesem Beitrag wird ansatzweise auf die Komponenten, Überlegungen und Grundlagen der Organisationspsychologie beim in diesem Handbuch thematisierten großen Schritt im Rahmen der Pflege hingewiesen. Es wurde vieles bewusst nur angerissen, um den Bedarf an gezielter Planung deutlich zu machen. Hier wird der Spontaneität nicht abgesprochen, denn sie ist im Alltag in der Arbeit mit den Pflegediagnosen oft genug gefragt und notwendig. Diese wesentliche Neuerung für die gesamte Gesundheitsorganisation in Bezug auf die Stellung am „Markt" und die optimale Versorgung der Patienten sollte jedoch nicht „irgendwie" eingeführt werden.

Der wesentlichste Vorteil für die Patienten ist die Tatsache, dass mit Hilfe der Pflegediagnosen und dem folgenden Pflegeprozess ein professionelles Instrument erarbeitet wurde. Die „rund um die Uhr" klinischen Beobachtungen und Maßnahmen der Berufsgruppe, welche am meisten mit den Patienten zu tun hat, wird nachvollziehbar erfasst und wird Garant dafür, dass die Beobachtungen in ihrem Interesse in die Behandlungsentscheidungen integriert werden.

4. Taxonomie II nach NANDA

Klassifikation der
NANDA-Pflegediagnosen

5. Anhang

5.1 Pflegediagnosenorientierter Anamnesebogen Erwachsene

PATIENTEN- KLEBEETIKETTE	Gewicht............ Größe............ Religiöse Betr.:............. Zahnersatz: O 0K O UK
	Sehhilfe: O Brille O Kontaktlinsen Hörgerät: O rechts O links Depositen: O ja O nein
	Sonst. Hilfen..............
	Allergie...............
	Mobile Krankenpflege...............
	Soziale Dienste...............

Pflegeanamnese erhoben am: .... (Datum) | Verständigung an: Name............... Tel. ....
von: ....(NAME IN BLOCKSCHRIFT) | Adresse...............
...............(Unterschrift) | Sonstiges:...............
durchgeführt mit: ....
...............(Patient, Bezugsperson, ...)

LUFT

Probleme mit der Atmung   O Nichtraucher   O Raucher
O Nein   O Ja   Welche:...............

Seit wann aufgetreten:...............
Wie aufgetreten: O in Ruhe   O bei Belastung ....

Selbsthilfemaßnahmen u. Hilfsmittel:...............

Tracheostoma: O ohne Kanüle   O mit Kanüle O ohne Cuff   O mit Cuff
....

Beobachtungen der Pflegenden / Ressourcen des Pat.:...............

Veränderung der Oxygenierung
00030 Gasaustausch, beeinträchtigt - Ä+S:............... O

00031 Freihalten der Atemwege, beeinträchtigt - Ä+S:............... O

00032 Atemvorgang, beeinträchtigt - Ä+S:............... O

00033 Spontanatmung, beeinträchtigt - Ä+S:............... O

00034 Entwöhnung v. Respirator, gestörte Reaktion - Ä+S:............... O

WASSER

Probleme mit dem Flüssigkeitshaushalt
O Nein   O Ja   Welche:...............

Seit wann:............... Durstgefühl: O normal   O erhöht   O verringert
Bedarf an Flüssigkeit/Trinkmenge:............... Liter/Tag
Aussehen d. Zunge:...............
Trinkhilfen:...............
Hautturgor:...............
Ödeme:...............
Beobachtungen der Pflegenden / Ressourcen des Pat.:...............

Veränderung der Durchblutung
00024 Durchblutungsstörung - Ä+S:............... O
(kardial, renal, zerebral, gastrointestinal, peripher)

00025 Flüssigkeitsvolumen, unausgeglichen, hohes Risiko - RF:............ O

00026 Flüssigkeitsüberschuss - Ä+S:............... O

00027 Flüssigkeitsdefizit - Ä+S:............... O

00028 Flüssigkeitsdefizit, hohes Risiko - RF:............... O

00029 Herzleistung, vermindert - Ä+S:............... O

00160 Ausgewogenheit des Flüssigkeitshaushaltes,
Bereitschaft zur Verbesserung - Ä+S:............... O

NAHRUNG

Probleme bei der Ernährung
O Nein   O Ja   Welche:...............

Seit wann:...............
Diät:............... - seit wann:...............
Essgewohnheiten:...............
Zahn-/Kieferzustand:...............
Zustand der Mundschleimhaut:
O Ernährung parenteral   O Ernährung enteral per Sonde
Art (Typ):............... Gelegt am:...............
Stillgewohnheiten:...............
Beobachtungen der Pflegenden / Ressourcen des Pat.:...............

Veränderung der Nahrungsaufnahme
00001 Überernährung - Ä+S:............... O

00002 Mangelernährung - Ä+S:............... O

00003 Überernährung, hohes Risiko - RF:............... O

00045 Mundschleimhaut, verändert - Ä+S:............... O

00048 Zahnentwicklung, beeinträchtigt - Ä+S:............... O

00103 Schlucken, beeinträchtigt - Ä+S:............... O

00104 Stillen, unwirksam - Ä+S:............... O

00105 Stillen, unterbrochen - Ä+S:............... O

00106 Stillen, erfolgreich - Ä+S:............... O

00107 Nahrungsaufnahme des Säuglings, beeinträchtigt - Ä+S:............ O

00134 Nausea (Übelkeit, Brechreiz) - Ä+S:............... O

00163 Ernährung, Bereitschaft zur Verbesserung - Ä+S:............... O

AUSSCHEIDUNG

Probleme beim Stuhlgang
O Nein   O Ja   Welche:...

seit wann:........................,   **Letzter Stuhl am:**...............

Auffälligkeiten bzw. Veränderungen bezüglich
Häufigkeit:.......................... Menge:....................
Farbe:.......................... Geruch:....................
Konsistenz:....................................
Abführhilfen:
Künstlicher Ausgang:
seit wann:........................
Besondere Gewohnheiten:......................................

Beobachtungen der Pflegenden / Ressourcen des Pat.:....................

Probleme bei der Urinausscheidung
O Nein   O Ja   Welche:...

seit wann:........................

Auffälligkeiten bzw. Veränderungen bezüglich
Häufigkeit: tagsüber.......................... mal - Zeitabstand.............. Std.,
            nachts.......................... mal - Zeitabstand.............. Std.,
Menge:.......................... Farbe:....................
Geruch:....................................
Harnableitungssystem: Art (Typ):....................
Gelegt am:.......................... Größe (Charriere):....................
Beobachtungen der Pflegenden / Ressourcen des Pat.:....................

Probleme mit der Haut (incl. allergische Reaktionen)
O Nein   O Ja   Welche:...

Ausschlagartige Hautveränd.   O nein   O ja   wo....................
Beschreibung..

Intertrigo   O nein   O ja   wo....................
Beschreibung..

Hämatome/Petechien/Blutungen   O nein   O ja   wo....................
Beschreibung..

Andere Wunden/Hautläsionen   O nein   O ja   wo....................
Beschreibung..

Decubitus/Decubitusrisiko (Lokalisation und Beschreibung)
Skala:..
....
....

Schweißsekretion   O normal
O vermehrt (plötzliche Schweißausbrüche)   O vermehrt (kontinuierlich)
Häufigkeit: O vermehrt tagsüber   O vermehrt nachts
Besonderheiten:....................

Beobachtungen der Pflegenden / Ressourcen des Pat.:....................
....

Veränderung der Ausscheidung

00011   Verstopfung - Ä+S:.................................... O

00015   Verstopfung, hohes Risiko - RF:.................... O

00012   Verstopfung, subjektiv - Ä+S:.................... O

00013   Durchfall - Ä+S:.................................... O

00014   Stuhlinkontinenz - Ä+S:.................... O

00016   Urinausscheidung, beeinträchtigt - Ä+S:.................... O

00018   Reflexurininkontinenz - Ä+S:.................... O

00019   Drangurininkontinenz - Ä+S:.................... O

00022   Drangurininkontinenz, hohes Risiko - RF:.................... O

00020   Urininkontinenz, funktionell - Ä+S:.................... O

00021   Urininkontinenz, total - Ä+S:.................... O

00023   Harnverhalten (akut, chronisch) - Ä+S:.................... O

00166   Urinausscheidung, Bereitschaft zur Verbesserung - Ä+S:.......... O

00041   Latexallergische Reaktion - Ä+S:.................... O

00042   Latexallergische Reaktion, hohes Risiko - RF:.................... O

00044   Gewebeschädigung (Integrität des Gewebes verändert) - Ä+S:........ O

00046   Hautdefekt, bestehend (Integrität der Haut verändert) - Ä+S:.......... O

00047   Hautdefekt, hohes Risiko - RF:.................... O

AKTIVITÄT UND RUHE

Probleme beim sich Bewegen
O Nein   O Ja   Welche:..
....
....

Seit wann..
Beobachtungen der Pflegenden:............................
....
....

Veränderung der Aktivität

00040 Inaktivitätssyndrom, hohes Risiko - RF................................. O

00092 Aktivitätsintoleranz - Ä+S:... O

00093 Müdigkeit - Ä+S:... O

00094 Aktivitätsintoleranz, hohes Risiko - RF:.......................... O

00085 Körperliche Moblität, beeinträchtigt - Ä+S:...................... O

Mobilitätsbeeinträchtigung - Ressourcenerhebung

Mdfzt Klass n Jones	0 selbständig	1 großteils selbständig	2 teilweise selbständig	3 geringfügig selbständig	4 unselbständig/ abhängig
Bewegung im Bett (Lagewechsel, Aufsetzen, Hinlegen):	O	O	O	O	O

Text: ....

| Transfer außerhalb des Bettes (z.B. Bett/Rollstuhl/Nachtstuhl/WC): | O | O | O | O | O |

Text: ....

| Mobil sein mit dem Rollstuhl (incl. Hindernissen ausweichen): | O | O | O | O | O |

Text: ....

| Fortbewegung zu Fuß (incl. Stiegensteigen): | O | O | O | O | O |

Text: ....

Beobachtungen der Pflegenden / Ressourcen des Pat.:............

00091 Mobilität im Bett, beeinträchtigt - Ä+S:.......................... O

00090 Transfer, beeinträchtigt - Ä+S:.................................... O

00089 Rollstuhlmobilität, beeinträchtigt - Ä+S:........................ O

00088 Gehen, beeinträchtigt - Ä+S:....................................... O

00154 Umhergehen, ruhelos - Ä+S: .... O

00123 Halbseitige Vernachlässigung - Ä+S:............................. O

Zusätzliche Probleme durch Rückenmarksläsion:............
....
....

00009 Dysreflexie, autonom - Ä+S:....................................... O

00010 Dysreflexie, autonom, hohes Risiko - RF:....................... O

Selbstpflegedefizit - Ressourcenerhebung:

Mdfzt Klass n Jones	0 selbständig	1 großteils selbständig	2 teilweise selbständig	3 geringfügig selbständig	4 unselbständig/ abhängig
Essen/Trinken:	O	O	O	O	O

Veränd. d. persönl. Pflege / Selbstpflegedefizit

00102 Essen - A+S:... O

Text: ....

| Körperpflege: | O | O | O | O | O |

00108 Waschen/Sauberhalten - Ä+S:.................................... O

Text: ....

| Kleiden: | O | O | O | O | O |

00109 Kleiden/Pflege d. äußeren Erscheinung - Ä+S:............... O

Text: ....

Ausscheiden:

| Harn - Tag: | O | O | O | O | O |
| Nacht: | O | O | O | O | O |

00110 Ausscheiden - Ä+S:.. O

Text: ....

| Stuhl - Tag: | O | O | O | O | O |
| Nacht: | O | O | O | O | O |

Text: ....

| Haushalt: | O | O | O | O | O |

00098 Haushaltsführung, beeinträchtigt - Ä+S:........................ O

Text: ....

| Freizeit: | O | O | O | O | O |

00097 Beschäftigungsdefizit - Ä+S:...................................... O

Text: ....

Gewohnheiten:...

Beobachtungen der Pflegenden / Ressourcen des Pat.:............
....
....

Probleme beim Schlafen
O Nein   O Ja   **Welche:** ....

Veränderung der Ruhezeiten
00095 Schlafgewohnheiten, gestört - Ä+S:............................. O

Seit wann..
Beobachtungen der Pflegenden / Ressourcen des Pat.:............

00096 Schlafentzug.. O

00165 Schlafen, Bereitschaft zur Verbesserung .... O

Beobachtungen der Pflegenden / Ressourcen des Pat.:............
....
....

ALLEIN SEIN UND SOZIALE INTERAKTION

Veränderung d. Kommunikation

Probleme bei d. Kommunikation (verbal/nonverbal)

00051 Kommunikation, verbal, beeinträchtigt - Ä+S:............................. O

O Nein   O Ja   Welche:.................

00157 Kommunikation, Bereitschaft zur Verbesserung - Ä+S:............... O

Selbsthilfe: ....

Beobachtungen der Pflegenden / Ressourcen des Pat.: ....

Familien-, Beziehungs- u. soziale Situation

Veränderung in d. Sozialisation

00052 Soziale Interaktion, beeinträchtigt - Ä+S:.................................... O

00053 Soziale Isolation - Ä+S:.. O

Probleme   O Nein   O Ja   Welche:................

00054 Einsamkeit, hohes Risiko - RF:.. O

Bezugsperson................

Sind Familienangehör. od. andere Personen von Ihnen abhängig?

Veränderung d. Rolle

O Nein   O Ja   Welche:.................

00055 Rollenerfüllung, unwirksam - Ä+S:... O

00056 Elterliche Pflege, beeinträchtigt - Ä+S:................................... O

Haben Sie zu Hause alles hinlänglich regeln können?

O Ja   O Nein   Was nicht:..................

00057 Elterliche Pflege, beeinträchtigt, hohes Risiko - RF:................... O

00058 Eltern/Kindbeziehung, beeinträchtigt, hohes Risiko - RF:............ O

Wünsche bzgl. Besuche................

00164 Elterliche Pflege, Bereitschaft zur Verbesserung - Ä+S:.............. O

Welche Auswirkung hat Ihre jetz. Situation auf Sie u. Ihre Familie?

00060 Familienprozess, verändert - Ä+S:... O

00063 Familienprozess, verändert (alkoholismusbedingt) - Ä+S:............ O

Beobachtungen der Pflegenden / Ressourcen des Pat.: ....

00159 Familienprozess, Bereitschaft zur Verbesserung - Ä+S:............... O

00064 Elternrollenkonflikt - Ä+S:.. O

Hinweise auf ein Risiko od. Folgen von körperlichen/ psychischen Gewalteinwirkungen

Veränderung der emotionalen Integrität

00138 Gewalttätigkeit gegen andere, hohes Risiko - RF:...................... O

O Nein   O Ja   Welche:................

00151 Selbstverstümmelung - Ä+S:.. O

Einschneidende Veränderung in d. Lebenssituation:............................

00139 Selbstverstümmelung, hohes Risiko - RF:................................. O

Suicidversuch(e) in d. Vergangenh.:..........................

00140 Gewalttätigkeit gegen sich, hohes Risiko - RF:......................... O

00150 Suizid, hohes Risiko - RF: .... O

Beobachtungen der Pflegenden / Ressourcen des Pat.: ....

00142 Vergewaltigungssyndrom - (Ä+S:).. O

00143 Vergewaltigungssyndrom, gesteigerte Reaktion - (Ä+S:)............. O

00144 Vergewaltigungssyndrom, stille Reaktion - (Ä+S:)...................... O

Sexualität (Veränderungen, Einschränkungen, Schwierigkeiten bei Identität, Funktion u. Reproduktion) ....

00059 Sexualität, beeinträchtigt - Ä+S:.. O

00065 Sexualverhalten, unwirksam - Ä+S:... O

Angaben/Hinweise d. Pat./Beobachtungen der Pflegenden..............

ABWENDUNG VON GEFAHREN

Veränderung d. Körperregulation

Bestehende Infektionsgefahr

00004 Infektion, hohes Risiko - RF:......................... O

O nein   O ja   welche........................

00005 Körpertemperatur, verändert, hohes Risiko - RF:..................... O

Gefährdung d. normalen Regulierung der Körpertemp.

O nein   O ja

00006 Körpertemperatur, erniedrigt - Ä+S:........................ O

Körpertemperatur verändert:

O nein   O ja

00007 Körpertemperatur, erhöht - Ä+S:........................ O

O erhöht....................... °C seit wann...............

O erniedrigt................. °C seit wann..................

00008 Wärmeregulation, unwirksam - Ä+S:........................ O

Beobachtungen der Pflegenden / Ressourcen des Pat.:..............

Veränderung d. körperl. Integrität

Möglichkeit, sich selbst vor Verletzungen, Sturz, Krankheit oder Vergiftungen zu schützen

00035 Körperschädigung, hohes Risiko - RF:......................... O

O ja   O nein

00043 Selbstschutz, unwirksam - Ä+S:........................ O

Beobachtungen der Pflegenden / Ressourcen des Pat.:..............

00037 Vergiftung, hohes Risiko - RF:........................ O

00038 Verletzung, hohes Risiko - RF:........................ O

Erhöhtes Risiko zu ersticken

00155 Sturz, hohes Risiko - RF:........................ O

O nein   O ja

Beobachtungen der Pflegenden / Ressourcen des Pat.:..............

00087 Perioperativ positionierte Verletzungen, hohes Risiko - RF:.......... O

Erhöhtes Aspirationsrisiko v.Flüssigkeiten / Nahrung

00036 Erstickung, hohes Risiko - RF:........................ O

O nein   O ja

Beobachtungen der Pflegenden / Ressourcen des Pat.:..............

00039 Aspiration, hohes Risiko - RF:........................ O

Kann Behandlungprogramm akzeptieren u. verstehen

Veränderung der Teilnahme

O ja   O nein

00078 Behandlungsempfehlungen, unwirksame Handhabung - Ä+S:..... O

Beobachtungen der Pflegenden / Ressourcen des Pat.:..............

00079 Kooperationsbereitschaft, fehlend - Ä+S:........................ O

00082 Behandlungsempfehlungen, erfolgreiche Handhabung - Ä+S:..... O

Erkennt u. trifft gesundheitsfördernde Maßnahmen

00084 Gesundheitsförderung, persönlich - Ä+S:........................ O

O nein   O ja   welche........................

00099 Gesundheitsverhalten, beeinträchtigt - Ä+S:........................ O

Beobachtungen der Pflegenden:........................

00162 Behandlungsempfehlungen,
Bereitschaft zur Verbesserung - Ä+S:........................ O

Hinweise auf Störung d. Blutzirkulation peripher/zentral

O nein   O ja   Lokalisation........................

00086 Periphere neurovaskuläre Störung, hohes Risiko - RF:............... O

00049 Anpassungsvermögen, interkraniell, vermindert - Ä+S: .... O

Beobachtungen der Pflegenden / Ressourcen des Pat.:..............

Schmerzen

00132 Schmerzen, akut - Ä+S:........................ O

O nein   O ja   Lokalisation........................

00133 Schmerzen, chronisch - Ä+S:........................ O

Seit wann................... Häufigkeit...............

Art(Qualität)................... Intensität(Skala v. 1-10*)...............

Ausstrahlung...............

Schmerzauslösende Faktoren...............

Schmerzverstärkende Faktoren...............

Schmerzlindernde Faktoren...............

Beobachtungen der Pflegenden / Ressourcen des Pat.:..............

2   3   4   5   6   7   8   9   10

* 1 = gering, 10 = am stärksten

INTEGRITÄT DER PERSON

Fähigkeit, mit dem veränderten Gesundheitszustand umzugehen   O ja   O nein

Angaben d. Pat.:...

....

Beobachtungen der Pflegenden / Ressourcen des Pat.:......................

....

Fähigkeit, vorhandene Ressourcen zu erkennen und anzunehmen   O ja   O nein
Beobachtungen der Pflegenden:........................

....

Bereitschaft der Angehörigen, in das Betreuungs-konzept miteinbezogen zu werden   O ja   O nein
Sonstige Angaben/Hinweise...............................

Beobachtungen der Pflegenden:......................

....

Fähigkeit, Entscheidungen zu treffen   O ja   O nein
Sonstige Angaben/Hinweise...............................

....

Fähigkeit, altersentsprechend den Anforderungen d. tgl. Lebens begegnen zu können   O ja   O nein
Beobachtungen der Pflegenden:........................

....

....

....

....

....

Möglichkeit, sich der veränderten Umgebung anzupassen   O ja   O nein
Beobachtungen der Pflegenden:........................

....

Akzeptanz des eigenen Körpers   O ja   O nein
Sonstige Angaben/Hinweise...............................

Wertschätzung der eigenen Person u. Fähigkeiten
O positiv   O negativ
Beobachtungen der Pflegenden:........................

....

....

Realitätsbezug zum zur eigenen Person/zum sozialen Umfeld - Beobachtungen der Pflegenden:........................

....

....

Sinneswahrnehmungen ungestört   O ja   O nein
welche...............................

Sonstige Angaben/Hinweise...............................

....

....

Veränderung d. Bewältigungsformen (Coping) / _Betroffene_
00069 Bewältigungsformen (Coping) d. Betroffenen, ungenügend - Ä+S:.... O

00070 Anpassung, beeinträchtigt - Ä+S:........................ O

00071 Bewältigungsformen (Coping), defensiv - A+S:........................ O

00072 Verneinung, unwirksam - Ä+S:........................ O

00100 Postoperative Genesung, verzögert - Ä+S:........................ O

00101 Genesungsprozess, beeinträchtigt - Ä+S:........................ O

00158 Bewältigungsformen (Coping), Bereitschaft zur Verbesserung - A+S:... O

Veränderung der Bewältigungsformen (Coping) / _Familie_
00073 Bewältigungsform (Coping) d. Familie, behinderndes Verhalten - A+S O

00074 Bewältigungsform (Coping) d. Familie, mangelnde Unterstützung-Ä+S O

00075 Bewältigungsform (Coping) d. Familie, Bereitschaft z. Verbes. - A+S O

00080 Behandlungsempfehlungen, unwirksame Handhabung, Familie - Ä+S O

00083 Entscheidungskonflikt - Ä+S:........................ O

00111 Wachstum u. Entwicklung, verzögert - Ä+S:........................ O

00156 Plötzlicher Säuglingstod, hohes Risiko - RF: .... O

00112 Entwicklung, verzögert, hohes Risiko - RF:........................ O

00113 Wachstum, verändert, hohes Risiko - RF:........................ O

00115 Kindliche Vehaltensorganisation, unausgereift, hohes Risiko - RF:.. O

00116 Kindliche Vehaltensorganisation, unausgereift - Ä+S:................ O

00117 Kindl. Verhaltensorganisation, Bereitschaft zur Verbesserung - Ä+S: O

00114 Verlegungsstress-Syndrom - Ä+S:........................ O

00149 Verlegungsstress-Syndrom, hohes Risiko - RF: .... O

Störung d. Selbst-Konzepts

00118 Körperbild, Störung - Ä+S:........................ O

00119 Selbstwertgefühl, chronisch gering - Ä+S:........................ O

00120 Selbstwertgefühl, situationsbedingt gering - Ä+S:........................ O

00153 Selbstwertgefühl, situationsbedingt gering, hohes Risiko - RF:.... O

00167 Selbstbild, Bereitschaft zur Verbesserung - Ä+S: .... O

00121 Persönliche Identität, Störung - Ä+S:........................ O

00122 Sinneswahrnehmungen, gestört (im Detail angeben: visuell, akustisch, kinästhetisch, gustatorisch, taktil, olfaktorisch) - Ä+S:........................ O

Äußerungen von Verzweiflung, veränderte Lebens-energien (verbal, nonverbal) - Angaben/Hinweise......................
....
Beobachtungen der Pflegenden / Ressourcen des Pat.:......................
....
....
....
....
....

Spiritueller Zustand

00124 Hoffnungslosigkeit - Ä+S:... O

00125 Machtlosigkeit - Ä+S:.. O

00152 Machtlosigkeit, hohes Risiko - RF: .... O

00050 Energiefeldstörung - Ä+S: .... O

00066 Verzweiflung (seelisches Leiden) - Ä+S:.............................. O

00067 Verzweiflung (seelisches Leiden), hohes Risiko - RF:................ O

00068 Spirituelles Wohlbefinden, Bereitschaft zur Verbesserung - A+S:..... O

Kann Informat. z. Situation, Gesundheitsproblemen/ Wünschen einholen, verarbeiten und umsetzen
O ja   O nein
Beobachtungen der Pflegenden / Ressourcen des Pat.:......................
....

00126 Wissensdefizit - Ä+S:.. O

00161 Wissen, Bereitschaft zur Verbesserung - Ä+S:.......................... O

Fähigkeit, Gedanken richtig und situationsgerecht zu verarbeiten   O ja   O nein
Beobachtungen der Pflegenden / Ressourcen des Pat.:......................
....
....

00127 Orientierung, beeinträchtigt - Ä+S:... O

00128 Verwirrtheit, akut - Ä+S:... O

00129 Verwirrtheit, chronisch - Ä+S:... O

00130 Denkprozess, verändert - Ä+S:... O

00131 Gedächtnis, beeinträchtigt - Ä+S:... O

Bemerkbare Trauerreaktion
O nein   O ja ....
....
....

Veränderung der emotionalen Integrität

00135 Trauern, unbewältigt - Ä+S:.. O

00136 Trauern, vorzeitig - Ä+S:... O

00137 Traurigkeit, chronisch - Ä+S:.. O

Hinweise auf die vermehrte Beschäftigung mit einem seelischen Trauma   O nein   O ja
welche.........................

00141 Posttraumatische Reaktion - Ä+S:.. O

00145 Posttraumatische Reaktion, hohes Risiko - RF:......................... O

Angstzustände   O nein   O ja
Sonstige Angaben/Hinweise........................

00146 Angst - Ä+S:... O

00147 Todesangst - Ä+S... O

Gibt es dzt. eine Situation, vor der Sie sich fürchten?
O nein   O ja   welche........................

00148 Furcht - Ä+S:.. O

Probleme der pflegenden Angehörigen/Laienhelfer
....
....

00061 Rolle als Pflegende, Belastung - Ä+S:................................... O

00062 Rolle als Pflegende, Belastung, hohes Risiko - RF:.................... O

www.vereinsepp.at   (Sept. 2003)

Modifizierte* **KLASSIFIKATION NACH JONES:** (Klassifikationsmöglichkeit von 0 - 4:)

DEFINITION

0 = **Selbständig** (auch in der Verwendung von Hilfsmittel), keine direkten Pflegeleistungen sind zu erbringen

1 = **Großteils selbständig**, der Patient bedarf nur geringer Hilfestellung und/oder Anleitung, direkte Pflegeleistungen sind nur in geringem Ausmaß zu erbringen

2 = **Teilweise selbständig** und teilweise auf Hilfestellung/Anleitung angewiesen; der Patient ist etwa zu 50% selbständig, das Ausmaß der zu erbringenden direkten Pflegeleistung/Anleitung liegt ebenfalls bei etwa 50%

3 = **Geringfügig selbständig**, der Patient beteiligt sich nur in geringem Ausmaß an der Aktivität und ist großteils auf Hilfestellung/Anleitung angewiesen, der Patient ist aber kooperativ

4 = **Unselbständig/Abhängig**; der Patient ist nicht in der Lage, sich an der Aktivität zu beteiligen und ist vollständig abhängig; bzw. mehrmals täglich sind intensive Selbsthilfetrainings mit maximaler Unterstützung und Anleitung zu absolvieren; bzw. ein Patient wie in Grad 3, jedoch unkooperatives Verhalten bei der Pflege

* modifiziert von Albert Urban Hug & Partner und vom Verein SEPP (Verein zur Systematischen Entwicklung Professioneller Pflege)

5.2 Pflegediagnosenorientierter Anamnesebogen Kinder

PATIENTEN-

KLEBEETIKETTE

Gewicht............   Größe............   Religiöse Betr.:................   Zahnersatz: O OK   O UK

Sehhilfe: O Brille   O Kontaktlinsen   Hörgerät: O rechts   O links   Depositen: O ja   O nein

Sonst. Hilfen.........

Allergie..........

Mobile Krankenpflege.........

Soziale Dienste........

Pflegeanamnese erhoben am: .... (Datum)

von: ....(NAME IN BLOCKSCHRIFT)

.... (Unterschrift)

durchgeführt mit: ....

.... (Patient, Bezugsperson, ...)

Verständigung an: Name............................ . Tel. ....

Adresse.............

Sonstiges:............

LUFT

Probleme mit der Atmung   O Nichtraucher   O Raucher

O Nein   O Ja   Welche:...........

....

Seit wann aufgetreten:............

Wie aufgetreten: O in Ruhe   O bei Belastung ....

Selbsthilfemaßnahmen u. Hilfsmittel:...........

....

Tracheostoma: O ohne Kanüle   O mit Kanüle   O ohne Cuff   O mit Cuff

Beobachtungen der Pflegenden / Ressourcen des Pat.:...........

....

Veränderung der Oxygenierung

00030 Gasaustausch, beeinträchtigt - Ä+S:........... O

00031 Freihalten der Atemwege, beeinträchtigt - Ä+S:........... O

00032 Atemvorgang, beeinträchtigt - Ä+S:........... O

00033 Spontanatmung, beeinträchtigt - Ä+S:........... O

00034 Entwöhnung v. Respirator, gestörte Reaktion - Ä+S:........... O

WASSER

Probleme mit dem Flüssigkeitshaushalt

O Nein   O Ja   Welche:...........

Seit wann:............ **Durstgefühl:** O normal   O erhöht   O verringert

Bedarf an Flüssigkeit/Trinkmenge:........................... Liter/Tag

Aussehen d. Zunge:...........

Trinkhilfen:...........

Hautturgor:...........

Ödeme:...........

Beobachtungen der Pflegenden / Ressourcen des Pat.:...........

....

Veränderung der Durchblutung

00024 Durchblutungsstörung - Ä+S:........... O
(kardial, renal, zerebral, gastrointestinal, peripher)

00025 Flüssigkeitsvolumen, unausgeglichen, hohes Risiko - RF:........... O

00026 Flüssigkeitsüberschuss - Ä+S:........... O

00027 Flüssigkeitsdefizit - Ä+S:........... O

00028 Flüssigkeitsdefizit, hohes Risiko - RF:........... O

00029 Herzleistung, vermindert - Ä+S:........... O

00160 Ausgewogenheit des Flüssigkeitshaushaltes, Bereitsch. z. Verbess. - Ä+S: .... O

NAHRUNG

Probleme bei der Ernährung

O Nein   O Ja   Welche:...........

....

....

Seit wann:...........

Diät:........................... - seit wann:...........

Essgewohnheiten:...........

Zahn-/Kieferzustand:...........

Zustand der Mundschleimhaut:...........

O Ernährung parenteral   O Ernährung enteral per Sonde

Art (Typ):........................... Gelegt am:...........

Stillgewohnheiten:...........

Beobachtungen der Pflegenden / Ressourcen des Pat.:...........

....

....

....

Veränderung der Nahrungsaufnahme

00001 Überernährung - Ä+S:........... O

00002 Mangelernährung - Ä+S:........... O

00003 Überernährung, hohes Risiko - RF:........... O

00045 Mundschleimhaut, verändert - Ä+S:........... O

00048 Zahnentwicklung, beeinträchtigt - Ä+S:........... O

00103 Schlucken, beeinträchtigt - Ä+S:........... O

00104 Stillen, unwirksam - Ä+S:........... O

00105 Stillen, unterbrochen - Ä+S:........... O

00106 Stillen, erfolgreich - Ä+S:........... O

00107 Nahrungsaufnahme des Säuglings, beeinträchtigt - Ä+S:........... O

00134 Nausea (Übelkeit, Brechreiz) - Ä+S:........... O

00163 Ernährung, Bereitschaft zur Verbesserung - Ä+S:........... O

AUSSCHEIDUNG

Probleme beim Stuhlgang

O Nein   O Ja   Welche:...

....

seit wann:..,   **Letzter Stuhl am:**....................

Auffälligkeiten bzw. Veränderungen bezüglich

Häufigkeit:.................................... Menge:...................

Farbe:... Geruch:..................

Konsistenz:...

Abführhilfen:...

Künstlicher Ausgang:...

seit wann:...

Besondere Gewohnheiten:..

....

Beobachtungen der Pflegenden / Ressourcen des Pat.:.................

....

Probleme bei der Urinausscheidung

O Nein   O Ja   Welche:...

....

seit wann:...

Auffälligkeiten bzw. Veränderungen bezüglich

Häufigkeit: tagsüber........................ mal - Zeitabstand.............. Std.,

          nachts........................ mal - Zeitabstand.............. Std.,

Menge:..................................... Farbe:......................

Geruch:..

Harnableitungssystem: Art (Typ):....................

Gelegt am:.......................... Größe (Charriere):....................

Beobachtungen der Pflegenden / Ressourcen des Pat.:.......................

....

Probleme mit der Haut (incl. allergische Reaktionen)

O Nein   O Ja   Welche:...

....

Ausschlagartige Hautveränd.   O nein   O ja   wo.............................

Beschreibung...

....

Intertrigo   O nein   O ja   wo...

Beschreibung...

....

Hämatome/Petechien/Blutungen   O nein   O ja   wo...................

Beschreibung...

....

Andere Wunden/Hautläsionen   O nein   O ja   wo....................

Beschreibung...

....

Decubitus/Decubitusrisiko (Lokalisation und Beschreibung)

Skala: ....

....

....

....

....

Schweißsekretion   O normal

O vermehrt (plötzliche Schweißausbrüche)   O vermehrt (kontinuierlich)

Häufigkeit: O vermehrt tagsüber   O vermehrt nachts

Besonderheiten:...

....

Beobachtungen der Pflegenden / Ressourcen des Pat.:...................

....

....

Veränderung der Ausscheidung

00011 Verstopfung - Ä+S:... O

00015 Verstopfung, hohes Risiko - RF:... O

00012 Verstopfung, subjektiv - Ä+S:.. O

00013 Durchfall - Ä+S:... O

00014 Stuhlinkontinenz - Ä+S:... O

Enuresis (Einnässen) - Ä+S: .... O

00016 Urinausscheidung, beeinträchtigt - Ä+S:.............................. O

00017 Stressurininkontinenz - Ä+S.. O

00018 Reflexurininkontinenz - Ä+S:.. O

00019 Dranguninkontinenz - Ä+S:.. O

00022 Dranguninkontinenz, hohes Risiko - RF:.............................. O

00020 Urininkontinenz, funktionell - Ä+S:...................................... O

00021 Urininkontinenz, total - Ä+S:.. O

00023 Harnverhalten (akut, chronisch) - Ä+S:................................ O

00166 Urinausscheidung, Bereitschaft zur Verbesserung - Ä+S:........... O

00041 Latexallergische Reaktion - Ä+S:....................................... O

00042 Latexallergische Reaktion, hohes Risiko - RF:...................... O

00044 Gewebeschädigung (Integrität des Gewebes verändert) - Ä+S:.......... O

00046 Hautdefekt, bestehend (Integrität der Haut verändert) - Ä+S:........... O

00047 Hautdefekt, hohes Risiko - RF:... O

AKTIVITÄT UND RUHE

Probleme beim sich Bewegen
O Nein   O Ja   Welche:......................................
....

Veränderung der Aktivität

00040 Inaktivitätssyndrom, hohes Risiko - RF.......................... O

Seit wann..

Beobachtungen der Pflegenden:...

00092 Aktivitätsintoleranz - Ä+S:....................................... O

00093 Müdigkeit - Ä+S:.. O

....

00094 Aktivitätsintoleranz, hohes Risiko - RF:....................... O

Mobilitätsbeeinträchtigung - Ressourcenerhebung

00085 Körperliche Moblität, beeinträchtigt - Ä+S:.................. O

Mdfzt Klass n Jones	0	1	2	3	4
	selb-ständig	großteils selbständig	teilweise selbständig	geringfügig selbständig	unselb-ständig/ abhängig

Bewegung im Bett (Lagewechsel, Aufsetzen, Hinlegen):
     O   O   O   O   O

00091 Mobilität im Bett, beeinträchtigt - Ä+S:....................... O

Text: ....

Transfer außerhalb des Bettes (z.B. Bett/Rollstuhl/Nachtstuhl/WC):
     O   O   O   O   O

00090 Transfer, beeinträchtigt - Ä+S:.................................. O

Text: ....

Mobil sein mit dem Rollstuhl (incl. Hindernissen ausweichen):
     O   O   O   O   O

00089 Rollstuhlmobilität, beeinträchtigt - Ä+S:..................... O

Text: ....

Fortbewegung zu Fuß (incl. Stiegensteigen):
     O   O   O   O   O

00088 Gehen, beeinträchtigt - Ä+S:..................................... O

Text: ....

Beobachtungen der Pflegenden / Ressourcen des Pat.:.............

00154 Umhergehen, ruhelos - Ä+S: .... O

....

00123 Halbseitige Vernachlässigung - Ä+S:........................... O

Zusätzliche Probleme durch Rückenmarksläsion:.............

00009 Dysreflexie, autonom - Ä+S:....................................... O

....

00010 Dysreflexie, autonom, hohes Risiko - RF:...................... O

Selbstpflegedefizit - Ressourcenerhebung:

Mdfzt Klass n Jones	0	1	2	3	4
	selb-ständig	großteils selbständig	teilweise selbständig	geringfügig selbständig	unselb-ständig/ abhängig

Veränd. d. persönl. Pflege / Selbstpflegedefizit

Essen/Trinken: O   O   O   O   O

00102 Essen - A+S:.. O

Text: ....

Körperpflege: O   O   O   O   O

00108 Waschen/Sauberhalten - Ä+S:................................... O

Text: ....

Kleiden: O   O   O   O   O

00109 Kleiden/Pflege d. äußeren Erscheinung - Ä+S:.............. O

Text: ....

Ausscheiden:
  Harn - Tag: O   O   O   O   O
        Nacht: O   O   O   O   O

00110 Ausscheiden - Ä+S:... O

Text: ....

  Stuhl - Tag: O   O   O   O   O
        Nacht: O   O   O   O   O

Text: ....

Haushalt: O   O   O   O   O

00098 Haushaltsführung, beeinträchtigt - Ä+S:...................... O

Text: ....

Freizeit: O   O   O   O   O

00097 Beschäftigungsdefizit - Ä+S:..................................... O

Text: ....

Gewohnheiten:..

Beobachtungen der Pflegenden / Ressourcen des Pat.:.............
....
....

Probleme beim Schlafen
O Nein   O Ja   Welche: ....

Veränderung der Ruhezeiten

00095 Schlafgewohnheiten, gestört - Ä+S:............................ O

Seit wann...

Beobachtungen der Pflegenden / Ressourcen des Pat.:............

00096 Schlafentzug.. O

00165 Schlafen, Bereitschaft zur Verbesserung .... O

Beobachtungen der Pflegenden / Ressourcen des Pat.:.............
....
....

ALLEIN SEIN UND SOZIALE INTERAKTION

Veränderung d. Kommunikation

Probleme bei d. Kommunikation (verbal/nonverbal)

00051 Kommunikation, verbal, beeinträchtigt - Ä+S:.............................. O

O Nein   O Ja   Welche:..

00157 Kommunikation, Bereitschaft zur Verbesserung - Ä+S:.................. O

Selbsthilfe: ....

Beobachtungen der Pflegenden / Ressourcen des Pat.:.................

Familien-, Beziehungs- u. soziale Situation

Veränderung in d. Sozialisation

.... 00052 Soziale Interaktion, beeinträchtigt - Ä+S:.............................. O

00053 Soziale Isolation - Ä+S:.. O

Probleme   O Nein   O Ja   Welche:......................

00054 Einsamkeit, hohes Risiko - RF:... O

Bezugsperson...

Sind Familienangehör. od. andere Personen von Ihnen abhängig?

Veränderung d. Rolle

O Nein   O Ja   Welche:........................

00055 Rollenerfüllung, unwirksam - Ä+S:..................................... O

00056 Elterliche Pflege, beeinträchtigt - Ä+S:................................ O

Haben Sie zu Hause alles hinlänglich regeln können?

O Ja   O Nein   Was nicht:...............................

00057 Elterliche Pflege, beeinträchtigt, hohes Risiko - RF:................... O

00058 Eltern/Kindbeziehung, beeinträchtigt, hohes Risiko - RF:.............. O

Wünsche bzgl. Besuche...........................

00164 Elterliche Pflege, Bereitschaft zur Verbesserung - Ä+S:............... O

Welche Auswirkung hat Ihre jetz. Situation auf Sie u. Ihre Familie?

00060 Familienprozess, verändert - Ä+S:.................................... O

00063 Familienprozess, verändert (alkoholismusbedingt) - Ä+S:............ O

Beobachtungen der Pflegenden / Ressourcen des Pat.:.................

00159 Familienprozess, Bereitschaft zur Verbesserung - Ä+S:............... O

00064 Elternrollenkonflikt - Ä+S:.. O

Hinweise auf ein Risiko od. Folgen von körperlichen/ psychischen Gewalteinwirkungen

Veränderung der emotionalen Integrität

00138 Gewalttätigkeit gegen andere, hohes Risiko - RF:..................... O

O Nein   O Ja   Welche:......................

00151 Selbstverstümmelung - Ä+S:.. O

Einschneidende Veränderung in d. Lebenssituation:...................

00139 Selbstverstümmelung, hohes Risiko - RF:.............................. O

00140 Gewalttätigkeit gegen sich, hohes Risiko - RF:....................... O

Suicidversuch(e) in d. Vergangenh.:......................

00150 Suizid, hohes Risiko - RF: .... O

Beobachtungen der Pflegenden / Ressourcen des Pat.:...................

00142 Vergewaltigungssyndrom - (Ä+S:)..................................... O

00143 Vergewaltigungssyndrom, gesteigerte Reaktion - (Ä+S:).............. O

00144 Vergewaltigungssyndrom, stille Reaktion - (Ä+S:)..................... O

Sexualität (Veränderungen, Einschränkungen, Schwierigkeiten bei

Identität, Funktion u. Reproduktion) ....

00059 Sexualität, beeinträchtigt - Ä+S:...................................... O

00065 Sexualverhalten, unwirksam - Ä+S:................................... O

Angaben/Hinweise d. Pat./Beobachtungen der Pflegenden...............

ABWENDUNG VON GEFAHREN

Veränderung d. Körperregulation

Bestehende Infektionsgefahr
O nein   O ja   welche..

00004 Infektion, hohes Risiko - RF:... O

00005 Körpertemperatur, verändert, hohes Risiko - RF:.................... O

Gefährdung d. normalen Regulierung der Körpertemp.
O nein   O ja
Körpertemperatur verändert:
O nein   O ja
O erhöht...................... ° C seit wann.................
O erniedrigt.................. ° C seit wann.................
Beobachtungen der Pflegenden / Ressourcen des Pat.:.....................
....

00006 Körpertemperatur, erniedrigt - Ä+S:.............................. O

00007 Körpertemperatur, erhöht - Ä+S:.................................. O

00008 Wärmeregulation, unwirksam - Ä+S:.............................. O

Veränderung d. körperl. Integrität

Möglichkeit, sich selbst vor Verletzungen, Sturz, Krankheit oder Vergiftungen zu schützen
O ja   O nein
Beobachtungen der Pflegenden / Ressourcen des Pat.:.....................
....
....

00035 Körperschädigung, hohes Risiko - RF:............................. O

00043 Selbstschutz, unwirksam - Ä+S:.................................. O

00037 Vergiftung, hohes Risiko - RF:.................................. O

00038 Verletzung, hohes Risiko - RF:.................................. O

Erhöhtes Risiko zu ersticken
O nein   O ja
Beobachtungen der Pflegenden / Ressourcen des Pat.:.....................

00155 Sturz, hohes Risiko - RF:....................................... O

00087 Perioperativ positionierte Verletzungen, hohes Risiko - RF:........... O

Erhöhtes Aspirationsrisiko v.Flüssigkeiten / Nahrung
O nein   O ja
Beobachtungen der Pflegenden / Ressourcen des Pat.:.....................

00036 Erstickung, hohes Risiko - RF:.................................. O

00039 Aspiration, hohes Risiko - RF:.................................. O

Kann Behandlungprogramm akzeptieren u. verstehen
O ja   O nein
Beobachtungen der Pflegenden / Ressourcen des Pat.:.....................
....

Veränderung der Teilnahme

00078 Behandlungsempfehlungen, unwirksame Handhabung - Ä+S:........ O

00079 Kooperationsbereitschaft, fehlend - Ä+S:........................ O

00082 Behandlungsempfehlungen, erfolgreiche Handhabung - Ä+S:....... O

Erkennt u. trifft gesundheitsfördernde Maßnahmen
O nein   O ja   welche..
....

Beobachtungen der Pflegenden:..

00084 Gesundheitsförderung, persönlich - Ä+S:........................ O

00099 Gesundheitsverhalten, beeinträchtigt - Ä+S:.................... O

00162 Behandlungsempfehlungen,
       Bereitschaft zur Verbesserung - Ä+S:........................... O

Hinweise auf Störung d. Blutzirkulation peripher/zentral
O nein   O ja   Lokalisation..
....

Beobachtungen der Pflegenden / Ressourcen des Pat.:.....................
....
....

00086 Periphere neurovaskuläre Störung, hohes Risiko - RF:.................. O

00049 Anpassungsvermögen, intrakraniell, vermindert - Ä+S: .... O

Schmerzen
O nein   O ja   Lokalisation..

Seit wann................................... Häufigkeit...................
Art(Qualität)......................... Intensität(Skala v. 1-10*)...................
Ausstrahlung...
Schmerzauslösende Faktoren...
Schmerzverstärkende Faktoren...
Schmerzlindernde Faktoren..
Beobachtungen der Pflegenden / Ressourcen des Pat.:.....................
....
....
....

00132 Schmerzen, akut - Ä+S:... O

00133 Schmerzen, chronisch - Ä+S:.................................... O

2   3   4   5   6   7   8   9   10

* 1 = gering, 10 = am stärksten

INTEGRITÄT DER PERSON

Fähigkeit, mit dem veränderten Gesundheitszustand umzugehen   O ja O nein
Angaben d. Pat.:
....

....

Beobachtungen der Pflegenden / Ressourcen des Pat.: ....

....

Fähigkeit, vorhandene Ressourcen zu erkennen und anzunehmen   O ja O nein
Beobachtungen der Pflegenden: ....

....

Bereitschaft der Angehörigen, in das Betreuungs-konzept miteinbezogen zu werden   O ja O nein
Sonstige Angaben/Hinweise ....

Beobachtungen der Pflegenden: ....

....

Fähigkeit, Entscheidungen zu treffen   O ja O nein
Sonstige Angaben/Hinweise ....

....

Fähigkeit, altersentsprechend den Anforderungen d. tgl. Lebens begegnen zu können   O ja O nein
Beobachtungen der Pflegenden: ....

....

....

....

....

Möglichkeit, sich der veränderten Umgebung anzupassen   O ja O nein
Beobachtungen der Pflegenden: ....

Akzeptanz des eigenen Körpers   O ja O nein
Sonstige Angaben/Hinweise ....

Wertschätzung der eigenen Person u. Fähigkeiten
O positiv O negativ
Beobachtungen der Pflegenden: ....

Realitätsbezug zum zur eigenen Person/zum sozialen Umfeld - Beobachtungen der Pflegenden: ....

Sinneswahrnehmungen ungestört   O ja O nein
welche ....

Sonstige Angaben/Hinweise ....

Veränderung d. Bewältigungsformen (Coping) / <u>Betroffene</u>

00069 Bewältigungsformen (Coping) d. Betroffenen, ungenügend - Ä+S: ...... O

00070 Anpassung, beeinträchtigt - Ä+S: .... O

00071 Bewältigungsformen (Coping), defensiv - A+S: .... O

00072 Verneinung, unwirksam - A+S: .... O

00100 Postoperative Genesung, verzögert - Ä+S: .... O

00101 Genesungsprozess, beeinträchtigt - Ä+S: .... O

00158 Bewältigungsformen (Coping), Bereitschaft zur Verbesserung - A+S: ...... O

Veränderung der Bewältigungsformen (Coping) / <u>Familie</u>

00073 Bewältigungsform (Coping) d. Familie, behinderndes Verhalten - Ä+S: O

00074 Bewältigungsform (Coping) d. Familie, mangelnde Unterstützung-Ä+S: O

00075 Bewältigungsform (Coping) d. Familie, Bereitschaft z. Verbes. - A+S: ... O

00080 Behandlungsempfehlungen, unwirksame Handhabung, Familie - Ä+S: O

00083 Entscheidungskonflikt - Ä+S: .... O

00111 Wachstum u. Entwicklung, verzögert - Ä+S: .... O

00156 Plötzlicher Säuglingstod, hohes Risiko - RF: .... O

00112 Entwicklung, verzögert, hohes Risiko - RF: .... O

00113 Wachstum, verändert, hohes Risiko - RF: .... O

00115 Kindliche Vehaltensorganisation, unausgereift, hohes Risiko - RF: ... O

00116 Kindliche Vehaltensorganisation, unausgereift - Ä+S: .... O

00117 Kindl. Verhaltensorganisation, Bereitschaft zur Verbesserung - Ä+S: ... O

00114 Verlegungsstress-Syndrom - Ä+S: .... O

00149 Verlegungsstress-Syndrom, hohes Risiko - RF: .... O

Störung d. Selbst-Konzepts

00118 Körperbild, Störung - Ä+S: .... O

00119 Selbstwertgefühl, chronisch gering - Ä+S: .... O

00120 Selbstwertgefühl, situationsbedingt gering - Ä+S: .... O

00153 Selbstwertgefühl, situationsbedingt gering, hohes Risiko - RF: .... O

00167 Selbstbild, Bereitschaft zur Verbesserung - Ä+S: .... O

00121 Persönliche Identität, Störung - Ä+S: .... O

00122 Sinneswahrnehmungen, gestört (im Detail angeben: visuell, akustisch, kinästhetisch, gustatorisch, taktil, olfaktorisch) - Ä+S: .... O

Spiritueller Zustand

Äußerungen von Verzweiflung, veränderte Lebens-energien (verbal, nonverbal) - Angaben/Hinweise..................... 00124 Hoffnungslosigkeit - Ä+S:.. O

.... 00125 Machtlosigkeit - Ä+S:... O

.... 00152 Machtlosigkeit, hohes Risiko - RF: .... O

Beobachtungen der Pflegenden / Ressourcen des Pat.:.................. 00050 Energiefeldstörung - Ä+S: .... O

.... 00066 Verzweiflung (seelisches Leiden) - Ä+S:................................. O

.... 00067 Verzweiflung (seelisches Leiden), hohes Risiko - RF:.............. O

.... 00068 Spirituelles Wohlbefinden, Bereitschaft zur Verbesserung - Ä+S:............ O

Kann Informat. z. Situation, Gesundheitsproblemen/ Wünschen einholen, verarbeiten und umsetzen 00126 Wissensdefizit - Ä+S:.. O
O ja   O nein
Beobachtungen der Pflegenden / Ressourcen des Pat.:.................. 00161 Wissen, Bereitschaft zur Verbesserung - Ä+S:........................ O

00127 Orientierung, beeinträchtigt - Ä+S:... O

Fähigkeit, Gedanken richtig und situationsgerecht zu verarbeiten O ja   O nein 00128 Verwirrtheit, akut - Ä+S:.. O
Beobachtungen der Pflegenden / Ressourcen des Pat.:

.... 00129 Verwirrtheit, chronisch - Ä+S:.. O

.... 00130 Denkprozess, verändert - Ä+S:.. O

.... 00131 Gedächtnis, beeinträchtigt - Ä+S:.. O

Veränderung der emotionalen Integrität
Bemerkbare Trauerreaktion 00135 Trauern, unbewältigt - Ä+S:... O
O nein   O ja ....

.... 00136 Trauern, vorzeitig - Ä+S:... O

.... 00137 Traurigkeit, chronisch - Ä+S:... O

Hinweise auf die vermehrte Beschäftigung mit einem seelischen Trauma O nein   O ja 00141 Posttraumatische Reaktion - Ä+S:... O
welche.....

.... 00145 Posttraumatische Reaktion, hohes Risiko - RF:....................... O

Angstzustände O nein   O ja 00146 Angst - Ä+S:... O
Sonstige Angaben/Hinweise..............

00147 Todesangst - Ä+S... O

Gibt es dzt. eine Situation, vor der Sie sich fürchten? 00148 Furcht - Ä+S:.. O
O nein   O ja   welche..........

Probleme der pflegenden Angehörigen/Laienhelfer 00061 Rolle als Pflegende, Belastung - Ä+S:.................................... O

.... 00062 Rolle als Pflegende, Belastung, hohes Risiko - RF:................. O

www.vereinsepp.at   (Sept. 2003)

Modifizierte* **KLASSIFIKATION NACH JONES**: (Klassifikationsmöglichkeit von 0 - 4:)

DEFINITION

0 = **Selbständig** (auch in der Verwendung von Hilfsmittel), keine direkten Pflegeleistungen sind zu erbringen
1 = **Großteils selbständig**, der Patient bedarf nur geringer Hilfestellung und/oder Anleitung, direkte Pflegeleistungen sind nur in geringem Ausmaß zu erbringen
2 = **Teilweise selbständig** und teilweise auf Hilfestellung/Anleitung angewiesen; der Patient ist etwa zu 50% selbständig, das Ausmaß der zu erbringenden direkten Pflegeleistung/Anleitung liegt ebenfalls bei etwa 50%
3 = **Geringfügig selbständig**, der Patient beteiligt sich nur in geringem Ausmaß an der Aktivität und ist großteils auf Hilfestellung/Anleitung angewiesen, der Patient ist aber kooperativ
4 = **Unselbständig/Abhängig**; der Patient ist nicht in der Lage, sich an der Aktivität zu beteiligen und ist vollständig abhängig;
bzw. mehrmals täglich sind intensive Selbsthilfetrainings mit maximaler Unterstützung und Anleitung zu absolvieren;
bzw. ein Patient wie in Grad 3, jedoch unkooperatives Verhalten bei der Pflege
* modifiziert von Albert Urban Hug & Partner und vom Verein **SEPP** (Verein zur Systematischen Entwicklung Professioneller Pflege)

6. Literatur

6.1 Fachbücher zum Thema Pflegediagnosen

BM für Gesundheit- und Konsumentenschutz: Leistungsorientierte Krankenanstaltenfinanzierung, Systembeschreibung, 1. Jänner 1997.

Brobst, R.A., Coughlin, A.M., Cunningham, D.: Der Pflegeprozess in der klinischen Praxis, Verlag Hans Huber, Bern, 1997.

Collier/McCasch/Bertram: Arbeitsbuch Pflegediagnosen. Verlag Ullstein-Mosby, Berlin/Wiesbaden, 1998.

Direktion des Pflegedienstes am Allgemeinen Krankenhaus der Stadt Wien: Pflegeprozess-Handbuch. Verlag Wilhelm Maudrich, Wien, 2002.

Doenges, M., Moorhouse, M.F.: Pflegediagnosen und Maßnahmen. Verlag Hans Huber, Bern, 3., vollständig überarbeitete und erweiterte Auflage 2002.

DSM-III-R: Beltz Verlag Weinheim und Basel, 3., korrigierte Auflage 1991.

Fischer, W.: Die Bedeutung von Pflegediagnosen in Gesundheitsökonomie und Gesundheitsstatistik. Wolfterswil, 1999.

Gordon, M.: Pflegediagnosen – Theoretische Grundlagen. Urban & Fischer, München, 2001.

Gordon, M.: Handbuch Pflegediagnosen. Urban & Fischer, München, 2001.

Goosen, W.: Pflegeinformatik. Hans Huber Verlag, Bern, 1998.

Höhmann, U. (Hrsg.): Pflegediagnosen – Irrweg oder effektives Instrument professioneller Pflegepraxis? DBFK-Verlag, Eschborn, 1995.

International Council of Nurses (ICN): Internationale Klassifikation für die Pflegepraxis (ICNP). Hans Huber Verlag, Bern, 1. Auflage 2003.

Käppeli, S. (Hrsg.): Pflegekonzepte 1. – Phänomene im Erleben von Krankheit und Umfeld. Hans Huber Verlag, Bern, 1998.

Käppeli, S. (Hrsg.): Pflegekonzepte 2. – Phänomene im Erleben von Krankheit und Umfeld. Hans Huber Verlag, Bern, 1999.

Käppeli, S. (Hrsg.): Pflegekonzepte 3. – Phänomene im Erleben von Krankheit und Umfeld. Hans Huber Verlag, Bern, 2000.

Kim/McFarlane/McFarlane: Pflegediagnosen und Pflegeinterventionen. Verlag Ullstein Medical, 1999.

Kollak, I./Georg, M. (Hrsg.): Pflegediagnosen: Was leisten sie – was nicht? Mabuse Verlag, Frankfurt, 1999.

McCloskey, J./Bulechek, G.: Pflegeinterventionsklassifikation. Hans Huber Verlag, Bern, 2003 (Planung).

Mortensen, R.: Pflegediagnosen. Hüthig Verlag, Heidelberg, 1998.

NANDA: Pflegediagnosen – Klassifikation 2001–2002. Hans Huber Verlag, Bern, 2002 (Planung).

Powers, P.: Der Diskurs der Pflegediagnosen. Hans Huber Verlag, Bern, 1999.

Stefan, H./Allmer, F. et al.: Praxis der Pflegediagnosen. Springer Verlag, Wien, 1999 (vergr.).

Stefan, H./Allmer, F. et al.: Praxis der Pflegediagnosen. Springer, Wien, zweite erweiterte und überarbeitete Auflage, 2000.

Townsend, M.C.: Pflegediagnosen und Maßnahmen für die psychiatrische Pflege. Hans Huber Verlag, Bern,1998.

6.2 Internet-Adressen zum Thema Pflegediagnosen

http://www.acendio.net
http://www.fischer-zim.ch
http://www.nanda.org
http://www.icn.ch/icnp.htm
http://www.vereinsepp.at
http://www.nursingworld.org/ojin/tpc7/tpc7_1.htm
http://home.t-online.de/home/kenkenbaer/eval.htm
http://www.health-informatics.de/icnp/icnp_freiburg/koenig.htm
http://www.ukl.uni-heidelberg.de/pflege/projekte/arbeiten_sl-kurs/riffel/
        riffel1.html
http://w3.pflegenet.com/isfp/praxis/konzepte/stellungnahme.html
http://w3.pflegenet.com/isfp/praxis/konzepte/pflegediagnosen.html
http://www.hospvd.ch/public/ise/de/bucher/pcs23/vangeld.htm

6.3 Fachbücher mit Abschnitten zum Thema Pflegediagnosen

Arets J., Obex F., Vaessen J., Wagner F.: Professionelle Pflege. Neicanos Verlag, Bocholt, 1996.

Corr. D./Corr, M.: Gerontologische Pflege. Hans Huber Verlag, Bern, 1992.

Duyfjes, J.C.: Heben – Tragen – Mobilisieren (Abschnitt: Pflegediagnosen bei Mobilitätseinschränkungen). Verlag Ullstein-Mosby, Berlin/Wiesbaden, 1997.

Evers, G.C.M.: Theorien und Prinzipien der Pflegekunde. Verlag Ullstein-Mosby, Berlin/Wiesbaden, 1996.

Meundt, M.: Pflegegutachten. Verlag Ullstein-Mosby, Berlin/Wiesbaden, 1997.

Oud, N. (Hrsg./Ed.): ACENDIO. Hans Huber Verlag, Bern, 2001.

Oud, N. (Hrsg./Ed.): ACENDIO 2002. Hans Huber Verlag, Bern, 2002.

Oud, N. (Hrsg./Ed.): ACENDIO 2003. Hans Huber Verlag, Bern, 2003.

Schädle-Deininger H./Villinger U.: Praktische Psychiatrische Pflege. Psychiatrie Verlag, Bonn, 1996.

6.4 Fachzeitschriftenartikel zum Thema Pflegediagnosen

Abderhalden, Ch.: Pflegediagnosen und Professionalisierung. ÖKZ 11: 26–29,1999.

Aichinger, E.: Pflegediagnostik im Rudolfinerhaus/Wien. In: Österreichische Krankenpflege Zeitschrift 52: 4, 3/99.

Böhm, E.: Pflegediagnose nach Böhm. Recom, Basel, 1989.

Bekel, G.: Systemdynamische Organisationsentwicklung in der Pflege durch die strategische Umsetzung theoriebasierter Pflegediagnostik. Pflegepädagogik 10: 161–176, 2002.

Brechbühler, M.: Sinn + Unsinn von Pflegediagnosen; Pflegediagnosen zwischen Wissenschaft, Management und Praxis. In: Krankenpflege/Soins Infirmiers 4: 10–15, 1999.

Clift, J.: Internationale Klassifikationssysteme. Pflege aktuell 48 (10): 594–595, 1994.

De Gautard, A.: Pflegediagnose, die etwas andere Sicht. Krankenpflege Soins Infirmiers, 1992.

Eberl, J./Weiß, R.: Maßnahmen zur Implementierung von Pflegediagnosen in einer psychiatrischen Therapieeinrichtung als integratives Element des Pflegeprozesses. Psych. Pflege heute 4: (6. Jahrgang) 196–204, 2000.

Eberl, J.: Umsetzung der Pflegediagnosen als integratives Element des Pflegeprozesses. Österreichische Pflege Zeitschrift 54 (5): 28–31, 2001.

Eberl, J.: Umsetzung der Pflegediagnosen als integratives Element des Pflegeprozesses, 2. Teil. Österreichische Pflege Zeitschrift 54 (6/7): 26–28, 2001.

Fonatsch, R.: Pflegediagnosen in der Praxis. Österreichische Pflege Zeitschrift 54 (6/7): 8–9, 2001.

Georg, J.: Erkennen – Benennen – Beurteilen, Pflegediagnosen – Eine Einführung in ein neues Konzept. Pflege aktuell 48 (10): 586–588, 1994.

Georg, J.: Wie erstellt man eine Pflegediagnose? In: Bienstein/Zegelin (Hrsg.) Pflegekalender. Ullstein-Mosby, Berlin/Wiesbaden, 1994.

Georg, J.: Pflegediagnosen als Mittel zur Qualitätssicherung. Hessisches Sozialministerium – Pflegereferat, Wiesbaden,1996.

Georg, J.: Pflegediagnosen – Gegenstand und Einführung eines neuen Konzeptes. Forum Sozialstation 5/1997.

Georg, J./Stankowski, J.: Pflegediagnosen – Entwicklung – Gegenstand – Bedeutung. Die Schwester/Der Pfleger 34: 128–134, 1995.

Höhmann, U.: Der erste deutsche Kongress für Pflegediagnosen. Pflege aktuell 48 (7/8): 451.

Höhmann, U.: Pflegediagnosen – Babylonische Sprachverwirrung. Der Versuch einer Begriffsklärung. Pflege aktuell 48 (10): 582–584, 1994.

Höhmann, U.: Pflegediagnosen: Instrumente zur Professionalisierung der Pflege. Pflege & Gesellschaft 4: 8–13, 1999.

Jasinsky, S.: Pflegediagnosen – Sinn oder Unsinn? Die Schwester 3: 10–11, 1995.

Kämmer, K.: Atemarbeit im Pflegealltag. Pflege aktuell 48 (5): 315–318, 1994.

Käppeli, S.: Pflegediagnosen in der Akutpflege. Pflege 8 (2): 113–120, 1995.

Käppeli, S.: Pflegediagnostik, eine kritische Würdigung. Österreichische Krankenpflege Zeitschrift (Kongressband) 53: 38–41, 2000.

Kean, S.: Pflegediagnosen: Fragen und Kontroversen. Pflege/Die wissenschaftliche Zeitschrift für Pflegeberufe 12 (4): 109–215, 1999.

Kesselring, A.: Psychosoziale Pflegediagnostik: Eine interpretativ-phänomenologische Perspektive. Pflege/Die wissenschaftliche Zeitschrift für Pflegeberufe 12 (4): 223–228, 1999.

Kollak, I.: USA: Pflegekompetenz, Pflegediagnostik und Pflegeausbildung. Pflegemanagement 3: 9–16, 1993.

Kollak, I./Huber, A.: Pflegediagnose kontrovers. Heilberufe 48 (4): 18–21, 1996.

Kolinek, B./Jelinek, K./Weinheimer, A.: Pflegediagnosen – Aufgaben der Pflegedienstleitungen bei der Umsetzung In: Kozon V./Fortner N. (Hrsg.) Impulse für die Pflegepraxis. Österr. Gesellschaft f. vaskuläre Pflege, Wien, 25–38.

König, P.: Implementation von Pflegediagnosen in die Praxis: In: www. PR-INTERNET.com; PflegeInformatik 5/00: 100–106.

Kühne-Ponesch, S./Smoliner, A.: Diagnostik in der Pflege. Österr. Krankenpflege Zeitschrift 53 (4): 2000.

Mayer, H.: Pflegediagnosen: Begriffe, Klassifizierungen, Bedeutungen und kritische Auseinandersetzungen. Österreichische Krankenpflege Zeitschrift 52 (3): 28–33, 1999.

Mayer, H./Wiesinger, H.: Pflegediagnosen: Überblick zu Begriffen, Klassifizierung, Bedeutung und zum diagnostischen Prozess. In: Danzinger u.a. (Hrsg.) Bausteine der Gesundheits- u. Krankenpflege. Wilhelm Maudrich, Wien München Bern, 57–65.

Nolte, A.: Was leisten Pflegediagnosen? Heilberufe, 38–39, 1998.

Pape, R.: Ein trojanisches Pferd in der Pflege – Pflegediagnosen und ihr theoretisches Umfeld. Pflege Band 9 (3): 216–220, 1996.

Schmid, G.: Einbindung der Pflegediagnosen in den Pflegeprozess. Die Schwester/Der Pfleger 35 (10): 954–955, 1996.

Schnepp, W.: Pflegediagnosen: Voraussetzungen, Entwicklung und Grenzen. Pflege aktuell 48 (12): 730–731, 1994.

Schrems, B.: Pflegediagnosen oder die Büchse der Pandora. Österr. Pflege Zeitschrift 54 (6/7): 4, 2001.

Sensmeyer, A.: 1. Kongress Pflegediagnosen in Köln. BALK Informationen, Flensburg 6 (17): 67–69, 1995.

Settelen-Strub, Ch.: Der diagnostische Prozess bei der Pflege. Pflege Band 10: 35–42,1997.

Spindler, B.: Erfahrungen mit Pflegediagnosen in den USA. Österreichische Krankenpflegezeitschrift 5: 16–17, 1995.

Stefan, H./Allmer, F.: Mit Pflegediagnosen in die Zukunft. Lazarus 9: 10–12, 1997.

Anderegg-Tschudin, H.: Vom komplexen Zusammenhang zwischen Pflegediagnostik und Pflegemanagement. Pflege/Die wissenschaftliche Zeitschrift für Pflegeberufe 12 (4): 216–222, 1999.

Verworner, H.: Ein „heißes Eisen" der Pflegetheorie und -praxis sind noch immer die Pflegediagnosen. Österr. Krankenpflege Zeitschrift 53 (4): 18–21, 2000.

Vogel, R./Kästner, B./Bossard, S.: Pflegediagnosen bei beatmeten Patienten – Eine Methode pflegerischer Problemlösung. Pflege aktuell 48 (10): 589–592, 1994.

6.5 Fachliteratur zum Beitrag Organisationsentwicklung

Beckhard, R.: Strategien zur Veränderung großer Systeme. In: Sievers, B. (Hrsg.) Organisationsentwicklung als Problem. Verlag Klett-Cotta, Stuttgart, 134–169, 1977.

Eberl, J.: Unveröffentl. Abschlussarbeit im 1. Universitätslehrgang f. leitendes Krankenpflegepersonal des Instituts für Soziologie der Universität Wien in Zusammenarbeit mit der Akademie für Fort- und Sonderausbildungen am AKH der Stadt Wien: Die Pflegediagnose – eine Chance zur Professionalisierung der Gesundheits- und Krankenpflege: Entwicklung, Bedeutung und Implementation der Pflegediagnosen im Bereich des Wiener Krankenanstaltenverbundes, 1998.

Beckhard, R.: Strategien zur Veränderung großer Systeme. In: Sievers, B. (Hrsg.) Organisationsentwicklung als Problem. Verlag Klett-Cotta, Stuttgart, 134–151, 1997.

Berthel, J.: Personalmanagement. Poeschel-Verlag, Stuttgart, 1979.

Comelli, G.: Training als Beitrag zur Organisationsentwicklung. Hauser-Verlag, München Wien, 1985.

Gebert, D.: Organisationsentwicklung. Kohlhammer, Stuttgart, 1984.

Geissler, U.: Unveröffentl. Abschlussarbeit im 1. Universitätslehrgang f. leitendes Krankenpflegepersonal des Instituts für Soziologie der Universität Wien in Zusammenarbeit mit der Akademie für Fort- und Sonderausbildungen am AKH der Stadt Wien: Implementierung des NDT-Konzeptes in die neuro-rehabilitative Pflege im NKH-MTS: Ein Weg, über die Steigerung des Spezialwissens die Stellung des gehobenen Dienstes für Gesundheits- und Krankenpflege innerhalb des multidisziplinären Teams neu zu positionieren, 1998.

Grossmann, R., Heller, A.: Organisationsentwicklung im Krankenhaus. Herausforderung für leitende Pflegekräfte. Pflege Management 1: 11–20, 1994.

Kahn, R.L.: Organisationsentwicklung: Einige Probleme und Vorschläge. In: Sievers, B. (Hrsg.) Organisationsentwicklung als Problem. Verlag Klett-Cotta, Stuttgart, 281–301, 1977.

Königswieser, R., Titscher, S.: Entscheidungen in Unternehmen. Zur Theorie und Praxis des Umganges mit Krisen wechselseitiger Abhängigkeit. Signum Verlag, Wien.

Münker-Kramer, E.: Teamentwicklung – eine Herausforderung für Organisationspsychologen. Psychologie in Österreich 15 (3–4): 26–33, 1995:

Neuberger, O.: Personalentwicklung. Enke Verlag, Stuttgart, 1991.

Porter, M.: Wettbewerbsstrategie. Methoden zur Analyse von Branchen und Konkurrenten. Campus Verlag, Frankfurt, 1984.

Rosenstiel, L./Molt, W./Rüttinger, B.: Organisationspsychologie. 6. Auflage, Kohlhammer, Stuttgart, 1986.

Schlick, G.: Projektmanagement – Guppenprozesse – Teamarbeit: Wege, Hilfen und Mittel zu schnittstellenorientierter Problemlösekompetenz. Expert-Verlag, Renningen, 1996.

Schuler, H.: Lehrbuch der Organisationspsychologie. Verlag Hans Huber, Bern Göttingen Toronto Seattle, 1995.

Seidl, E.: Zur Lage der Pflege und ihrer Akademisierung in Österreich. In: Heller, A., Schäffer, A., Seidl, E. (Hrsg.) Akademisierung von Public Health und Pflege. Ein gesundheitswissenschaftlicher Dialog. Maudrich, Wien, 1995.

Wagner, E./Corleis, C./Kreye, U./Asselmeyer, H.: Der Mensch im Mittelpunkt: Durch Organisationsentwicklung zum gesundheitsfördernden Krankenhaus: In: Bellabarba, J., Schnappauf, D. (Hrsg.) Organisationsentwicklung im Krankenhaus. Verlag für Angewandte Psychologie. Göttingen Stuttgart, 1996.

Weisbord, M.R.: Ein gemischtes Modell für medizinische Zentren: Veränderung von Struktur und Verhalten. In: Sievers, B. (Hrsg.) Organisationsentwicklung als Problem. Verlag Klett-Cotta, Stuttgart, 236–279, 1977.

Weinhold, C.: Kommunikation zwischen Patienten und Pflegepersonal. Verlag Hans Huber, Reihe Pflegewissenschaft, Bern, 1997.

6.6 Fachliteratur in englischer Sprache

American Nurses' Association: Nursing's Social Policy Statement. Washington, DC, 1995.

American Nurses' Association: Standards of Clinical Nursing Practise. Kansas City, MO, 1991.

Carpenito, L. J.: Nursing care plans and documentation, 2nd edn. J. B. Lippincott, Philadelphia, 1997.

Carpenito, L. J.: Nursing diagnosis application to clinical practice, 7th edn. J. B. Lippincott, Philadelphia, 1997.

Doenges, M./Moorhouse, M./Geissler, A.: Nursing Care Plans: Nursing Diagnoses in Patient Care, ed 5. FA Davis, Philadelphia, 2000.

Georg, J.: Nursing Diagnosis – the first steps Germany. In Mortensen, R.: Proceeding the first European Conference of Nursing Diagnosis – Creating a European Platform. DIHNR, Copenhagen, 1995.

Gordon, M.: Manual of Nursing Diagnoses. St. Louis, Mosby, 1997.

Griffiths, P.: An investigation into the description of patient' problems by nurses using two different needs-based nursing models. In: Journal of Advanced Nursing 28 (5): 969–97, 1998.

Hogston, R.: Nursing diagnosis and classification systems: a position paper. Journal of Advanced Nursing 26: 496–500, 1997.

Johnson, M./Maas, M.: Nursing Outcome Classification (NOC), ed 2. Mosby, St. Louis, 2000.

Mason, G./Webb, Ch.: Nursing diagnosis: a review of the literature. Journal of Advanced Nursing 2: 67–74, 1993.

McCloskey/Bulechek, G. M. (eds.): Nursing Interventions Classification, ed 3. Mosby, St. Louis, 2000.

NANDA Nursing Diagnosis. Definitions and Classification 2003–2004. North American Nursing Diagnosis Association, Philadelphia, 2003.

Wooley, N.: Nursing diagnosis: exploring the factors which may influence the reasoning process. Journal of Advanced Nursing 15: 110–117, 1990.

Townsend, M.: Nursing Diagnoses in Psychiatric Nursing: A Pocket Guide for Care Plane Construction, ed 4. FA Davis, Philadelphia, 1997.

Sachverzeichnis

SpringerMedizin

Gerald Gatterer (Hrsg.)

Multiprofessionelle Altenbetreuung

Ein praxisbezogenes Handbuch

2003. XX, 413 Seiten. 15 Abbildungen.
Broschiert **EUR 39,80**, sFr 64,–
ISBN 3-211-83812-0

Erstmalig im deutschen Sprachraum wird in diesem Handbuch die Altenbetreuung aus der Sichtweise von unterschiedlichen Fachdisziplinen präsentiert.

Namhafte Fachleute aus den Bereichen der Altenpflege, Medizin, Psychologie und Therapie sowie Angehörige von Betroffenen bzw. von Selbsthilfegruppen erläutern praxisbezogene Maßnahmen zur Lösung von leichteren bis schwerwiegenden Problemen, die mit dem Älterwerden verbunden sind. Von den Themenkreisen werden sowohl stationäre und ambulante Versorgungsstrukturen, Diagnostik und Therapie psychischer Erkrankungen im Alter, als auch Rehabilitation, Kommunikation, Psychotherapie, Palliativmedizin und alternative Betreuungsformen ausführlich behandelt.

Dieses Praxishandbuch gibt allen professionellen Helfern der Altenpflege sowie den Angehörigen von Betroffenen einen praxisrelevanten Überblick zur Betreuung und Versorgung von älteren Menschen.

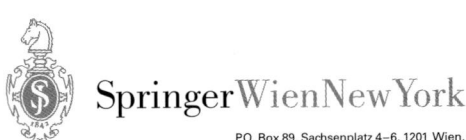

SpringerWienNewYork

P.O. Box 89, Sachsenplatz 4–6, 1201 Wien, Österreich, Fax +43.1.330 24 26, e-mail: books@springer.at, **www.springer.at**
Haberstraße 7, 69126 Heidelberg, Deutschland, Fax +49.6221.345-4229, e-mail: orders@springer.de
P.O. Box 2485, Secaucus, NJ 07096-2485, USA, Fax +1.201.348-4505, e-mail: orders@springer-ny.com
EBS, Japan, 3–13, Hongo 3-chome, Bunkyo-ku, Tokyo 113, Fax +81.3.38 18 08 64, e-mail: orders@svt-ebs.co.jp

SpringerMedizin

Gerhard Kammerlander

Lokaltherapeutische Standards für chronische Hautwunden

Ulcus cruris – Dekubitus –
Kompressionstherapie – Weichlagerung

Zweite Auflage.
2001. XXIV, 299 Seiten. 607 großteils farbige Abbildungen.
Broschiert **EUR 49,80,** sFr 80,–
ISBN 3-211-83621-7

Das praxisorientierte Handbuch behandelt die lokaltherapeutischen Standards für chronische Hautwunden nach den neuesten Erkenntnissen der Wundheilungsdynamik und der Physiologie der Wundproliferation unter der Einbeziehung von Co-Faktoren wie Psyche, Ernährung, Alter, Gesamtzustand. Die Behandlungsformen chronischer Wunden waren in den letzten 20 Jahren einem starken Wandel unterzogen. Die Standards haben sich von der ausschließlich trockenen zur feuchten Wundbehandlung verschoben. Aufgrund der Verschiedenheit chronischer Wunden ist die Abklärung von metabolischen, vaskulären und malignen Ursachen jeweils vor der Anwendung lokaltherapeutischer Maßnahmen erforderlich.

„Das vorliegende Buch ist aus der Sicht der Pflege entstanden und vielleicht gerade deshalb so erfreulich praxisnah ... Durch die hohe Aktualität läßt sich das Buch nicht nur zur Aus- und Weiterbildung nutzen. Die geschilderten, gut nachvollziehbaren Handlungsabläufe lassen sich auch in der täglichen Arbeit umsetzen, so daß das Buch zur Lösung praktischer Probleme herangezogen werden kann."

hautnah dermatologie

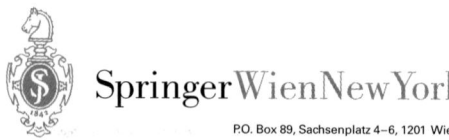

SpringerWienNewYork

P.O. Box 89, Sachsenplatz 4–6, 1201 Wien, Österreich, Fax +43.1.330 24 26, e-mail: books@springer.at, **www.springer.at**
Haberstraße 7, 69126 Heidelberg, Deutschland, Fax +49.6221.345-4229, e-mail: orders@springer.de
P.O. Box 2485, Secaucus, NJ 07096-2485, USA, Fax +1.201.348-4505, e-mail: orders@springer-ny.com
EBS, Japan, 3–13, Hongo 3-chome, Bunkyo-ku, Tokyo 113, Fax +81.3.38 18 08 64, e-mail: orders@svt-ebs.co.jp

SpringerKrankenpflege

Brigitte Scharb

Spezielle validierende Pflege

Mit Geleitworten von Charlotte Staudinger und Alfred Huber.
Zweite, verbesserte und erweiterte Auflage.
2001. XVIII, 272 Seiten. 3 Abbildungen.
Broschiert **EUR 38,–**, sFr 61,–
(Unverbindliche Preisempfehlung)
ISBN 3-211-83507-5

Die „Spezielle validierende Pflege" ist ein von Brigitte Scharb entwickeltes geriatrisches Pflegemodell, welches die Befriedigung psychosozialer Grundbedürfnisse desorientierter, hochbetagter Personen im Rahmen des Pflegeprozesses zum Ziel hat. In diesem individuellen Pflegekonzept wird die Bewahrung und Förderung vorhandener Kompetenzen der Klienten dauerhaft unterstützt und ein Absinken in ein Stadium stärkerer Desorientiertheit nach Möglichkeit verhindert. Dies basiert auf einer präzisen Dokumentation und Biographieerhebung und erfolgt unter Einsatz validierender Techniken bzw. Pflegemaßnahmen.
Die Autorin gibt anhand zahlreicher praktischer Fallbeispiele eine umfassende Einführung in die theoretischen Grundlagen des Pflegemodells und zeigt, wie ein entsprechendes Bedürfnismodell erstellt wird.

" ... kann ... auch dem geriatrisch tätigen Arzt - wenngleich eher als Anregung denn als Handlungsanleitung - zur Lektüre empfohlen werden."

European Journal of Geriatrics

„... Hochinteressant auch für die Pflege zu Haus."

Gesund Leben

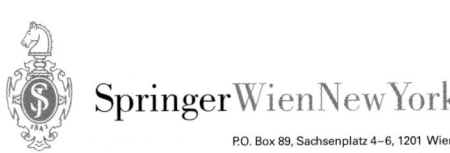

SpringerWienNewYork

P.O. Box 89, Sachsenplatz 4–6, 1201 Wien, Österreich, Fax +43.1.330 24 26, e-mail: books@springer.at, **www.springer.at**
Haberstraße 7, 69126 Heidelberg, Deutschland, Fax +49.6221.345-4229, e-mail: orders@springer.de
P.O. Box 2485, Secaucus, NJ 07096-2485, USA, Fax +1.201.348-4505, e-mail: orders@springer-ny.com
EBS, Japan, 3–13, Hongo 3-chome, Bunkyo-ku, Tokyo 113, Fax +81.3.38 18 08 64, e-mail: orders@svt-ebs.co.jp

ıngerMedizin

Monique Weissenberger-Leduc

Handbuch der Palliativpflege

Dritte, vollständig überarbeitete Auflage.
2002. XVI, 189 Seiten.
Broschiert **EUR 19,90**, sFr 32,–
ISBN 3-211-83829-5

Das Handbuch der Palliativpflege befasst sich systematisch mit der Linderung von Beschwerden im letzten Lebensabschnitt des Menschen, wobei physische und soziale Aspekte integriert gesehen werden.

Die Autorin, Krankenschwester und Pflegewissenschafterin, gibt in knapper und übersichtlicher Form fachliche Pflegehinweise für Alltagssituationen mit Schwerkranken und Sterbenden. Die notwendigen, theoretischen Grundlagen werden ebenso vermittelt. Ein ausführliches Kapitel ist der Schmerzbekämpfung gewidmet, weitere behandeln die Unterstützung bei der Bewältigung anderer quälender Symptome, wie z. B. Dysphagie, Schlaflosigkeit oder Angstzustände. Dieses Buch bietet konkrete, praxisnahe Pflegemaßnahmen an und ermöglicht eine bessere Versorgung von Patienten im letzten Lebensabschnitt.

Die **dritte Auflage** wurde vollständig überarbeitet, aktualisiert, und neue Kapitel über Ziele der Palliativpflege, komplementäre pflegerische Maßnahmen sowie über einige wichtige Symptome wurden hinzugefügt.

„... Als Handbuch und Werk zum raschen Nachschlagen ist das Buch jedem Bereich, in dem Menschen in einer palliativen Situation begleitet werden, zu empfehlen ... vermittelt eindrücklich die Bedeutung der Empathie und des mitmenschlich, mitfühlenden Handelns in der Palliativbegleitung ..."

Der Hautarzt

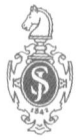 SpringerWienNewYork

P.O. Box 89, Sachsenplatz 4–6, 1201 Wien, Österreich, Fax +43.1.330 24 26, e-mail: books@springer.at, **www.springer.at**
Haberstraße 7, 69126 Heidelberg, Deutschland, Fax +49.6221.345-4229, e-mail: orders@springer.de
P.O. Box 2485, Secaucus, NJ 07096-2485, USA, Fax +1.201.348-4505, e-mail: orders@springer-ny.com
EBS, Japan, 3–13, Hongo 3-chome, Bunkyo-ku, Tokyo 113, Fax +81.3.38 18 08 64, e-mail: orders@svt-ebs.co.jp

Springer-Verlag
und Umwelt

ALS INTERNATIONALER WISSENSCHAFTLICHER VERLAG sind wir uns unserer besonderen Verpflichtung der Umwelt gegenüber bewusst und beziehen umweltorientierte Grundsätze in Unternehmensentscheidungen mit ein.

VON UNSEREN GESCHÄFTSPARTNERN (DRUCKEREIEN, Papierfabriken, Verpackungsherstellern usw.) verlangen wir, dass sie sowohl beim Herstellungsprozess selbst als auch beim Einsatz der zur Verwendung kommenden Materialien ökologische Gesichtspunkte berücksichtigen.

DAS FÜR DIESES BUCH VERWENDETE PAPIER IST AUS chlorfrei hergestelltem Zellstoff gefertigt und im pH-Wert neutral.

inweise zur CD-ROM

ssetzungen

it 100 MHz Pentium-Prozessor oder schneller
ИB Arbeitsspeicher oder mehr
-fach CD-ROM-Laufwerk oder schneller
 сildschirmauflösung mindestens 800 × 600 Pixel
(WWW-Mindeststandard)

- WIN 95 oder höher
- Microsoft Word 97 oder höher
- Microsoft Excel 97 oder höher
- Um die PDFs zu öffnen, benötigen Sie die Adobe freeware „Acrobat Reader", zu finden unter http://www.adobe.com/products/acrobat/readstep2.html

Diese CD-ROM ist nicht Macintosh-kompatibel.

SpringerKrankenpflege

Brigitte Scharb

Spezielle validierende Pflege

Mit Geleitworten von Charlotte Staudinger und Alfred Huber.
Zweite, verbesserte und erweiterte Auflage.
2001. XVIII, 272 Seiten. 3 Abbildungen.
Broschiert **EUR 38,–**, sFr 61,–
(Unverbindliche Preisempfehlung)
ISBN 3-211-83507-5

Die „Spezielle validierende Pflege" ist ein von Brigitte Scharb entwickeltes geriatrisches Pflegemodell, welches die Befriedigung psychosozialer Grundbedürfnisse desorientierter, hochbetagter Personen im Rahmen des Pflegeprozesses zum Ziel hat. In diesem individuellen Pflegekonzept wird die Bewahrung und Förderung vorhandener Kompetenzen der Klienten dauerhaft unterstützt und ein Absinken in ein Stadium stärkerer Desorientiertheit nach Möglichkeit verhindert. Dies basiert auf einer präzisen Dokumentation und Biographieerhebung und erfolgt unter Einsatz validierender Techniken bzw. Pflegemaßnahmen.

Die Autorin gibt anhand zahlreicher praktischer Fallbeispiele eine umfassende Einführung in die theoretischen Grundlagen des Pflegemodells und zeigt, wie ein entsprechendes Bedürfnismodell erstellt wird.

" ... kann ... auch dem geriatrisch tätigen Arzt - wenngleich eher als Anregung denn als Handlungsanleitung - zur Lektüre empfohlen werden."

European Journal of Geriatrics

„... Hochinteressant auch für die Pflege zu Haus."

Gesund Leben

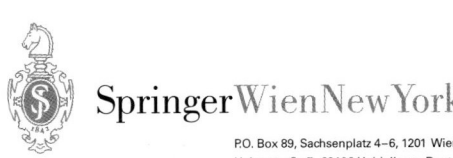

SpringerWienNewYork

P.O. Box 89, Sachsenplatz 4–6, 1201 Wien, Österreich, Fax +43.1.330 24 26, e-mail: books@springer.at, **www.springer.at**
Haberstraße 7, 69126 Heidelberg, Deutschland, Fax +49.6221.345-4229, e-mail: orders@springer.de
P.O. Box 2485, Secaucus, NJ 07096-2485, USA, Fax +1.201.348-4505, e-mail: orders@springer-ny.com
EBS, Japan, 3–13, Hongo 3-chome, Bunkyo-ku, Tokyo 113, Fax +81.3.38 18 08 64, e-mail: orders@svt-ebs.co.jp

SpringerMedizin

Monique Weissenberger-Leduc

Handbuch der Palliativpflege

Dritte, vollständig überarbeitete Auflage.
2002. XVI, 189 Seiten.
Broschiert **EUR 19,90**, sFr 32,–
ISBN 3-211-83829-5

Das Handbuch der Palliativpflege befasst sich systematisch mit der Linderung von Beschwerden im letzten Lebensabschnitt des Menschen, wobei physische und soziale Aspekte integriert gesehen werden.
Die Autorin, Krankenschwester und Pflegewissenschafterin, gibt in knapper und übersichtlicher Form fachliche Pflegehinweise für Alltagssituationen mit Schwerkranken und Sterbenden. Die notwendigen, theoretischen Grundlagen werden ebenso vermittelt. Ein ausführliches Kapitel ist der Schmerzbekämpfung gewidmet, weitere behandeln die Unterstützung bei der Bewältigung anderer quälender Symptome, wie z. B. Dysphagie, Schlaflosigkeit oder Angstzustände. Dieses Buch bietet konkrete, praxisnahe Pflegemaßnahmen an und ermöglicht eine bessere Versorgung von Patienten im letzten Lebensabschnitt.
Die **dritte Auflage** wurde vollständig überarbeitet, aktualisiert, und neue Kapitel über Ziele der Palliativpflege, komplementäre pflegerische Maßnahmen sowie über einige wichtige Symptome wurden hinzugefügt.

„... Als Handbuch und Werk zum raschen Nachschlagen ist das Buch jedem Bereich, in dem Menschen in einer palliativen Situation begleitet werden, zu empfehlen ... vermittelt eindrücklich die Bedeutung der Empathie und des mitmenschlich, mitfühlenden Handelns in der Palliativbegleitung ..."

Der Hautarzt

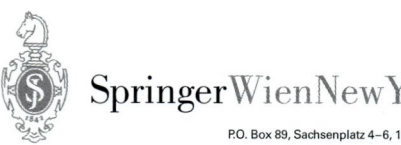

SpringerWienNewYork

P.O. Box 89, Sachsenplatz 4–6, 1201 Wien, Österreich, Fax +43.1.330 24 26, e-mail: books@springer.at, **www.springer.at**
Haberstraße 7, 69126 Heidelberg, Deutschland, Fax +49.6221.345-4229, e-mail: orders@springer.de
P.O. Box 2485, Secaucus, NJ 07096-2485, USA, Fax +1.201.348-4505, e-mail: orders@springer-ny.com
EBS, Japan, 3–13, Hongo 3-chome, Bunkyo-ku, Tokyo 113, Fax +81.3.38 18 08 64, e-mail: orders@svt-ebs.co.jp

Springer-Verlag
und Umwelt

ALS INTERNATIONALER WISSENSCHAFTLICHER VERLAG sind wir uns unserer besonderen Verpflichtung der Umwelt gegenüber bewusst und beziehen umweltorientierte Grundsätze in Unternehmensentscheidungen mit ein.

VON UNSEREN GESCHÄFTSPARTNERN (DRUCKEREIEN, Papierfabriken, Verpackungsherstellern usw.) verlangen wir, dass sie sowohl beim Herstellungsprozess selbst als auch beim Einsatz der zur Verwendung kommenden Materialien ökologische Gesichtspunkte berücksichtigen.

DAS FÜR DIESES BUCH VERWENDETE PAPIER IST AUS chlorfrei hergestelltem Zellstoff gefertigt und im pH-Wert neutral.

Benutzerhinweise zur CD-ROM

Systemvoraussetzungen

- ❏ PC mit 100 MHz Pentium-Prozessor oder schneller
- ❏ 64 MB Arbeitsspeicher oder mehr
- ❏ 10-fach CD-ROM-Laufwerk oder schneller
- ❏ Bildschirmauflösung mindestens 800 × 600 Pixel (WWW-Mindeststandard)
- ❏ WIN 95 oder höher
- ❏ Microsoft Word 97 oder höher
- ❏ Microsoft Excel 97 oder höher
- ❏ Um die PDFs zu öffnen, benötigen Sie die Adobe freeware „Acrobat Reader", zu finden unter http://www.adobe.com/products/acrobat/readstep2.html

Diese CD-ROM ist nicht Macintosh-kompatibel.